中医外科验案赏析

主　编　李大勇

顾　问　吕延伟　朱晓男

副主编　李忻红　吴春芳　柳越冬　王蒲宁

编　委　（按姓氏笔画排序）

马　莹　王　敏　王　喆

王丽霞　王淑华　田　原

朱慧雯　刘宝清　刘艳玲

李　鑫　李世征　宋珊珊

张　扬　陈　兴　孟　阳

侯俊杰　袁明殿　顾　炜

钱　冬　高敬佩　鹿英强

中国中医药出版社

·北 京·

图书在版编目（CIP）数据

中医外科验案赏析 / 李大勇主编 .—北京：中国中医药出版社，2016.10
ISBN 978 - 7 - 5132 - 3494 - 8

Ⅰ．①中…　Ⅱ．①李…　Ⅲ．①中医外科学－临床医学－经验－中国－现代　Ⅳ．① R26

中国版本图书馆 CIP 数据核字（2016）第 150699 号

中国中医药出版社出版

北京市朝阳区北三环东路 28 号易亨大厦 16 层
邮政编码　100013
传真　010 64405750
三河市双峰印刷装订有限公司印刷
各地新华书店经销

开本 710 × 1000　1/16　印张 34　字数 469 千字
2016 年 10 月第 1 版　2016 年 10 月第 1 次印刷
书号　ISBN 978 - 7 - 5132 - 3494 - 8

定价　75.00 元
网址　www.cptcm.com

社长热线　010 64405720
购书热线　010 64065415　010 64065413
微信服务号　zgzyycbs

书店网址　csln.net/qksd/
官方微博　http：//e.weibo.com/cptcm

淘宝天猫网址　http：//zgzyycbs.tmall.com

|内容提要|

本书由 20 余名长期从事中医外科临床工作、具有丰富中医诊疗经验的专家编写，收集和整理了适宜中医药治疗的现代中医外科的 54 个常见疾病的 250 余个验案，共分七章，按疮疡、乳房疾病、瘿病、皮肤病、肛门直肠病、泌尿及男性前阴病、周围血管及淋巴管疾病分类编排，采用以病为纲的形式，每一病名项下先冠以概述、病因病机、诊断要点、治疗原则与调护要点，其后为验案数则，然后为按语，从病、证、理、法、方、药等方面对所选验案进行全面、细致、深入地分析，帮助读者更好地理解医案，后附参考文献。

本书资料主要来源于近二十年来中医药专业杂志刊登的具有中医药治疗特色的典型外科验案，本着求验求精、临床实用的原则进行筛选，并进行了适当的加工整理，旨在提高读者解决中医外科临床实际问题的能力。本书是广大中医外科工作者一本不可多得的案头参考书。

| 主编简介 |

　　李大勇，1972 年 6 月生人，医学博士，辽宁中医药大学附属医院教授、主任医师，博士生导师，现任中医外科学教研室主任、血管疮疡外科主任。

　　研究方向：中医药促血管生成治疗血管性溃疡的研究。

　　学术成就：以活血化瘀中药研究为出发点，阐明中药促血管生成治疗缺血性疾病及血管性溃疡的具体机制，旨在从中医理论上取得突破与创新。分别于 2007 年、2011 年获得国家自然科学基金的资助，发表了 30 余篇学术论文，已培养研究生 15 名。2006 年获得"辽宁省普通高等学校优秀青年骨干教师"称号，2009 年获得"第七届辽宁青年科技奖"，并于 2015 年获得辽宁省百千万人才工程"百人层次"，研究课题"疏肝活血法促血管新生治疗肢体缺血性疾病的研究"于 2012 年获得沈阳市"科技进步三等奖"。

　　学术兼职：辽宁省中西医结合学会周围血管病专业委员会主任委员，中华中医药学会外科疮疡专业委员会副主任委员兼秘书长，辽宁省细胞生物学学会干细胞与再生医学专业委员会副主任委员。

| 前 言 |

　　原始社会，人们在劳动和生活中与野兽搏斗、与气候抗争，不可避免地会出现各种创伤，从而产生了用植物包扎伤口、拔去体内异物、压迫伤口止血等最初的外科治疗方法。之后，发展了用砭石、石针刺开排脓治疗脓肿。殷商时期出土的甲骨文已有外科病名的记载，周代出现了医学的分科，《周礼·天官》中所载"疡医"，即指外科医生，主要治疗肿疡、溃疡、金创和折疡。中医外科经历了几千年的经验积累、理论形成与发展、临床治疗方法建立与完善等过程，学科体系不断成熟，学科特色异常鲜明，成为中医学的重要组成部分。

　　中医外科治疗疾病的方法十分丰富，分内治和外治两大类。内治之法，基本与内科相同，但其中的透脓、托毒等法，应用某些比较独特的方药与内科有显著区别，是外科内治法的特点。外治中的外用药物、手术疗法和其他疗法中的熏洗、外敷、药浴、针灸、引流、垫棉等法则为外科所独有。临床中将这些方法有机整合，方能有效提高临床疗效。中医医案是历代医家灵活运用中医理、法、方、药治病救人的真实记录，是中医理论和临床实践相结合的生动范例，是学习中医理论和提高临床诊疗水平的最好借鉴。许多名家医案并非一份简单的诊疗纪实，也不同于一般的病历记录，它能重点反映医家的临床经验和学术特色，启迪人们的思维，从中汲取精华，其中许多临床见解和实际治验是一般方书、论著所不易体现的。好的医案往往能阐发医家的心法，成为医学发展的"奠基石"。近代著名学者章太炎先生曾说："中医之成绩，医案最著，欲求前人之经验心得，医案最有线索可寻，循此钻研，事半功倍。"

　　本书筛选了发表于各级中医药杂志中具有中医药治疗特色的典型外科验案，每则验案详细记录了治疗过程，"按语"针对治疗思路进行分析，希望能给中医外科工作者以启迪，将中医外科的理、法、方、药和辨证论治有机地融合为一体，使中医药理论与临床实践紧密结合起来，以提高中医外科临床诊治水平。每个疾病的概述部分主要参考李曰庆教授主编的《中医外科学》。为保持全书风格一致，在不影响实际意义的前提下，本书对收录的医案进行了适当修改，原文出处列于参考文献之中。在此，对于医案的原作者致以衷心感谢。

　　目前，中医外科的医案集较少，我们基于中医外科的临床需要编写了《中医外科验案赏析》。由于能力和水平有限，书中若有不足之处，敬请广大读者和同道提出宝贵意见，以便再版时修订提高。

编　者

2016 年 8 月 1 日

目录

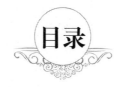

第一章

疮疡

疖 病

一 概述

疖病是指多个疖在一定部位或散在身体各处反复发作的一种疾患，其发病特点为病变此起彼伏，缠绵难愈，但每个病灶往往肿势局限，范围较小，突起根浅，色红、灼热、疼痛，易脓、易溃。发于颈后发际处的称为发际疮，发于臀部的称为坐板疮。西医学认为，疖病系一种急慢性化脓性毛囊和毛囊周围的感染，其致病菌主要为金黄色葡萄球菌，其次为白色葡萄球菌，皮肤损伤有利于细菌的侵入繁殖，血糖过高、皮脂腺分泌旺盛也可成为其诱因。此外，饮食不节、营养不良和长期使用皮质类固醇激素、免疫功能降低，都会发生本病。

二 病因病机

体质壮实者，由于素体阳盛，化火化毒；体质虚弱者，由于皮毛不固，外邪容易侵袭肌肤，若伴消渴、习惯性便秘等慢性疾病阴虚内热者，或脾虚便溏者，更易染毒发病，并可反复发作，缠绵难愈。

三 诊断要点

1.临床表现

本病好发于颈后发际、背部、臀部。几个到几十个，反复发作，缠绵不愈。也可在身体各处散发疖肿，一处将愈，他处续发，或间隔周余、月余再发。患消渴病、习惯性便秘或营养不良者易患本病。

2.实验室及辅助检查

可进行血常规、血糖、免疫功能等方面的检测。

（四）治疗原则与调护要点

1. 疖病多虚实夹杂，必须扶正固本与清热解毒并施，应坚持治疗以减少复发。

2. 少食辛辣炙煿助火之物及肥甘厚腻之品，患疖时忌食鱼腥发物，保持大便通畅。

3. 对伴消渴病等慢性病者，必须积极治疗相关疾病。

4. 体虚者应积极锻炼身体，增强体质。

（五）验案赏析

【验案1】

孙某，女，45岁。2009年10月12日初诊。

主诉：背部结块反复发作1个月。

病史：背部结块多达10余个，一直口服头孢类抗生素，但仍此愈彼起，伴红肿疼痛，口干唇燥。既往糖尿病史5年余，皮下注射诺和灵30R治疗。

查体：患者身体偏胖，多汗，情绪急躁，背部结块10余处，有两处结块直径约2cm，周边红肿，可见脓头，其余肿块较小，无明显红肿。舌质红，苔薄，脉细数。

血糖：13.4mmol/L。

诊断：疖病（体虚毒恋，阴虚内热）。

治法：养阴清热解毒。

处方：金银花25g，连翘15g，防风10g，白芷10g，当归15g，陈皮20g，穿山甲5g，天花粉20g，乳香、没药各10g，玄参10g，生地25g，麦冬15g。

上方水煎，取汁300mL，每日2次，口服，每次100mL。结块较大处外敷油调膏（黄柏、煅石膏），每日换药1次。嘱患者停服抗生素，严格控制饮食，并于内分泌科就诊，指导胰岛素应用。

二诊（10 月 18 日）：患者情绪平稳，背部结块红肿消失，少量脓汁，自测餐后血糖 8 ～ 10mmol/L，舌淡红，苔薄白，脉细。上方去山甲、玄参、麦冬、连翘，加黄芪 20g，继服 6 剂后，诸症消退而获愈。

（李大勇）

【验案 2】

王某，男，56 岁。1999 年 9 月初诊。

主诉：周身多发结块肿痛 2 个月。

病史：于 1999 年 7 月发现面部长出多个疖肿，大如绿豆，顶小根硬，经用青霉素治疗而愈。至 9 月后，头颈、背部又长出多个疖肿，再用中西医治疗，效不显著。

查体：患者面色萎黄，项背部多发肿块，左腋窝有一直径约 2cm 的肿块，色红根硬，顶部有白色脓头。苔白微腻，脉细无力。

诊断：疖病（阴血亏虚、脉络瘀滞、毒邪内蕴）。

治则：养血通络，清热托毒。

处方：当归 15g，赤芍、穿山甲、皂角刺各 12g，熟地黄 20g，丝瓜络 3g，生黄芪 30g，薏苡仁 20g。

上方水煎，分 2 次口服。服 3 剂后，项部痛肿明显变小，左腋窝疖脓已畅出。药已中的，继用上方 6 剂，腋窝疖肿渐趋愈合，未再复发。

（张翠月）

【验案 3】

陆某，男，42 岁。1999 年 4 月初诊。

主诉：两臀部反复发生疖肿 22 年。

病史：患者体胖，臀、腿部皮肤潮湿易汗，臀部疖肿多发，常此愈彼又起，缠绵不断，每次发作均半个月至 20 多天，经治能有 1 个多月不发，但最多不超过两个月，久治欠效。近日右臀部疖肿新起已两天。

查体：右臀部疖肿多处，最大者根脚约 2cm×3cm，皮色暗红，压痛明显，按压波动感不明显，腹股沟淋巴结不肿大，不发热。舌淡红，苔薄黄腻，脉弦滑。

血常规：白细胞 $8.7×10^9/L$，中性粒细胞比例 68%。

诊断：疖病（湿热互结）。

治则：清利湿热，透脓截疮。

处方：内服槟附透湿汤：黄芪、皂角刺各 30g，泽泻、车前子（包）、碧玉散（包）各 15g，槟榔、当归、川芎、黄芩、栀子各 10g，穿山甲（先煎）、制附子（先煎）、龙胆草、柴胡各 5g。外敷神效千槌膏（《医宗金鉴》方）。

每日 1 剂，分 3 次服。治疗 2 天后脓成，排脓后仍敷神效千槌膏，3 天完功。在此期间，疖肿附近又有 1 小疖起而即溃，向愈。连服槟附透湿汤 7 剂后接服刺五加片 33 天。随访 1 年余，臀部未有疖肿再起。

（林寿江）

【验案 4】

王某，男，27 岁。1996 年 6 月 14 日初诊。

主诉：头面、颈后遍发疖肿，反复发作 4 年余。

查体：头面、项后散在多个疖肿，红肿热痛，部分可见脓头，均未溃破，下颌下、耳后淋巴结肿大，无发热，口渴，平素大便易干结，小便黄。舌质红，苔薄稍黄燥，脉弦滑。

诊断：疖病（湿热蕴结）。

治则：清热利湿，祛风解毒消肿。

处方：防风、荆芥、栀子、赤芍、生大黄、天花粉、黄芩、白术、滑石、连翘、当归各 9g，金银花 30g，白芷、皂角刺各 6g，水煎服，每日 1 剂。配合马菊洗方（马齿苋 30g，野菊花 30g，生甘草 10g）水煎后外洗、紫金锭外涂。

服药 6 日后复诊，疖肿红热疼痛基本消失，色淡红，明显减小，大便正常，上方生大黄改为 6g，加穿山甲、玄参各 9g。服 12 剂，疖肿基本消退，偶尔大便稀，每日 1 次，遂去生大黄，加麦冬 9g，再服 12 剂，其后单纯用马菊洗方外洗 1 个月余获愈。

（叶　林）

【验案 5】

郭某，男，21 岁。2006 年 12 月 10 日初诊。

主诉：头面部多处红疖、脓疮 2 年余。

病史：患者 2 年前因过食辛辣油腻之品，复感风寒，次日发现面色发红，前额部出现一红肿硬结，微痛，未予重视，曾用手挤压后，渐见红肿扩大，延及右侧颜面，红肿疼痛，某医院外科确诊为疖，长期不规律地服用阿莫西林、抗菌优、牛黄解毒丸、三黄片等药，效果不明显，疖肿渐向头面部、颈部发展，此愈彼起，日久不愈，稍食辛辣之品则病情加重。

查体：面红，可见多处大小不一的硬疖，有四五个已有白色的脓头，触之微痛。舌质红，苔薄黄，脉滑数。

血常规：白细胞 0.9×10^9 L，中性粒细胞比例 76%。

诊断：疖病（火毒结聚、毒不外泄）。

治则：清热解毒、佐以透托。

处方：黄连 6g，黄芩 9g，牡丹皮 9g，重楼 9g，连翘 9g，生甘草 6g，大黄 6g，大青叶 9g，皂角刺 9g。外用三黄解毒方（黄连 10g，黄芩 10g，黄柏 10g，大黄 10g，土茯苓 10g）水煎后，每日 2 次清洗面部。服药期间，忌食辛辣刺激性食品，戒烟酒，保持皮肤清洁，严禁挤压疮面。

二诊（12 月 18 日）：患者诉服药期间大便略稀，头面部未再起红疖，原有的脓栓脱落，破溃流脓，脓尽自愈。查体：面色微红，多个红疖已明显萎缩。舌淡红，苔薄黄，脉数。脉症合参，为体内热毒渐去，病情向愈之兆。效不更方，治疗继守原法，于消炎方去皂角刺，加丝瓜络9g，继服10剂。

三诊（2007年1月15日）：患者面部疖肿已消退，舌淡红，苔薄白，脉略数。病情痊愈。嘱其继服上方20剂，每周服1剂，连用6个月，以清除余毒，善后。随访1年，未复发。

（鲍云林）

【验案6】

毕某，男，63岁。2001年4月12日初诊。

主诉及病史：头顶、项后、背、臀等部位痒痛伴小疖肿反复发作6个月。疖肿未成脓者色红饱满，成脓者顶部黄色，基底发红，曾口服红霉素片加外涂鱼石脂软膏，效果不明显。

查体：体胖，头顶、项背、臀部约20个疖，大者约0.8cm×0.8cm，小者约0.5cm×0.5cm，项后较多，枕后淋巴结肿大、触痛、光滑且活动度好。舌质红，苔黄腻，脉滑数。

血常规：白细胞$7.1×10^9$/L，血糖8.9mmol/L，尿糖（++）。

诊断：糖尿病合并疖病（湿热蕴结）。

治则：清热利湿，活血消肿。

处方：泻合谷、曲池、丰隆、阴陵泉，继续服用糖适平（格列喹酮）治疗糖尿病。结合外用金黄膏，两天1次，成脓者切开引流。

治疗20天后疖肿消退，随访3个月未复发。

（郭之平）

【按语】

疖病发病为内外邪毒相互搏结所致，内因为气虚、阴虚、痰湿、内热，外因为感受风热或暑湿之邪。气阴两虚为本，湿热蕴结为标，辨证须分清标本虚实，正邪盛衰，把握其本质，方能奏效，上述诸案多体现了标本兼治的治疗思想。

案1患者为消渴合并疖病，消渴日久，且血糖控制不良，糖毒内生，化热伤津，长期口服抗生素，有损胃气，造成体虚毒盛而生诸症。治疗时先行调节血糖，减少糖毒来源。方药中以仙方活命饮为君，以达解毒活血、托毒透脓之功，辅以增液汤达养阴生津之效；同时外敷油调膏清热解毒、消肿拔脓。内外合治，扶正祛邪，病情很快得以控制，患者亦能很好地配合。再以补益正气、清解余毒的中药巩固后诸症得愈。本案充分体现出针对外科疾病进行中医辨证论治的优势。

案2作者认为，疖病以湿火郁结、气血凝滞、脉络不通、肉腐血败为病理基础，以脓液形成为其表现，以阴血亏虚为必然结果，故治法应以养血、活血、通络为主。方中熟地黄、当归滋阴养血，加入熟地黄，取"久病入肾"之旨，且肾藏精，精血互化以助血生，同时滋阴而清热；赤芍、丝瓜络活血通络；生黄芪、山甲、皂角刺托毒排脓，活血通络，消肿生肌；金银花清热解毒，消散痈肿，为治疮疡之要药。诸药合用，养血滋阴，活血通络，排脓消肿，符合疖病的病机特点，故获良效。唯病程较长，缠绵难愈，需按疗程服用，并应注意饮食调理，少食烟酒辛辣，尽量避免不良刺激，以防复发。现代药理研究表明，黄芪、当归、赤芍能提高机体抗病能力及修复能力，促进局部血液循环，改善微循环，增加组织灌流量；山甲、皂角刺能很好地消除淤积的炎性分泌物，改善微循环；金银花具有较强的清热解毒作用，能增强网状内皮细胞的吞噬功能，促进淋巴细胞的转化而调节机体的免疫反应，从而具有很强的抗菌、杀灭病毒、消炎止痛作用，上述药物既可通过提高机体免疫力增强正气而抗菌消肿，又可直接杀灭病菌；尤其能促进局部血液循环，改善微循环，这些都有利于增强局部组织的新陈代谢、肉芽组织的生长及损伤的修复，从而最终达到彻底治愈本病的目的。

案3为臀部疖病，系由湿火邪毒蕴阻于皮肤所致，治当清利湿毒，故用龙胆泻肝汤清利下焦湿热。疖病此愈彼起，意味着在疖肿发病之时，疮周部位另有疖肿蕴而欲作，用透脓散益气活血透发，先其时促其透发或消散，有事半功倍之效。方用附子取其"雄壮之质，有斩关夺将之气"，合透脓散透解胶滞固结之邪；二仿《金匮》桂枝附子汤去桂加白术汤之意，用附子逐湿之功。该作者还发现该方用附子较不用附子有易溃易敛、瘢痕较软之优点。由于附子在该方中用量较轻，未见有动火伤阴之弊。槟榔一用其祛湿之功，二取其"能调诸药下行"(《本草约言》)之用。刺五加则能"增强机体防御力"和"调节病理过程，使其趋于正常化"(《中药大辞典》)。

案 4 之疖病为湿热俱盛之证，多由内外邪气相合为患，湿热蕴结于肌肤而发病，湿邪致病多重着黏腻而难去，故本病缠绵难愈。常用防风通圣散加减：防风、荆芥、栀子、赤芍、黄芩、白术、桔梗、苦参、滑石、连翘、当归各 9g，金银花 30g，水煎服。方中防风、荆芥祛风解表、发散邪毒；白术健脾化湿，滑石利湿清热，苦参燥湿解毒，共祛湿邪；黄芩清肺胃之热，栀子、连翘、金银花清热解毒，合苦参清火热邪毒；当归、赤芍凉血活血，兼能养血；桔梗调气，托毒外出。同时重视外治法的应用，疖病初期因色红痒痛，用芫花洗方（芫花 15g，川花椒 15g，黄柏 30g。将药物共碾粗末，装纱布袋内，加水 2500mL，煮沸 30 分钟，用软毛巾蘸洗患部 20 分钟）外洗，但芫花有毒，忌入口内。如疖肿顶部红肿热痛，或破溃脓水浸淫者，用马菊洗方熏洗，化毒散软膏（乳香粉 4.5g，没药粉 4.5g，黄连粉 4.5g，赤芍粉 4.5g，天花粉 6g，生大黄粉 6g，生甘草粉 3g，珍珠粉 0.9g，牛黄粉 0.9g，冰片粉 0.45g，雄黄粉 4.5g，凡士林 30g，以上药物粉末混匀，与凡士林调制成膏备用）外敷，每日 1 次，以清热拔毒，活血消肿。肿块坚硬者，化毒软膏中加五倍子粉 4.5g，蜈蚣粉 0.3g，调匀外敷，可清热攻毒，活血化瘀，软坚消肿。

案 5 患者处于青春期，究其发病原因：①年轻人多阳气偏盛，热盛则易化火化毒，即"内火"。②年轻人多喜食辛辣刺激性食品，此类食品极易助火化毒，即"外火"，内、外火合邪致病而发生疮疡肿毒。方中黄连、黄芩苦寒泻火；牡丹皮、赤芍凉血清热；银花、连翘、重楼、甘草清热解毒，适用于一切火毒诸症；如有大便干结者，可加大青叶、大黄。

案6系从脾胃失调立论针治疖病。疖病部位在肌肤，因脾胃为后天之本，脾主肌肉，故取手足阳明与足太阴经腧穴治疗本病。对于营卫不和型，合谷为手阳明大肠经原穴，肺与大肠相表里，肺主皮毛，平补平泻合谷可疏表清热，调和营卫，又可助手阳明经合穴曲池，以清肌表之邪，解疖病之疮毒，足三里、阴陵泉补益气血，运化水湿；湿热蕴结型泻曲池可清泄阳明之热邪，调营和血，泻丰隆、阴陵泉以和中化湿；痰浊外泛型泻合谷、曲池以清解阳明经热毒，热毒既清，气血自和，取丰隆、阴陵泉以运脾化痰；气阴两虚型重在补益气阴，因"胃者水谷之海，其腧上在气街下至三里"，故取足三里为主，配阴陵泉健脾胃运水谷，以化生气血使阴液自充，合谷、曲池以清解余热，调理大肠气机，使消化功能正常，肌肤气血充实，卫外功能强健，使疖病得以痊愈。

(六) 参考文献

1. 张翠月. 自拟养血活血通络解毒汤治疗疖病36例. 四川中医，2003，21（8）：76-77.

2. 林寿江. 槟附透湿汤合刺五加片治臀部疖病. 四川中医，2001，19（3）：67.

3. 叶林. 姜兆俊治疗疖病经验. 山东中医杂志，2004，23（1）：48-50.

4. 鲍云林. 治"疖病"体会. 光明中医，2008，23（7）：1018.

5. 郭之平. 从脾胃失调立论针治顽固性疖病的临床观察. 中国针灸，2003，23（3）：138-139.

疔

一 概述

疔是一种发病迅速，易于变化而危险性较大的急性化脓性疾病，相当于西医的疖、痈、瘭疽等病。其特点是疮形虽小，但根脚坚硬，病情变化迅速，容易造成毒邪走散，产生严重的并发症。多发于颜面和手足等处，分别称为颜面部疔疮和手足部疔疮。如果处理不当，发于颜面部的疔疮很容易走黄而有生命危险；发于手足部的疔疮，则易损筋伤骨而影响功能。

二 病因病机

主要因火热之毒为患。其毒或从内发，如恣食膏粱厚味，醇酒辛辣炙煿，脏腑蕴热内生；或从外受，如感受风热火毒。发于手足部者，多有外伤染毒，如针尖、竹、木、鱼骨等刺伤或修甲时刺破皮肤，昆虫咬伤等。火热之毒蕴蒸肌肤，以致气血凝滞，火毒结聚，热胜肉腐而成。

三 诊断要点

1. 临床表现

颜面部疔疮：多发于额前、颧、颊、鼻、口唇等处。在颜面部某处皮肤上忽起一粟米样脓头，或痒或麻，以后逐渐红肿热痛，根深坚硬。5～7日后，肿势逐渐增大，四周浸润明显，疼痛加剧，脓头破溃。往往伴有恶寒发热，口渴，便干溲赤等不适症状。

手足部疔疮：蛇眼疔多为甲缘周围红肿疼痛，2～3天成脓，有胬肉凸出，甚至整个甲身内有脓液，甲下溃空，或可导致指（趾）甲脱落。蛇头疔发于指端，感觉麻痒而痛，灼热肿胀；随后肿势逐渐扩大，手指末节肿胀状如蛇头；酿脓时有剧烈的跳痛，常影响食欲和睡眠。若未及时处理，任其自溃，溃后脓水臭秽，经久不愈，余肿不消，或胬肉突出者，多是损筋伤骨的征象。蛇肚疔发于指腹部，整个患指红肿疼痛，关节轻度屈曲，不能伸展，若强行扳直，即觉剧痛。若损伤筋脉，则愈合缓慢，常影响手指的屈伸。辨别手指部有脓无脓，除依据一般化脓日期及触诊外，可采用透光法。辨别有无死骨，可用药线或探针深入疮孔，如触及粗糙的骨质，是为损骨。辨别有无伤筋，可观察手指屈伸功能。病情严重者均可伴有恶寒发热、头痛、全身不适等症状。

2. 实验室及辅助检查

实验室及辅助检查可行血常规检查，溃脓者可做脓汁细菌培养加药敏试验。手足部疗疮必要时可进行 X 线摄片确定有无骨质破坏。

（四）治疗原则与调护要点

1. 内治以清热解毒为大法，火毒炽盛证宜凉血清热解毒。外治根据初起、成脓、溃后，分别采用箍毒消肿、提脓祛腐、生肌收口治疗。如发于下肢者应注重清热利湿。颜面部疗疮忌早期切开及针挑，忌挤脓，以免疗毒走散入血。手足部疗疮脓成后应尽早切开排脓，愈后需加强功能锻炼。

2. 忌内服发散药。

3. 平素不要过食膏粱厚味，患疗后忌烟酒及食辛辣、鱼腥发物。

4. 手部疗疮忌持重物或剧烈活动，以三角巾悬吊固定。足部疗疮宜抬高患肢，减少活动。

（五）验案赏析

【验案 1】

赵某，男，37 岁。1966 年 8 月 2 日初诊。

主诉：左侧嘴角肿痛 5 天。

现病史：患者 5 天前左侧嘴角肿痛，伴发热、胸闷、泛恶，大便 2 日未通。

查体：左侧口角疮顶有脓点七八处，未出脓，肿势散漫连及半颊，坚硬色紫，灼热，身壮热达39℃。舌质红，苔黄腻，脉数。

诊断：口角疔（湿热毒蕴）。

治则：清热解毒，和胃止呕。

处方：芩连消毒饮加减：川黄连3g，黄芩9g，紫花地丁15g，野菊花9g，半枝莲9g，金银花9g，连翘9g，赤芍12g，陈皮9g，竹茹6g，生甘草6g。同时以玉露膏外敷。

2剂后虽未出脓，但漫肿渐已局限，疮顶渐高，疼痛仍甚，脓点增多，热度高（下午体温达39.4℃），烦闷呕吐，大便4天未通，舌苔黄腻，脉洪数。

处方：生大黄9g，川黄连3g，紫花地丁15g，野菊花9g，皂角刺6g，金银花12g，连翘9g，陈皮9g，竹茹6g，生甘草6g。继以玉露膏外敷。

再服1剂后，大便2次，干燥不爽，身热稍减，呕吐已止，但仍胸闷，泛泛不舒，局部疮顶高起，出脓但不多。疮周漫肿较聚，色紫热痛，苔黄腻，脉数。

再以上方加玄明粉4.5g，以泻火和胃、清解托毒。当天大便得畅，脓出较爽，疼痛减轻，热度已退（体温37.6℃），泛恶已止，热毒既得外泄，症势已入坦途。两日后胸宇渐宽，出脓渐畅，但以芩连消毒饮去大苦大寒之芩连，加花粉15g，竹叶12g，芦根20g，以清润之品清余毒。逾十日而愈。

（吴　峰）

【验案2】

金某，男，45岁。2012年8月初诊。

主诉：眉心处结块肿痛3天。

现病史：患者打台球后突感眉心偏右处痒痛，不剧烈，有一绿豆大小的结块，局部红肿，自涂莫匹罗星软膏，并口服牛黄解毒片、阿莫西林胶囊，疗效不佳。3 天后疼痛剧烈，红肿灼热，结块已变至黄豆大小，尚未化脓，口渴，烦躁不安，无畏寒、呕吐、头昏头痛。

查体：体温 37.7℃，眉心偏右处可及一黄豆大小的硬结，红肿，局部未见有分泌物渗出。舌质红，苔黄，脉滑数。

诊断：疔疮（火毒炽盛型）。

处方：采用艾条灸治疗，患者取适当体位，于关元、合谷、足三里、骑竹马穴（约当第 7 胸椎两侧各开 1 寸处）及疔疮局部施灸（关元、足三里用补法，合谷、骑竹马穴及疔疮局部用泻法），艾条与皮肤距离 1～2cm，以患者局部有温热感而无明显灼痛为宜，至皮肤发红晕为度。

治疗 3 次后疔疮化脓，遂再艾条灸，并予三棱针点刺放脓，用 5% 的聚维酮碘溶液消毒疔疮局部，予三棱针点刺，用消毒棉球轻挤压疮口周围，至无脓为止，最后用 5% 的聚维酮碘溶液消毒疔疮局部。2 天后症状消失，硬结消散，随访 3 个月未见复发。

（金崇敏）

【验案 3】

王某，男，41 岁。2012 年 8 月 11 日初诊。

主诉：颜面部近鼻唇沟处疖肿 4 天，且逐渐增大。

现病史：2012 年 8 月 8 日，晨起洗脸时发现左颜面部近鼻唇沟处有一小疖肿，伴疼痛感，自行口服阿莫西林胶囊，无效。后略增大，灼痛感增加，于第 4 日晨起后自觉有疼痛伴发热感，来诊。自诉 3 天前有食大肉、酗酒史。

查体：体温 37.8℃，呼吸 21 次 / 分，心率 81 次 / 分，血压 120/80mmHg。左颜面部迎香穴处有一直径为 0.7cm 的小疖肿，周围皮肤红肿，呈小结节锥形样隆起，未见小脓栓形成，用手触之有明显热感。

诊断：迎香疔。

治则：疏通经络，清泻火毒，软坚散结，凉血清热。

治疗：行割治术，术后当天局部疼痛明显减轻，第 2 天疼痛消失，3 天后恢复正常。

取穴：T1 ～ T8 夹脊穴。患者俯卧位，在 T1 ～ T8 棘突旁开 0.5 寸处依次从上到下反复按压，仔细寻找治疗所需的夹脊穴，每次只选 1 穴。该穴处皮肤颜色一般为棕色、灰白色或暗红色，有按之不退色的、小米粒大小的丘疹。如 8 个夹脊穴处均无明显颜色及按之无小米粒样丘疹时，则以 T5 旁开 0.5 寸处夹脊穴为治疗穴。迎香疗在左侧颜面部时取右侧夹脊穴，在右侧时取左侧夹脊穴。

操作：常规消毒穴区皮肤，用甲紫标记出所选穴位的位置，用左手固定穴位，右手持手术刀，刀尖垂直于穴位处皮肤进刀，沿穴位做一纵行小切口（0.3 ～ 0.4cm，术前以穴位为中心用甲紫标记出切口长度），深度达浅筋膜（不宜过深），然后用无刃钩针在切口处轻轻勾出肌纤维，细者随钩而断，粗而坚韧者可用手术刀割断。施术顺序为先切口中心，后上下左右，随后再用止血钳将切口周围皮下组织做钝性分离，以止血钳在切口处按摩至有酸、麻、胀等感觉为度，最后用消毒纱布压迫切口以防出血，拭净切口，创可贴固定。1 次为 1 个疗程，一般 1 次而愈。若治疗 1 次后全身症状明显减轻，局部硬结未完全消散时，可于 5 ～ 7 天后如法行第 2 次治疗，注意要避开原治疗夹脊穴，在其他的夹脊穴处寻找治疗点，若在穴位处无明显颜色及按之无小米粒样丘疹，可取第 1 次割治所选夹脊穴的上一穴或下一穴施行割治；第 1 次治疗后 5 天内无效的患者可改用其他方法治疗。

（陈具堂）

【验案 4】

贾某，男，31 岁。1995 年 9 月 8 日初诊。

主诉：足部被朽钉扎伤疼痛 5 天。

现病史：5 天前因工作不慎右脚踩到带朽钉的木板上，钉扎入脚掌约

1cm，将钉拔出后到个体医院注射了破伤风疫苗，口服抗生素，两天后病情加重，脚底疼痛，不能着地，遂改用静脉滴注青霉素800万单位，效不佳，现脚底疼痛加剧，整夜不能入睡，恶寒发热。

查体：体温38.5℃，脚面浮肿，钉扎部位有脓点。舌红，苔黄，脉数。

血常规：白细胞$15.0×10^9$/L，中性粒细胞比例80%。

诊断：足底疔（火毒凝结，热胜肉腐）。

处方：金银花60g，连翘15g，公英15g，黄芩15g，黄连10g，黄柏10g，栀子10g，炙山甲10g，皂角刺10g，天花粉10g，丝瓜络10g，甘草6g。

用药3天后疼痛、恶寒发热症状减轻，继续用药3天，调整处方如下：

桃仁10g，红花10g，木瓜30g，炙山甲10g，皂角刺10g，丝瓜络10g，伸筋草10g，金银花30g，连翘15g，蒲公英10g，黄芩10g，黄连10g，甘草6g。

继用药5天，症状全部消退，血常规正常，脚部功能正常。

（薛彩莲）

【按语】

案1辨证的关键在于证属阳明湿热壅盛，而腑气一通，热毒亦得外泄，即扭转枢机，失之则会热入营血而走黄。初诊时证乃阳明湿热，蕴热成毒，邪势鸱张，恐有走黄之势。二诊时乃肠胃湿热壅盛，热毒尚未完全控制，势将走黄，当急卜阳明湿热，解毒托透，和胃止呕，故加入大黄。三诊时辨证属大肠腑气畅通，但中焦积热未平，脓毒未泄，故加入玄明粉通便并清热托毒。腑气通畅，中焦积热得泄，诸症悉平。

案2采用灸法治疗疔疮，似与传统治法相悖。《针灸学·施灸的禁忌》谓："凡实证热证及阴虚发热者，一般不宜用灸法。"疔疮实热阳证的病因病机为外感火热毒邪，治疗原则宜用清热解毒法，药用寒凉之剂，内治外治皆然。若用辛温的艾灸之，以火济火，似犯重戒，但尚不能一概而论。在古文献中有多篇外科疾病实热阳证可灸的记载，《景岳全书》曰："痈疽为患，无非气血壅滞，留结不行所致。凡大结大滞者，最不易散；必欲散之，非借火力不能速也，所以极宜用灸。"《本草纲目》："发背初起未成，及诸热肿……着艾灸之，不论壮数，痛者灸至不痛，不痛者灸至痛乃止。其毒即散，不散亦免内攻，神方也。"《医宗金鉴·外科心法要诀·痈疽灸法歌》："凡痈疽初起，七日以前，开结拔毒，非灸不可。"艾灸能够调节自身的多种免疫机能，具有抗感染的作用，其机理与艾叶的药理作用及灸治所产生的多种效应密切相关。本案针对颜面疗疮采用灸法亦取得了明显的疗效。背为阳，系督脉及足太阳膀胱经所循，凡阳毒之证当于背部取穴，骑竹马穴就在肝俞穴附近。合谷为手阳明大肠经的原穴，阳明经多气多血，又上达面部，可泻阳明火毒，对面部疗疮尤为适宜，如《神应经》载："疗疮生面上与口角，灸合谷。"《灵枢·背俞》云："气盛则泻之，虚则补之。以火补者，毋吹其火，须自灭也；以火泻者，疾吹其火，传其艾，须其火灭也。"关元穴是元气之所在，灸之可补元气，正如《扁鹊心书》所载，治疗本证"须灸关元三百壮，以保肾气"；艾灸足三里，可调理脾胃，补气血，以补后天之不足，总之灸能扶助正气，提高免疫力，帮助机体战胜邪毒。灸也能消瘀散结，拔毒泄热。三棱针点刺疗法有泄热作用，主要用于阳盛发热。泄去过盛的阳气，使机体的气血趋于正常，而热自平。它还用于热毒亢盛以及毒邪侵入而生的疮疡证，能使侵入机体的毒邪随血排出。以艾条灸配合三棱针点刺治疗疗疮，寓补于泻，寓泻于补，既不伤正，又不留邪，相得益彰，且操作简便，患者痛苦少。

案3为一特色疗法。夹脊穴从属于督脉和足太阳膀胱经，与脏腑密切相关，是体内脏腑与背部体表相连通的结点。督脉与头面、心、肾及胞中有密切联系。督脉为阳脉之海，手足三阳经气皆会于督脉，能统摄调理全身阳气，维系全身元阳。而全身经脉之气均可注入足太阳膀胱经，这一途径是经过经别的出入离合完成的，足太阳经接纳、转输各经之经气，而又经过经脉、经别的汇合，交会穴的通达，使足太阳经具有特殊的联络作用。

它与五脏六腑皆相通，五脏六腑之气均输注于足太阳膀胱经，足太阳膀胱经又是五脏六腑的统领联络经脉。夹脊穴旁通督脉，与足太阳膀胱经经气相通，为夹脊穴与脏腑联络提供了基础条件。夹脊穴与背俞穴一样，作为脏腑之气疏通出入之处，内应于脏腑，外注于头面、背部，故可医治头面疾病。从夹脊穴与经络、脏腑之间的特殊联络可以看出，其具有调理脏腑气血、清泻阳明经火毒、化瘀通络、息风潜阳等功效。此法为当地一位民间已故老中医张仲武先生所传，为当地民间挑治疗法演变而来，用其治疗迎香疔，每获奇效。迎香疔位居颜面，处手阳明经脉，手足三阳经脉之经气皆会于督脉，而夹脊穴旁通督脉，故通过割治夹脊穴，可达到活血通络、清泻阳明火毒、凉血清热、导瘀散结之功，故在治疗中取得良效。割治疗法属凉泻法，因其刺激强度大，故起效迅速，作用持久，其疏泻阳明火毒、消散瘀结之力尤强。

手足部疔疮由湿火蕴结，血凝毒滞，经络阻隔，热胜肉腐而成。常有外伤诱因，也可因脏腑蕴热，火毒炽盛，气血凝滞而成。病变部位在四肢末端，抗生素应用虽对症，有时却起不到预期的效果。中医治疗多采用清热解毒，成脓者佐以透脓托毒。案4针对该患者以性味苦寒的金银花、连翘、蒲公英、黄芩、黄连、黄柏、栀子，既能清解体内的热毒，又能清除局部的热邪，现代药理研究表明，这些药物有抑菌杀菌作用，也符合西医对此病的治疗大法。天花粉入血，清热解毒、通行经络、消肿排脓，配合木瓜、炙山甲、皂角刺、丝瓜络舒筋沽络，祛瘀散结，使药物直达病所，故能收到良好的效果。

（六）参考文献

1. 金崇敏，金冬莲，洪小丹. 艾条灸配合三棱针点刺治疗疔疮38例. 中国乡村医药，2013，20（3）：33.

2. 王炜，秦黎虹. "疔疮实热阳证不宜灸之"之商榷. 中国中医药信息杂志，2001，8（9）：9–10.

3. 吴峰. 顾筱岩论治疗疮经验. 河南中医，2002，22（1）：29-30.

4. 陈具堂. 割治疗法治疗迎香疗27例. 中国针灸，2014，34（7）：661-662.

5. 薛彩莲，王热闹. 自拟消疗汤治疗手足部疗疮22例. 中医外治杂志，2003，12（2）：47.

走 黄

（一）概述

走黄是疔疮火毒炽盛，早期失治，毒势未能及时控制，走散入营，内攻脏腑而引起的一种全身性危急疾病。其特点是疮顶忽然凹陷，色黑无脓，肿势迅速扩散，伴见心烦作躁、神识昏愦等症。凡是疔疮，均可走黄，然颜面部疔疮因其所生之处，经脉众多，又为诸阳所聚之地，尤易发生走黄。相当于西医的败血症、毒血症，可危及生命，需紧急救治。

（二）病因病机

走黄的发生主要在于火毒炽盛，毒入营血，内攻脏腑。生疔之后，早期失治，毒势不得控制，或挤压碰伤，过早切开，疔毒虽未鸥张，每得以直入营血，或误食辛热及酒肉鱼腥等发物，或艾灸疮头，更增火毒，均可促使疔毒发散，入营入血，内攻脏腑而成。

（三）诊断要点

1. 多有疔疮病史。

2. 临床表现

局部症状一般多是在原发病灶处忽然疮顶陷黑无脓，肿势软漫，迅速向周围扩散，边界不清，失去护场，皮色转为暗红。全身有寒战、高热（多数在39℃以上），头痛，烦躁，胸闷，四肢酸软无力，舌质红绛，苔多黄燥，脉洪数或弦滑数。临床症状可以变化多端，多与火毒走窜的途径及侵害部位有关。

（四）治疗原则与调护要点

1.须中西医结合综合救治。早期足量应用敏感、广谱抗生素；支持疗法，改善全身状态。内治可参照温病辨证论治，急投重剂清热、凉血、解毒之品，直折其势，随证灵活加减。外治主要是处理原发病灶。

2.严密观察病情，注意体温、脉搏、呼吸等生命体征的变化。

3.保证患者充分睡眠，卧床休息。

4.加强营养，清淡饮食，忌荤腥发物。

5.疗疮尤其是颜面部疗疮，切忌挤压、过早切开。

（五）验案赏析

【验案1】

余某，男，31岁。2002年2月1日初诊。

主诉：左颧骨部结节伴高热1天。

现病史：来诊前1天发现左颧骨部有粟粒状白头结节，自行挤压出血无脓。当晚即发高热，逐渐神志不清。

查体：体温39℃。颜面漫肿，疗形肿散平塌，根脚不束，色紫，板硬无脓。双目肿胀难睁，烦躁时有谵语。舌尖红、苔黄厚而干，脉洪数。

诊断：颧疗走黄。

治则：清热解毒。

处方：野菊花、紫花地丁、生石膏（打碎，先煎）各30g，苍耳子15g，半枝莲12g，黄连、大贝母、皂角刺各9g。另嘱用野菊花、金银花各100g，煎水当茶常饮，并用安宫牛黄丸半粒化服，6小时1次。外治予定痛散少许撒疗面，金黄膏围敷。

二诊：次日上午症状改善，肿势被控制，疗疮逐渐突起，体温下降。续进前方1剂，安宫牛黄丸改为每日2次，每次半粒化服。外治方法同前。

三诊：第三日疗头流出少量脓液。前方去生石膏、黄连，加金银花

30g，连翘 15g，并停饮野菊花、金银花茶及安宫牛黄丸。外治同前。

四诊：第四日颜面肿势渐消，疔疮隆起多头，有脓栓，出脓较前为多，根脚收束，大便解，神志清，双目能睁，能进稀粥，继拟托里消毒方 2 剂。服后肿势消失，脓栓有脱落之势。改作一般处理，共治疗 20 日痊愈。

（张　坤）

【验案 2】

刘某，男，37 岁。1976 年 5 月 15 日初诊。

主诉：右手中指水疱挤压后高热头痛呕吐 1 天。

现病史：来诊前 1 日右手中指生小米粒大小水疱 1 枚，挤压溃破，次日清晨全手红肿，坐卧不安，心烦不宁。去医院肌注青链霉素未见好转。至中午时，出现壮热寒战，头痛呕吐。

查体：体温 40.5℃。神昏谵语，颜面红赤，右手至肘红肿，腕以下发紫。舌质紫红，舌苔黄，脉洪大。

诊断：疔毒走黄。

治则：泄热放血。

处方：选用不锈合金钢丝制成的针具，针长 125mm（针体 100mm，针柄 25mm），直径 1.2mm。患者端坐于板凳上，双手半握拳，屈肘交叉平放于两臂上，肩下垂，头部尽量下低，以使背部皮肤拉紧充分暴露椎体棘突。针刺取穴：神道透至阳、大椎。皮肤常规消毒，用左手固定棘突上缘皮肤，针以 30°角快速刺入皮下，继而将针压低贴紧皮肤，针尖在皮下沿棘突中线缓缓向下刺进，进针 100mm，针的方向和脊柱中线平行，留针半小时后患者精神稳定，留针 2 小时后疼痛大减，红肿明显消退，留针 6 小时，腕以上红肿消失，腕以下由紫变红，体温降至 38.2℃。起针后从两个穴位挤出十余滴血，此时病人除手微红外，余皆正常。3 日后复诊，病已痊愈。

（李复峰）

【验案3】

刘某，男，17岁。1998年10月6日初诊。

主诉：右侧嘴角疱疹挤压后高热疼痛2天。

现病史：患者于2天前右侧嘴角生一粟粒样小疹，奇痒，并伴有微痛，自认为是"痤疮"而挤压，旋即痛剧，夜难入睡。翌日，肿痛俱增，全身形寒畏冷，恶心欲吐，烦躁口渴，呻吟不已，便秘，小便短赤。

查体：体温39.5℃，局部焮热，红肿根硬，疮头无脓，稍有触动即痛不可忍，口唇肿胀，张口困难，肿势蔓延至右颧及耳前，右颌下淋巴结肿大。右上肢肘部外侧至前臂前方隐约有一条红线（色红拒按）。舌尖红，苔黄，脉细数。

诊断：疔毒走黄（阳明腑实积热，火毒蕴炽）。

治则：清热解毒。

处方：用三棱针点刺商阳、合谷、偏历、温溜、下廉、上廉、手三里、曲池、肘髎、五里、臂臑、肩髃等穴。被刺部位和针具每一次都要进行常规消毒后，方可施术。注意无菌操作，以防再度感染。并用碘酊液涂抹嘴角粟粒处。次日，体温37.5℃，大便正常，小便增多，面部疼痛顿减，肿势减退，已能张口进食，右上肢略感微热稍痛，舌苔薄黄，继用上法共治2次后，痊愈。

（杨自顺）

【验案4】

徐某，男，12岁。1999年1月10日初诊。

主诉：左足踇趾异物扎伤10天，发热、恶心呕吐3天。

现病史：患者10天前左足踇趾被异物扎伤，局部痛痒，曾到卫生室包扎。近3天，左下肢轻度麻木，并有恶寒发热，呕吐恶心，曾服用抗生素，效果不显。

查体：左踇趾红肿热痛，左下肢淋巴结肿大，内侧有一筷子粗的红线起于踇趾内侧，止于腘窝。

诊断：疔毒走黄。

治则：清火解毒，凉血通络。

处方：用点刺法，从原发病灶沿红线上行至红线尽处，先用酒精棉球消毒，针刺时，将红线近处皮肤用左手拇、食指捏起，右手持三棱针以90°角点刺皮肤20mm深，用两拇、食指轻轻捏出血，以后即随红线每距离1寸刺1针，令出血，直至原发病灶为止，共治疗1次，第二天诸症尽失。

（杨自顺）

【验案5】

邢某，女，40岁。2000年4月5日初诊。

主诉：上唇肿痛4天。

现病史：患者4天前上唇（人中穴）见有粟粒状白头，痒痛兼作，局部微肿，未治疗。因食荤腥，当天即身寒发热，头胀痛而入睡，次晨神志不清。经某医院治疗2天后，未见好转。

查体：体温39.7℃，患者烦躁不安，呻吟，呼吸急促，面部、颈项、前胸及全身浮肿，大便不解，小便少，上唇色紫，疔疮无脓。舌质红绛，脉细数。

诊断：唇疔走黄。

治则：清心解毒开窍。

处方：犀角（锉末冲服）3g，金银花、野菊花各100g，煎汁，代茶饮，每2小时1次。外治：定痛散少许撒疮面，金黄膏围敷。

二诊：患者呻吟不已，言语欠清，面部及全身浮肿未消，上唇疮面湿润，大便未解，小便短少，体温39.0℃。症情稍见好转但仍未脱险，守上法上药。

处方：野菊花30g，紫花地丁15g，生石膏（先煎）90g，皂角刺、半枝莲、浙贝母各9g，苍耳子12g。1剂，水煎服。安宫牛黄丸1粒，每次半粒，化服，每天 2 次。外治同前。

三诊：患者神志转清，能进少量藕粉。仍发热，体温 38.5℃，面部及颈项、胸部肿稍退，上唇肿胀外翻，疮面流少量脓液，全身症状改善。守方去生石膏加金银花 60g，生甘草 3g。2 剂，每天 1 剂，水煎服。停服代茶方，外治同前。

四诊：全身浮肿渐退，疮面脓液不多，形如蜂窝状，二便通畅，神情已爽，言语清，病情稳定，治以托里消毒。

处方：金银花、野菊花各 30g，紫花地丁 15g，半枝莲、苍耳子、连翘、浙贝母、生黄芪、皂角刺、桔梗、玄参各 9g，生甘草 3g。2 剂。外治：九一丹少许撒疮面，金黄膏外敷。

五诊：体温 37.8℃，大便解，小便清长，能进稀粥，疔疮处脓量多，体弱、消瘦，伴有咳嗽、痰多。证为邪热恋肺，治宜清肺化痰止咳。

处方：浙贝母、冬瓜子各 12g，苦杏仁、炙枇杷叶、金银花、连翘、桔梗、黄芩各 9g，生甘草 3g，鲜芦根 30g。2 剂，每天 1 剂，水煎服。外治同前。

六诊：全身症状改善，热退，咳嗽平，纳佳，二便通畅。唇部仍有肿胀，脓栓渐脱，口干，舌绛、少苔，脉细弱。治以养胃阴生津。处方：沙参、石斛、麦冬、玄参、连翘各 9g，生地黄 6g，金银花 12g，生甘草 3g。3 剂，每天 1 剂，水煎服。外治同前。以此方调治善后至基本恢复健康，疮口尚未收敛。停内服药，用九一丹、化毒散、月石膏外治至痊愈。

（张　坤）

【按语】

案 1 走黄，初始疮顶平塌无脓，经治后全身症状好转，局部病灶之疮肿突起，色渐转红，脓出为由危向愈之征。疮肿高突，根脚局限，为正气托毒、束毒之佳象；疮陷肿散，则为毒邪走散之危象。疮面色泽亦有助于判断预后，疮现红肿灼痛，说明疔疮的护场未破，为顺证，好治；若疮面由红转暗，色如猪肝则为无护场，属逆。正如明窦梦麟《疮疡经验全书》曰："疔疮初生时红软温和，忽然顶陷黑，谓之'癀走'，此症危矣。"癀走，即走黄。王肯堂《证治准绳·疡医》云："疔之四周赤肿，名曰'护场'，为可治；疔之四周不赤肿，为'不护场'，不可治。"所谓"护场"，是指机体由于炎性反应形成局限性浸润的防御性现象。由于局部"不护场"而致毒邪走散，内传脏腑，可引起一系列严重的全身症状。脓即毒，属疮疡的一种病理表现，脓出则毒泄，肿消痛减，全身症状好转，逐渐痊愈；脓入则毒陷，肿势扩散，疼痛剧烈，全身症状加重，病情危重。有如外科名家徐少鳌所说："肉肿疔不肿，则属逆症，败症，难治。""疮面有脓则生，无脓则死。"

疔疮虽然发于体表或局部，但与人体脏腑经络间有着密切联系，经络阻塞，气血凝滞为疮疡的主要病机。案2选用粗针治疗疔疮及疔疮走黄在于针刺后阻塞的经络得以疏通，经络疏通则凝滞消散，阴阳得以平衡，疔疮得以治愈。主穴及辅穴均在督脉上，灵台穴及至阳穴治疗疔疮早有记载，特别在《针灸铜人经》中记载更为详细，书云："诸阳热气盛，衄血身生疮，面赤暴肿，灵台、至阳刺血便愈。"疔疮发病部位多位于头、面、颈、背、臂及四肢阳面，头面者，诸阳之会，颈、背、臂及四肢阳面是阳经循行之路，因而在督脉取穴治疗疔疮是提契所有阳经，抓住了关键。督脉者，乃手足六阳经之大会，是阳脉之海，总督一身之阳气。此类疾病病例在其主穴多有压痛，进针时亦较其他穴位阻力大，皮下有条索状结节，该医者曾以粗针在任脉针刺治疗，但疗效不佳。疔疮走黄为实热之证，故采用泄热放血之法，在出针时挤出数滴血，以便热从血解，亦符合中医实则泻之的理论。针刺进针不要太浅，过浅时效果不好，同时疼痛剧烈；亦不宜过深，过深则影响疗效。在同一部位如用毫针针刺虽亦有效，但远不如粗针的疗效高。

案3、案4均为针刺治疗疔毒走黄，施术时需注意刺法宜浅，不可过深，出血不宜过多，但需将恶血流尽。手法则要快、准、稳。本病多由火毒凝聚，脏腑蕴热，邪毒外侵，毒流经络而成。《灵枢·经脉》说："诸刺络脉者，必刺其结上；甚血者，虽无结，急取之，以泻其邪而出其血。"《医宗金鉴·刺灸心法要诀》云："锋针即今三棱名，主刺痛邪时气壅，发于经络痼不解，泻热出血荣卫通。"故治宜急刺其血，邪随血出，自能取得桴鼓之效。

案5采用《外科正宗》方七星剑汤加减，用犀角凉血解毒（犀角缺可用水牛角15～30g代替）；野菊花、金银花、紫花地丁、生石膏等清热解毒泻火，用量较一般疮疡大，故取效明显。同时注意随证加减，毒邪攻心、神昏谵语者加安宫牛黄丸，以清心开窍醒神。又据陈实功对疔疮走黄的辨证经验，"肉肿疮不肿，乃疔疮走黄不治之症；有头高肿者生，无脓软陷者死；焮赤高肿者生，坚硬紫黑者死"等论述，掌握其肿、色、脓的变化规律，分析病理机制。疮陷肉肿、色暗无脓乃毒邪走散入里之症。立法宜凉血清热、托毒透脓，使毒聚疮起、脓出毒泄，是为正治。故加生黄芪、皂角刺、桔梗以托毒外出，病见转机。配合外治，早期以九一丹、定痛散（朱砂20g，冰片3g，西瓜霜10g，麝香2g，共研细末，瓷瓶贮藏备用）、金黄膏束毒消肿，提脓祛腐；后期用化毒散（雄黄20g，滑石80g，冰片3g，共研细末，瓷瓶贮藏备用）、月石膏（西月石40g，凡士林60g，调匀成膏）收敛疮口也是必用之法。掌握辨治规律，内外合治，故取得满意疗效。

〢六〢 参考文献

1. 张坤. 以局部肿色脓辨疔疮走黄及预后. 浙江中医杂志，2002，（9）：512.

2. 李复峰，马新亭，钱冰茹. 粗针刺督脉治疗疔疮1426例临床总结. 针灸学报，1990，（4）：1–2.

3. 杨自顺. 针刺治愈疔毒走黄2例. 中国中医急症，1999，8（6）：281.

4. 张坤. 中医药内外合治疔疮走黄28例. 新中医，2003，35（4）：50–51.

……❖ 脐　痈 ❖……

〔一〕概述

脐痈是生于脐部的急性化脓性疾病。其特点是初起脐部微肿，渐大如瓜，溃后脓稠无臭则易敛，脓水臭秽则成漏。相当于西医的脐炎，或脐肠管异常、脐尿管异常继发感染。

〔二〕病因病机

多先有脐部湿疮出水，复因瘙痒染毒；或先天脐部发育不良，又有心脾湿热，下移于小肠，致使火毒结聚脐部，血凝毒滞而成。若日久不愈，可致心脾两伤，气血耗损，余毒难尽，而成脐漏。

〔三〕诊断要点

1.临床表现

发病前往往有脐孔湿疮病史，或脐孔曾有排出尿液或粪便史。初起脐部微痛微肿，皮色或红或白，渐渐肿大如瓜，或高突如铃，根盘较大，触痛明显，或绕脐而生。酿脓时可伴有恶寒发热等全身症状。溃后若脓水稠厚无臭味者易敛；若脓出臭秽，或夹有粪块物质，脐孔正中下方触及条状硬结者，往往形成脐漏，日久不易收口。

2.实验室及辅助检查

对久不收口者，应做漏管造影以明确诊断。

〔四〕治疗原则与调护要点

1.治以清火利湿解毒为基本原则，对溃膜成漏者应考虑手术治疗。

2. 保持脐部清洁、干燥，勿用手抓弄脐窝。

3. 积极治疗脐部先天性疾病。

五 验案赏析

【验案1】

刘某，女，32岁。2007年10月29日初诊。

主诉：脐部流水不愈6年余。

现病史：患者6年前妊娠后出现脐部疼痛红肿，时有水样分泌物流出。就诊于某医院，给予局部敷药，并给予抗生素治疗，病情好转，但不久后复发，此后6年时常复发，抗生素治疗已无效。现脐部疼痛流水，伴面部痤疮，双腿瘙痒。

查体：脐部皮肤不红，有黄色分泌物流出，有腥臭味，伴面部痤疮。舌红有齿痕，苔滑白，脉细滑。

诊断：脐痈（湿热内侵）。

治则：清热除湿、消痈排脓。

处方：薏苡仁、白鲜皮、土茯苓各30g，连翘25g，败酱草20g，乌梅、蒲公英、野菊花、枳壳、煅牡蛎、生甘草各15g，牡丹皮、苍术、黄柏各12g，制附子6g，大黄4g。每天1剂，水煎服。

二诊：服药4剂后脐部已不流水，疮面干净，且面部痤疮减轻，天冷时双腿瘙痒减缓，自觉胃灼热，口干舌燥，舌尖红、苔深黄，脉细滑。考虑患者疮部已不流水，湿毒之势已衰，故减蒲公英、菊花以减解毒之力；又患者出现胃灼热、口干舌燥、舌尖红等心火上炎之症，故在清热除湿的基础上加导赤散以清心火。处方：土茯苓、赤小豆、白鲜皮各30g，连翘、生甘草各25g，生地黄20g，薏苡仁、败酱草、乌梅、淡竹叶各15g，牡丹皮、苍术、黄柏各12g，通草8g，大黄5g，灯心草3g。每天1剂，水煎服。

三诊：服药7剂后脐痈痊愈，诸症均除，面部皮疹减轻。

（李晓东）

【验案 2】

张某，女，30 岁。2008 年 11 月 29 日初诊。

主诉：脐部流水不愈两年余。

现病史：患者两年前妊娠后肚脐红肿、流水味腥，伴瘙痒，就诊于某医院，给予局部敷药，并给予抗生素输液治疗，此后时断时续，输液后好转，停药 1～2 周内则又复发。拟寻求中医治疗来诊。现脐部流水疼痛，瘙痒，伴口苦口干，腰酸痛，时觉少腹坠痛。

查体：脐部红肿，流水不止，色稍黄，气味腥，周围痛痒。舌红、苔薄黄，脉弦。

诊断：脐痈（湿热侵淫）。

治则：清热除湿，消痈排脓。

处方：萆薢 30g，白鲜皮、麦冬各 25g，白术、煅牡蛎、汉防己、石菖蒲、茯苓各 20g，薏苡仁、败酱草各 18g，苍术、苍耳子、陈皮、蒲公英、柴胡各 15g，黄芩 12g，龙胆草、露蜂房各 8g，附子 2g。每天 1 剂，水煎服。

二诊：服药半月后肚脐已不流水，疮面微有异味，大便不干，外阴瘙痒，口干口苦，出现口腔溃疡。舌红、苔薄黄，脉弦。考虑患者出现口疮，此为心胃之火，故加用甘草泻心汤以泻心胃之火。处方：白鲜皮、生甘草各 25g，苦参、百部、防己各 20g，蒲公英、煅牡蛎、薏苡仁、败酱草、苍术、蚕砂、生蒲黄、六一散各 15g，黄芩、苍耳子各 12g，龙胆草、露蜂房各 8g，黄连 6g，硼砂 5g，附子 2g。每天 1 剂，水煎服。

三诊：服药 7 天后脐部已不流水，疮部干净无瘙痒，已痊愈，口腔溃疡愈合，外阴已不瘙痒，口苦口干已消失，诸症均除。

（李晓东）

【验案 3】

赵某，女，28 岁。2010 年 11 月 29 日初诊。

主诉：脐部红肿渗液数日。

现病史：患者妊娠后感染出现肚脐渗液，略红肿，时断时续，瘙痒，口苦、口干，腰酸痛，时而有少腹痛。

查体：脐部略红肿，渗液。舌红、苔薄黄，脉滑数。

诊断：脐痈（气虚湿热、火毒下移）。

治则：益气祛湿，清热解毒排脓。

处方：薏苡仁 20g，附子 6g，败酱草 15g，白鲜皮 25g，苍术 15g，苍耳子 15g，麦冬 25g，煅牡蛎 20g，苦参 20g，蒲公英 15g，柴胡 15g，黄芩 12g，胆南星 8g，黄芪 12g，蜂房 8g。5 剂，水煎服，每日 1 剂。

二诊：服药 4 剂后肚脐已不渗液，微有异味，大便不干，外阴瘙痒，口干口苦，近日腰酸痛，白带量少，二便可，纳可，寐可，舌质红、苔薄黄，脉弦。

处方：薏苡仁 15g，（制）附子 6g，败酱草 15g，苦参 20g，煅牡蛎 15g，百部 20g，苍耳子 12g，蒲公英 15g，龙胆 8g，蜂房 8g，苍术 15g，防己 20g，蚕砂 15g，白鲜皮 25g，硼砂 5g，蒲黄 10g，六一散 15g，7 剂，水煎服，每日 1 剂。

三诊：肚脐已不渗液，外阴已不瘙痒，无口干、口苦。腰酸痛减轻，少腹偶有疼痛，二便可。舌质红、苔薄黄，脉弦。

处方：薏苡仁 18g，（制）附子 6g，败酱草 15g，萆薢 30g，乌药 6g，荔枝核 15g，橘核 15g，木瓜 15g，牛膝 15g，苍术 12g，黄柏 12g，蒲黄 15g，白芍 30g，甘草 15g，5 剂，水煎服，药后病愈。

（郭 敏）

【验案 4】

谢某，女，20 岁。1988 年 5 月 1 日初诊。

主诉：腹痛伴脐部流脓水数日。

现病史：患者腹痛已半月，时寒时热，微汗出，脐周阵阵剧痛，按之痛甚，神疲，口淡无味，食量减半，大便四五日一行。近日脓液从脐中流出。现腹部疼痛，脐中溢脓，小便赤黄，大便硬结，微汗自出。

查体：腹痛拒按，脐中溢脓。脉象沉数有力。

诊断：脐痈。

治则：泻下通腑。

处方：大黄 12g，冬瓜仁 24g，牡丹皮、桃仁各 10g，芒硝 10g（另包，后下）。

二诊：服大黄牡丹汤后，下出脓血甚多，腹痛减轻，能进食少许，予百合知母汤合丹参饮加味。

处方：冬瓜仁、白芍、丹参各 18g，百合 18g，知母 12g，檀木（理气和胃，编者注）5g，砂头（同砂仁，编者注）3g，丹参 6g。

三诊：连服百合知母汤合丹参饮加味，腹痛大减，脓血已止。现胁痛心烦，改用丹栀逍遥散增减。

处方：银柴胡、当归、茯苓、青皮、牡蛎各 10g，白芍、冬瓜仁各 15g，百合 18g，知母、薏苡仁、寸麦冬各 12g，栀子、牡丹皮、甘草各 6g。服药数日而愈。

（唐玉枢）

【按语】

案 1、案 2、案 3 患者皆在妊娠后出现脐痈症状，所以，其病机具有一致性。妇女产后，气血亏虚，湿热从脐部薄弱处内侵，发为脐痈。故在治疗中除针对湿热病机用药外，更要注意固护正气。脐痈是由于湿热火毒流入小肠经而致，故治疗原则为消肿排脓，清热利湿。观察此 3 例治疗方药，皆用薏苡附子败酱散为基础方。《金匮要略·疮痈肠痈浸淫病脉证并治》曰："肠痈之为病，其身甲错，腹皮急，按之濡如肿状，腹无积聚，身无热，脉数，此为肠内有痈脓，薏苡附子败酱散主之。"本病虽病位在脐部，但其病机和肠痈有共同之处，故可异病同治。方以薏苡仁泄热除湿排脓为主药；辅以败酱草清热解毒，消痈排脓；少佐附子之辛热，扶阳而行气血津液，故能散结消肿，合之排脓消肿，振奋阳气，以补正气。在本方基础上加用大黄、牡丹皮以增强排脓逐瘀之功；白鲜皮、蒲公英增强清热解毒之力；苍术、黄柏以增强清热利湿之效。诸药合用，共奏消肿排脓、清热利湿之功。在加减用药中，值得一提的是，煅牡蛎和乌梅的应用，3 例皆用了煅牡蛎，例 1 还用了乌梅。患者病情皆迁延日久，脐部流水不止，尤其案1，首诊时局部皮肤不红，舌红有齿痕、苔滑白，显然正气不足。治疗虽以排脓为要，但要防止排而不止，伤及正气。故用煅牡蛎取其涩而收敛之意。案 1 已有气虚不敛之象，故还加用乌梅以增强收敛功效。3 例患者治疗的不同主要体现在因体质的不同而附子用量的不同。附子在本方中起的作用为扶阳而行气血津液，借其辛热流通之力而推动血气运行。如此则于内可得肠中痈脓消散之效，于外可收肌肤甲错平复之功。案 1 首诊附子用量为6g，案 2 为 2g，乃因案 1 患者病情迁延 6 年不愈，皮肤不红，舌红有齿痕、苔白滑，脉细滑。显然正气不足，故附子加大用量以扶助正气。案 2 舌红、苔薄黄，脉弦，气虚之象不显，故附子用量少，取其振奋阳气，并防止凉药遏壅气机。值得注意的是案 1 二诊没有用附子，主要因患者自觉胃灼热、口干舌燥、舌尖红、苔深黄，已出现心火症状，且疮部干净，故去附子之热而加用导赤散；案 2 二诊虽然出现口疮，有心胃之火，但一来肚脐疮部尚有异味，并未完全干净，二来方中已加用甘草泻心汤，故保留附子 2g。案 3 以薏苡附子败酱散温阳利湿解毒，黄芪益气托痈外出，蜂房具有攻毒、止痛、排痈之效，苍耳子止痛效著。二诊患者外阴瘙痒，为肝经湿热下注，故用龙胆清肝经热，重用甘草解毒排痈。三诊基本症状已去，仍以清热解毒利湿巩固，兼以温阳理气，使余症除。

案 4 遣方思路源于《金匮要略》。《金匮要略·肠痈》篇载："脓未成，可下之；脓已成，不可下也。""脐中化脓溢出"确系危急之证，但"大便硬结，小便黄赤，脉象沉数有力"，仍可救治。根据"痛不通，气血壅"之理，乃投大黄牡丹皮汤，大便泻出，则脓血去，脐气亦通，实热乃除，1 剂而邪衰其大半，三诊而获痊愈。

✿(六) 参考文献

1. 李晓东.顽固性脐痛治验 2 则.新中医，2009，41（6）：126-127.

2. 郭敏.王耀光运用薏苡附子败酱散治疗外科疾患经验.中医杂志，2012，53（10）：884-885.

3. 唐玉枢.吴棹仙老师脐痛验案 1 则.成都中医学院学报，1989，12（1）：19.

<h1 style="text-align:center">……有头疽……</h1>

一　概述

有头疽是发生于肌肤间的急性化脓性疾病。其特点是初起皮肤上即有粟粒样脓头，焮热红肿胀痛，迅速向深部及周围扩散，脓头相继增多，溃烂后状如莲蓬、蜂窝，范围常超过 9～12cm，大者可在 30cm 以上。好发于项后、背部等皮肤厚韧之处，多见于中老年人及消渴病患者。根据发病部位不同，又有许多不同病名，如生于项后者称脑疽，生于背部者称发背，生于膻中穴者称膻中疽等。西医学认为有头疽是细菌侵入多个相邻的毛囊、皮脂腺和汗腺而引起的化脓性炎症。其致病菌主要为金黄色葡萄球菌。由于皮肤厚韧，感染向下沿着阻力较弱的脂肪柱蔓延至皮下组织，且沿深筋膜向四周扩散，侵及邻近的脂肪组织，再向上传入毛囊群而成。

二　病因病机

本病可因外感风温、湿热邪毒，凝聚肌表，以致气血运行失常而成。或因情志内伤，恼怒伤肝，思虑伤脾，肝脾郁结，气郁化火；或房事不节，恣欲伤肾，劳伤精气，肾水亏损，相火炽盛；或恣食膏粱厚味，脾胃运化失常，湿热火毒内生，均能导致脏腑蕴毒而发。总的病机为外感风温、湿热，内有脏腑蕴毒，内外邪毒互相搏结，凝聚肌肤，以致营卫不和，气血凝滞，经络阻隔而成。而素体虚弱时更易发生，如消渴患者常易并发本病。若阴虚之体，因水亏火炽，则热毒蕴结更甚；若气血虚弱之体，因正虚毒滞难化，不能透毒外出，均可使病情加剧，甚至发生疽毒内陷。

（三）诊断要点

1. 临床表现

本病好发于项后、背部，多见于中老年，多数有糖尿病史。本病初期局部红肿结块，肿块上有粟粒样脓头，作痒作痛，逐渐向周围和深部扩散，脓头增多，色红、灼热、疼痛。伴有发热恶寒，头痛，食欲不振等。中期（溃脓期）疮面腐烂，形似蜂窝，肿势范围常超过10cm，甚至大可盈尺；随后中央部逐渐坏死、溶解、塌陷，有脓液和大量坏死组织。伴高热口渴，便秘溲赤。溃后腐肉逐渐脱落，红肿热痛随之减轻，全身症状也渐减或消失。收口期：脓腐渐尽，新肉生长，肉色红活，逐渐收口而愈。亦有腐肉虽脱，但新肉生长迟缓者。

2. 实验室及辅助检查

可进行血常规、血糖、脓汁细菌培养及鉴定等方面的检测。

（四）治疗原则与调护要点

1. 有头疽多虚实夹杂，须清热解毒与扶正并用。

2. 少食辛辣炙煿助火之物及肥甘厚腻之品，患病时忌食鱼腥发物，保持大便通畅。

3. 对伴消渴病等慢性病者，积极治疗相关疾病。

（五）验案赏析

【验案1】

任某，男，67岁。2002年1月15日初诊。

主诉：背部结块红肿疼痛1个月余。

病史：患者于1个月前背部始发结块，红肿疼痛，未予治疗，肿块增大，疼痛渐重，脓头出现相继增多。入院前1天突然高热。入院症见：背部肿块疼痛剧烈，伴发热、纳呆，大便秘结两日未行。

查体：背部上方见一肿块，范围约 12cm×10cm，色红、皮肤灼热，肿势散漫，中央稍高出皮面，上有数枚白色脓点，脓出不多，质地尚硬，触痛明显。舌红，苔黄腻，脉弦数。

辅助检查：血常规：白细胞：$15.2×10^9$/L，中性粒细胞比例：84.8%；血糖：7.0mmol/L。

诊断：有头疽（脏腑蕴毒，湿热壅滞）。

治则：和营化湿，清热托毒。

处方：生地 30g，生黄芪 30g，全瓜蒌 30g，赤芍 15g，丹参 15g，皂角刺 15g，生薏苡仁 15g，金银花 15g，紫花地丁 15g，白花蛇舌草 15g，野菊花 12g，黄芩 12g，生栀子 12g，制大黄 12g，当归 12g，黄连 9g，白芷 9g，姜半夏 9g，陈皮 9g，生甘草 9g。

外治法：外敷金黄膏、八二丹以消肿解毒。加用清开灵、莲必治注射液静滴以清热凉血解毒。

经治 1 周后，体温平，肿势限局，中央隆起，脓头增多，疼痛加重，采用"十"字形切口切开扩创术，术后用八二丹、九一丹棉嵌，金黄膏外敷。2 周后疮面脓腐尽除，肉色鲜红，疮周肿势消退，上皮生长，治以益气养荣，托里生肌。处方：生黄芪、太子参各 30g，白术、茯苓、丹参、鹿衔草、天花粉各 15g，当归、赤芍、黄芩、山药各 12g，姜半夏、陈皮各 9g，生甘草 6g。外用复黄生肌愈疮油、白玉膏、生肌散。又 6 周，疮面愈合而出院。

（阙华发）

【验案 2】

赵某，男，66 岁。1972 年 7 月 26 日初诊。

主诉：背部肿痛 9 天。

病史：患者 9 天前，背部肿痛，初起时如疖肿，日渐增大，肿而不溃，外用黑药膏外敷治疗，用药后症状加重，故来诊。入院症见：背部正中肿物，根盘散漫，坚硬木痛，肿而不溃，精神不振，语音声低，胃纳不佳，胀痛不眠。

查体：背部正中有如碗口大肿物，根盘平塌散漫，疮头脓水少，肿而不溃，肿胀范围 8cm×10cm。舌质稍淡，苔白腻，脉沉数。

诊断：有头疽（气血两虚证）。

治则：扶正解毒，托里透脓。

处方：黄芪 50g，金银花 100g，人参 10g，当归 20g，白芍 20g，茯苓 20g，白芷 10g，皂角刺 10g，白术 10g，甘草 5g，川芎 10g，桔梗 10g，穿山甲 10g。

外治法：外敷油调膏。

口服中药连用 3 剂，局部外敷油调膏，每日 1 次。疮头满布，脓渐出，身热渐退，疼轻能安，胃纳好转，苔转薄，脉弦数。脓出，正气渐复，再进 3 剂，身热退，脓泄稀，腐肉渐脱，根盘收束，中软脓腐未尽。原方又进 4 剂，疮口腐肉已脱，新肉生长，胃纳均佳。当以补气血、生肌长肉。改予人参养荣汤 3 剂，外上生肌散、敷油调膏，1 周后疮口愈合出院。

（王景春）

【验案 3】

屈某，男，63 岁。2010 年 5 月 2 日初诊。

主诉：颈后正中红肿疼痛 10 余天，伴发热 3 天。

病史：患者于入院 10 余天前颈后正中部位出现红肿疼痛，如黄豆大小，局部疼痛，自认为是"疖肿"，自行在家中局部治疗，未见好转，症状逐渐加重，范围逐渐扩大，由单个脓头变化为多个脓头。自行口服抗生素（具体药物不详），3 天前出现高热，体温最高 39.5℃，于 1 日前至某医院被诊为"糖尿病合并皮肤感染"，予抗炎及降糖治疗，后至天津中医药大学第一附属医院外科门诊，被诊为"糖尿病合并颈痈"，收入住院治疗。入院症见：颈后正中红肿疼痛，局部见脓性分泌物，纳差，大便干，小便可，睡眠差伴发热。

查体：颈后正中见约 20cm×30cm 的红肿区域，局部有脓性分泌物，脓头七八枚，形如蜂窝。按之坚硬，中间稍软，压痛明显，局部波动感，疮口腐肉凸出，可见腐黑烂肉，臭秽难闻，肿势波及两耳后。苔黄，脉滑数。

辅助检查：血常规：白细胞 27.26×10⁹/L，中性粒细胞比例 91.7%。血糖 16.04mmol/L。

诊断：有头疽（湿热毒盛证）。

治则：清热利湿，活血解毒。

处方：桔梗 15g，生大黄 6g，当归 12g，金银花 20g，紫花地丁 12g，蒲公英 15g，黄芩 15g，赤芍 12g，生地黄 10g，生黄芪 20g，皂刺 9g，穿山甲 9g，生甘草 6g。

外治法：切开引流。颈后正中行双"十"字切开，术后以祛腐生肌中药外用，红升丹敷疮头，地榆油、生肌象皮膏换药，必要时再清创。

3 天后，患者体温逐渐恢复正常，1 周后各项化验指标也渐趋好转，局部创面予以生肌象皮膏纱条祛腐生肌治疗，期间视情况予以清创处理，去除坏死组织，2 个月后，局部创面已基本愈合，患者出院。

（何花女）

【验案 4】

周某，男，59 岁。1990 年 9 月 10 日初诊。

主诉：左背部肿痛伴发热 10 余天。

病史：患者 10 天前始左背起一结块，继则红肿疼痛，根盘散漫不聚，疮面有数枚粟粒样脓头，疼痛剧烈，彻夜不宁，伴全身恶寒发热。曾在当地医院肌注青霉素 3 天，症状未见改善，今日来诊而收入住院。入院症见：左背部红肿疼痛，上有脓头，疼痛剧烈，彻夜不宁，伴恶寒发热。

查体：左背部红肿，根盘平塌，散漫不聚，疮面有数枚粟粒样脓头，疮形如蜂窝状，范围约 20cm×22cm。舌苔黄腻，脉数。

辅助检查：血常规：白细胞 $10.8×10^9$/L，中性粒细胞比例 86%。脓汁细菌培养：金黄色葡萄球菌。

诊断：有头疽（热毒型）。

治则：清热托毒。

处方：生黄芪 30g，蒲公英 30g，紫花地丁 30g，大青叶 30g，金银花 15g，牡丹皮 15g，赤芍 15g，黄芩 10g，重楼 10g，皂角刺 10g，连翘 10g，川连 6g，甘草 6g。

外治法：外敷金黄膏加疽药（朱砂、白胡椒）。

服药 3 剂，见疮形高肿，根盘稍有收缩，中心已化脓，乃予"十"字形切开排脓，并继投原方 3 剂。体温渐退至正常，疮面腐肉大部分脱落，疼痛缓解。舌苔黄腻，脉数。邪毒未尽，正气不足。治拟扶正托毒兼顾。处方：太子参、黄芪、蒲公英各 30g，当归、银花各 20g，生甘草 6g，共 5 剂。外用药同前。药后疮面腐肉脱尽，部分肉芽组织新生，精神食欲均佳。继服上方调治，共住院 17 天，治愈出院。

（黄　礼）

【验案 5】

袁某，女，66 岁。1984 年 2 月 9 日初诊。

主诉：项后肿痛 3 周。

病史：患者 3 周前项后出现粟米样脓头，继则红肿扩大，疼痛与日俱增，曾在外院用四环素、青霉素、手术切开等治疗，病症不见减轻，反见增剧。疮肿散漫，范围增大，终日疼痛。入院症见：项后肿痛破溃，疼痛剧烈，痛无休止，伴发热，纳少便干。

查体：项后疮肿散漫，范围约 20cm×10cm，上至玉枕，下至发际，两侧旁及耳垂，疮色紫黯，疮顶凹陷，疮头脓水稀少。舌苔黄腻，舌前半光红而剥，脉细数。

辅助检查：血常规：白细胞 21×10⁹/L，中性粒细胞比例 90%，血糖：8.3mmol/L，脓汁细菌培养：白色葡萄球菌。

诊断：脑疽（气阴两虚，脏腑蕴毒证）。

治则：益气养阴，清热托毒。

处方：黄芪 15g，白术 9g，生地 30g，天花粉 12g，知母 12g，牡丹皮 9g，玄参 12g，紫花地丁 30g，金银花 12g，连翘 12g，皂角刺 9g，生大黄 9g（后入）。

外治法：外敷八二丹、金黄膏。

治疗 1 周后，疮肿局限，脓腐增多，有部分坏死纤维筋膜组织被切除，使脓液排出畅通，体温降至 37.5℃，白细胞 12.6×10⁹/L，中性粒细胞比例 86%，邪毒渐泄，正气未复，再守前方。两周后，疮腐大部分已脱落，肿痛减轻，体温下降至 37℃，白细胞 11.6×10⁹/L，中性粒细胞比例 80%，血糖 4.8mmol/L，苔薄脉濡，邪热渐清，脏腑蕴毒渐泄，再拟益气养阴、清化湿热法治疗。

处方：黄芪 15g，白术 9g，生地 15g，玄参 12g，天花粉 15g，麦冬 12g，女贞子 12g，黄精 9g，金银花 9g，连翘 9g，黄芩 9g，蒲公英 15g，制大黄 9g，生甘草 3g。外敷九一丹、红油膏。

经调治体质渐复，饮食、二便渐调，创面新肌渐生，疮口日见收小，曾因疮口肉芽高凸，经多次修除，于 3 月底收口，疗程为 8 周。

（唐汉钧）

【验案 6】

王某，男，58 岁。1996 年 7 月 8 日初诊。

主诉：项后肿痛伴发热 1 周。

病史：患者 7 天前项部肿痛，伴有低热，经抗菌消炎治疗，疗效不显而就诊。

症见：项后肿痛破溃，伴低热，神疲乏力，食少。

查体：项后疮肿平塌，范围约 4cm×5cm，色淡红，脓水稀少，脓栓多而细小，触痛剧烈。舌淡，苔薄腻，脉沉而细数。

辅助检查：血常规：白细胞 15.2×10⁹/L，中性粒细胞比例 89.5%。

诊断：有头疽（阳虚气滞，邪毒蕴结证）。

治则：温阳托毒，扶正祛邪。

处方：阳和汤加五味消毒饮加减（组成：黄芪 15g，熟地黄 12g，党参 15g，当归 9g，肉桂 9g，麻黄 6g，制附子 6g，炮姜 6g，皂角刺 9g，乳香 9g，红花 9g，金银花 15g，紫花地丁 20g，蒲公英 20g，生甘草 10g）。

10 天后，疮口缩小至 2cm×3cm，脓液变稠，脓根渐浮，低热已退，脉象较为有力，继续服用前方 25 剂，疮面基本愈合。再以十全大补汤调理，随访 1 年未有复发。

（陈蓓瑄）

【验案 7】

郝某，女，50 岁。2011 年 10 月 8 日初诊。

主诉：背部肿痛 7 天。

病史：患者就诊 1 周前因照顾其重病住院的母亲，后背部出现一肿物，表面光滑，红肿热痛，未经治疗。肿物逐渐增大，疼痛加重，触之较硬，按之不应指。症见：背部焮热红肿，疼痛，无发热，饮食正常，睡眠欠佳，大便略干。

查体：背部有一个大小约为 9cm×9cm 的肿物，表面光滑，焮热红肿，触之较硬，按之不应指。舌红，苔白腻，脉滑数。

诊断：有头疽（火毒瘀滞证）。

治则：软坚通络，行气活血。

处方：浙贝母 15g，半夏 10g，皂角刺 15g，乳香 15g，没药 15g，穿山甲 15g，天花粉 15g，当归 15g，白芷 15g，柴胡 15g，郁金 15g，黄芩 15g，茯苓 15g。

外治法：外用全蝎膏、紫金锭、金黄散以 1∶3∶3 的比例加蜂蜜适量调敷于患处，隔日 1 换。

二诊（2011 年 10 月 15 日）：肿块部表面出现多个脓头，状如莲蓬，红肿感减轻，触之疼痛，有明显波动感。舌红，苔白腻，脉数。口服蜈蚣托毒丸和小金丹胶囊。并于局麻下肿块上下各自切开长约 1cm 的切口，有血性分泌物流出，生理盐水清创后，用全蝎膏纱条引流，外敷中药同前，1 日 1 换，口服中药改用蜈蚣托毒丸和小金丹。次日，患者自述疼痛减轻，肿热渐缩小，脓液黏稠，引流尚通畅，换药时清除脓栓及腐肉。继续用全蝎膏纱条引流，1 日 1 换。

三诊（2011 年 10 月 25 日）：创面脓液基本消失，肿消痛减，疮口肉芽新鲜。舌淡红，苔薄白，脉滑。停口服药，单纯用全蝎膏外敷。

四诊（2011 年 11 月 5 日）：疮口愈合，自觉症状消失。

2011 年 12 月随访时未见异常。

（王俊志）

【按语】

案 1 患者属于热毒型，采用内外合治综合疗法，内治在重用清化托毒方药的同时，始终重视顾护胃气，扶持正气，在脓出毒泄后，即减黄连、生栀子等苦寒之品，以防损伤胃气，并加用白术、茯苓等益气健脾之品，外治早期应用箍围聚肿药，中期应用切开排脓术，后期应用生肌敛疮药。

案 2 证属阴虚火盛，凝滞经脉，使气血壅塞，逆于肉里而生，因年高阳气已衰，肿而不溃，溃而不腐，不能托毒外出，最易内陷。治疗多按补托之法，运用托里消毒散加减。方中人参、白术、茯苓以健脾和胃，调补中土；当归、白芍补气活血，再加皂角刺、穿山甲、白芷以散结止痛，透脓外出，金银花、甘草清热解毒。故本方有扶正解毒、托疮生肌之功。配合油调膏外敷，有清凉止痛、拔毒外出之效，再用提毒散、生肌散，促使肿消脓脱，肌生而愈。在治疗脑疽、发背过程中切忌过用苦寒、寒凉之品。

否则易克伐阳气、伤害脾胃，使毒邪内陷。病初不用苦寒，免邪毒郁闭；中期已酿脓则宜透托排脓，促进脓泄毒化；后期多以补脾益气，而收全效之功。

案3术后换药时采取蚕食清创与提脓祛腐相辅为用的方法，即对大块坏死组织分次剪除之，以不损伤正常组织为度，残留之腐肉，掺点丹药，充分发挥丹药祛腐提脓的作用。本案例先用红升丹提脓拔毒，继以生肌象皮膏托腐肉而生肌，而得脓出毒泄。在积极处理局部病变组织的同时，根据中医辨证施治，使用内服中药。方以金银花、紫花地丁、蒲公英、黄芩、清热解毒，直折火势，以抑制病情发展。黄芪、桔梗扶正托毒外出，赤芍、当归、生地黄活血和营，生大黄泻热涤滞，穿山甲、皂角刺软坚透脓，甘草调胃和中，促进脾胃生化之源而助托毒之力。

案4患者病初根盘散漫，经托毒清解法治疗后，见疮形高肿，根盘收缩，中心化脓，遂切开排脓，术后疮面腐肉渐脱，疼痛缓解。然尚有邪毒未尽，调整治疗以扶正托毒兼顾。用药后疮面腐肉脱尽，肉芽生长。治疗中可根据病情加减用药，若体虚，可加太子参、黄芪；热盛则加川连、黄芩；湿重加苍术、生苡仁；恶心加姜半夏、陈皮；高热神昏加水牛角；若动风惊厥，加安宫牛黄丸或紫雪丹等。

案5因患者高龄气阴两亏，脏腑湿热内蕴，血凝毒滞，正不达邪，为防毒内结，当拟益气养阴、清热托毒法治疗。本证属本虚标实，故采用"托里""托毒""补托"的治法，且重用黄芪。即便外治法，尤论采用切开法、垫棉加压法或是切开加棉垫压迫法、药线引流加垫棉压迫法等，均以透脓达邪外出为宗旨。如为实证则以凉血解毒、清热托毒为治疗原则。

案6患者素体虚弱、阳气不足，阳虚则气血运行不畅；又为毒邪所乘，气血为毒邪阻于肌肉筋骨之间，蕴而成脓，阳虚无力托毒外出。证属正虚邪实，治疗宜"虚则补之，积毒托之"，使阳气充足，正气旺盛，气血通畅，托毒外泄。本证以疮口散漫而肿，色偏淡，脓液稀少，稍触即痛剧等症状为特征。若初起疮口红肿热痛明显者，为热毒炽盛期，不可用温通法。

本证将愈时，可用十全大补汤调理，以促进疮口早日愈合。

案 7 患者因情志不畅，导致体内气郁化火，火毒壅滞，邪热内盛，凝聚肌表以致经络阻隔，营卫不和，气血凝滞而成。故治以软坚通络，行气活血。方用浙贝母、皂角刺、穿山甲通行经络，透脓溃坚；乳香、没药、当归、半夏燥湿行气，活血通络消肿；白芷通滞散结，燥湿排脓；天花粉、黄芩清热泻火解毒，消痈排脓；当归、乳香、没药行气活血止痛；柴胡、郁金疏肝理气。外用全蝎膏、紫金锭、金黄散，其中全蝎膏的主要成分有全蝎、蜈蚣、冰片，可息风镇痉，攻毒散结，通络止痛。金黄散的主要成分有姜黄、大黄、黄柏、苍术、厚朴、陈皮等，有清热解毒、消肿止痛之功；紫金锭的主要成分有麝香、朱砂、雄黄、千金霜等，有辟秽解毒、化痰开窍、消肿止痛的功效。三药合用共奏散结通络、解毒消肿止痛之功。内服外用 7 日后脓已成，出现多个脓头，已有波动感时，在适当的位置切开两个小口，使之脓毒有出路，以防毒邪流窜。并在换药时清理疮面，取出脓栓，分别插入全蝎膏纱条引流。给予口服中药蜈蚣托毒丸和小金丹，其中蜈蚣托毒丸的主要成分有大黄、穿山甲、赤芍、蜈蚣、连翘等，有清热泻火、内托瘀毒之效。小金丹的主要成分有白胶香、五灵脂、地龙、乳香等，有回阳止痛、祛痰化湿之效。二药合用泻火托毒、化湿止痛。外用药同前，收口时外用药运用物理压强的原理，局部垫棉法加压包扎，使疮口痊愈后瘢痕小或者不留瘢痕。治疗 3 周后疮面脓液基本消失，此时应以生肌长肉为主，可单纯外敷全蝎膏至痊愈。

六 参考文献

1. 阙华发，刘晓鸫，向寰宇，等.唐汉钧教授治疗重症有头疽的经验.陕西中医，2004，25（3）：245-247.

2. 王景春.托里消毒散治疗虚证脑疽、发背64例.辽宁中医杂志，1991，（6）：20-21.

3. 何花女，严豪杰.中西医结合治疗消渴并发重症脑疽1例.吉林中医药，2011，31（7）：679-680.

4.黄礼，包广勤，方致和.辨证分型治疗重症有头疽252例临床小结.江苏中医，1991（7）：13-14.

5.唐汉钧.重症有头疽227例临床观察.中国医药学报，1990，5（7）：38-40.

6.陈蓓瑄.运用温托法治疗背疽52例.河北中西医结合杂志，1999，8（5）：771.

7.王俊志，曲冬梅，赵玉娟，等.中药特色治疗背疽1例.光明中医，2013，28（3）：600-601.

···❧ 丹 毒 ❧···

一 概述

丹毒是发生于肌肤间的急性感染性疾病。其特点是病起突然，初起恶寒发热，继而局部皮肤忽然变赤，色如丹涂脂染，焮热肿胀，边界清楚，迅速扩大，数日内可逐渐痊愈，但容易复发。根据发病部位的不同，又有许多不同病名，如生于躯干部者，称内发丹毒；发于头面部者，称抱头火丹；发于小腿足部者，称流火；新生儿多生于臀部，称赤游丹毒。西医学认为本病由 β–溶血性链球菌从皮肤或黏膜的细微破损处侵入皮内网状淋巴管所引起的急性炎症。

二 病因病机

本病可为素体血分有热；或外感毒邪，在肌肤破损处（如鼻腔黏膜、耳道皮肤或头皮等皮肤破伤，湿气糜烂，毒虫咬伤，臁疮等）有湿热火毒之邪乘隙侵入，郁阻肌肤而发。

三 诊断要点

1. 临床表现

丹毒多发于小腿、颜面等部位。发病前多有皮肤或黏膜破损史。其发病急骤，初起往往先有恶寒发热、头痛骨楚、胃纳不香、便秘溲赤等全身症状。继则局部皮肤见小片红斑，迅速蔓延成片，边界清楚，略高出皮肤表面，压之褪色，指起即复。若热毒炽盛而显现紫斑时，则压之不褪色。患部皮肤肿胀，表面紧张光亮，摸之灼手，触痛明显。一般预后良好，经5～6天后消退，皮色由鲜红转暗红及棕黄色，脱屑而愈。病情严重者，红肿处可伴发紫癜、瘀点、瘀斑、水疱或血疱，偶有化脓或皮肤坏死。亦有一边消退，一边发展，连续不断，缠绵数周者。患处附近臖核可发生肿大疼痛。

抱头火丹如由于鼻部破损引起者，先发于鼻额，再见两眼睑肿胀不能开视；如由于耳部破损引起者，先肿于耳之上下前后，再肿及头角；如由于头皮破损引起者，先肿于头额，次肿及脑后。流火多由趾间皮肤破损引起，先肿于小腿，也可延及大腿，愈后容易复发，常因反复发作，下肢皮肤肿胀、粗糙增厚而形成大脚风。新生儿赤游丹毒，常游走不定，多有皮肤坏死，全身症状严重。

2. 实验室及辅助检查

可进行血常规等检测。

四 治疗原则与调护要点

1. 丹毒多为实热证，治疗以清热解毒为大法。

2. 患病时忌食鱼腥发物、辛辣炙煿助火之物及肥甘厚腻之品。

3. 患者应卧床休息，抬高患肢 30°～40°，有肌肤破损者，应及时治疗。

五 验案赏析

【验案 1】

鲁某，男性，58 岁。2009 年 5 月 4 日初诊。

主诉：右下肢胫部突起红斑、肿痛 3 天。

病史：患者 3 天前右踝部皮肤出现红斑，触之有轻微痛感，未予重视，2 天前饮少许白酒及食羊肉后加重。症见：右小腿红肿，疼痛，伴发热，全身不适，心烦，口干，口苦，小便黄。

查体：右小腿大片鲜红色水肿性斑块，明显高出皮肤表面，边界清楚，触之有灼热感，压之褪色疼痛。舌质红，苔黄腻，脉滑数。

诊断：丹毒（湿热内蕴，兼有火毒）。

治则：清热利湿、凉血解毒。

处方：金银花 30g，野菊花 30g，蒲公英 20g，大青叶 15g，黄柏 15g，牛膝 20g，萆薢 20g，生薏苡仁 15g，牡丹皮 12g，赤芍 12g，忍冬藤 12g，生地黄 12g，天花粉 15g，柴胡 12g，葛根 12g，夜交藤 15g，甘草 9g。每日 1 剂，水煎服。

外治法：清凉膏（主要成分紫草、地榆、当归、冰片、香油等），按 1cm 左右的厚度涂于皮损处，外敷无菌纱布，并用绷带固定。每日换药 1 次，换药间期保持局部干燥。

5 天后复诊：红斑明显缩小，有细小脱屑，肿痛明显减轻，已无发热、心烦、口干、口苦等症状。在原方基础上去天花粉、葛根、柴胡、夜交藤。加用麦冬 15g，紫草 15g，金银花改为 20g，继续外敷清凉膏，1 周后随访痊愈。

（罗宏宾）

【验案 2】

张某，男，60 岁。1994 年 1 月 17 日初诊。

主诉：右小腿皮肤突发红肿热痛伴发热 2 天。

病史：患者 1 年来下肢丹毒反复发作 5 次并住院治疗。2 天前因足癣搔抓，加饮酒，右小腿皮肤突发焮红、灼热、胀痛。症见：右小腿皮肤红肿、灼热，胀痛，站立尤甚，伴寒战、高热、头痛。

检查：右小腿红肿，范围约 20cm×37cm，边界清楚，表面光亮，压痛（+），皮温灼热，未破溃。舌红，苔黄腻，脉滑数。

辅助检查：血常规：白细胞 $11×10^9$/L，中性粒细胞比例 88.0%。

诊断：丹毒（湿热下注证）。

治则：清热解毒，凉血利湿。

处方：银藤 30g，黄柏 10g，牡丹皮 10g，生石膏 30g（先煎），知母 10g，白茅根 30g，猪苓 10g，泽泻 10g，牛膝 10g，车前子 30g，茯苓皮 30g，熟大黄 6g。

外治法：刺络拔罐：在患处用三棱针刺 10 ～ 20 针，沿病变外缘环向中心点刺，进针深度 2 ～ 4mm，出血后用闪火法迅速将火罐拔于红肿严重部位，1 分钟左右出血停止。放血量 10mL，留罐时间约 10 分钟。

经治疗，当日肿痛明显减轻，皮色变暗，次日体温降至 37.8℃，隔日再予刺络拔罐 1 次，至第 5 天红肿消退，体温正常，临床症状消失。随访半年未见复发。

（孙宇建）

【验案 3】

陈某，男，53 岁。1993 年 8 月 24 日初诊。

主诉：突发左下肢红肿疼痛伴寒热 4 天。

病史：入院前在市某医院就诊 2 天，体温高达 39.5℃，经补液抗炎，外敷金黄散，症状未见好转，左下肢红肿继而上下蔓延。二诊转某外科医院，经外敷大成膏及配合中药治疗 2 天，无效转本院治疗。症见：左下肢红肿疼痛，伴恶寒发热。

查体：左下肢漫肿，上至膝下，下至足背，按之凹陷，皮色红，有灼热感，界限清，胫前部可见两处溃疡面，大小分别为 3cm×2.5cm 和 2.2cm×2.0cm，有足癣感染病史。

辅助检查：血常规：白细胞 $12.4×10^9$/L，中性粒细胞比例 88.0%。

诊断：丹毒（湿热下注证）。

治则：清火泄热，解毒利湿。

治疗：局部复方黄芩液（由黄芩、紫花地丁、重楼等组成）湿敷，配合清火泄热、解毒利湿为主的中药内服。

用药 24 小时后疼痛大减，3 天后左下肢疼痛消失，1 周后诸症消退，溃疡创面愈合，痊愈出院。

（吴大庆）

【验案 4】

金某，男，44 岁。1991 年 11 月 8 日初诊。

主诉：右小腿及足面红肿热痛 4 天。

病史：患者 4 天前晨起时自觉右下肢疼痛不适，并未介意，午后即感恶寒发热，右小腿及足面渐红肿，步履维艰。翌日就诊于某院，给予青霉素肌注，鱼石脂软膏局部外敷后，因肿痛不减而转求中医治疗。入院症见：右小腿及足面红肿疼痛，伴恶寒发热，步履维艰。

查体：右小腿胫前及足面皮肤鲜红成片，扪之灼手，足趾间有湿癣，右腹股沟淋巴结压痛明显。舌质红，苔薄黄，脉弦数。

辅助检查：血常规：白细胞 12.6×10^9/L，中性粒细胞比例 80.0%。

诊断：丹毒（湿热下注证）。

治则：解毒消肿。

外治法：梅花针叩刺：局部皮肤消毒后，用消毒的梅花针在患病部位做轻快地雀啄样叩刺，使之有少量渗血。治毕，用酒精棉球擦净即可。隔两日 1 次。

益黄膏外敷；药物组成：益母草 1 份、金黄散 2 份、冰片少许。使用方法：将洗净晒干的益母草研成细末，加水浸煮 2 小时成酱样，待其冷却后入金黄散、冰片拌匀成膏状即成。使用时，可将药膏直接涂敷于患处，包扎即可。每日 1 次。

用梅花针叩刺 1 次，益黄膏外敷 3 次，身热即退，患肢肿痛亦减；叩刺 2 次，敷药 6 次，诸症悉除，血象恢复正常。

（朱 晨）

【验案 5】

刘某，男，62 岁。2013 年 8 月 15 日初诊。

主诉：右小腿红肿疼痛伴发热 1 个月。

病史：患者于 3 个月前因右下肢擦伤而后出现右下肢红肿伴疼痛、发热。就诊于当地医院，诊断为丹毒，予以静脉输液抗感染治疗（用药不详），治疗10日后，患者小腿红肿、灼痛感消退。1个月前无明显诱因再次出现发热、右小腿红肿疼痛。仍就诊于当地医院，诊断为丹毒，予以静脉输注抗生素，经治12日后患者右小腿红肿疼痛依旧，遂来我科就诊。症见：右小腿红肿疼痛，神清，精神可，饮食欠佳，夜寐欠安。

查体：右小腿至足背部皮肤色红肿胀，表皮紧张光亮，压之红色减退，放手又恢复红色，边界清楚，触之灼手，触痛明显。舌质红、苔黄腻，脉弦数。

诊断：丹毒（湿热瘀阻证）。

治则：清热解毒，活血通络。

处方：白花蛇舌草20g，玄参20g，赤芍15g，丹参15g，苍术10g，川牛膝10g，郁金10g，桃仁10g，鬼箭羽10g，防己10g，泽泻10g，木瓜10g，生甘草10g，黄柏6g。每日1剂，水煎服。

8月25日二诊：患肢红肿、疼痛有所减轻，原方去泽泻、防己，加杜仲、鸡血藤、首乌藤各10g，以滋补肝肾，养血活血通络。

9月5日三诊：小腿皮肤出现皱纹，红肿、触痛不明显，仅在行走时小腿活动稍有不利，在前方基础上加僵蚕、地龙各10g，以增强活血通络之功。

9月15日四诊：患肢红肿、疼痛完全消除，可自行行走，仅余皮肤色素沉着。随访1个月，未见复发。

（赵锋钧）

【验案6】

刘某，男，60岁。2008年8月10日初诊。

主诉：右小腿红、肿、热、痛反复发作4年。

病史：患者右小腿红、肿、热、痛反复发作4年，每年发作数次，每次发作均用大量抗生素治疗，仍未根治，水肿逐渐加重，近2天来右小腿红、肿、热、痛，伴发热、全身不适。症见：右小腿红肿热痛，伴发热、全身不适。

查体：右小腿伸侧水肿性红斑，约30cm×20cm，边界清楚，触、压痛（+），腹股沟淋巴结肿大。右2、3、3、4趾间有糜烂。舌质红，苔黄厚腻，脉滑数。

辅助检查：血常规：白细胞：15.1×10⁹/L，中性粒细胞比例：85.6%。

诊断：丹毒（湿热火毒，瘀阻经络）。

治则：清热利湿解毒，活血化瘀通络。

处方：蜈蚣2条，土鳖虫10g，地龙10g，赤芍15g，鸡血藤30g，当归20g，黄柏20g，蒲公英30g，紫花地丁15g，薏苡仁30g，生地20g，生甘草10g，牡丹皮15g，生栀子10g。

治疗2天后，体温恢复至36.8℃，诸症大减。用药5天，局部灼热疼痛消失，红肿减轻，化验：白细胞7.8×10⁹/L，但小腿患处仍有弥漫性水肿，加用活血通络利湿之品，前方去生栀子、牡丹皮，加丝瓜络15g、木瓜15g、红花10g、桃仁10g。又药用10天，局部水肿消退，痊愈，同时治疗足癣，以防止继发感染，随访1年，未再复发。

（王 玉）

【验案7】

张某，男，67岁。1994年6月6日初诊。

主诉：右下肢红肿疼痛1天。

病史：患者1天前足背红肿疼痛，既而延及小腿，疼痛较甚。入院症见：右下肢红肿疼痛，胃纳不香，溲赤便秘。

查体：右足背及右小腿红肿，色若涂丹，约30cm×15cm大小，扪之灼热，触痛，按之褪色，抬手迅即能复，边缘清楚，活动不利，右足趾间有足癣。舌苔薄黄，脉滑数。

辅助检查：血常规：10.2×10⁹/L，中性粒细胞比例：86%。

诊断：丹毒（湿热下注证）。

治则：清热解毒，燥湿消肿。

处方（外用）：金银花 20g，紫花地丁 20g，生大黄 10g，野菊花 30g，土茯苓 30g，黄柏 10g，车前草 20g。煎汤洗患部，每次半小时余，每日 4 次。

2 日后患部皮肤转暗红，肿胀有减，皮肤起皱，前方再加入化瘀活血之红花 5g、川芎 10g。继予洗之，5 日后红肿消尽，皮肤温度正常，疼痛不显，疾病痊愈。

（李永刚）

【按语】

案 1 患者属于下肢丹毒，其病机多为湿热毒蕴，故治宜清热利湿、凉血解毒消斑。方中金银花、野菊花、蒲公英、大青叶有清热解毒、消痈散结之功用；黄柏具有清热燥湿、泻火解毒、退热除蒸之功。萆薢利湿去浊、祛风除湿，生薏苡仁具有利水渗湿、健脾、除痹、清热排脓之功，热清则湿易祛；牡丹皮、生地黄、赤芍既可凉血又能养阴，补利湿伤阴之弊；牛膝可引诸药以及火热之邪下行，又能活血行血。诸药配伍则收清热利湿、凉血解毒之功。清凉膏具有清热解毒、凉血止痛、散结消肿之功。使药物直接作用于病变部位，药物可以直达病所，故可收到良好疗效。

案 2 应用刺络放血法，古称"刺络"或"刺血"，是一种刺破人体特定部位的浅表血络，放出适量血液以治疗疾病的方法。刺络拔罐法，是在刺络的基础上发展而来的三棱针点刺放血与拔罐相结合的一种疗法，本法既有针刺所致的调节卫气（与小血管壁上的循环调节系统有关），行气通络，又有放血所产生的祛瘀排毒的功能，加上拔罐以温经活血通络，加速毒邪外排；三法合一，达到清热消肿、调和气血、祛瘀生新之效。

案 3 中应用复方黄芩液外敷，可达到清热泻火、凉血消肿止痛之功。通过体外抗菌试验表明，复方黄芩液不仅对葡萄球菌、溶血性链球菌、绿脓杆菌、大肠杆菌等有较强的抗菌作用，对多种皮肤真菌也有不同程度的抑制作用，其解热、消炎、镇痛、收敛等功效颇佳。中医学认为本病多由火邪侵犯血分，热邪郁于肌肤而发，或因体表失于卫固，邪毒乘隙而入，或因破伤感染，以致经络阻塞，气血壅遏而成。可见丹毒病势峻险急骤，治疗不当，毒邪可内攻脏腑气血。用复方黄芩液外敷，可达到清热泻火、凉血消肿止痛、祛腐排脓、生肌收敛、燥湿止痒之功。

案 4 治疗以泻火解毒、祛瘀通络为要。采用梅花针叩刺皮肤病变部位，可疏通局部壅滞之气血，使火毒随恶血而泄，经气得以调节，脏腑功能得以调整，从而达到消炎、消肿、止痛之目的。益黄膏由益母草、金黄散、冰片等组成，用于丹毒早、中期，有解毒消肿、活血散瘀、通络止痛之功，能够改善局部血液循环。减少炎性渗出，促进炎症吸收。若见本病有毒邪内攻之象，尚须配合泻火解毒类中药或抗生素协助治疗，以保无虞。

案 5 作者认为，本病为素体血分有热，复因风热毒邪犯上，内外合邪，风热毒蕴，经络阻塞所致。故拟清热解毒、通络活血为治疗大法。方中用白花蛇舌草、玄参、赤芍清热解毒，丹参、桃仁、僵蚕、地龙、首乌藤、鸡血藤活血通络，苍术健脾燥湿，木瓜、防己、泽泻利水渗湿消肿，杜仲补肝肾强筋骨，川牛膝清热活血并引诸药下达病所，甘草调和诸药，共奏清热解毒、通络活血之功。现代药理研究表明，白花蛇舌草、郁金具有抗炎止痛的功效，桃仁活血祛瘀，且具有抗炎、抗菌作用。

案 6 属于慢性复发性丹毒，因湿热火毒与瘀血阴浊交相蕴结，黏滞不散，阻塞经络而致血气瘀凝，病邪缠绵难去，下肢硬肿疼痛，重者形成象皮腿。治疗上应疏通因湿热瘀浊阻塞的经络为主，佐以清热、解毒、利湿之法。而急性期应以凉血解毒、清热利湿为法。本案中的自拟三虫汤主药为蜈蚣，功能攻毒散结、活络祛风；地龙性味咸寒，功能清热通络、解毒祛风，于解毒通络之中善走下肢，为治小腿丹毒的妙药；土鳖虫咸、寒，有小毒，归肝经，破血祛瘀，用于瘀滞疼痛。三味虫药，相辅相成，共收通经络、攻瘀散结、解毒祛风之功，同为主药。赤芍、鸡血藤活血通络，化瘀消肿；黄柏、薏苡仁清利湿浊；蒲公英、紫花地丁消热解毒，同为辅药。又以当归、生地养阴护正，以防诸药耗散过度；生甘草既可清热解毒，又可调和诸药，同为佐使。诸药协调，阴涩之经可通，结滞之瘀毒可散，黏滞之湿热可清，故治疗慢性复发性丹毒疗效卓著。

案7使用涤洗之法，所选清热解毒燥湿药中金银花、紫花地丁、野菊花清热解毒，消痈散肿；生大黄乃攻城夺隘峻药，此处用之攻热泄毒加强清热解毒之力；黄柏清热燥湿，涤火毒、去湿热；土茯苓解毒除湿；防风疏散表邪，且可胜湿止痛；茯苓、车前草利水渗湿。诸药同用，共奏解毒燥湿消肿之功；肿甚者增防己、泽泻利水消肿；色转暗者当辅之活血化瘀之药，疏通经络、清除余邪。用以上诸药煎汤，通过局部涤洗使药物直接作用于皮肤而起治疗作用。

六 参考文献

1. 罗宏宾，王友力，陶茂灿. 中药内服外敷治疗下肢丹毒临床观察. 中国中医急症，2012，21（1）：154.

2. 孙宇建，郑新. 刺络拔罐结合中药治疗下肢急性丹毒46例. 北京中医，1996（5）：31-32.

3. 吴大庆，江萍，陈丽华. 复方黄芩液治疗下肢丹毒疗效观察. 福建中医学院学报，1995，5（1）：17-18.

4. 朱晨. 针药并举治疗下肢丹毒30例. 实用中医药杂志，1995（2）：13-14.

5. 赵锋钧. 辨证治疗复发性丹毒1例. 山西中医，2014，30（1）；11.

6. 王玉. 自拟三虫汤治疗慢性复发性丹毒32例. 光明中医，2010，25（2）：237-238.

7. 李永刚. 清热解毒燥湿法涤洗治疗下肢丹毒23例. 南京中医药大学学报，1996，12（4）：47-48.

·····❖ 附骨疽 ❖·····

一 概述

附骨疽是一种毒气深沉，附着于骨的化脓性疾病。相当于西医的急、慢性化脓性骨髓炎。其特点是儿童常见，多发于四肢长骨，局部胖肿，附筋着骨，推之不移，疼痛彻骨，溃后脓水淋漓，不易收口，可成窦道，损伤筋骨。

二 病因病机

因患疔疮、有头疽、疮疖等化脓性疾病，或伤寒、天花、麻疹、猩红热等病后余毒未清，湿热壅盛，深窜入里，留着筋骨，使经脉阻隔，气血不和，血凝毒聚而成。也可由于外来伤害，尤其是开放性骨折，局部骨骼损伤，复又感受邪毒，瘀血化热，邪热蕴蒸，以致经络阻塞，凝滞筋骨为患。

三 诊断要点

1. 临床表现

初期：起病急骤，先有全身不适，寒战，继而高热达39℃～40℃。初起患肢持续剧痛，疼痛彻骨，一二日内即不能活动，而后出现皮肤微红、微热，胖肿，骨胀明显，病变的骨端有深压痛和纵轴叩击痛。

成脓期：化脓时间在病后3～4周之间，局部掀红、胖肿、骨胀明显，全身高热持续不退。

溃后：脓出初多稠厚，渐转稀薄，淋漓不尽，不易收口而形成窦道，常可触到粗糙的朽骨，此时即转为慢性。本病若见高热烦躁、神昏谵语等，则为并发内陷，危及生命。

2. 实验室及辅助检查

X线片常在发病约2周后才能显示病变。CT检查较X线检查能明显提早发现病灶，并可清楚地显示局部软组织的变化。

血液及局部穿刺液细菌培养可呈阳性，做药敏试验有助于选择有效抗生素。

四 治疗原则与调护要点

1. 治疗以清热解毒、化湿和营为大法，分期辨证论治。若能早期诊断，及时正确治疗，尚有消退之机，否则易迁延为慢性，日久不愈。外治要注意固定患处；脓熟宜尽早切开引流；成漏须用腐蚀药或手术治疗；脓尽有空腔或疮口深者，应加用垫棉法。必要时配合使用抗生素和支持疗法。

2. 平素加强锻炼，增加饮食营养。患病后禁食鱼腥发物及辛辣之品。

3. 积极治疗原发病。

4. 急性期卧床休息、患肢抬高并用夹板制动，以防止骨折和毒邪扩散。慢性期应避免负重及跌跤。

5. 疾病治愈后，必须继续服药3～6个月，以防复发。

五 验案赏析

【验案1】

王某，女，56岁。2012年2月初诊。

主诉： 右侧踝部外伤术后感染2年余，伴多发性窦道形成。

病史： 患者2年前因车祸，右侧踝部粉碎性骨折，形成慢性骨髓炎，曾于多家医院就诊，予抗生素静脉滴注、清创、外固定支架、骨水泥填充等治疗，效果不佳。诊见：面色稍苍白，形体消瘦，右侧踝部红肿畸形。

查体： 可见3个窦道外口，最深者约6cm，脓性分泌物多。

实验室检查： 白细胞计数12.2×10^9/L，血红蛋白76g/L；总蛋白45.3g/L，

白蛋白 24.5g/L。

X 线片提示：右侧踝部慢性骨髓炎。

诊断：附骨疽。

治则：清热解毒，养阴健脾。

处方：金银花、连翘、蒲公英、野菊花、当归、桃仁、川牛膝、生地黄、麦冬、黄精、白芍、山药、茯苓。每天 1 剂，水煎服。

窦道内纳入三品条、外敷陈氏玉红膏和陈氏黑药膏，每天换药 1 次，经上述治疗 3 个月后，窦道内排出骨水泥及死骨若干，最大约 1.5cm×1.0cm，窦腔逐渐缩小并完全愈合，随访 2 年未复发。

（王 臬）

【验案 2】

张某，男，30 岁。2011 年 3 月 16 日初诊。

主诉：右小腿外伤术后感染 9 个月加重伴窦道形成 3 个月。

病史：患者 9 个月前因外伤致右小腿粉碎骨折，于某医院行切开复位钢板内固定术，术后患肢皮肤缺损，肿胀，伴异常渗液，故于当月给予钢板取出并行外支架固定，于 7 月份再次行右小腿转移皮瓣修复胫前皮肤缺损，仍未愈。

查体：右胫骨窦道口流暗红色稠厚分泌物，量多，疮周缘红肿。

X 线片示：软组织肿胀，中段大块死骨存在。

诊断：附骨疽。

治则：清热解毒化瘀。

处方：金银花 60g，紫花地丁 60g，当归 20g，川牛膝 9g，桔梗 12g，三七粉 3g，猪苓 30g，泽泻 12g，丹参 30g，党参 30g，生甘草 3g。用法：14 剂，每日 1 剂，水煎服，早晚分服。

窦腔以"骨炎康液"（黄芩、黄连、黄柏、苍术等药物组成）煎汤脉冲冲洗。用法：250mL/ 次，脉冲冲洗，每日 2 次。治疗 3 个月，外口闭合，随访半年未复发。

（陈　刚）

【验案3】

李某，女，11岁。2011年7月4日初诊。

主诉：右跟骨骨折术后窦道渗出5个月余。

病史：患者于5个月前因摔伤导致右跟骨骨折，在当地某医院行内固定并人工骨植骨手术治疗，术后残留3cm手术切口持久不愈，钢板外露。曾行内固定取出，术后原有症状未有明显改善。

查体：右跟骨外侧皮肤凹陷，中心有裂隙状窦道，通达骨质，骨质面探查粗糙，踝关节僵硬，窦道口渗出淡黄色清液，量较多，疮周缘无红肿，疮周组织僵硬、发亮。

CT示右跟骨骨折，折线清晰，折端错位，关节面塌陷，骨质密度不均匀，有小死骨存在。

诊断：附骨疽。

治则：健脾益气化湿。

处方：党参30g，丹参30g，苍、白术各30g，土茯苓、薏苡仁、泽泻、蒲公英各12g，陈皮、半夏、川牛膝、车前子各9g，生甘草3g。用法：14剂，每日1剂，水煎服，早晚分服。

外用"骨炎康液"煎汤脉冲冲洗，方法同前。3个月后复查CT示骨折端有骨痂形成，小死骨量较前减少，窦道与窦腔逐渐缩小至完全愈合，随访半年无复发。

（陈　刚）

【验案4】

孟某，男，49岁。2007年4月5日初诊。

主诉：左手中指挤伤术后肿痛、活动不便6个月余。

病史：患者2006年9月3日不慎被车门挤伤左手中指，遂到某医院就诊，行清创缝合术。术后患指持续肿胀、疼痛，2006年12月23日去该院复诊，被诊断为左中指末节骨髓炎，行切开引流术，术后左中指末节肿胀、疼痛不见明显缓解。

查体：左手中指末节肿胀明显，压痛，指端可见一鱼嘴状切口，轻挤压可见伤口内有脓样血性物溢出，指甲隆起不规则。

X线片示：左手中指末节指骨破坏明显，密度减低影。

诊断：左手中指化脓性指头炎伴末节骨髓炎。

治疗：六神祛腐汤，组成：桑枝、黄芪、黄柏、野菊花、槐角、大青叶各25g，每日1剂，加水1000mL煎制成200mL药液，每次60分钟，每日2次直接浸泡患处，或者用纱布浸药液反复外敷患处（药液不可重复使用），每日1剂。以7天为1个疗程，间隔3天进行下一个疗程，1个月后患指肿胀、疼痛消失。复查X线片示骨质破坏区明显缩小，伤口愈合，肿胀消退，疼痛消失。3个月后复查X线片示患指骨质密度正常。6个月后随访未复发。

（左玉芝）

【验案5】

张某，男，51岁，2003年10月7日初诊。

主诉：左大腿疼痛、流脓反复发作8年，加重2个月。

病史：患者于8年之前一次负重跋涉后，左大腿发生疼痛，迁延数月不愈，曾多次在当地卫生院就医，予抗炎消肿止痛治疗（具体用药不详），但病情加重，皮肤溃破流脓，后赴上级医院，X线片检查诊断为"慢性化脓性骨髓炎"，住院治疗月余，因拒绝手术，症状好转即出院，后病情反复发作。就诊时症见：形体消瘦，左腋撑杖，举步艰难，畏寒体倦，纳呆，面色无华。

查体：左大腿外上方一窦道口流少许白色稀薄脓液，按之坚硬，压痛（＋），局部无红肿发热。舌淡苔薄白，脉沉细迟。

诊断：附骨疽（阳虚寒凝，气血两虚）。

治则：补益气血、扶助正气、托毒外出。

处方：熟地黄 30g，鹿角胶 20g，肉桂 10g，麻黄 3g，白芥子 10g，姜炭 5g，甘草 5g。15 剂，每日 1 剂，水煎内服。同时清洁疮口，取天仙子适量（视疮口而定），温开水冲泡，冷却后以疮口为中心外敷，纱布包扎，胶布固定，每日更换 1 次。

二诊：15 天后复诊，自诉疼痛减轻，脓液减少，饮食倍增，仍拟上方 15 剂，天仙子每日外敷。

三诊：患者疮口排出一个黄豆大小的死骨，疮口基本愈合，继续投阳和汤 20 剂，局部常规换药。

四诊：症状完全消失，行走自如，经 X 线检查游离死骨消失，骨缺损已修复，随诊 3 年未复发。

（丁志军）

【验案 6】

王某，女，19 岁。2007 年 3 月 10 日初诊。

主诉及病史：车祸创伤左下肢感染，特大面积肌皮及软组织坏死溃烂骨骼肌腱裸露 26 天，曾在多家医院均提出截肢方案。

查体：发育正常，营养欠佳，神清合作，被迫体位，心肺肾及肝脾无异常，左下肢感染伤口 65cm×30cm×3cm，感染骨面裸露，窦道向下至踝关节，向上至股骨粗隆，窦道内肌肉腱膜坏死、味臭，每天渗出 300～400mL，髌骨缺如。伤口渗出较多，机体营养欠佳，伤口肉芽不新鲜，脱腐缓慢。舌质淡红，苔黄薄，脉细弱。

X 线正位示：右股骨下段斜形骨折线，胫骨上段粉碎性骨折无错位。侧位示：髌骨缺如，膝关节骨折。

诊断：

中医：附骨疽。

西医：①左胫骨外伤性骨髓炎。②左下肢大面积肌肉感染坏死。

③左股骨下段和胫骨上段粉碎骨折，无错位。④髌骨缺如。

处方：连银汤方内去金银花、紫花地丁、蒲公英避其寒性，加人参10g，炙黄芪60g，熟地黄30g，补气养血，排脓脱腐生新。服上方6剂后，伤口表面腐肉已脱完，肉芽变新鲜，向下踝关节窦道内死肌腱膜无脱完，继续服上方10剂，腐肉全部脱完，裸露的骨面全部长出新鲜肉芽覆盖，改用连银汤修复骨质，促进伤口愈合，2007年5月26日，治疗76天伤口痊愈出院。3年随访，左膝关节屈曲功能较差，2年前已参加工作。X线片示：骨质修复良好，已换髌骨。

（谢正平）

【按语】

附骨疽为体虚之人，或因外感风邪寒湿，或因病后余邪湿热内盛，或因跌打损伤筋骨，毒邪深袭，阻于筋骨，以致营卫不和、气血凝滞、热盛肉腐而成。案1作者认为本病的主要矛盾为火邪致病，临证施治时当以清热解毒祛邪为主，又因附骨疽病程缠绵，久病必瘀，故气滞血瘀使患处难以愈合，故用药时更要多处考虑，常用的清热解毒药有金银花、连翘、蒲公英、紫花地丁、半枝莲、草河车、野菊花等；在活血化瘀药方面，用药贵在清灵，避免使用破血逐瘀药，常用药有当归、桃仁、牛膝等。在临证中亦重视阴津的亏耗，并有如下体会：①痈疽本为火毒生，易于灼伤津液；②疮口经久不愈，脓水淋漓不净，亦耗伤体液；③临证时，多数慢性骨髓炎患者有盗汗、形体消瘦、舌红、苔薄、脉沉弱等阴液不足之象；④忌用辛温之剂，以避免耗伤人体阴液；亦不可过用苦寒之品，以伤人体正气。善用外治法，改良三品一条枪为目前所用的三品条，使药物直接作用于患处，此药提脓去腐力强，能化腐生新，更能使死骨自行脱离后排除，清除死腔中的细菌，一般无须扩创，能较大程度减少患者手术的痛苦，且复发率低。

案2、3作者认为邪毒壅遏附骨、经络阻塞、气血阻滞是本病初期的主要病机；邪毒化热腐肌伤骨，是病情的进一步发展；而正虚邪实是本病的病机关键。火毒始终是本病的主要矛盾，故在治疗中应以清热解毒、祛腐生肌为主，同时考虑到慢性骨髓炎日久不愈则"久病必瘀"，局部病灶的气血瘀滞使患处失于濡养而难以愈合。在清热解毒、祛腐生肌的方药的基础上，用活血化瘀之药，如当归、赤芍、川芎、桃仁等，取得良好效果。本病多因疔疮、疖肿病后，治疗护理不当，余毒湿热内盛，深窜入里，留于筋骨，损筋蚀骨，血败肉腐而成；或因外伤感染邪毒，湿热蕴蒸而成，故本病亦具有湿邪为患的特征，如病势缠绵、病程长、病变部位深，局部窦道常有黏滞或稀薄脓液，窦瘘形成。此多为湿热余毒未清，乃病久伤正，气血不足，无力托毒外出，难以生肌敛疮。故在治疗上应注重健脾益气，化湿托毒，盖脾健方能运化水湿，湿邪得祛，又可扶助正气，正气充足以托毒外出，使邪祛正安。临床上用药还应注意勿过于苦寒，以免损伤脾胃，致湿邪流连不去；或苦寒药损伤阳气，导致气滞血瘀，从而影响局部血行，进一步加重病情。临床上多选用甘淡利湿、甘寒养阴之品，诸如薏苡仁、土茯苓、车前子、忍冬藤、赤小豆等。这些药物有良好的健脾渗湿和益气解毒之功效，使邪去正安。

案4患者因正气亏虚，正不胜邪，风寒湿热毒邪深窜入骨，留于筋骨经络，气滞血瘀，蕴久化热，热毒盛炽，血败肉腐骨蚀，日久正气受损，以致毒邪留恋，经久不愈或反复发作。六神祛腐汤方中桑枝祛风通络，黄芪补气升阳，益卫固表，托毒生肌，利水退肿；黄柏清湿热，泻火毒，退虚热；野菊花清热解毒，用于疔疮痈肿、目赤肿痛、头痛眩晕；槐角凉血止血、清热泻火；大青叶凉血明目、滋肾利下。全方共奏托毒生肌、清热燥湿之功效，可除风寒湿痹诸痛，接体内阳气，凉血止血，利水消肿，促进创伤愈合。

附骨疽，早在《五十二病方》中就有"骨疽"的记载，《黄帝内经》对此病有较详细的描述，是由多种原因导致的骨组织慢性炎症，其特征为"无头、附骨、成脓"，临床上以全身症状较轻，局部骨质破坏、死骨、窦道、流脓，同时伴骨质硬化及包壳形成为特点。根据慢性化脓性骨髓炎

"虚实夹杂，以虚为本"的病因病机特点，治疗以扶正托毒、去腐生新之品温阳补血、散寒通滞，同时应全身与局部相结合，标本同治，内外兼施，以达到最佳疗效。案5应用的阳和汤出自清代外科名医王洪绪所著的《外科证治全生集》，由熟地黄、白芥子、鹿角胶、肉桂、炮姜、麻黄、生甘草7味药组成，具温阳补血、散寒通滞之功，为治疗外科一切阴疽证的著名方剂。方中重用熟地黄滋补阴血，鹿角胶补肾助阳、强壮筋骨，两者合用补血助阳，以治其本，共为君药；肾阳不足，肾虚血亏，精少髓空，骨失滋养，故易因劳损或受寒之邪，而致气血凝滞，予以姜炭温中，破阴通阳，肉桂入营，温通经脉；佐以麻黄辛温达卫、引阳气开寒结，白芥子祛寒，可达表里膜外，二者可使血气宣通，又令君药补而不滞；甘草解毒，调和诸药。"犹如离照当空，阴霾自散，化寒凝而布阳气"，此外还可随症加减，灵活运用。所用天仙子为天然中草药，为茄科植物莨菪的干燥成熟种子，《中药大辞典》记载："性味苦、辛、温，有毒"，可"定癫止痛""治痈肿恶疮"。《本草纲目》中早有记载："功用主治：解痉，止痛，拔毒，生肌，外用治疮痈，肿毒"。临床上天仙子局部外敷，具有去腐拔脓解毒、促进疮口愈合之效，且方法简单，经济实惠。现代中草药研究结果证实，天仙子有解除小血管和平滑肌的痉挛、改善微循环、保护细胞膜等作用，外敷于溃疡面，药物直接作用于创面，达到解痉、止痛、吸脓作用，促进细胞再生而愈合。

本病病机为外伤感染，化生热毒，热毒壅盛，阻滞气血，深入骨髓，肉腐筋烂，骨伤髓减，发为此病。针对"热毒""气滞血瘀""骨伤髓减"三大病机，采取三大治法：清热解毒以清除伤骨之毒；通经活络，以除血痹；补益肝肾，填骨生髓以促进骨质修复。案6作者自拟连银汤方中以明矾（原名矾石，种类甚多，炼制明净者为明矾。）为君药。本药外达皮肤，内透骨骼，具钻透性，所过之处，毒邪无由再犯。对于明矾，历代本草多有记载，《神农本草经》曰："坚齿骨"。《本草经疏》曰："除固热在骨髓。坚齿者，髓为热所却则空，故骨痿，而齿浮。矾性入骨除热，故亦主之。仅可资其引导，若谓其独用，反而损之。"《长沙药解》曰："痈疽外发，肉腐脓泄，而新肌生长。"根据上述记载，用明矾为君药除骨髓固热并引药入髓使他药发挥更大作用。明矾的钻透性和内透骨骼还能防腐杀菌，弥口生肌。用金银花、连翘、蒲公英、紫花地丁清热解毒、消痈散结为臣药。方中佐药为酒当归、赤芍、地黄、川牛膝。当归补血活血，酒炒则偏重于活血能行能散。赤芍善走血分，清热凉血，除血痹，破坚积。生地黄能清热凉血，养阴生津。川牛膝活血通经、引火下行、补肝肾、强筋骨。方中的使药为续断、土鳖虫、自然铜。续断调经络，宣通百脉、续筋骨、调气血、补肝肾。《本草求真》谓其"疏通气血筋骨第一药也"。土鳖虫破血逐瘀，续筋接骨。自然铜散瘀止痛，续筋接骨，尤长于促进骨折愈合，伤科要药也。还可配合外敷的复方三七丹，有活血还阳、祛腐生肌、杀菌驱霉的作用；复方黄柏液具有清热解毒、消肿止痛、祛腐生肌的作用。两者一阴一阳，阴阳平衡，达到坏死组织脱落、新鲜肉芽生长迅速、患者康复快的目的。

🌀（六）参考文献

1. 王泉.陈氏外科治疗附骨疽经验拾粹.新中医，2014，46（8）：237-238.

2. 陈刚，郭艳幸.郭艳幸教授治疗慢性骨髓炎经验.中医临床研究，2013，5（23）：50-51.

3. 左玉芝，岳红霞.六神祛腐汤外用治疗手指慢性骨髓炎42例.河北中医，2010，32（9）：1317-1318.

4. 丁志军，唐勇，李怡.浅谈阳和汤加天仙子治疗慢性化脓性骨髓炎的临床运用.时珍国医国药，2008，19（1）：200-201.

5. 谢正平，谢军平，李钰涛.自拟连银汤治疗外伤性化脓性骨髓炎164例.光明中医，2014，29（1）：81-83.

瘰 疬

一 概述

瘰疬是一种发生于颈部的慢性化脓性疾病。其特点是多见于体弱儿童或青年，好发于颈部两侧，病程进展缓慢。初起时结核如豆，不红不痛，缓缓增大，窜生多个，相互融合成串，成脓时皮色转为暗红，溃后脓水清稀，夹有败絮状物质，此愈彼溃，经久难敛，易成窦道，愈合后形成凹陷性瘢痕。相当于西医的颈部淋巴结结核。西医学认为，该病是由于结核杆菌侵入颈部所引起的特异性感染，严重时可溃破流脓。

二 病因病机

本病可因忧思恚怒，肝气郁结，气郁伤脾，脾失健运，痰湿内生，结于颈项而成；日久痰浊化热，或肝郁化火，下烁肾阴，热胜肉腐而成脓，溃后脓水淋漓，耗伤气血，经久难愈。也可因素体肺肾阴亏，以致阴虚火旺，肺津不能输布，灼津为痰，痰火凝结而形成。

三 诊断要点

1. 临床表现

多见于儿童或青年，好发于颈部的一侧或两侧，亦可延及颔下、缺盆、腋部，病程进展缓慢。发病前常有虚劳病史。

初期：颈部一侧或双侧结块肿大如豆粒，一个或数个不等；皮色不变，按之坚实；推之能动，不热不痛。多无全身症状。

中期：结核增大，皮核粘连。有时相邻的结核可互相融合成块，推之不动，渐感疼痛。如皮色渐转暗红，按之微热及微有波动感者为内脓已成。

67

可伴轻微发热、食欲不振、全身乏力等。

后期：切开或自溃后，脓水清稀，夹有败絮样物，疮口呈潜行性空腔，疮面肉色灰白，四周皮肤紫黯，可形成窦道。如脓水转厚，肉芽转成鲜红色，则即将愈合。常伴潮热、咳嗽、盗汗等肺肾阴亏之证；或出现面色少华，精神倦怠，头晕，失眠，经闭等气血两亏之证；或出现腹胀便溏，形瘦纳呆等脾虚不运之证。

本病愈后可因体质虚弱或劳累而复发，尤以产后更为多见。若结核数年不溃，也无明显增大，推之可动，其病较轻；若初起结核即累累数枚，坚肿不移，融合成团，其病较重。临床也有患者数枚结核，有的推之可动，有的液化成脓，有的溃破成漏，几种表现可同时出现。

2. 实验室及其他辅助检查

血红细胞沉降率可增快，结核菌素试验呈阳性。脓液培养可有结核杆菌生长。必要时可取病灶组织做病理检查有助于明确诊断。

（四）治疗原则与调护要点

1. 瘰疬治疗以扶正祛邪为总则，尽量争取早期消散。必要时做扩创手术。病情严重者配合西医抗结核药物治疗。

2. 增加营养，忌食鱼腥发物、辛辣刺激之品。

3. 积极治疗其他部位的虚劳病变。

（五）验案赏析

【验案1】

颜某，女，20岁。1982年12月8日初诊。

主诉：右侧颈部出现肿块3年，加重1年。

病史：患者于3年前右侧颈部出现多个棱状肿块，推之可移，皮色不变，不痛，未予重视。1年后肿核逐渐长大、增多，推之不移。并伴潮热、盗汗、疲乏、消瘦、月经3～4个月1次（量少）、食欲不振等症。经中西医治疗，效果不佳。症见：右侧颈部肿块，伴潮热、盗汗、疲乏、消瘦、月经量少、食欲不振。

查体：右侧颈部多个核状肿块，皮色不变，不痛，推之不移。舌质红，苔黄，脉细数。辅助检查：结核菌素试验强阳性。

诊断：瘰疬（阴虚火旺证）。

治则：滋阴降火。

处方：泽漆消瘰汤（鲜泽漆40g，土茯苓、黄精、夏枯草各30g，连翘、山楂、枳壳各15g，甘草3g）。水煎服，每服150～200mL，每日3次，两日1剂。

外治法：外用蜂蜜调敷川草乌末。

治疗1周后，潮热、盗汗等症悉解，食欲增加。治疗1个月后肿块全消，无任何不适，随访8年，未见复发。

（沈其霖）

【验案2】

刘某，女，39岁。1987年10月7日初诊。

主诉：颈部两侧和腋窝肿块4个月，加重1个月。

病史：患者在4个月前，颈部两侧和腋窝部，发现有蚕豆大的包块，但不痛，忽于1个月前包块逐渐肿大，微痛。经某医院检查，诊为淋巴结结核，遂投以雷米封（异烟肼）及中药五海丸治疗，效果不显而来诊。症见：颈部两侧和腋窝肿块，肿胀疼痛，扭项不利，胸背部时发瘙痒，饮食减少，神疲消瘦，心烦欲怒，手足心热，大便秘结，小便色黄。

查体：颈部两侧、褐下各有结块4～5个，缺盆附近及胸膺部亦有结块3～4个，形如蚕豆大小，颈部包块联结，肿胀，扭项不利，按之痛甚，两腋窝部各有结块3～4个，融合在一起，扪之坚硬，微有疼痛。舌质稍绛，舌苔薄白中干，脉弦细而数。

辅助检查：结核菌素试验阳性。

诊断：瘰疬（气滞痰凝证）。

治则：疏肝理气，化痰散结。

处方：夏枯草 30g，女贞子 25g，生牡蛎 30g，浙贝母 15g，玄参 25g，郁金 20g，香附 15g，瓜蒌 20g，蒲公英 25g，海藻 20g，昆布、没药、丹参各 15g，鹿角 20g。每日 1 剂。

二诊：服 12 剂后，颈、颌部结块缩小、疼痛减轻，扭项灵活，心烦欲怒，亦见好转，余症如前。方中去昆布，加何首乌 20g，丹参加至 25g；同时针刺肩井、天容、翳风、少海、曲池五穴，每日 1 次。

三诊：服 9 剂后，心烦欲怒，手足心热大减，颈部瘰疬大部分消失，仍少食心烦，依证分析，乃属脾胃阴虚，去瓜蒌、香附，加沙参、石斛各 15g，以复脾胃之阴。继续针刺上述五穴。

四诊：服 9 剂后，诸症随之消失。为了巩固疗效，依原方又进 6 剂，痊愈。随访半年，未见复发。

（刘芃文）

【验案 3】

严某，男，44 岁。1963 年 5 月 5 日初诊。

主诉：颈部包块破溃 1 个月。症见：颈部包块破溃，伴腹胀纳呆，潮热乏力。

查体：颈部右侧三处溃疡，直径各约 3cm，豆渣样絮状物充塞其间，脓水清稀。溃疡的底部及其旁侧结块累累如珠。脉细数无力，舌淡苔黄腻。

辅助检查：包块取病理为结核。胸透见右上肺有钙化点。

诊断：瘰疬（气血两虚证）。

治则：益气养血，调理脾胃。

处方：生黄芪 30g，当归、远志、银花、重楼、花粉、赤芍、白芷各 9g，大贝 6g，生甘草 3g，每日 1 剂。

外治法：中药丹剂局部换药，提脓去腐。

二诊：治疗 10 日，潮热退，乏力减，疮口腐肉大致脱尽，结块消散大半。唯感胃纳欠佳，腹胀，舌淡，脉虚弱。汤药改予调理脾胃为主，局部换药不变。处方：木香、陈皮各 4.5g，砂仁、炙甘草各 3g，党参、白术、茯苓、猫爪草、羊乳各 9g，生黄芪 15g。

三诊：又经 10 日，善食易饥，疮口趋向闭合。继予上方掺入养血之品，丹药生肌收口。

四诊：10 日后，疮口愈合，结块消散。

（徐大成）

【验案 4】

胡某，女，28 岁。2009 年 3 月 5 日初诊。

主诉：左侧颈部结块伴疼痛 5 个月。

病史：患者 5 个月前发现左侧颈部结块如豆渐大，肤红疼痛，自行服用抗生素后疗效不佳。结块逐渐增大，在当地医院穿刺检查提示：见大量中性粒细胞，坏死物质是组织细胞。被诊断为颈部淋巴结核。经治未愈。一个月后转至我科就诊。症见：左侧颈部结块，疼痛。食欲不振，乏力。

查体：左侧颈部结块，约 6cm×2.5cm，质软肤红，按之应指，疼痛。舌红，少苔，脉细数。

辅助检查：穿刺病理检见大量中性粒细胞，坏死物质是组织细胞。

诊断：瘰疬（阴虚火旺证）。

治则：去腐生肌。

处方：左侧颈部水火丹加平安膏，使其破溃。

二诊：5 日后，肿块已溃。经处理脓腐，发现深约 2.5cm 的窦道，遂用 1 号药线顺疮口插入。

三诊：1 周后，经引流脓腐脱落，肿势渐消。效不更方，续以前法，遂依次使用 2 号、3 号药线交替，常规换药。后见脓液渐少，质稀，疮口凹陷，改用 4 号药线，以达生肌之效。治疗 101 天后，渐次收功，随访至今未发。

（林修森）

【验案 5】

陈某，女，23 岁 1991 年 5 月 28 日初诊。

主诉：左侧颈部淋巴结肿大 3 年，加重 2 个月。

病史：患者自述 3 年前左侧颈部淋巴结肿大，病后未行系统检查治疗，情志不畅或劳累则感肿大，淋巴结疼痛肿胀，常伴间断性低热，以下午为甚。2 个月前上述症状加重。按颈淋巴结结核抗痨治疗效果缓慢，要求中医治疗。症见：颈部肿块痛，神倦乏力，消瘦，食欲缺乏，低烧，时感手脚心发烧。

查体：左侧颈部胸锁乳突肌前可触及 3cm×4cm 的肿块，右侧颈部 2cm×4cm 的肿块，质地坚硬，其块推之不动，触及疼痛。舌质淡红，苔薄白，脉沉细。

辅助检查：血沉 26mm/h。结核菌素试验强阳性。

诊断：瘰疬（气滞痰凝证）。

治则：疏肝解郁，软坚化痰。

处方：消瘰汤加三棱、莪术各 15g（消瘰汤组成：白头翁、猫爪草各 25g，煅牡蛎、煅龙骨、连翘、夏桔草、浙贝母各 20g），每日一剂。

外治法：外涂金黄散。

二诊：15 日后，精神、食欲明显好转，肿块明显缩小，疼痛、低热消失。

三诊：再进 10 剂，症状体征全部消除，肿块全部消失。

为巩固疗效，停涂金黄散，守方继进 8 剂，随访 2 年未复发。

（王兆海）

【按语】

案 1 采用清热化痰、滋阴清火、培土生金诸法，虽然在缓解症状、增强体质方面常能收效，但对病灶则无改变。经过长期探索，并受现代医学的启示，李氏对瘰疬的认识逐渐形成了新的思路。其认为瘰疬的病因略同肺痨。辨证主要有两个关键：一是素体正气不足，气血阴阳亏损；二是痨虫瘵毒为患。基于上述对病因的认识，作者认为在辨证论治的前提下，应注重使用抗痨杀虫解毒的药物。

案 2 为由于情志不舒，肝气郁结，久而化火内燔，炼液为痰，循经上升，流注于三阳经脉，结于颈、颌，日久延及缺盆、胸膺、腋窝等处，复由腠理脉络欠通，以致痰郁风扰，窜于皮肤，故胸、背瘙痒。经病波及脏腑，累及脾胃，肝气益郁，不能正常消化，故食少消瘦，肝部累及心神，故见心烦易怒，肝郁化火，导致阴虚，机体缺乏滋濡，故现手足心热，阴虚内热，灼伤肠中津液，故现大便秘结，小便色黄。舌质绛，舌苔薄白中干，脉弦细数，乃肝郁痰结，气血郁滞，阴虚火旺之象。初患瘰疬，肝郁化热，初步形成，痰液聚结日少，阴液初耗，体质尚健，故以舒肝解郁、清热化痰为主，佐以活血散结之品。方用郁金、香附、丹参行气活血、舒肝解郁，没药散瘀止痛，合夏枯草清火消瘰，力除痰血互结。玄参滋阴降火，牡蛎化痰软坚，贝母消瘰散结，三者以苦咸辛平，消瘰散肿，合女贞子安五脏，养正强阴。鹿角滋养强壮，以阳通阴，行血散肿而消瘰之力益彰。瓜蒌涤痰散结，合海藻、昆布改血变质，蒲公英清热解毒，健胃化滞，加助消瘰之功。复加针刺肩井、天容、翳风、少海、曲池五穴，舒通经络，加速清热散结。

案 3 中作者认为瘰疬是正虚邪乘，用扶正祛邪法治疗，并以中西合璧，取长补短。即辨证选用经药理研究证实有抑菌、杀菌作用的中药。如痰气交阻者，选加柴胡、夏枯草、木香、陈皮、远志；热毒炽盛者，选加猫爪草、银花、连翘、黄芩；阴虚火旺者，选加知母、地骨皮；气血两虚者，选加黄精、羊乳、白芍。本病例药物选用，突出反映了治疗瘰疬注重脾胃的特点。当邪盛突出时，重用黄芪，以防寒凉之品损伤脾胃，正虚既有腹胀纳呆的脾胃虚弱证，又有潮热、脉细数的阴虚有热证，本案用药侧重脾胃。因脾胃健旺，气血有源，阴液自复。

案 4 应用中医药线治疗瘰疬。药线，亦称药捻，是中医外科的外治剂型之一，具有验、便、简、廉的特点，故一直沿用至今，为中医外科特别是疮疡专科的独特的剂型与方法之一。中药药线的主要功效归结为蚀管、祛腐、提脓、生肌，这四点对于久溃疮疡的预后转归均起到关键的作用。药线不仅有当今引流之功，同时可使药力直达病所。根据不同阶段选取不同作用的药线，充分体现了中医辨证施治的理念，蚀管常用提脓丹、三仙丹，祛腐剂有提脓丹、拔毒生肌散、九一丹之类。提脓常选用提脓丹、三仙丹之类的药剂。生肌常用之剂为珍珠散、龙石生肌散等。这是中医的精髓所在，也是取得临床疗效的关键。

案 5 中作者认为瘰疬病机为肺肾阴虚、肝气郁结，气滞血瘀痰郁，痰火结于颈项腋胯之间所致。消瘰汤方的白头翁、猫爪草对解郁化痰、散结消瘰有特效，是治疗瘰疬之圣药，历来是治疗瘰疬的首选药物。夏枯草、龙骨、牡蛎清热散结，浙贝母化痰清热解郁。连翘有清热解毒、消痈散结之功效。金黄散清热解毒散结、消肿止痛，局部外用吸收快，简便易行，内服治其本，外敷治其标，标本同治，病灶即除，综观全方以清、消、散贯穿始终，病因已明，诸药相配，药对病机，临床随症加减，灵活运用。

（六）参考文献

1. 沈其霖，李正荣. 李孔定治疗瘰疬经验. 中医杂志，1992，12（33）：23-24.

2. 刘荩文. 瘰疬验案二则 辽宁中医杂志，1990，7：29-30.

3. 徐大成，李明吾. 徐学春内治瘰疬的经验. 上海中医药杂志，1992，8：18-19.

4. 林修森，孙凡. 中药药线治疗瘰疬溃疡 87 例疗效观察. 湖北中医杂志，2010，32（9）：57-58.

5. 王兆海. 中医药治疗瘰疬 54 例疗效观察. 光明中医，1995，5：47-48.

褥 疮

一 概述

褥疮是指长期卧床不起的患者，由于躯体的重压与摩擦而引起的皮肤溃烂，亦称席疮。其特点是好发于易受压和摩擦的部位，如骶尾部、髋部、足跟部、脊背部。轻者经治疗护理可以痊愈，重者局部溃烂、渗流脓水、经久不愈。西医学认为，该病主要由于身体局部组织长期受压，造成血液循环障碍，皮肤及皮下组织持续缺血、缺氧、营养不良，以致局部组织失去正常机能而发生的组织溃烂甚至坏死，因而形成溃疡。

二 病因病机

本病内因是由于久卧伤气，气虚而血行不畅；外因为躯体局部连续受到压迫及摩擦，导致气虚血瘀，局部肌肤失养，皮肉坏死而成。

三 诊断要点

1. 临床表现

多见于半身不遂，下肢瘫痪，久病重病卧床不起，长时间昏迷的患者，尤其是伴有消渴病者。

初期：受压部位皮肤出现暗红，渐趋暗紫，迅速变成黑色坏死皮肤，坏死皮肤与周围形成明显分界，周围肿势平塌散漫。

中期：坏死皮肤与正常皮肤分界处逐渐液化溃烂，脓液臭秽，腐烂自创面四周向坏死皮肤下方扩大，坏死皮肤脱落后，形成较大溃疡面，可探及筋膜、肌层，甚至骨质。

后期：创面腐烂组织逐渐脱落，出现鲜红色肉芽，创周皮肤生长较快者，褥疮可望愈合。若腐烂蔓延不止，溃疡面日渐扩大，周围肿势继续发展，溃疡面有灰绿色脓水腥臭稀薄，并且伴体弱形瘦者，则褥疮迁延难愈，甚至出现脓毒走窜，内传脏腑之重证，预后较差。

2. 实验室及辅助检查

可进行血常规、脓汁细菌培养及鉴定等方面的检测。

四 治疗原则与调护要点

1. 本病重在预防。外治为主，配合内治。积极治疗全身疾病，并给以必要的支持疗法，注意饮食营养。

2. 对长期卧床病人应加强受压部位的皮肤护理，如保持清洁干燥、定时翻身等。

3. 对伴消渴病等慢性病者，积极治疗相关疾病。

五 验案赏析

【验案1】

蔡某，女，65岁。2003年6月初诊。

主诉：骶尾部皮肤破溃1个月余。

病史：患者因缺血性中风致偏瘫，长期卧床，护理不当，骶尾部出现皮肤破溃，渗出物多，坏死组织呈黑色。症见：骶尾部皮肤破溃变黑，渗出味臭。偏瘫卧床。

查体：骶尾部出现5cm×7cm×2cm的褥疮，表面渗出物多，坏死组织呈黑色，创面暗红、味臭。舌淡红，苔白腻，脉细。

辅助检查：空腹血糖11.5mmol/L。

诊断：褥疮（蕴毒腐溃证）。

治则：清热活血，扶正生肌。

处方：黄芪30g，党参15g，茯苓15g，白术20g，炙甘草6g，桃仁12g，红花9g，三七5g，川芎5g，鹿角霜9g，当归15g，白芍15g，熟地黄 20g。每天 1 剂。

外治法：行常规清创处理，将坏死组织清除干净，外敷褥疮膏（生大黄，生甘草，氧化锌粉，龙血竭胶囊，儿茶，冰片）。每天换药 1 次。

同时口服降糖药控制血糖，2 周后，大部分坏死组织脱落，创面红润，渗出物明显减少。3 周后疮口明显好转，6 周后疮口愈合。

（陈 和）

【验案 2】

王某，男性，23 岁。2009 年 8 月 13 日初诊。

主诉：骶尾部出现红肿、溃烂，加重 3 天。

病史：患者于 1 个月前因颈部高位截瘫术后长期卧床，骶尾部出现红肿、溃烂，入院前 3 天病情加重。症见：骶尾部出现红肿、溃烂，味臭。卧床，四肢瘫痪。

查体：臀部骶尾处约 14cm×13cm×4cm 的溃烂面，周边瘢痕组织发黑，坏死组织已侵入肌层，右侧有一潜腔，约 3cm×4cm×2cm，深至深筋膜层，肉芽组织苍白，大量黄色脓性分泌物，覆有脓苔，恶臭。

诊断：褥疮（蕴毒腐溃证）。

治则：益气活血、扶正生肌。

处方：黄芪 60g，太子参 15g，当归尾 6g，赤芍 6g，地龙 6g，川芎 6g，红花 3g，桃仁 3g，茯苓 30g，姜半夏 10g，白扁豆 30g，薏苡仁 30g，生甘草 3g。水煎，每日 1 剂。

外治法：采用外科常规扩创法，清除坏死组织，然后用过氧化氢冲洗疮面，将生肌愈疡膏（当归 60g，白芷 15g，黄连 15g，白蜡 60g，甘草 6g，紫草 6g，麻油 500g，血竭 12g，白及 30g，珍珠粉 15g，氧化锌 15g）涂在无菌纱布的两面，充分填塞在创面内，高度与周围皮肤齐平，外用敷料加压固定，每日 1 次，20 天为 1 个疗程。

1 个疗程后，患处皮肤周边由暗转红，恢复弹性，潜腔内脓性分泌物较少，恶臭消失。2 个疗程后肉芽组织丰富，表面附有白膜，拭去后，创面新鲜，触之易出血。3 个疗程后潜腔肉芽组织已长满，创面明显缩小至 5cm×3cm×1.5cm，周围皮肤红润无分泌物，4 个疗程后整个创面生长良好，达到临床痊愈。

（王万春）

【验案 3】

万某，男，48 岁。1999 年 5 月 24 日初诊。

主诉：骶尾、左坐骨结节、左外踝溃烂近 1 个月。

病史：患者于 1994 年 6 月因车祸，致第 4、5 腰椎发生粉碎骨折。手术后，双下肢及臀部失去知觉，下肢截瘫。近 1 个月在骶尾部、左坐骨结节和右外踝部出现溃烂，自用红霉素软膏外擦。未能见效，故来诊。入院时症见：下肢瘫痪，腰以下失去知觉，二便失禁，骶尾、左坐骨结节、右外踝处溃烂，纳食一般，精神稍差，无发热恶寒，无自汗盗汗等症，睡眠一般。

查体：被动体位，骶尾部疮面（A）：10cm×12cm×0.3cm（长 × 宽 × 深），疮面不新鲜。左坐骨结节部疮面（B）：8cm×6cm×0.3cm（长 × 宽 × 深），疮面淡红有脓性分泌物。右外踝部疮面（C）：5cm×3cm×0.2cm（长 × 宽 × 深），疮面呈紫红色。

辅助检查：血、尿、便常规，心电图和肝功能均为正常。

诊断：褥疮（蕴毒腐溃证）。

治则：清热除湿，活血敛疮。

治疗：愈疡膏外敷。主要针对褥疮进行治疗。A 疮面为治疗组，以愈疡膏外敷，每日 1 次；C 疮面为治疗组，亦以愈疡膏外敷，每日 1 次；B 疮面为对照组，以红油膏外敷，每日 1 次。A 疮面换药 21 天痊愈；C 疮面仅换药 6 天即痊愈；B 疮面换药 21 天后，疮面缩小为 6cm×3cm×0.2cm（长 × 宽×深）左右，后改用愈疡膏治疗 9 天痊愈。2 周后随访患者，一般情况良好，原褥疮处仅有浅褐色瘢痕，未见反复。

（叶义森）

【验案 4】

王某，男，68 岁。1994 年 11 月 13 日初诊。

主诉：双侧臀部破溃 5 天。

病史：患者因汽车撞伤右大腿，致右股骨干骨折，于 1994 年 11 月 8 日入我院。入院后行股骨髁上牵引，治疗 5 天后，左右臀部分别出现 10cm×6cm、8cm×4cm 的溃疡面，为求治疗，今来诊。入院症见：双侧臀部破溃，伴红肿、疼痛，右股骨骨折，卧床，无明显发热。

查体：左右臀部分别出现 10cm×6cm、8cm×4cm 的溃疡面，创面红润，周围红肿，有少量渗出液。苔薄，舌边瘀紫，脉弦。

辅助检查：血常规：白细胞 $8.8×10^9/L$，中性粒细胞比例 56%。

诊断：褥疮（气滞血瘀证）。

治则：行气活血，凉血解毒。

治疗：外用石膏参柏散（煅石膏 40g，苦参、黄柏、五倍子、川军各 30g，青黛 10g）。常规消毒，生理盐水冲洗溃疡面后，用消毒棉棒外涂石膏参柏散，每日 2 次，无菌纱布覆盖。连续用药 6 天，溃疡面周围无红肿，炎症消退，无渗出，溃疡面基本愈合。再用该药 5 天，溃疡已愈合。

（王义民）

【验案 5】

王某，男，34 岁。2004 年 5 月 9 日初诊。

主诉：骶尾部皮肤红肿，溃破 1 周。

病史：患者因外伤性截瘫 2 个月入院。住院 3 周后，因护理不当，于尾骶部出现皮肤红肿，继则溃破。为求治疗来诊。症见：骶尾部皮肤溃破，红肿，截瘫卧床，无发热。

查体：骶尾部创面约 2cm×3cm，疮周皮肤紫黯，创面鲜红湿润，无脓性分泌物。舌紫黯，苔薄，脉弦。

辅助检查：血常规：白细胞 $6.7×10^9$/L，中性粒细胞比例 59%。

诊断：褥疮（气滞血瘀证）。

治则：行气活血，凉血解毒。

治法：艾灸配合皮肤针治疗，皮肤消毒后，首先给予皮肤针叩刺，轻度刺激，以疮周皮肤红晕为度，手法要求轻、快、细、匀，切勿将针叩刺到创面；然后再用艾条于创面进行回旋灸，每次 7～10 分钟，每日 2 次。

（张会珍）

【按语】

案 1 中褥疮膏以血竭、生大黄、儿茶为主药。现代药理研究证实，大黄蒽醌衍生物有较强的抗菌作用，并能降低毛细血管的通透性，减少创面液体外渗。大黄具有泻热毒、破积滞、行瘀阻的功效，血竭有活血收敛防腐作用，儿茶具有收湿敛疮生肌之功效；三药合用能有效促进肉芽生成和疮口愈合。生甘草有泻火解毒、抗炎、抗过敏的作用，对创面起滋润保护作用。冰片其性走窜，利于药物渗透，有清热凉血、止痛、防腐生肌之功。方用茶籽油作为基质，对皮肤有滋润营养、改善循环之作用。氧化锌粉主要是含有 Zn^{2+}，是人体所必需的微量元素，可以促进核酸及蛋白质的合成，促进组织的修复和创伤伤口的愈合。自拟扶正活血生肌汤以黄芪补气健脾生肌、扶正达邪，助以当归、桃仁、红花、三七、川芎补血活血，改善局部血液循环，缩小疮疡创面，缩短治疗时间。疮疡后期，肉芽组织开始生长，肉芽组织内大量毛细血管需要更多营养，故用补血药可促进肉芽组织的生长。本案内服外敷的组方，具有清热活血、扶正补血、祛腐生肌的功效，能够促进组织修复及疮面愈合。

案 2 患者因久病体虚，长年卧床使得局部受压，气血瘀滞，肌肤失于濡养而致溃腐成疮。根据褥疮的发病原理，可以看出"虚""瘀""腐""毒"

是其形成的关键环节。生肌愈疡膏中黄连泻火解毒；紫草凉血活血；当归、白及、珍珠粉养血敛疮；血竭散瘀血、生新血。以上诸药，各司其功，共奏清热解毒、活血散瘀、敛疮生肌之效。口服加味补阳还五汤，黄芪、太子参大补元气，气旺则血行；当归尾、赤芍、川芎、红花、桃仁活血祛瘀不伤正；地龙通筋活络；茯苓、姜半夏、薏苡仁、白扁豆、生甘草利水渗湿，托疮排脓。合而用之，则气旺、瘀消、络通、腐去，诸症向愈。

案3中愈疡膏中黄连清热除湿，乳香、当归等活血滋养，海螵蛸等燥湿敛疮，全方攻补兼施，扶正祛邪。从治疗结果来看，愈疡膏疗效显著。愈疡膏的特点是一药通治褥疮，且不合红升丹、轻粉、东丹等有毒成分，从而保证了用药的安全。在临床中，发现破溃的疮面外用愈疡膏后，分泌物增多，但该分泌物很容易清拭干净，且基底部内芽组织日渐红润鲜活，生长良好，这符合中医"煨脓长肉"的理论与方法。

案4患者为骨折后卧床，导致臀部受压引起褥疮。因其病程短，营养状态良好，故治疗以外治法为主。石膏参柏散中，苦参、黄柏、青黛、川军、五倍子均有清热、燥湿、解毒之功效，现代药理研究证实以上诸药具有广谱抗菌、抗病原微生物作用；黄柏含有小檗碱，可增强局部白细胞的吞噬功能；煅石膏清热、凉血、解毒，外敷能减少分泌物渗出，防止感染，与五倍子合用，进一步增强收湿敛疮，促进创面愈合之功能，为治皮肤溃烂常用之要药。诸药合用，既能清热燥湿，又能解毒凉血，从而达到消肿的目的。

案5采用灸法结合皮肤针刺治疗褥疮，因其局部已成溃疡创面，不宜直接针刺治疗，正如《医学入门·针灸》载："药之不及，针之不到，必须灸之"。《灵枢·刺节真邪》亦载："脉中之血，凝而留止，弗之火调，弗能取之"。故对本组患者均采取创面给予艾条灸法为主治疗。灸法具有温通经络、行气活血、消瘀散结、拔毒消肿等功效，正如《本草正》所载："艾叶，能通十二经……善于温中。逐冷，行血中之气，气中之滞"。皮肤针刺可疏通经络、行气活血、祛瘀生新；二者配合，则可改善局部血液循环，使病灶局部组织血供充足，促进肉芽组织增生，从而有利于创面愈合。同时，灸法尚可调动机体的免疫机能，增加体内白细胞数量，促进单核巨噬细胞的吞噬作用，增强人体的防御功能，并有杀菌抗感染之功效。因此，应用针灸疗法治疗本褥疮，具有操作简便，费用低廉，没有药物的毒副作用等优点。

（六）参考文献

1.陈和，毛东阳，吴森德，等.中药内服外敷治疗褥疮41例疗效观察.新中医，2007，39（11）：45-46.

2.王万春，梁育，韩文龙，等.生肌愈疡膏配合中药内服治疗大型褥疮1例.光明中医，2010，25（6）：1077.

3.叶义森，王万春，邓玲玲，等.愈疡膏治疗褥疮60例.中国中医基础医学杂志，2001，7（10）：57-59.

4.王义民，郭同芳.石膏参柏散治疗褥疮46例.四川中医，2001，19（8）：65.

5.张会珍，佘延芬，吴桂林，等.针灸治疗褥疮51例.陕西中医，2007，28（11）：1537-1538.

破伤风

（一）概述

破伤风是指皮肉破伤，风毒之邪乘虚侵入而引起发痉的一种急性疾病。西医亦称本病为破伤风，属特异性感染。其特点是：有皮肉破伤史，有一定的潜伏期，以发作时呈现全身或局部肌肉的强直性痉挛和阵发性抽搐为主要特征。间歇期全身肌肉仍持续性紧张收缩，可伴有发热，但神志始终清楚，多因并发症而死亡。

（二）病因病机

因皮肉破伤，感受风毒之邪所引起。外风引动内风，肝风内动，筋脉失养而出现牙关紧闭，角弓反张，四肢抽搐。

（三）诊断要点

1. 临床表现

潜伏期：长短不一，为4～14天，短者24小时之内，长者数月或数年不等。潜伏期越短，病情越严重，死亡率也越高。

前驱：1～2天，患者常有头痛、头晕、打呵欠，下颌微感紧张酸胀，咀嚼无力，张口略感不便。

发作期：典型的发作症状是全身或局部肌肉强直性痉挛和阵发性抽搐。

后期：长期肌肉痉挛和频繁抽搐，大量体力消耗，水、电解质紊乱或酸中毒，可致全身衰竭而死亡。或因呼吸肌麻痹引起窒息、心肌麻痹甚至休克、心搏骤停而危及生命。

2. 实验室及辅助检查

继发肺部感染时，血常规中白细胞计数可明显增高，痰培养可发现相应的病原菌。

疮口分泌物可培养需氧性化脓性细菌，亦可经厌氧培养分离出破伤风杆菌，由于破伤风的临床表现较为特异，尤其症状典型时诊断不难，故做临床诊断时不要求常规做厌氧培养和细菌学证据。

（四）治疗原则与调护要点

1. 坚持中西医结合治疗，以息风、镇痉、解毒为原则。尽快消除毒素来源及中和体内毒素，有效地控制和解除痉挛，保持呼吸道通畅。

2. 破伤风患者所住的病室必须是能遮光的病室，且病房内要保持安静，病室温度最好在15℃～20℃之间，还要保持病室湿度，湿度最好控制在60%左右，做好以上措施，就是为了病室的整体环境能避免外界刺激。

3. 要保持破伤风患者呼吸道通畅，严密预防患者呼吸道并发症的产生，呼吸道顺畅包括协助患者排痰、必要时为患者吸痰，并且给患者进行雾化吸入。

4. 保证为患者吸氧。要做好气管切开患者的护理工作，尽量避免患者受凉，同时防止患者进食时误吸的发生。

（五）验案赏析

【验案1】

孙某，女，70岁。2014年12月26日初诊。

主诉：周身乏力，时有牙关紧闭，阵发性抽搐20余天。

病史：患者20余天前无明显诱因出现周身乏力，不欲进食，未予诊治，一周后出现张口困难，食入即吐，神志清楚，就诊于当地医院，被诊断为"脑梗死"，次日出现阵发性抽搐，痰多，不能进食，于2014年12月10日转到西医院神经内科，12日抽搐愈加频繁，每日近20次，最长达半小时，牙关紧闭，流涎，发热，被确诊为"破伤风"转入 ICU 病房，予气管切开，破伤风抗毒素（5% 葡萄糖注射液 500mL，破伤风抗毒素注射液 1.5 万 U，每日 2 次，静点），配合抗炎、镇静、祛痰、防止抽搐等对症治疗。经治 14 天，生命体征平稳，镇静去除后仍有躁动不安，颈项强直，痰涎壅盛，为寻求中医治疗来诊。症见神清，周身乏力，偶有抽搐，痰多，无发热。既往 3 个月前有拔牙史，发病前一周镶牙数颗。

查体：T:37.2℃，HR:98 次 / 分，R:20 次 / 分，BP:100/60mmHg。神清，呼之能应，肢体无自主活动，平车推入病室，周身皮肤黏膜无黄染、无出血点，周身浅表淋巴结无肿大。双侧瞳孔等大等圆，双侧对光反射灵敏。颈强，张口困难，伸舌不能配合，双侧胸廓对称，双肺呼吸音粗，双肺底可闻及湿啰音，心律齐，各瓣膜听诊区未闻及病理性杂音。腹部平，腹壁柔软，无压痛，无反跳痛及肌紧张，未及搏动性包块，肠鸣音正常。肌张力无升高，颈项强直，伸舌困难，喉中时有痰鸣。生理反射存在，病理反射未引出。舌淡，苔白，脉细数。

诊断：

中医：破伤风（阴虚邪留证）。

西医：破伤风；气管切开术后。

治则：息风解痉，益气养阴。

中医：自拟解痉方，方药组成：防风 20g，白芷 20g，胆南星 20g，天麻 20g，羌活 20g，全蝎 5g，蝉蜕 5g，藁本 20g，吴茱萸 15g，沙参 20g，麦冬 20g，甘草 10g，水煎服，每日 3 次胃管注入 100mL。

西医：破伤风抗毒素 1.5 万 U，每日 2 次，间断给予镇静，营养支持治疗。患者入院当日心电监护示血压 80/50mmHg，血氧 70%，请 ICU 会诊，建议转入 ICU 病房，行呼吸机辅助呼吸；破伤风抗毒素 1.5 万 U，每日 2 次中和毒素；中药汤剂，西药以补液扩容、肠内营养、补充蛋白、控制感染、化痰、抑酸防止应激性溃疡、营养心肌等治疗。

2015-01-04：转回普通病房。患者半卧于床，鼻饲进食，痰多，无发热，监护示：HR：94 次 / 分，SPO$_2$：99%，BP：115/70mmHg。查体：患者神清，双肺呼吸音粗糙，可闻及少量湿啰音，左侧口角抽搐，可张口伸舌，双下肢不肿，双上肢肌力 3 级，双下肢肌力 3 级，双下肢肌张力增高，双巴宾斯基征（－）。予调整破伤风抗毒素为 1.5 万 U，每日 1 次静点以中和毒素，继续予"息风解痉，益气养阴"之法，（原方）7 剂，每日 3 次，口服 100mL。

2015-01-12：患者半卧于床，可正常进食，咯痰减少，无发热，监护示：HR：84 次 / 分，SPO$_2$：99%，BP：115/70mmHg。查体：患者神清，双肺呼吸音略粗糙，左侧口角无抽搐，双下肢不肿，双上肢肌力 4 级，双下肢肌力 3 级，双下肢肌张力正常，双巴宾斯基征（－）。中药汤剂调方，原方加丝瓜络 20g，7 剂，以加强疏通经络之力。

2015-01-15：患者可独立坐于床边，正常进食，咯痰减少，无发热，监护示：HR：84 次 / 分，SPO$_2$：99%，BP：115/70mmHg。查体：患者神清，双肺呼吸音略粗糙，双下肢不肿，双上肢肌力 4 级，双下肢肌力 3 级，双下肢肌张力正常，双巴宾斯基征（－）。患者要求出院，回当地医院继续治疗。

半个月后随访，已拔出气管插管，可下床活动。

（侯俊杰）

【验案 2】

仲某，男，25 岁。1994 年 3 月 25 日初诊。

主诉：张口困难、颈部强硬 4 天。

病史：患者因左膝关节部"牛皮癣"，搔抓后表皮轻度破损，4 天后夜间小解归来，感觉张口困难，颈部强硬，周身肌肉酸痛。次日出现腰背部肌肉痉挛、疼痛，精神紧张时症状加重，无四肢抽搐，但行走困难。在当地医院检查各项理化指标无异常，因患者无明显外伤史，未予诊断破伤风，静滴先锋霉素 2 天，病情继续加重，不能进食，不能下地行走，故来院治疗。

查体：患者呈苦笑面容，面部皮肤潮红，神志清晰，语言欠流利。头略向后仰，颈项强直，呈轻度角弓反张，烦躁不安，已不能行走，腰背部肌肉痉挛，双手呈半握拳状；肝脾不大，心肺无异常。双下肢无浮肿，膝腱反射亢进。

实验室检查：各项指标正常，B超、心电图、CT无异常发现。

经神经内科会诊，排除神经科疾病。

临床诊断：破伤风。

本证属内伤气血复感外邪所致的风证。

治则：祛风清热养血。

处方：蜈蚣3条，全麻10g，防风15g，桂枝30g，麻黄10g，甘草15g，白芷15g，大黄20g，红花15g，桃仁15g，白芍20g，双花50g，葛根20g，水煎服。服药当晚，病人痉挛症状缓解。次日，病人出汗量稍有增加，大便畅通，尿量增加，全身肌肉疼痛症状明显减轻，可进食少量面条，服药3剂后病情趋于稳定，继而于上方之中去麻黄，加入僵蚕15g；同时给予破伤风抗毒素1.5万U，加5%的葡萄糖注射液500mL，每日1次静滴。

治疗10天，病人可自行下床行走，已无痉挛及肌肉酸痛，纳食正常，可安静入睡。停用破伤风抗毒素，上方减防风、桂枝后继续服用。

再服10天，痊愈出院。

（邵 沛）

【验案3】

岑某，女，24岁。1987年3月25日初诊。

主诉：牙关紧闭，阵发性抽搐10天。

病史：患者劳动时不慎被锄头挖伤右脚背，致有约3cm的皮肤裂伤，当时仅以河水清洗后用布包扎，10天后发病。入院时伤口已愈合，症见发热、痛苦状，苦笑面容，牙关紧闭，强直性痉挛，发作频繁时呈角弓反张样，板状腹，大便秘结，舌质绛紫，苔黄厚。

诊断：破伤风（风毒在表证）。

治则：祛风镇静。

方药：用五虎追风汤加味。蝉蜕、胆南星、天麻、僵蚕、地龙、大黄、桃仁、红花、延胡索各 10g，全蝎 3g，蜈蚣 3 条。每日 1 剂，水煎服。

西药：破伤风抗毒素 1 万～2 万 U 静脉滴入，每天 1 次，连用 7 天；氯丙嗪静脉滴入，50mg/12 小时，随时调控滴速；注意补充水和电解质，纠正代谢性酸中毒。同时大剂量使用青霉素。治疗后，痉挛发作即明显减轻，间隔时间延长，痉挛次数减少并渐趋停止。期间氯丙嗪减为每天 1 次，至痉挛发作完全停止后停用。此时患者腑滞已通，胃纳恢复，体温、血常规复查正常，临床症状、体征均已消失，饮食、生活恢复如常，治疗 10 天，病愈出院。

（马筑元）

【验案 4】

李某，男，4 岁。1986 年 6 月 11 日初诊。

病史：其父代诉：患儿素患中耳炎，脓液时流，从昨日出现烦躁不安，口微紧等，家人未重视，今日即张口困难。经某县医院诊断为破伤风，即来此求治。现患儿抽搐频频，口噤不开，饮水则呛，项背反张如弓，腹硬，面现苦笑。

诊断：耳源性破伤风。

治则：镇痉息风，导滞通腑。

处方：用大承气汤合木萸散：大黄 5g（后下），枳实 6g，芒硝 3g（冲服），桔梗 3g，羌活、防风、胆南星各 4g，蜈蚣 2 条，全蝎 2g，木瓜、吴茱萸、僵蚕各 3g，每日 1 剂，水煎，分 4 次服。同时每日静滴破伤风抗毒素 10 万 U；苯巴比妥钠 0.05g，每 6 小时肌注 1 次；静脉补液维持营养及电解质平衡。

5 天后症情稳定，抽搐渐止，食欲渐进，遂痊愈出院。

（杨光伦）

【验案 5】

张某，男，25 岁。

主诉：手部外伤半个月，张口困难 3 天，阵发性抽搐 1 天。

病史：半月前手部被针刺伤，伤口已愈。症见：口干口渴，牙关紧闭，头痛身痛，时有抽搐，尿赤便秘。

查体：神清，苦笑貌，张口约 1cm，颈部强直，心肺肝脾未见异常，胸腹部及四肢肌肉紧张，检查刺激时有抽搐。舌质红苔干黄，脉弦。

诊断：破伤风（风邪入里证）。

治则：祛风止痉，清热解毒。

治疗：中药以五虎追风散加味，主方为蝉蜕 30g，胆南星 6g，天麻 6g，全蝎 6g，僵蚕 6g，钩藤 10 个，防风 10g，朱砂 1.5g（冲服），大黄 10g，蜈蚣 3 条，地龙 10g，同时应用破伤风抗毒素和镇静解痉药物。服用 7 剂后抽搐明显减轻，后期主方去天麻、防风，加当归 15g，生地 20g，白芍 15g，共服 11 剂，住院 16 天，治愈出院。

（段宝廉）

【按语】

破伤风是因皮肉破伤，感受风毒之邪所引起。创伤后皮破肉损，风毒之邪于溃口侵袭人体，风为阳邪，善行数变，外风引动内风，肝风内动，筋脉失养而发诸症。中医息风、镇痉、解毒的治则，贯穿治疗的始终，疾病后期应附以益胃养津之中药，西医应尽快消除毒素来源，中和体内毒素，有效控制病情。上述诸案多体现了上述治疗思想。

案 1 病患为破伤风后期，倦怠乏力，面色苍白，牙关不适，偶有痉挛，脉细数。属风邪入里，引动内风，肝风内动，筋脉失养而出现牙关紧闭，四肢抽搐，病久必耗伤气阴，遂周身乏力，舌淡，苔白，脉细数为阴虚内热之象。治疗应遵循中西医结合治疗。中药方药为自拟解痉方，胆南星祛风化痰、解痉，藁本、羌活、防风、白芷疏散经络中的风邪，祛邪外出；全蝎、蝉蜕、天麻息风解痉；吴茱萸疏肝祛风，沙参、麦冬、甘草益胃养津。西医以开放气道，中和毒素，控制抽搐，抗感染，营养支持。中西并重，疗效显著。

案2 病人因内伤气血，外邪侵袭，邪伏于局部，更因夜间外出，汗出当风，风寒之邪阻滞经络，外邪侵于肌表，营卫不和，故项背强直，肢体酸重；寒邪较甚，口噤不得语。风邪偏盛，则发热不恶寒，汗出，热邪内结，腑气不通，故便秘；热盛伤津，筋脉失养，故项背强急。治疗上采取急则治其标的原则，以祛风定痉，活血柔筋法，清热镇痉散中蜈蚣、全蝎以息风止痉，缓解痉挛；防风为祛风之圣药，尤其对破伤风有祛风止痉之功效；桂枝发汗解肌，通调营卫；甘草缓急和中，解毒；白芷助防风祛风解痉；大黄通腑泄热；桃仁、红花活血化瘀通络；桃仁又能润肠通便。白芍柔肝养阴，养筋止痛；双花清热解毒；葛根发表解肌，长于治疗项背强几几，又可生津止渴。诸药协同，使治疗获得满意疗效。

案3 五虎追风汤为中医治疗破伤风的常用方剂，用其加味后，不仅加强了息风、镇静、解痉作用，使痉挛明显减轻和发作的间隔时间延长，还有活血化瘀和通畅二便的作用，从而缓解对痉挛发生的内在刺激因素。经药理研究证实，方中的蝉蜕、全蝎、蜈蚣、地龙有强烈的解除血管和肌肉痉挛的作用；天麻、胆南星镇静止痉；大黄通腑泄热；桃仁、红花活血化瘀；延胡索活血止痛，诸药合用，主治破伤风有血瘀兼腑滞不通者。患者表现出舌质绛紫，提示本病发生后，还有程度不同的血瘀现象，故用活血化瘀药有"治风先治血，血行风自灭"之意。便秘是破伤风的常见并发症，因腑气不通，浊邪可刺激痉挛加重，使用大黄通腑泄热，可使脏腑气机通畅，风毒之邪随大便而出，能加速病情好转。西医治疗中破伤风抗毒素可中和血液中的游离毒素，使之不再与神经组织结合，使用越早越好。氯丙嗪有解痉、镇静、止痛的效果，静脉滴入，可迅速控制和缓解痉挛发作，是治疗措施中的重要一环。大剂量青霉素的使用，可抑制、杀灭破伤风杆菌和预防其他感染。

案4破伤风病症，大多因创伤后，或原发感染病灶失于调治，风邪乘虚而入，脏腑气血失和，筋脉失养所致。其症情险恶，变化最速，如不及时挽治，常可危及病人生命。此病根据病因不同，治疗上多以祛风定痉为法。若病发于产后，不可忘记补虚，以傅青主滋荣活络汤双补气血兼祛风邪、用之较宜。本案为小儿，用药则宜精宜简，如撮风散、蜂蝎散等，疗效均著。若患者年事已高，症多凶险，又因频抽而大汗，津气两失，阴阳离决，每有突然衰竭之虞，治疗时当顾及津气。本病治疗，除以中药为主外，还须配用西药以维持营养，中和毒素，控制抽搐，预防感染。如此中西并用，相辅相成，以收全功。

案5主张早期用药，早期加用解表药物，以微汗为宜。中期加用清热泻下药物，后期加用活血通络药物。西药镇静解痉药的选用，根据病情的轻重和演变情况来决定。药量及间隔时间以控制不抽搐，或偶有轻微抽搐为原则，用量过大总处于深睡状态，对病人不利，且容易导致呼吸道阻塞和肺部并发症。五虎追风散，首载予《晋南史·全恩家传方》，是治疗破伤风的著名方剂。本案在此方蝉蜕、胆南星、天麻、全蝎、僵蚕五种药物的基础上，加钩藤、防风、朱砂而组成基本方，方中蝉蜕平肝息风、祛风解痉，用量独大，作为主药。现代医学研究证实，其主要成分为甲壳质，含氮、灰分等，能降低反射反应和横纹肌紧张度，有定惊镇痉的作用。配天麻、全蝎、钩藤、朱砂以加强平肝息风，定惊镇痉之力；僵蚕、胆南星、防风祛风化痰，而共达疏散经络中毒气风邪之功。导邪外出，风散搐定，诸症而愈。诸法之旨与《素问·至真要大论》中的"诸暴强直，皆属于风"不谋而合。

⑥ 参考文献

1.邵沛，高鹏翔.中药为主治愈破伤风1例.中国中医急症，1994，3（6）：278.

2.马筑元.中西医结合治疗破伤风23例.实用中医药杂志，2000，16（2）：22.

3.杨光伦.中药为主治疗破伤风23例.湖北中医杂志，1989，2：23-24.

4.段宝廉，阎国瑞，于大社.中西医结合治疗破伤风（附46例报告）.河北医学院学报，1988，9（4）：188-191.

窦 道

一 概述

窦道是一种只有外口而无内孔相通的病理性盲管，属中医学漏管的范畴。其特点是管道由深部组织通向体表，管道或长或短，或直或弯，有1个或多个外口，外口较小，脓水淋漓不断，经久不愈。

二 病因病机

多由于手术创伤，或局部残留异物，人工关节置换术后感受邪毒，兼有邪毒侵袭，导致局部气血凝滞，经络阻塞，蕴蒸化脓，溃破成漏。

三 诊断要点

1. 临床表现

本病常有外科手术或感染病史。局部有一小疮口，常有脓性分泌物流出。疮周皮肤可呈潮红、丘疹、糜烂等湿疹样改变。一般无全身症状，但若外口假愈合，脓液引流不畅，可造成局部红肿热痛，或伴发热等。

2. 实验室及辅助检查

X线窦道造影、B超、CT等可明确窦道的位置、形态、数量、深度及与邻近脏器的关系等。球头探针可探查窦道的走向、深浅、有无异物和死骨等。

行脓汁细菌培养及药敏试验可根据结果对症用药。

四 治疗原则与调护要点

1. 以外治为主，根据具体情况选用腐蚀法、冲洗法、扩创法、垫棉法、切除法等。对体虚、年高或病程较长者宜配合辨证内治。余毒未清证予以清热和营托毒，气血两虚证予以益气养血、和营托毒。

2.保持窦道周围皮肤的清洁干燥。

3.注意引流的体位，尽量使窦道口处于最低位。

4.进食营养丰富的食品，以促进创口愈合。

五 验案赏析

【验案1】

王某，女，38岁。1995年9月21日初诊。

主诉及病史：患者1995年7月阑尾炎急诊手术后切口感染，流脓1个月不愈。现患者心烦，纳呆，小便黄赤。

查体：手术切口处一伤口宽约1.5cm，用银探针查，深约4cm，伤口大量脓性稠厚分泌物。脉细数，舌质红，苔白厚腻。

诊断：窦道（余毒未清证）。

治则：祛腐生肌，清热利湿，行气祛痰，托毒排脓。

处方：内服甘露消毒饮加减。予连翘、黄芪各20g，黄芩、茵陈、浙贝、白芷、藿香各10g，石菖蒲、甘草各6g。每日1剂。

外治先于创口插入九一丹制药线祛腐生肌，让大量坏死腐肉组织流出，待分泌物减少时用白及药线换药。

15日伤口愈合，随访半年无复发。

（卜晓华）

【验案2】

蒙某，男，28岁。1996年6月17日就诊。

主诉：骶尾部窦道反复流脓3年。

病史：3年前骶尾部长一囊肿行外科切除术，术后20余天局部红肿、发热，随之破溃流脓，经切开引流，流脓逐渐减少至伤口愈合。3个月后又出现类似症状。随后到医院行手术搔扒术，经过一段时间后伤口愈合。以后每隔 3 个月或半年时间不等症状复发，虽先后做过 5 次手术，症状仍反复出现。

查体：一般情况良好，骶尾部有一窦道外口，宽约 0.3cm，创口边缘苍白，挤压时有少量淡黄而稀脓水流出。探针内探发现 2 条盲管，斜向左上管道深约 0.8cm，斜向左下方管道深约 1.2cm，管道分叉距外口约 0.3cm。

诊断：骶尾部复杂性窦道。

治疗：窦道口及周围皮肤常规消毒，过氧化氢溶液冲洗窦管 2 次，生理盐水冲洗后吸净。根据窦道走向放置白降丹药条。凡士林纱布敷盖创口，外敷干纱布包扎。

3 天后换药，创口未见明显分泌物，创口周边组织灰白色。进行管道冲洗后再次放置白降丹药条，然后包扎。

再过 3 天后换药 1 次，见创口周边组织出现紫黯色，直径约 1cm。常规清洗创口后金黄膏外敷。以后每三天改换 1 次金黄膏外敷，连续换药 3 次后坏死组织与正常组织间分界已清楚，换药 6 次以后坏死组织开始分离脱落，第 8 次换药后坏死组织脱落干净，余下一杯状创口，创口约为 1.5cm×0.8cm，肉芽组织红活。

凡士林纱布填塞创面，每两天换药 1 次，换药 6 次以后创口逐渐缩小愈合。追踪观察 1 年未见复发，临床治愈。

（肖廷刚）

【验案 3】

王某，男，52 岁。

主诉及病史：18 个月前发现左锁骨上窝有一如鸽蛋大小、质地较硬的肿块，渐红肿、溃破形成窦道。经局部施用庆大霉素、异烟肼等多种方法治疗年余，仍时常溢脓清稀，淋漓不断。既往有肺结核病史，经抗结核治疗痊愈。

查体：左锁骨窝有一直径 0.5cm 的窦道口，周边皮肤潮红，有较多湿疹，挤压后有少量黄白色脓液，有腥味，窦道周边皮肤瘢痕较多，质硬。

病理检查：发现有干酪样病灶。

造影：提示窦道深 7cm，无分叉。

诊断：流痰合并窦道形成。

治疗：用生理盐水冲洗窦道两次，将生半夏（生半夏研成细面，用食醋适量调成糊状，经高压灭菌后备用）适量平摊于长宽适度并用生理盐水浸湿之纱布条上，然后纵向卷起纱布条而成为烟卷引流条状，将其一端折起少许，成封闭状，以防药物散落，继而用血管钳将该端送入窦道直至其底部。每两日换药 1 次。3 日后渗出减少，窦道口周边皮损收敛。3 周后窦道已为肉芽组织充填，4 周结痂痊愈。分别于半年、1 年、3 年半随访 3 次无复发。

（程红军）

【验案 4】

陈某，女，36 岁。1996 年 4 月 12 日初诊。

主诉及病史：于 1 个月前因乳腺癌（左）在武汉某医院行根治术，术后放疗，1 个疗程将完时切口及原放置引流管处皮肤裂开，并渐增大，渗液。遂停止放疗，改为每月化疗 1 次。

查体：左胸前皮肤纵行裂口 4cm×2cm，表面灰白色。

诊断：左胸部窦道。

治疗：初期用拔毒生肌散换药，效果不佳。后改用壁虎膏上药，每日 1 次，原引流处以壁虎尾巴上药，一到两日 1 次。换药前常规清创，清洁创口的周围皮肤，用生理盐水清洗创面的渗出液，去除坏死组织。1 周后，创面好转，约半个月后创面少量肉芽生长，创口渐缩小。1 个月后，原引流处裂口愈合。一个半月后，原切口创面愈合。

（金彩辉）

【验案5】

王某，女，34岁。

主诉与病史：3年前做输卵管结扎手术，术后切口感染化脓，形成窦道。经多次扩创仍不收口愈合，遂到南京某医院住院治疗。

腹部X线拍片：腹腔及盆腔未见金属异物影。

超声波检查：见下腹有7cm×9cm×10cm的实质影，系炎性包块波形。

诊断：结扎术后合并慢性窦道形成。

治疗：做剖腹探查术，流出绿色脓液约40mL，常规换药、抗感染治疗。1个月后，疮口仍不愈合，窦道深约5cm，脓性分泌物较多。邀许老会诊，乃嘱以拔毒药纸捻插入疮口内，外敷柏椿膏，每日换1次。1周后脓性分泌物减少，又换药10日，疮口愈合。随访4年半，未见复发。

（皇甫予苏）

【验案6】

杨某，女，41岁。2004年3月初诊。

主诉：左肘关节红肿，活动受限进行性加重2个月。

病史：2个月前左肘关节红肿，活动受限呈进行性加重，外院视为炎症或囊肿，外敷药后时缓时复。来诊时，左肘肱骨外髁上处红肿隆起，接之应指，否认外伤史，十余年前曾患"胸膜炎伴积液"。

查体：予局部穿刺，见脓液清稀，并有干酪样坏死物。

结核菌素试验呈强阳性。

X线片示：骨质疏松，左肱骨外髁不规则半透明缺损。

诊断：流痰合并窦道。

治疗：行切开排脓，清创后，形成约3cm长的窦道。在内服抗结核药物及中药煎剂的基础上，局部每日换药。将创口、窦道常规消毒，并用3%过氧化氢冲洗、灌注，外用"紫黄油膏"纱条塞入窦道换药，用球头探针充填其中，1日1次，34天后创愈收口。随访两年未发。

（张 劲）

【按语】

案 1 乃手术切口感染，多因术中操作不当，导致局部血运障碍，病人素体虚弱，继发感染而发生，属常见并发症。局部反应主要表现为大量淡黄色分泌物，病机属湿热交蒸，蕴结肌腠。湿热内蕴，郁久化火，灼津为痰，发于肌腠之间而发病。治宜祛腐生肌，清热利湿，行气醒脾，祛痰托毒排脓。选用王孟英称为"治湿温时疫之主方"的甘露消毒丹祛痰散结，九一丹祛腐肉、生新肌。药线应选用质软坚韧性强的棉纸如河南棉纸，或用擦照相机的镜头棉纸。按纸纹长轴剪成 1.5 ～ 2.5cm 宽、10 ～ 20cm 长的纸条，将九一丹粉（为市场销售的丹粉），或白及药粉（白及饮片经加工碾细为末过 80 目筛而成）撒匀于纸条上，然后对折，左手平持，右手持另一端，折成 25°角，按同一方向捻成条状，要求平直硬紧，置大广口瓶内密封，高压消毒 15 分钟。换药时将药纸插入疮口底部后稍抽出一点，疮口外留 1.5cm，多余部分剪掉，覆盖消毒纱布。注意伤口即将愈合时换药操作应当随着瘘管、窦道的逐渐缩小、变浅，及时地缩短、减少药线，让伤口基底部肉芽充分快速生长。并且，当伤口越来越收小时，不放药线唯恐留邪，但放置药线必要占一定的体积、空间，影响伤口完全愈合，最后可充分冲洗清洁伤口后，用探针刺激创面肉芽出血，让伤口形成小血栓来加速创面愈合。

案 2 为应用白降丹治疗窦道，白降丹药条的备制为白降丹粉剂 7 份、面粉 3 份、水适量，药与面调匀后加水，揉搓成直径 0.2 ～ 0.4cm、长5 ～ 8cm 的药条阴干备用。对于表浅窦道，即深度不超过 3cm，可用面粉做赋形剂制作的药条；若超过 3cm 深的窦道，一般用凡士林纱条裹上白降丹粉的药条。表浅的窦道，加强蚀管，祛除坏死组织，扩大创面，早日促进愈合；较探的窦道，蚀管宜缓缓图之，若操之过急，用药不当，致深部组织坏死过多，而生意外。深部窦道，重在扩管与畅通引流，排除异物，异物除去，创口自然逐渐愈合。白降丹治疗窦道，应注意以下几点：①必须探明窦道的走向、深浅及管道数。②将白降丹药条插入管道时，药条必须插至管道的盲端（注意不要通破，形成假道）。使药均匀分布在管壁内。③放置白降丹数日后，管道周边组织出现暗灰色坏死，这是正常现象。出现暗灰色组织坏死后，即停止放置丹药。④经过一段时间后，坏死组织与正常组织分离脱落，出现新鲜红活创面，这时按新鲜创面进行处理。对于脱落不净的坏死组织，要继续予以清除。⑤在放置白降丹入管道时，对管道周围解剖必须清楚。管道周围若有重要神经、血管，则改用其他方法治疗。临床实践证明，白降丹治疗窦道，分三个阶段：一是放药蚀管阶段，用药腐蚀管道周围组织，使管道周围组织发生坏死；二是管道周围坏死组织分离、脱落阶段；三是新鲜创面愈合阶段。这种方法所需治疗时间虽长，只要正确使用，则疗效确切，这是白降丹治疗窦道最大的优点。

案3 应用半夏散治疗淋巴结结核所致的慢性窦道。慢性窦道的发病多因原发疾病迁延不愈，邪气未祛，正气已伤所致。临床表现为窦道瘢痕形成，脓液淋漓不断。余邪未尽而见脓液渗出；正气已虚则久不收口；正邪相争，虚实互结使窦道形成。生半夏辛温，有毒，具有温化寒痰、祛腐生新，软坚散结的功效；食醋味酸，能收能敛，有扶助正气，收敛疮口的作用。二者相合，既可祛邪又可扶正，所以临床应用使邪结得散，窦道软化；寒痰得温，渗出减少；正气得敛，疮口愈合。另据现代医学证实，生半夏有广谱抗菌作用，对结核杆菌亦有明显抑制作用。生半夏散制成引流条，直接作用于疮面，利于药效发挥，又具有引流排脓作用，更符合外科原则。对于提高疗效，缩短病程也是不可忽视的因素。

案4 为外用壁虎膏治疗顽固性皮肤溃疡窦道。顽固性皮肤溃疡及窦道多由他病失治、治疗不当或素体虚弱不能托毒外出所致。表现为正虚邪恋，久溃难敛，常药难以奏效，非虫药毒剂不能胜任。《本草纲目》谓：壁虎咸寒，有小毒，祛风定惊，散结解毒。内服治中风瘫痪、风痰惊痛、破伤风、风湿性关节炎等，外用治溃疡、瘰疬、癌肿等，尤其是尾巴再生力强，属血肉有情之品。于夏秋季节捕捉壁虎备用。取活体壁虎数条，去头、足、内脏，以瓦焙干，研末，加凡士林适量（两者之比约1:5），即成壁虎膏。

也可放入纱块、纱条备用。壁虎尾巴用75%的酒精浸泡消毒约10分钟后，剪成适当长度备用。均宜密封低温保存，以防变质。外用此药治疗半阴半阳证及阴证的顽固性溃疡、窦道、癌肿等，有良好疗效。重症患者应在全身治疗后，再行此法局部治疗，如慢性骨髓炎先手术治疗，乳癌者先化疗等。尚可根据全身情况辨证论治，以提高疗效。临床观察发现壁虎膏有散结解毒、生肌收口等作用，可激活创面的肉芽生长，并可为上皮细胞再生创造良好的环境。具体机理尚有待进一步研究。

案5采用自制柏椿膏治疗慢性窦道形成。疮口破溃感染流脓，久不收口，即成窦道，中医谓之"漏"，是外科的常见病和多发病，究其因，不外身体亏虚，气血不足，余毒恋滞；或疮内异物，阻滞经脉，气滞血瘀，化腐溃烂；或切口感染，毒邪侵袭，瘀血内滞，积久生热化脓；或失治误治，疮毒内陷，腐肉酿脓等。采用柏椿膏治疗疮口窦道，见效快、疗程短、痛苦少，不易复发，颇具效验。柏椿膏为侧柏叶、椿树叶各5kg，加水煎浓汁，文火收膏，贮于瓷罐。其中侧柏叶性寒味苦涩，凉血止血、祛风湿、散肿毒。《名医别录》谓："去湿痹，生肌。"《本草正》载："……捣烂可敷火丹，散痒腮肿痛热毒。"现代药理研究证实，侧柏叶对肺炎双球菌、流感杆菌、金黄色葡萄球菌、肺炎杆菌及甲型链球菌有抑制作用；椿树叶性味苦平，消炎、解毒、杀虫，二药组合，共奏解毒消肿、去腐生肌的功效。此外，窦道外治，必须要保持疮口内引流通畅，使脓有出路、毒随脓泄，视窦道深浅大小外敷，脓多者每日换药1～2次，敷料湿透即换，脓少者2～3日换药1次，勿刺激新生肉芽组织，包扎不可过紧；其次，宜辨明寒热虚实，配合中药内服，则疗效更佳。

案6乃治疗骨结核窦道。骨与关节结核，在古代文献中大都混淆在对阴疽（无头疽）、流注及鹤膝风等疾病的论述中。至清代《疡科心得集》才开始把他们区别开来，始有"流痰"病名。病程到后期，可出现虚劳现象，因此又有"骨痨"的名称。本病好发于中青年，起病很慢，化脓亦迟。故症初在诊断上常易忽视，以致在病变附近或较远的空隙处形成脓肿，或切排，或自溃都不易收口，形成窦道，经久不愈。每多损伤筋骨，轻则形成残疾，重则危及生命。本病致病原因，多为先天不足或有所损伤，致气血失和，风寒痰浊凝聚，留于骨骼而成。在整个病程中其始为寒，其久为热，特别是化脓之后寒从热化，阴转为阳。总因"虚""瘀""毒"而成。其症为内虚而外实，溃后极易形成窦道、潜腔。故此治则应以活血、化瘀、解毒、化腐、蚀管、生肌等法才堪可担纲。紫黄油膏制备方法：将紫草30g、黄连15g浸入麻油500g中，1周后，煎枯、滤渣。稍冷兑白及粉30g，虫白蜡150g搅匀，最后加入煅石膏20g，冰片10g形成油膏状，将消毒纱布浸入其中，冷却后即成药油膏纱布（条）备用。本方中紫草能活血、清热解毒，历来为烧伤、痈疡之要药；黄连能燥湿解毒，亦为痈疡疮毒之主药；麻油能活血消肿生肌；煅石膏能生肌敛疮；白及能止血消肿生肌；冰片消肿止痛，化腐托毒；虫白蜡止血定痛，补虚生肌，为久溃不愈之首选。以上诸药合参之用，更具清热解毒、活血止痛、化腐生肌之功。应该注意的是，充填窦道腔时切勿塞得过紧、过满，要适当留有一定的空隙，以保持引流通畅，使新生组织得以生长。此药物制备及使用方法，也是从中医外科治疗疮疡杂证中施用药线（捻）及药锭的传统方法的基础上，结合现代工艺改进、提高而成。它在临床施治中既保持了其便捷、实用、疗效可靠的特点，又克服了药线（捻）、药锭刺激性大，不易掌握操作之弊端。

🌀（六）参考文献

1. 卜晓华.祛腐生肌治疗切口感染瘘管窦道6例.四川中医，2000，18（7）：45.

2. 肖廷刚.白降丹药条治疗窦道28例.陕西中医，2000，21（3）：105-106.

3. 程红军.半夏散治疗慢性窦道56例.河南中医药学刊，1999，14（6）：43.

4. 金彩辉.外用壁虎膏治疗顽固性皮肤溃疡窦道21例.湖北中医杂志，

1997，19（1）：32.

　　5.皇甫予苏.许履和用柏椿膏治疗窦道的经验.浙江中医杂志，1997，32（8）：342.

　　6.张劲.紫黄油膏治疗骨结核窦道.中国中医骨伤科杂志，2006，14（4）：62.

第二章

乳房疾病

❀ 乳 痈 ❀

一 概述

乳痈是有热毒入侵乳房而引起的急性化脓性疾病。相当于西医学的急性化脓性乳腺炎。分为外吹乳痈、内吹乳痈、不乳儿乳痈。其特点是乳房局部结块，红肿热痛，并有恶寒发热等症状；多见于哺乳期妇女，尤其是初产妇多见，多发生在产后 3～4 周；可有传囊之变；可形成乳漏。

二 病因病机

1.乳汁淤积初产妇乳头较易破损，或因乳头畸形、内陷，影响充分哺乳；或哺乳方法不当，哺乳时未让婴儿将奶吸尽等均可导致乳汁淤积，阻塞乳络成块，郁久化热酿脓而成痈肿。

2.肝郁胃热情志不畅，肝气失于疏泄；产后饮食不节，胃中积热。乳汁为气血所生化，源于胃，实为水谷之精华。肝主疏泄，能调节乳汁的分泌，若肝气不舒，胃热蕴滞，以致乳络闭阻不畅，气滞血凝而成乳痈。

3.感受外邪产妇体虚汗出受风，或露胸哺乳外感风邪；或因婴儿吸奶，口中邪毒之气侵袭，均可使邪阻乳络，气滞血凝，经络不通而成痈肿。

三 诊断要点

1.临床表现

多见于产后 3～4 周的哺乳期妇女。

初起：初起常有乳头皲裂，伴有乳汁淤积或结块，乳房局部肿胀疼痛，皮色不红或微红，皮肤不热或微热，伴风热表证。

成脓：患乳肿块逐渐增大，局部疼痛加重，皮色焮红，皮肤灼热。同侧腋窝淋巴结肿大压痛。肿块中央渐渐变软，按之应指有波动感，全身症状加剧，伴里实热证。

溃后：脓肿成熟，自溃出脓，或切开排脓。若脓出通畅，则肿消痛减，寒热渐退，疮口逐渐愈合。若溃后脓出不畅，肿势不消，疼痛不减，身热不退，可能形成袋脓，或脓液波及其他乳络形成传囊乳痈。亦有溃后乳汁从疮口溢出，久治不愈，形成乳漏。

2. 实验室及辅助检查血

常规检查可有白细胞总数及中性粒细胞数增加，溃脓可做脓汁细菌培养及药敏试验。

（四）治疗原则与调护要点

1. 内治初起以疏泄消散为主，不可过用寒凉，成脓宜清热解毒、托里透脓，溃后宜扶正养阴、和营托毒。外治则根据初起、成脓、溃后阶段的不同，初起予以热敷按摩及箍围消肿，成脓则切开排脓，溃后提脓祛腐、生肌收口。

2. 妊娠5个月后，经常清洗乳头，内陷者提拉矫正。乳母心情舒畅。忌食辛辣肥甘。保持乳头清洁，定时哺乳，防止乳汁淤积。断乳时，逐渐减少哺乳时间和次数。

3. 患乳减少活动，以胸罩托起。

（五）验案赏析

【验案1】

袁某，女，26岁。

主诉：右侧乳房红肿、热痛伴发热3天。

病史：初产后8天，右侧乳房红肿、热痛3天，伴恶寒发热，体温38℃，右侧乳房肿胀，局部可扪及一个大小约3cm×3cm的硬块，排乳不畅。

诊断：乳痈。

治疗：取阿是穴（患侧乳房硬结处）及患侧乳根、双侧合谷、曲池、内庭等穴，各灸 1 壮，10 分钟后，患侧乳汁自然流出，肿痛明显减轻，次日复灸 1 次而愈。

（徐　杰）

【验案 2】

王某，女，28 岁。

主诉：右侧乳房红肿疼痛 2 天，加重伴发热 1 天。

病史：患者初产后半月余，自述两日前右侧乳房疼痛并逐渐加剧，昨日傍晚感觉身体发热，乳房红肿而胀，夜不得卧，后患者自行用毛巾冷敷痛处，疼痛减轻后勉强入睡。今日晨起测体温 38.3℃，右侧乳房疼痛加剧，发热不退遂来就诊。症见：发热恶寒，烦躁口渴，纳呆，便秘。

查体：右侧乳房外上方可触及一个长 6cm、宽 5cm 的肿块，边缘清晰，疼痛拒按，触之无波动感，皮色不红。舌红苔黄腻，脉弦数。

辅助检查：血常规：白细胞计数 10.5×10^9/L、中性粒细胞 80%。

中医诊断：乳痈郁乳期。

西医诊断：急性化脓性乳腺炎早期。

治疗：主穴：至阳、肩井、足临泣，局部围刺。

操作方法：嘱患者仰卧床上，穴位常规消毒后，无菌三棱针与 0.25mm× 40mm 针灸针进行针刺。①先取三棱针于第七胸椎棘突下，即至阳穴位置点刺 2～3 下，挤压被点刺处，令其出血 2～3 滴。②取病侧肩井穴用 1.5 寸毫针沿皮向前对准患侧乳头进针 1 寸，施捻转泻法 2 分钟；取双侧足临泣进针 0.5 寸，施捻转泻法，留针 20 分钟。③局部围刺于乳房肿块周边以 1.5 寸毫针刺入皮内，行捻转泻法，每个针间隔 1cm 左右，包围成圈，留针 20 分钟，起针时摇大针孔，用干棉球将出血吸去，不予压迫止血。

第二天再诊，述热已减退，肿也渐消，症状明显好转。

用以上方法经过 3 次治疗，乳房肿块变软，疼痛消失，复查常规：白细胞计数 7.5×10^9/L、中性粒细胞 71%，诸症悉除告愈。

（文　妍）

【验案 3】

林某，女，25 岁。

主诉：左侧乳房结块胀痛 1 天。

病史：初产妇，产后 6 周。1 天前，因情志不畅而致左侧乳房胀痛、乳汁分泌减少、扪之有块、胸胁胀满、纳少来诊。

查体：体温 37.2℃，左乳头外上方有 2cm×4cm 大小的硬结，皮肤潮红有压痛。舌质红，苔薄黄，脉弦数。

诊断：乳痈初起。

治疗：①采用膏肓穴七星针叩刺加拔罐：患者取俯卧位，暴露背部，先用 75% 的酒精和络合碘进行患侧膏肓穴局部消毒后，用七星针叩击膏肓穴，采用强刺激手法，皮肤微出血后拔罐，留罐 10 分钟。② TDP 治疗器照射：膏肓穴七星针叩刺加拔罐治疗后，患者取仰卧位或坐位，暴露患侧乳房，加用 TDP 治疗器照射，距离 25 ～ 30cm，照射 20 分钟。③推拿：病灶局部经 TDP 治疗器照射后，再配合推拿手法，用揉法（乳房局部）、摩法（乳房局部）、推法（乳根推向乳中）、拍击法（小鱼际拍击）。手法开始时宜轻柔，再根据患者的耐受情况逐渐增加力度，通过推拿手法使淤积的乳汁排出，且尽量排空。予上法治疗，当时即令乳汁畅通，左乳胀痛立即减轻。

次日未来就诊，随访诉乳房胀痛消失，硬结变软，正常哺乳。

（叶志英）

【验案 4】

杨某，女，24 岁。

主诉：右乳结块胀痛伴发热 6 天。

病史：新产 6 天。突起恶寒发热，头痛无汗，右乳胀痛，外上方有一鸡蛋大之结块。

查体：右乳胀痛，外上方有一鸡蛋大之结块，皮色不变，乳汁不通，双侧腋下淋巴结肿大疼痛。脉浮苔薄黄。

辅助检查：血常规：白细胞总数 12.6×10^{12}/L，中性粒细胞 0.82。

诊断：乳痈。

治疗：患者因担心使用抗生素影响乳汁而要求中药治疗。

取马齿苋 30～60g 水煎服，每日 2 次，连用 7 日，嘱患者排空患乳后以适量鲜品捣烂外敷患处，（面积大于肿痛部位，厚约 1cm）外盖消毒棉纱布。五日后结块消失，乳汁通畅。体温正常，疼痛消失。

（彭　菲）

【验案 5】

张某，女，25 岁。

主诉：右侧乳房红肿热痛伴发热 1 天。

病史：产后 13 天。右侧乳房红肿热痛 1 天，伴发热、恶寒，人便干结，食欲减退。

查体：体温 38.3 ℃，右侧乳房外上象限可触及一肿块，大小约 3cm×3cm，局部红肿，压痛。舌淡红、苔黄腻，脉数。

辅助检查：血常规：白细胞 16.3×10^9/L，淋巴细胞 7.9%，中性粒细胞 82%。

B 超示：双侧乳腺哺乳期改变，右乳肿块，大小约 23cm×22cm×13cm。

诊断：乳痈。

治疗：给予手法按摩：①患者取平卧位，在患乳涂少量润滑剂，右手四指（即食指至小指）采用推、揉、按的手法，疏通患乳的硬结、肿块。②右手五指指腹顺输乳管的放射方向从乳根至乳晕处，轻拿抓揉，疏通淤乳。③右手食指与中指夹持患处乳晕及乳头部，不断向外轻轻挑提，淤乳即喷射而出。④重复上述手法，直至淤乳排尽，乳房松软为度。每天 1～2 次，每次治疗 0.5～1 小时。

外敷自制膏药（采用本院制剂消肿解毒膏外敷。药物组成：乳香、没药、三棱、莪术、天葵子各 30g，大黄 120g，当归、牡丹皮、野菊花、赤芍、蒲公英、黄连各 60g，薄荷、樟脑、冰片各 10g。上药制成膏剂，取适量涂敷于患处，覆盖面大于患处。）每天 2 次，每次外敷时间 2～6 小时。用药至肿块或疼痛消失。

口服中药汤剂（瓜蒌牛蒡汤合阳和汤加减。处方：瓜蒌皮、牛蒡子、金银花、熟地黄、干姜、王不留行、当归、赤芍各 10g，皂角刺 15g，鹿角片、白芥子各 12g，青皮、麻黄、甘草各 6g，柴胡 15g。每天 1 剂，水煎，早晚分服。）

并告知患者回去后继续哺乳，若乳房没吸空，尽量自己手法抓揉挤空，然后热敷膏药。嘱饮食清淡。

用上法治 2 天后，体温降至正常，右乳红肿疼痛明显减轻，肿块明显缩小，乳汁通而不畅。续服中药 3 天，右乳肿块消失，局部无压痛，乳汁通畅，血常规正常。

（朱雪琼）

【验案 6】

廖某，女，35 岁。2007 年 1 月 10 日初诊。

主诉：右乳结块胀痛 5 天，加重伴发热 2 天。

病史：患者产后 38 天，5 天前与丈夫争吵，次日自觉右乳胀痛，哺乳时右乳头疼痛，右乳房触及一小肿块。遂前往当地医院治疗，诊断为急性乳腺炎，予以中药口服及头孢拉啶静脉滴注 3 天。自觉肿块较前增大且变硬，伴有恶寒发热，稍口干、口苦，遂来我院诊治。

查体：体温 38.3℃。右乳头潮红，右乳房肿胀，乳汁排出欠畅，皮肤
焮红，内上象限可触及 2cm×3cm 的硬块，扪之疼痛。舌红、苔黄腻，脉
滑数。

实验室检查：血常规：白细胞 $12.9×10^9/L$。

诊断：乳痈。

治疗：嘱患者尽量挤出乳汁，再取清艾条 1 支点燃，在硬块上方悬灸，
距离以患者感到局部微烫为度，从硬块中部缓慢向四周移动，灸至硬块及
周围皮肤明显红晕为止，约 15 分钟。患者当即感觉硬块稍变软。于双侧少
泽穴及右侧天宗穴点刺放血；继取患侧肩井穴，以 1 寸毫针直刺 0.8 寸，捻
转泻法使针感传至患侧乳房部为佳。再取双侧足三里、期门、内关，行捻
转泻法，每 5 分钟行针 1 次，留针 30 分钟。嘱患者早晚各自灸 1 次。

中药治以疏肝理气、软坚散结。处方：柴胡、桃仁各 10g，连翘、瓜蒌
仁、浙贝母、延胡索、王不留行、路路通、郁金各 15g，甘草 6g，蒲公英
20g。并嘱患者可继续哺乳，婴儿未食完之乳汁务必排空。次日下午，患者
就诊时诉右乳胀痛感明显减轻。复查血常规：白细胞 $10.2×10^9/L$。继续予
以针刺、悬灸，续服中药 1 剂。第 3 天患者就诊时诉右乳已无胀痛，肿块
消散。

（李维瑜）

【验案 7】

陈某，女，25 岁。2009 年 12 月 11 日初诊。

主诉：左乳房结块红肿疼痛 9 天，

病史：产后近 1 个月双侧乳房排乳不畅，乳汁尚可。9 天前左乳上方出
现多枚肿块，疼痛，皮肤色红，伴发热恶寒，曾在当地医院行抗感染治疗，
症状未见好转，伴发热恶寒，转来本院求诊。

查体：体温 38.1℃，左乳上方肿块 13cm×13cm，皮肤色红，按之波动

感明显。

辅助检查：

血常规：白细胞计数 $16.5×10^9/L$，中性粒细胞比例 86.2%。

左乳 B 超：提示混合性占位，脓腔巨大。

诊断：急性化脓性乳痈。

治疗：入院后因青霉素过敏，予头孢呋辛、左氧氟沙星联合抗菌消炎。

中药：蒲公英 15g，天花粉 15g，当归 6g，皂角刺 15g，白芷 10g，贝母 10g，土茯苓 15g，鸡内金 10g，黄芪 20g，益母草 15g，王不留行 10g，漏芦 10g，路路通 10g，甘草 6g，每日 1 剂，2 次分服，嘱暂停哺乳。

行穿刺术，抽出第 1 管加药敏试验，共抽吸出脓液 120mL，术后第 2 天，左乳肿块明显缩小，疼痛减轻，胃纳可，体温恢复正常。

第 3 天脓培养药敏结果显示：金黄色葡萄球菌生长，头孢及左氧氟沙星敏感。

第 4 天行穿刺 1 次，抽出脓液 40mL。复查血常规：白细胞计数 $8.2×10^9/L$，中性粒细胞比例 76.7%。

第 10 天复查血常规：白细胞计数 $5.8×10^9/L$，中性粒细胞比例 60.8%。

第 12 天检查患者乳汁通畅，体温平复，病获痊愈。

（张金华）

【按语】

案 1 所述为艾灸疗法治疗乳痈 1 例。艾灸作为一种物理治疗手段已广泛应用于临床。它是以艾绒为热源，对体表穴位施以温热刺激，以达到防治疾病和保健的目的。受张仲景"阳证用针，阴证用灸"传统理论的影响，认为热证禁灸、唯阴可灸。高等医药院校教材《针灸学》也明确指出灸法禁用于实热证及阴虚发热证。但也有不少医家认为艾灸可用于治疗热证。元代医家朱丹溪对热证用灸提出"热者灸之，引郁热之气外发"之说，并解释热证可灸是因为"火以畅达，拔引热毒，此从治之意"。后世许多医家从其说，如《医学纲目》曰："灸法所以畅达拔引郁毒，此从治之义也"；《理瀹骈文》曰："热症可发用灸者，一则得热则行也，一则以热行热，使热外出也"；明代医家龚廷贤认为艾灸可使"其毒随火而散，盖火有畅达之义"。艾灸引热邪外出，临床多应用于治疗疮疡肿毒、疔疮疖疖的初期。用灸法，以热促脓，引热外出，可缩短病程。正如明代著名医家汪机提出的"痈疽初发，必先当灸之，以开其户……"探究本病病因病机，乳痈为胃热壅滞，或肝气郁结，或血热内蕴，复感外邪热毒，致营卫不和、经络阻滞，故结肿成痈，属热证、实证。艾灸两次而愈，足见艾灸有引热外出之功，邪热引出，经络郁滞得除，肿痛自消。

案 2 乃点刺穴位加围刺治疗乳痈。临床上将乳痈分为三期：郁乳期、成脓期、溃脓期。该例病患乳房局部肿胀疼痛伴有结块但未触及波动感，尚未成脓，即属于乳痈的郁乳期。郁乳期是乳痈发生的早期，此时若延误治疗，造成化脓，须做外科处理，既影响产后的恢复，又影响婴儿的哺乳。上述穴位与操作方法治疗乳痈初期效果良好，究其机理：至阳为督脉穴，督脉为"阳脉之海"，《校注十四经发挥》言："督之为言都也，行背部之中，为阳脉之督纲"，督脉具有督领全身阳气，统率阳经的作用，而至阳穴为督脉阳气最盛的五穴（百会、大椎、至阳、命门、腰阳关）之一，以泄阳邪为主，又因至阳穴位居胸阳之下，其所泄者为胸膺部热毒及肝胆湿热，而点刺放血法具有行气活血、消肿止痛、泄热开窍的功效，《素问·血气形志篇》说："凡治病必先去其血"。故至阳穴点刺放血可以迅速达到清热消肿、散结止痛的作用。肩井具有疏通经络、化瘀通乳的作用，《奇经八脉考》谓肩井系手足少阳、足阳明、阳维四脉之会，犹经气之市井，故称肩井。该穴为治疗各种乳证的主要配穴，施捻转泻法可共泻胆胃实火；足临泣具有疏肝解郁、通经止痛的功能，对气郁化火所致的经脉运行通路上的疼痛有奇效，《神应经》说："乳肿痛，足临泣"，施捻转泻法可泻肝胆之火，为治疗乳痈的经验穴。围刺法为古代扬刺法的发展，《灵枢·官针》说："扬刺者，正内一，傍内四而浮之。"围刺法又区别于扬刺法，一是多针，针数均超过四根，多则数十根，意在增强刺激量；二是围绕病变部位施以一层甚可多层的包围性针刺。乳腺以通为顺，以堵为逆，以塞为因，故早期治疗应以"通"为法，疏表邪以通卫气，通乳络以去积乳，行气滞以消结块，乳房肿块围刺即是要达到以通为用的效果，"通则不痛"。乳痈是乳房的一种急性化脓疾病，发病快，来势猛，早期积极治疗对防止该病向成脓期、溃脓期发展有重要意义，针灸治疗该病副作用小，见效快，治疗的同时依旧可以正常哺乳，具有较大的临床意义。

案3为穴位七星针叩刺加拔罐疗法治疗乳痈。乳痈初起皆由于气郁、胃热与毒邪侵袭，致使脉络阻塞，排乳不畅，火毒与积乳互凝而结肿成痈。治宜舒肝解郁、调畅气机、清热散结。《备急千金要方》记载膏肓俞主羸瘦虚损；膏肓穴为足太阳膀胱经穴，其位置与厥阴俞平，具有宽胸理气、益气补虚的作用，故能疏通厥阴经经气，亦能益气生血，气机条达则血行舒畅，泌乳旺盛，郁滞的乳汁得以宣通排泄，通则不痛。七星针叩刺加拔罐能通经活络、开窍泻热、调和气血、消肿止痛、软坚散结、活血化瘀。TDP治疗器照射可使局部血管扩张，皮肤发红，促进组织血液循环，改变局部的供氧，改善代谢和营养状态，增加防御免疫物质，加速病理物质的排出，达到消炎消肿之用。手法按摩乳房可以使肿块消散，促进乳房血液循环，畅通乳腺管，促进内积乳汁排出，以疏导为主，以通为用。操作安全简单，对乳妇及乳儿无毒、副作用，不影响乳儿哺乳，患者易于接受。

案4乃单味药马齿苋治疗乳痈的案例。早期乳痈治疗宜疏肝解郁、清热解毒、消肿通乳。马齿苋味酸，性寒，入肝经，具清热解毒、利水去湿、散血消肿、除尘杀菌、消炎止痛、止血凉血之效。可用于各种疮痈肿毒，现代医学研究表明，本品含大量去甲肾上腺素和多巴胺，对金黄色葡萄球菌、痢疾杆菌、伤寒杆菌和大肠杆菌有较强的抑制作用，素有"天然抗生素"之称，其对子宫平滑肌有明显兴奋作用，有利于产后恶露排出。马齿苋内服外敷治疗早期乳痈，疗效显著，取材方便且消除了患者对哺乳的担心，患者易接受并易于自行操作。治疗过程舒适无痛苦，安全无副作用。

案 5 为中药内外合治治疗乳痈。临床上治疗多用清热解毒的寒凉中药为主，但效果往往不尽如人意，常可见肿块消散缓慢，或形成僵硬肿块，迁延难愈。临床上，产妇经生产后，气血大伤，正气不足，温煦失职，寒邪乘虚入侵，导致血中寒凝成块，阻碍了血脉对乳部的输布，以致气血、经脉壅而不通，此时治疗可采用温通法。故笔者以清热解毒联合温通法，采用瓜蒌牛蒡汤合阳和汤加减治疗哺乳期急性乳腺炎早期。方中瓜蒌皮清热化痰，利气宽胸；牛蒡子清热解毒消肿；皂角刺消痈排脓；柴胡、青皮疏肝理气；金银花清热解毒；熟地黄温补营血；干姜温胃散寒，温通血脉；麻黄辛温散寒；白芥子辛温化痰，散结通络；鹿角片、王不留行、当归、赤芍活血消肿；甘草调和诸药。诸药同用，能使气血疏通，痈肿消散，乳汁通畅而疾病痊愈。在内服中药的同时外敷自制膏药及手法按摩，对尽快控制炎症的发展、防止痈脓的形成确有疗效。外敷膏药具有活血散结、清热解毒的功效，而且直接作用于患处，直达病所。手法按摩治疗可疏通乳腺导管，排出淤积的乳汁，防止炎症的发展，治疗局部炎症。观察结果表明，应用中药内外合治法治疗乳痈疗效显著，值得临床推广应用。

案 6 针刺、艾灸及中药合治乳痈。乳痈初起，病机多为肝失疏泄，胃热内蓄，经络阻塞，乳汁不通。治宜泻热解郁、通乳消肿为主。本例急性乳腺炎诊断明确，但应用中药及抗生素后症未缓解反加重。笔者认为，患者因情志不畅，肝气郁结，致乳汁淤积于阳明、厥阴两经，聚而成块。初病尚未化热或郁热不甚，故不宜用大量寒凉药及抗生素治疗，用之反易致气血凝滞，局部形成肿块，导致僵硬性乳痈，使肿块更难消退。《圣济总录》曰："肿内热气被火导之，随之而出也。"明代医家龚居中亦曰："病之沉病者，必借火力以攻拔之。且热病得火而散者，犹暑极反凉，取火郁发之之义也。"灸乃"以火导之"治法，使气机温调、营卫和畅、热毒之邪移深扰浅，"随火而出"，使郁结壅滞可散，热毒肿痛可消。从现代医学的观点看，艾灸患处可使局部毛细血管扩张，加速血液微循环，调节并增强局部乃至全身的内分泌机制，加速新陈代谢、消除炎症反应，使乳管得到通调，消除淤滞肿胀，泌乳通畅。并以三棱针取少泽、天宗穴点刺放血，少泽穴为治乳痈的经验用穴，天宗为小肠经穴，与乳房前后相对，小肠经入缺盆、络心，诸痛痒疮皆属于心，故点刺天宗穴放血可消瘀散结、理气通络；乳头属厥阴肝经，乳房属阳明胃经，乳痈乃胃热、肝郁所致。故取肝之募穴期门，配合内关疏解肝郁；取胃经合穴足三里，泻阳明热毒；肩井是足阳明胃经和足少阳胆经交会穴，取肩井清胆泻胃，调气通经。诸穴合用，共奏疏肝解郁、清泄热邪、通络散结、调达气血功效。灸开其户，针泄其邪，再服汤药治其内。方以桃仁、浙贝母、连翘泄血分壅滞，共奏清热解毒、活血消痈之效；蒲公英乃治乳痈良药，直折其火；柴胡、郁金、延胡索疏肝行气、活血散结；路路通、王不留行活血畅乳。针、灸、药合用，共起协同作用，使热邪解、肿块消、乳汁通。需说明的是，治疗乳痈还应注意让患者继续哺乳，曾有人认为患者应停止哺乳，以防感染扩散，但这样不仅使乳汁更易淤积，还会影响婴儿喂养。根据我院诊治乳痈的经验，白细胞计数不超过 $13.0×10^9$/L，可继续母乳喂养且不会感染婴儿，有益于母婴双方的健康。

案 7 自拟中药汤剂中，蒲公英、天花粉清热解毒，《本草纲目》云："蒲公英主治妇人乳痈水肿，煮汁饮及封之，立消。"朱丹溪曰："蒲公英消热毒，消肿核，有奇功。"当归、赤芍活血化瘀，黄芪、皂角刺托毒透脓，王不留行、漏芦通乳散结，药理试验证明，黄芩、黄连、蒲公英等对金黄色葡萄球菌均有明显的抑制作用。穿刺与切开排脓术对照，有以下优缺点：①保持乳房美观：现代女性审美观越来越高，产后瘦身、恢复体形，有切口势必会留有瘢痕，如是瘢痕体质患者，乳房的美观可能会被破坏。②损伤乳络小，不易形成乳漏：如施切开引流术，手术时损伤乳络，乳汁从切口处溢出，易引起乳漏，病情反复不易愈合。③愈合时间短：穿刺术后，将脓腔中的脓液抽吸出，使用甲硝唑局部抗菌消炎，药力作用更直接，抗菌效果更好，配合全身使用抗生素消炎及中药通乳络，愈合时间较切排术更短。④痛苦更小：穿刺损伤小，痛苦少，特别是对有多个脓肿的患者，如逐个脓肿切开，损伤更大。如通过乳房内用血管钳，穿通脓腔，易造成乳络损伤，脓液引流不畅，引起乳漏。⑤减少复发：穿刺治疗，不损伤乳络，不会使乳汁淤积。手术切开排脓，易损伤乳络，治愈后，手术切口周围的组织易引起粘连，影响乳络通畅，对乳痈复发留下隐患。⑥缺点：对脓肿中脓液稠厚似奶片，采用穿刺法不易抽取出脓液的患者，仍需采用传统的切开排脓引流术，以达到引流通畅。

（六）参考文献

1. 徐杰.艾灸疗法治疗热证举隅.上海中医药杂志，2002，36（11）：28-29.

2. 文妍.点刺至阳穴结合局部围刺治疗乳痈郁乳期.环球中医药，2012，5（12）：943-944.

3. 叶志英.膏肓穴七星针叩刺加拔罐综合疗法治疗乳痈.针灸临床杂志，2009，25（12）：31-32.

4. 彭菲，刘继志，左永昌.马齿苋内服外敷治疗早期乳痈25例疗效观察.北方药学，2012，9（12）：21.

5. 朱雪琼，米海霞，林希，等.内外合治治疗哺乳期急性乳腺炎早期临床观察.新中医，2014，46（12）：129-130.

6. 李维瑜，龚东方.针刺悬灸合中药治疗乳痈验案1则.新中医，2007，39（9）：83.

7. 张金华，诸婧.中西医结合配合穿刺治疗成脓期乳痈疗效的观察.求医问药，2012，10（3）：244.

……✦ 粉刺性乳痈 ✦……

（一）概述

粉刺性乳痈是以乳腺导管扩张、浆细胞浸润为病变基础的慢性非细菌性的乳腺炎症性疾病。相当于西医学的浆细胞性乳腺炎。其特点是多在非哺乳期或非妊娠期发病，常有乳头凹陷或溢液，初起肿块多位于乳晕部，化脓溃破后脓中夹有脂质样物质，易反复发作，形成瘘管，经久难愈，全身炎症反应较轻。

（二）病因病机

素有乳头凹陷畸形，加之情志抑郁不畅，肝郁气滞，营气不从，经络阻滞，气血瘀滞，聚结成块，蒸酿肉腐而成脓肿，溃后成瘘；若气郁化火，迫血妄行，可致乳头溢血。

（三）诊断要点

1. 临床表现

多见于青春期后任何年龄的女性，且多在非哺乳期、非妊娠期发病，病人多有先天性乳头全部凹陷或部分凹陷。多单侧乳房发病，亦有双侧乳房先后发病者，多呈慢性经过，病程长达数月或数年，临床表现复杂多样。

（1）乳头溢液：乳头溢液是本病早期的一种表现。多表现为间歇性、自发性，并可持续较长时间。溢液性状多为浆液性，也可为乳汁样、脓血性或血性。数量有多有少。先天性乳头凹陷者乳窍多有粉刺样物或油脂样物分泌，并带有臭味。

（2）乳房肿块：是本病最常见的表现。往往起病突然，发病迅速，乳房局部疼痛不适，呈刺痛或钝痛，并发现肿块。

（3）乳瘘：脓肿自溃或切开后，脓液中夹有粉刺样物，并形成与乳头相通的漏管，经久不愈，反复发作。

2. 实验室及辅助检查

（1）乳腺 X 线钼靶摄片：在乳晕周围及其他部位可见腺体密度不均匀性增高，边界不清，其中夹杂条索状致密影，乳晕周围皮肤增厚，钙化较少见。

（2）B 超：病灶处见不规则片状低回声，内见增强光点。如有多处低回声可互相连通。

（3）乳头溢液涂片：在脓血性和乳汁样溢液涂片中可见到大量的白细胞、吞噬细胞、组织细胞、淋巴细胞及浆细胞，腺上皮细胞可因炎症而有形态上的改变。

（4）乳腺肿块细针穿刺抽吸细胞学检查：可发现多种细胞混杂，浆细胞较多见，还有其他炎性细胞。

🐚（四）治疗原则与调护要点

1.在辨证论治的同时，注意内治与外治相结合，未溃偏重内治，已溃偏重外治。乳头溢液患者应寻找病因，适当对症处理。内治，肝经郁热证予以疏肝清热、活血消肿，正虚邪滞宜扶正托毒。外治，初起予以箍围消肿，成脓则切开引流，形成漏管者，待急性炎症消退后，可根据情况选用切开法、挂线法及垫棉法等。

2.保持乳头清洁，清除分泌物。

3.保持心情舒畅。忌食辛辣炙煿之物。

4.发病后积极治疗，形成漏管后宜及时手术治疗。

五 验案赏析

【验案 1】

患者，女，39 岁。2004 年 3 月 16 日初诊。

主诉：右乳结块疼痛 21 天，破溃 2 天。

病史：患者于 2002 年 4 月因"右侧浆细胞乳腺炎"在本市某中心医院行手术切除，术后伤口愈合良好，局部无肿块遗留。21 天前无明显原因自觉在右乳原手术瘢痕下刺痛，并出现肿块，无发热。当时门诊 B 超示：右乳 A 区 3 点低回声 1.6mm×9.3mm。经内服疏肝清热中药后疼痛减轻，但肿块渐软、皮色转红，于 2 天前自溃出脓，胃纳尚可，大便干结。

查体：双乳对称，双乳头一字形先天凹陷，右乳晕部 3～6 点处可触及 1.5cm×1.5cm 大小的肿块，质中，3 点处见一溃口，用球头银丝探查通向乳晕对侧、向下 6 点位、斜向上均深约 1.5cm，触痛明显，溢出少量白色脓液。溃口上方见一陈旧放射性手术瘢痕。舌质红，苔薄，脉细濡。

诊断：

中医：粉刺性乳痈（余毒未清）。

西医：右乳浆细胞性乳腺炎。

治疗：先予清热败毒饮口服以清热消肿，外用金黄膏、九一丹 5 号线引流。并预约 CT 检查，以了解局部脓灶的位置和深度。

4 天后 CT 结果显示病灶范围侵及 1 个象限，累及乳晕下。

于 3 月 23 日上午在连续硬膜外麻醉下行浆细胞性乳腺炎切开扩创术，术中切开乳头，清除坏死组织后做乳头矫形缝合术，同时发现乳晕 7 点位外下另有一脓腔，做拖线疗法。术后病理证实为浆细胞性乳腺炎。中药拟疏肝清热，散结消肿。处方：柴胡 9g，蒲公英 15g，鹿衔草 30g，白花蛇舌草 30g，郁金 9g，夏枯草 12g，制半夏 9g，陈皮 9g，皂角刺 9g，赤芍、白芍各 12g，生甘草 6g。

术后应用九一丹、红油膏提脓祛腐 10 天（拖线 7 天后拆除），疮面新肉生长，脓净腐脱，拆除乳头矫形线，改用生肌散、复黄生肌愈创油。

又过 8 天疮口渐收，但原拖线处管腔未黏合，应用复黄生肌油滴入，并运用垫棉加压绑缚法促使组织黏合。

经过 6 天治疗，拖线管腔黏合。舌淡，苔薄白，脉细。中药拟健脾理气，清解余热。处方：生黄芪 30g，太子参 12g，制半夏 9g，陈皮 9g，柴胡 9g，郁金 9g，夏枯草 12g，鹿衔草 30g，白花蛇舌草 30g，皂角刺 9g，白芍 12g，生甘草 6g。外用复黄生肌油、白玉膏。

再治 1 周，疮口完全愈合出院。门诊随访半年未复发。

（程亦勤）

【验案 2】

李某，女，50 岁。2003 年 6 月初诊。

主诉：右乳突发红肿热痛伴发热 2 天。

病史：患者突发右乳红肿热痛 2 天，在当地卫生所使用 640 万 U 青霉素 1 天，红肿热痛症状未见改善而转来我院。患者伴畏寒发热。

查体：体温 37.8℃。右乳头凹陷，以乳头为中心漫肿，几乎波及整个乳房，可及肿块境界不清，活动差，压痛，按之无明显波动感，腋下未及肿大淋巴结，乳房近红外线检查可见乳晕下梭形阴影，周围无特异性血管变化，乳房彩超提示右乳炎性包块待查。舌质红，苔黄腻，脉滑数。

诊断：

中医：粉刺性乳痈（热毒蕴结）。

西医：乳腺导管扩张症。

治疗：静脉滴注 640 万 U 青霉素 3 天，并加服中药汤剂，处方：蒲公英、金银花各 30g，连翘 15g，牡丹皮、赤芍、炒皂角刺、桔梗、白芷、青皮、柴胡、甘草、延胡索各 10g。每日 1 剂，水煎服。7 天后患者乳房红肿热痛症状消失，肿块消失，随访半年未复发。

（许志萍）

【验案3】

何某，女，29岁。2014年3月25日初诊。

主诉：右乳肿块半月余。

病史：患者自诉发现右乳肿块半个月余，近来肿块明显增大，触痛，大便干结，尿黄，精神可，睡眠饮食正常，月经正常。

查体：右乳头凹陷，乳房下象限可见焮红肿块，触之皮肤温度增高，左乳未扪及明显肿块，双腋下未扪及肿大淋巴结。舌红，苔黄腻，脉弦数。

辅助检查：双乳B超示：右乳5～7点位可见一大小约4cm×5cm×2.5cm的高回声结节，考虑化脓性包块可能性大。抽取包块组织病检示：（右乳）炎性组织浸润。血常规：白细胞计数$19.6×10^9$/L。

诊断：粉刺性乳痈（肝经郁热证）。

治疗：治宜清热解毒散结，切开排脓后，每天换药，方用自拟消痈乳康汤加减：牛蒡子20g，金银花15g，连翘15g，柴胡20g，青皮10g，山楂12g，白花蛇舌草12g，夏枯草10g，猫爪草12g，皂角刺12g，附片12g（先煎），鹿角霜10g。7剂，每天1剂，水煎服，早晚分服。

4月3日复诊，患者结块红肿疼痛较前改善，肿块缩小，但仍可扪及结块，血常规：白细胞计数$12.6×10^9$/L，嘱患者继续服用本方去山楂、猫爪草、白花蛇舌草，加白术、黄芪、太子参，7剂，用法同上，继续隔天换药。

4月10日三诊，患者结块较前缩小，血常规正常，继续服用本方5剂，隔天换药。

4月15日四诊，右乳可见6点位2cm弧形伤口瘢痕，未扪及明显肿块。病愈。

（丁　玲）

【验案4】

李某，女，43岁。2012年5月17日初诊。

主诉：左乳晕部破溃，伤口反复不愈4个月。

病史：患者先天性左乳头内陷，4个月前无明显诱因突发左乳晕部红肿疼痛，1周后化脓破溃，辗转多家医院清创换药，伤口反复流脓不愈，纳眠差。

查体：左乳头内陷，乳晕部3点位可见破溃伤口，约2cm×2cm，伤口内可见少量稀薄白色脓液，肉芽水肿，颜色淡红，周围可触及硬块，约4cm×4cm，皮色暗，挤压肿块可见乳窍流出脓水。舌淡红、苔少，脉弦细。

诊断：粉刺性乳痈（正虚邪滞）。

治疗：外治以球形探针，由破溃伤口处仔细向乳窍方向探查，直到从乳窍中穿出，然后沿探针打开瘘管，并将两侧皮肤及乳窍切除，再搔扒坏死组织，用生肌膏外敷，每日换药1次。内治以扶正托毒。药用：生黄芪30g，党参、白术各10g，当归、皂角刺、白芷、青皮各20g，生甘草6g。每日1剂，水煎服。

1周后复诊：纳眠改善，伤口脓液减少，肉芽鲜红，3周后肿块消失，伤口愈合。

（卢　艳）

【验案5】

张某，女，40岁。2012年12月14日初诊。

主诉：左乳结块3个月，反复溃脓半个月。

病史：3个月前因外伤后，左乳外侧突发肿块，2周后红肿疼痛明显，伴有双下肢结节红斑，疼痛。至当地医院进行双乳钼靶拍片：左乳外上象限肿块伴同侧腋前区淋巴结肿大，首先考虑炎性病变。B超示：左乳3点方向实性混合性肿块4A类，考虑炎性肿块伴脓肿形成。经门诊中药内服，金黄膏外敷后，乳房结块缩小，双下肢结节红斑消散。2周前，左乳局部形成脓肿，溃破出脓，经核磁共振检查：左乳外上方及深部多发脓肿形成。舌红，苔薄黄腻，脉弦。

诊断：

中医：粉刺性乳痈（肝经郁热）。

西医：左乳浆细胞性乳腺炎。

治疗：术前进一步读片，显示病灶范围累犯左乳外上象限及乳晕部，深部相通直至乳房后间隙。术中清除散在脓腔及变性坏死组织，同时发现左乳晕内下方脓腔，做一拖线引流。术后病理结果符合炎症性诊断。术后用九一丹、中性油纱条填塞提脓祛腐，7天拆除拖线。2周脓腐脱尽后，改用清凉油棉嵌，并同时运用棉垫加压绑缚促进疮腔黏合。又经2周后，创面基本黏合。术后全程辨证内服中药治疗，手术前局部红肿期，治拟疏肝清热、和营消肿，以透脓外出；手术后祛腐阶段，治拟疏肝健脾、益气托毒，协助外用药物，促使创面脓腐脱净；手术后生肌收口阶段，治拟益气健脾、生肌收口，佐以活血中药，促进创面愈合。每日1剂，取汁300mL，分2次口服，每次150mL。伤口愈合后仅左乳晕外侧处留有瘢痕，乳房外形影响不大。随访2年，至今未见复发。

外治具体方法如下：①切开扩创：在球头银丝的引导下，切开浅层瘘管和脓腔；复杂性瘘管有多个外口及空腔，需切开暴露创面。对于有深部瘘管的患者，切开配合拖线法（将纱条穿入深部瘘管并引出，在外部打结），可减小乳房外形的损伤。切开后用刮匙搔刮清除变性坏死的组织。②中医外治法：术后每日换药，生理盐水冲洗疮腔，中性油纱条掺九一丹填塞疮腔，以提脓祛腐、拔毒生肌。若有拖线，换药时来回推拉，将脓腐引出，清洁拖线后，蘸取九一丹拖回，使药物充分接触未切开的疮腔瘘管，达到祛腐引流的目的。创面腐脱新生，改用生肌散、康复新液、清凉油、白玉膏等生肌收口。对于疮腔较大，脓腐已净，渗出液转纯清，脓液培养提示无细菌生长者，可用垫棉垫压空腔处，再予以加压绑缚，使患处乳房压紧，每天换药1次，促进腔壁黏合与愈合。

（陈莉颖）

【验案 6】

患者，赵某。

主诉：右乳红肿热痛结块 2 周，化脓破溃 1 天。

病史：患者 2 周前突发右乳晕周围红肿疼痛，乳晕周围可触及一肿块，直径约 5cm，2 日后当地医院就诊，诊为乳腺炎，给予头孢唑啉呐、左氧氟沙星抗感染治疗 5 天，诸症未减，后改头孢呋辛抗感染治疗 6 天，红肿热痛加重，肿块增大，中心变软并破溃，流脓少许。遂至我处就诊。

查体：右乳头先天性凹陷，乳晕周围可及一棱形皮红区域，大小约 10cm×4.5cm，右乳中下乳晕处可见一溃口，大小约 0.3cm×0.3cm，溃口处见一白色膏状脓栓，乳晕周围可触及一大小约 8cm×4.5cm 的肿块，边界欠清，质地偏硬，溃口周围质软，活动度差，压痛（-），左乳无殊。

辅助检查：B 超提示：右乳晕下方片状低回声占位，考虑炎症。

诊断：

中医：粉刺性乳痈。

西医：浆细胞性乳腺炎。

治疗：内治予口服乳腺 4 号（院内协定方：温补和阳，散寒通滞，阳和汤加减。组方：熟地、鹿角片各 12g，炙麻黄 6g，白芥子、炮姜各 12g，炙甘草 6g。水煎服，1 天 1 剂，分 2 次于饭后半小时温服），每日 1 剂。外治以局部祛除脓栓，自溃口处插入药线一根，引流脓液，隔日换药线换药。

1 周后复诊，红肿略缩小，流脓量少，挤压后无脓液自溃口渗出，停止药线引流任其收口，继续内服乳腺 4 号。

2 周后红肿范围缩小，范围约 7cm×4cm，肿块缩小，大小约 4.5cm×1.5cm，溃口愈合。

3 周后皮肤颜色基本恢复正常，仅右乳下方乳晕周围留有色素沉着，呈暗红色，肿块缩小至 2cm×1.4cm。予转住院手术，清除病灶，乳头矫形后缝合切口，术后 12 天拆线，切口愈合Ⅰ/甲。术后继服乳腺 4 号 2 个月。随访 1 年无复发。

（周　丹）

【验案 7】

周某，女，41 岁。初诊日期：2011 年 12 月 2 日。

主诉：右乳结块伴红肿疼痛 20 天。

病史：患者 20 天前发现右乳结块，红肿疼痛。11 月 14 日于外院就诊，查乳腺 B 超示：右乳内上象限见 14mm×12m 的低回声区，内见无回声区；予青霉素抗感染治疗，经治红肿热痛缓解。11 月 19 日复查乳腺 B 超示：右乳内侧象限脓肿形成，约 26mm×12mm；再予头孢替安（头孢噻乙胺唑）抗感染治疗，因肠道反应停药。11 月 21 日再查乳腺 B 超示：右乳内侧象限见 34mm×14mm 无回声区，皮肤红肿疼痛；予阿洛西林静脉滴注治疗，未见明显疗效。患者双乳溢液 1 年，月经稀发 1 年，停经 2 个月。刻诊：右乳结块，局部红肿、压痛明显；无发热，情绪抑郁；纳欠佳，二便调。

查体：右乳内侧扪及 4cm×3cm 的结块，质中，活动尚可，皮肤表面约 2cm×2cm 大小色潮红，压痛；左乳挤压后 3 孔溢液。舌苔薄黄，质暗红，脉细弦。

诊断：粉刺性乳痈（肝经郁热）。

治疗：疏肝清热，和营消肿。

处方：柴胡 9g，黄芩 9g，生地黄 15g，赤芍 15g，菝葜 15g，皂角刺 30g，生黄芪 15g，天花粉 15g，生牡蛎 30g，陈皮 9g，生甘草 6g。每日 1 剂，水煎服。并予金黄膏外敷。

复诊（12 月 9 日）：右乳肿块稍小，疼痛缓解，舌苔薄，质偏红，脉细弦。上方去生地黄、生牡蛎，加白芷 6g，白花蛇舌草 15g，丹参 15g。继予金黄膏外敷。并予炮穿山甲颗粒剂 10g 冲服。

三诊（12 月 23 日）：右乳结块较前渐软、缩小，无疼痛；大便每日 1 次，不成形。12 月 9 日乳腺 MRI 示：右乳晕内侧条片状肿块约 7mm×29mm，伴有炎症；查体：右乳内侧结块约 2cm×2cm，质中软，无压痛，皮色如常。舌苔薄质偏红，脉细弦。上方加生山楂 30g，益母草 15g，川牛膝 9g，茯苓 15g，茯神 15g。继予金黄膏外敷，炮穿山甲颗粒剂冲服。服用 14 剂后复诊，右乳结块消失。

（张　妤）

【按语】

浆细胞性乳腺炎容易复发，即使做大范围的区段病灶清除术，也不能保证不复发。案 1 患者属于手术后再次复发，虽然从外表看病变范围不大，但经 CT 检查发现病灶侵犯 1 个象限及乳晕下，又伴乳头凹陷，故手术时必须探出病变乳管，予以切开，同时做一个乳头矫形缝合固定术配合拖线法换药，即可最大程度地恢复乳头乳晕外形，通过术后 10 天左右的提脓祛腐药物的局部作用，可完全清除局部病变组织。根据病情，适时选择垫棉加压绑缚法，可解决拖线管腔不易黏合的情况，最后取得满意效果。本案所述的切开法适用于单纯性、复杂性瘘管。单纯性瘘管可用局部麻醉，复杂性瘘管应用连续性硬膜外麻醉。常规消毒后，在球头银丝探针的引导下，切开瘘管和脓腔。酌情切开通向乳头孔的瘘管。乳头矫形法必定与乳头楔形切开法相结合，适用于乳头先天凹陷，必须予以楔形切开，保留的乳头、乳晕组织应在 3/5 以上者，可直接采用 1 号丝线沿乳头乳晕切缘对位单纯缝合 3～4 针，对凹陷明显者，还可在乳头下做一口字形荷包缝合，但需掌握好松紧度。一般均在 7 天左右拆线。这样可最大程度地恢复乳头乳晕外形，多数病例可获得较满意的效果（与以前乳头凹陷相比较）。拖线法适用于病灶范围较大，或病灶与乳头孔相通，但乳头凹陷不严重者。可用 4～5 股 4 号丝线或纱条（一般用红油膏纱条），每天换药时可来回拖拉，清洗后再撒上九一丹拖回，能使药物充分接触未切开的内腔疮面，发挥提脓祛腐的作用，又起到引流的作用。一般 10～14 天拆线，拆线后多配合垫棉绑缚法促使内部创面黏合。通过此方法可把乳房部的外形损伤减低到最小。

案 2 所述为乳腺导管扩张症，中医称之为粉刺性乳痈，多由肝郁化热、肉腐化脓而成。急性期证属热毒蕴结，治疗宜采用清热解毒，活血托脓。方中蒲公英、连翘、金银花具有清热解毒、软坚散结作用；牡丹皮、赤芍、延胡索活血凉血止痛；白芷、桔梗、炒皂角刺托里透脓；青皮、柴胡疏肝行气。其中蒲公英不仅具有清热解毒、消肿散结作用，又能疏肝理气。据有关资料表明，蒲公英具有疏通阻塞的乳腺管的作用。诸药配伍使用，起到良好的治疗作用。乳腺导管扩张症，西医目前主张以手术治疗为主，但急性期多不主张手术；往往使用大剂量青霉素等抗生素治疗，脓肿形成后则切开排脓，经久不愈形成瘘管，给后期手术治疗带来困难。通过中西医结合治疗该病，明显缩短了疗程，减轻了病人痛苦，为后期手术创造了条件。本病既非感染性炎症，亦非肿瘤，而是乳晕区输乳管上皮细胞萎缩，分泌功能丧失的一种退行性变化。早期症状为乳头溢液，检查可发现乳晕深部肿物，急性期乳房局部有红、肿、热、痛，少数病人可伴发热，白细胞计数不高，应用抗生素治疗效果不明显。需注意的是，服中药期间嘱患者保持心情舒畅，避免精神刺激及过度劳累，忌服辛辣刺激、油腻之品。

案3作者以金银花、连翘、白花蛇舌草清热解毒；夏枯草散结解毒；牛蒡子疏风散热、解毒消肿；柴胡、青皮疏肝解郁、行气散结，且柴胡入肝经，可引诸药直达病所；山楂、猫爪草化痰散结；皂角刺透脓。半阴半阳之证，若单以寒凉之药，必会加剧邪毒聚结，肿块凝结不散，故在大剂寒凉药中加入辛热之附片、咸温之鹿角霜以温阳，防寒凉之药过于阴寒，从而促使硬结之肿块成脓或消散。

案4所述患者属非哺乳期女性，先天性乳头内陷，乳腺导管上皮脱落及大量类脂分泌物无法从乳头正常排泄，积聚于导管内，产生化学物质刺激引起管壁炎细胞浸润和纤维组织增生，故形成肿块，因伤口和乳窍相通，乳窍常分泌一些粉渣样物质，刺激伤口，故长期不愈，反复发作，气血损耗，治疗内治以益气养血，外治以祛除腐肉，达到腐去新生的目的。乳晕部溃疡多发于非哺乳期或妊娠期妇女，特点是溃疡在乳晕部反复发作，且和乳窍相通，并常伴乳头内陷，也称为"粉刺性乳痈""乳晕部乳瘘"或"浆细胞性乳腺炎"。因伤口和乳窍相通，乳窍常分泌一些粉渣样物质，刺激伤口，故长期不愈或反复发作。治疗宜在局麻下用细的球形探针，向乳窍方向仔细探查，直到从乳窍中穿出。然后沿探针打开瘘管，并将两侧皮肤及乳窍切除，再搔扒坏死组织，用生肌膏外敷，一般 2～3 周左右皆可痊愈。

1958 年，顾伯华教授在国内率先开展了"慢性复发性伴有乳头内缩的乳晕部瘘管"的临床研究，将挂线术引入到乳头凹陷引起的反复乳晕部瘘管的治疗。近年来，随着生活水平的提高、生活方式的改变，疾病的临床表现也更加复杂，治疗上也更加棘手。国内外对于本病的治疗至今也没有统一定论。西医认为，扩大切除手术的效果更为确切，将肿物扩大切除直至正常腺体，可短期内清除病灶，有良好的效果。然而，当病灶过大或乳晕下方窦道形成时，往往很难彻底清除，可导致术后伤口愈合不良或局部复发。另外，大范围地切除也会使乳房外形有较大的影响。案 5 作者改进了手术方法，在中药内服基础上结合引流、扩创、拖线、垫棉等多种外治技术，提高了临床治愈率且复发率低，减轻痛苦，乳房外形改变小。本病发病机制目前尚不清楚，各种治疗方法各有利弊，相比之下，中医内服外治结合治疗副作用更小，对乳房的外形影响小，更能为患者所接受。

案 6 作者认为本病病根在乳管，病根不除，病情自当反复，故采用手术完整祛除病灶乃是根治本病的关键。然求诊者往往以局部红肿热痛化脓成瘘等一派急性或亚急性炎症表现前来就诊，正所谓急则治其标，采用温通法来控制其炎症，待炎症控制，病灶缩小后方行手术清除病灶并行一期缝合。此法不仅缩小了乳房切除范围，最大可能地保全了乳房的外观，更大大减轻了患者在治疗过程中所承受的痛苦，且术后复发率低。中药治疗当贯穿本病始终。本病红肿热痛，化脓成瘘，形成僵块等表现，均由乳管瘀滞、结聚成块，瘀久化热，热盛肉腐而成，其本在瘀、在壅塞不通，而乳性清寒，其瘀为寒瘀，温之则通，通则不痛，通则无瘀，无瘀何以化脓成瘘。故虽其表现为红、肿、热、痛化脓之阳热证候，然其本寒也，治病求本，温通治之，其病必瘥。王洪绪在《外科证治全生集·痈疽总论》亦云："世人但知一概清火而解毒，殊不知毒即是寒，解寒而毒自化，清火而毒愈凝。然毒之化必由脓，脓之来必由气血，气血之化，必由温也。"在此认识基础上，结合多年临床摸索，作者创造性地在阳和汤基础上加减制成院内协定方乳腺4号用治粉刺性乳痈各期。方中熟地黄得麻黄则不黏滞，不仅能滋阴补血，填精补髓，并能通血脉，温肌腠，麻黄温通发散，气味清轻，外可宣透皮毛腠理，内可深入积痰凝血，得熟地黄则通络而不发表；鹿角片补血益精，温肾助阳，鹿角片得补阴之熟地黄而供其生化，熟地黄得补阳之鹿角片更有生化之机，即"阳无阴则无以生，阴无阳则无以化"之意；炮姜温肌肉，入营血；白芥子善祛皮里膜外之痰，能祛寒湿痰邪；路路通祛风通络；穿山甲片、皂角刺消肿排脓，使脓未成者消散，已成脓者速溃，全方共奏温阳通络、化痰散结之功，每获良效。本案手术应当注意以下几点：①时机选择：炎症控制之时，即待其皮肤色泽恢复正常或基本恢复正常或皮红局限；肿块缩小局限；脓腔消失或缩小至直径1cm左右，包膜纤维化；瘘管减少、缩短或纤维化，即可手术。②手术方法：手术切口的选择无须拘泥常规，当以完整清除病灶、仍能保持良好乳房外观为目的进行选择。术中当注意彻底切除病变导管及炎性坏死组织，保证创面为正常组织，变污染为清洁，避免复发，为成功行Ⅰ期缝合创造条件。伴有先天性乳头凹陷者，手术同时可进行乳头矫形，以改善乳房外观。③术后处理：本病为炎症性疾病，病变区域血供丰富，术后渗血渗液较一般术后切口为多，欲使其切口能顺利愈合，充分引流不可忽视，应视具体情况放置皮片或负压引流球，同时加压包扎以利引流。伴乳头矫形者，包扎时当以多层无菌纱布中心剪孔，套住乳头再加厚辅料包扎，以保证矫形后乳头的存活和外观的保持。

案7患者曾经数种抗生素治疗，未能缓解病情，转为中医药治疗。患者乳房红肿，结块范围不大，虽有部分成脓但皮肤未溃，仍有消散机会，故治疗用柴胡、陈皮疏肝理气；赤芍、生地黄、生山楂、丹参等凉血清热、和营散结；黄芩、白花蛇舌草、蒲蒌等清热解毒消肿；生黄芪、茯苓扶正托毒；重用炮穿山甲、皂角刺、白芷活血通经、消肿排脓。结合金黄膏外敷，使肿势局限，结块逐渐消散，从而避免了手术。本案遵循辨证与辨病、辨期相结合的原则，治法契合病机，用药各有侧重。内治同时配合金黄膏外敷以清热消肿、散瘀化毒，必要时配合手术外治，以提高疗效。

（六）参考文献

1. 程亦勤. 唐汉钧治疗粉刺性乳痈经验. 山东中医杂志，2005，24（7）：437–439.

2. 许志萍. 中西医结合治疗急性期乳腺导管扩张症28例. 河南中医，2005，25（6）：53–54.

3. 丁玲，刘丽芳，吴世婷，等. 刘丽芳治疗乳腺疾病验案2则. 湖南中医杂志，2015，31（7）：110–111.

4. 卢艳. 陈宝元治疗外科难愈性溃疡的经验. 山西中医，2014，30（4）：7–8.

5. 陈莉颖，陆德铭. 不同方法治疗粉刺性乳痈的临床研究. 中医外治杂志，2015，24（3）：3–5.

6. 周丹，赵虹. 楼丽华治疗粉刺性乳痈经验. 江西中医药，2009，40（5）：25–26.

7. 毛娟娟，楼丽华. 应用阳和汤治疗浆细胞性乳腺炎经验. 浙江中西医结合杂志，2009，19（9）：529–530.

8. 张妤，陈红风. 陈红风辨治粉刺性乳痈经验. 上海中医药杂志，2015，49（6）：19–21.

····❦ 乳 漏 ❦····

(一) 概述

发生于乳房部或乳晕部的脓肿溃破后，久不收口而形成管道者，称为乳漏。其特点是疮口脓水淋漓，或杂有乳汁或豆腐渣样分泌物，经久不愈。

(二) 病因病机

乳房部漏多因乳痈、乳发失治，脓出不畅；或切开不当，损伤乳络，乳汁从疮口溢出，以致长期流脓、溢乳而形成；或因乳痨溃后，身体虚弱，日久不愈所致。

乳晕部漏多因乳头内缩凹陷，感染毒邪；或脂瘤染毒溃脓，疮口久不愈合而成。

(三) 诊断要点

1. 临床表现

乳房部漏：发病前已患有乳痈、乳发溃脓或切开病史，疮口经久不愈，常流乳汁或脓水，周围皮肤潮湿浸淫。若因乳痨溃破成漏，疮口多凹陷，周围皮肤紫黯，脓水清稀或夹有败絮样物质，或伴有潮热、盗汗等症。

乳晕部漏：又称乳头漏。多发于非哺乳期及非妊娠期的妇女。常伴有乳头内缩，乳头旁或乳晕部结块，红肿疼痛，全身症状较轻；成脓溃破后，脓液中兼有灰白色脂质样物，往往久不收口。若用球头银丝从疮孔中探查，可从乳窍中穿出。亦有愈合后在乳窍中仍有粉质外溢，带有臭气，或愈合后疮口反复红肿疼痛而化脓者。

2. 实验室及辅助检查

乳腺导管或漏管 X 线造影常有助于明确管道的走向、深度及支管情况，也可用探针探查。溃口内脓液涂片或细菌培养及药敏试验有助于判定乳漏的性质并指导用药。

四 治疗原则与调护要点

1. 本病以外治为主，内治辅助治疗，关键是了解漏管管道的走向及分支情况，常规以腐蚀法、垫棉法治疗，如浅层漏管亦可采取手术切开，深层漏管予以挂线疗法。乳痨所致的乳漏予以积极抗结核治疗。

2. 注意精神调摄、饮食营养，并增强体质。

五 验案赏析

【验案 1】

武某，女，42 岁。1987 年 4 月 22 日初诊。

主诉及病史：左乳房乳晕部生一疮肿，反复发作不愈 2 年余。1 周前复肿自溃至今。

查体：左乳房乳晕部（内上象限）有一溃破伤口，周围有三条切开瘢痕，伤口有少许脓性分泌物，无红肿，乳头内陷，探针探查和乳窍相通。

诊断：乳晕部乳漏。

治疗：考虑疮口无红肿、无脓肿，第二天予行"切开生肌法"。常规消毒，以 1% 的普鲁卡因 2 ～ 4mL，先将乳头表面浸润麻醉，然后沿瘘管皮肤麻醉。先以圆头细探针从伤口向乳头方向轻轻探出，动作要轻柔，免刺成假道。沿探针将瘘管切开，将两侧皮肤呈 45°角修齐。最后用刮匙将瘘管内坏死组织和水肿肉芽清除干净。基底部管壁不必全部切除。以珠母粉（珠母粉处方：血竭、牡蛎、象皮、珍珠母、冰片、麝香、龙骨、海螵蛸等，功用：止血止痛生肌。生肌象皮膏纱条处方：象皮、当归、血余炭、生地、龟板、生石膏、炉甘石、黄白蜡、香油等，功用：生肌长皮。压迫止血。术后每日以生肌象皮膏纱条换药 1 次，7 日后上皮生长，13 日伤口痊愈。2

年后来院治他病，询问伤口一直愈合良好，无复发。

（陈宝元）

【验案 2】

孙某，女，52 岁。1988 年 6 月 22 日初诊。

主诉：左乳房肿痛反复溃破 10 年余，近 2 周复发。

病史：患者自幼乳头内陷，38 岁时左乳晕部出现一黄豆大小肿块，疼痛时作，有时溃破流水。2 周前左乳头旁乳晕部肿硬疼痛继而溃破、流水，肿块日渐增大，经本院门诊医生行脓肿部火针排脓后，疼痛减轻，但仍有少量黄色脓水溢出。

查体：左乳房内下象限之乳晕部可见一直径约 0.3cm 的火针引流口，伤口肉芽高突有少许脓性分泌物溢出，略有臭秽。舌淡红、苔薄白，脉弦。

诊断：乳漏。

治疗：首先在患者患侧乳头部用 2% 普鲁卡因 1～2mL 局麻后，用小球头探针自乳晕部疮口探入至乳头探出，再沿探针将瘘管切开，用剪刀与皮肤呈 45°角斜行修剪皮肤以利于将来伤口愈合，最后用刮匙将瘘管之水肿肉芽及坏死组织刮除干净即可。术后首用地榆油纱条压迫止血，继用生肌象皮纱条换药，每日 1 次，经 12 天治愈。

（赵瑞勤）

【验案 3】

韩某，女，24 岁。2006 年 12 月 18 日初诊。

主诉：右乳肿块 20 天，溃破 3 天。

病史：患者为哺乳期，20 天前无明显诱因出现右乳肿块。外院诊断为乳腺炎，应用抗生素等治疗 20 天，肿块明显增大，3 天前溃破。

查体：右乳外上象限膨隆，皮色、皮温正常，皮下扪及 10cm×10cm×8cm 的肿块，界尚清，质韧硬，无压痛，中央见 1.3cm×1.1cm 溃口，溢出少许脓液及乳汁。

溃口活检病理诊断：肉芽肿性乳腺炎。

诊断：①肉芽肿性乳腺炎；②乳漏。

治疗：应用青霉素预防感染，每日换药1次，辅以推拿排乳预防乳汁淤积，健侧乳房继续哺乳。治疗10天，肿块缩小，溃口缩小，直径约0.5cm；停抗生素，改口服中药清热解毒、化痰散瘀。药用：蒲公英、金银花、瓜蒌、薏苡仁各30g，紫花地丁、连翘、皂角刺、丹参各15g，柴胡、浙贝母、茯苓、郁金、赤芍各12g，当归9g，甘草6g。每日1剂，水煎服。乳漏行蝶形胶布换药，隔日1次，辅以推拿排乳。换药5次痊愈。随访3年无复发。

（徐东梅）

【验案4】

王某，女，32岁。

主诉：右乳房红肿疼痛流脓，行切开引流术后切口未愈合7个月。

病史：以术后伤口不愈合来我院门诊求治。患者7个月前因乳房脓肿在当地医疗机构切开引流，配合抗感染治疗，疮口至今未愈，疮面麻痒难忍，来我院求治。

查体：形体消瘦，精神欠佳，面色少华，右乳房外上象限距乳头4cm处可见椭圆形疮面，疮面不新鲜，有少量脓性分泌物，边缘肿胀，皮肤色暗。古质暗红、苔薄白，脉沉细。

诊断：乳漏（气虚血瘀，脓毒蕴结）。

治则：益气活血，托毒排脓。

处方：黄芪40g，赤芍、天花粉、乳香、没药各15g，当归、川芎、红花、白僵蚕、桃仁各12g，地龙、焦三仙各10g，皂角刺18g，蜈蚣3g。每日1剂，水煎二次口服。10天为1个疗程。

服药10剂后复诊，疮面可见新鲜肉芽组织，无脓性分泌物，肿胀消

失，麻痒明显减轻。上方去蜈蚣、皂角刺、天花粉，继服 10 剂痊愈。随访
1 年，未见复发。

（赵　波）

【验案 5】

王某，女，30 岁。2012 年 5 月 22 日初诊。

主诉：左侧乳房结块肿痛行切开引流术后切口未愈 1 年。

病史：1 年前出现左侧乳房肿痛不适，触及肿块，继而加重，结块肿
硬胀痛，西医诊断为"浆细胞性乳腺炎"，手术切开引流，肤溃漏成，久不
收口。

查体：左侧乳房肿胀疼痛，皮肤瘀黯，肤热质硬，外下象限皮肤溃烂，
溃破成漏，流出大量混有粉渣样物质的脓汁，伴见两胁胀痛，口渴，烦热，
纳差，乏力，形肥，面黯。舌质黯红，苔薄黄，脉细涩而数。

诊断：

　　　中医：乳漏（热毒稽留，气滞血瘀，正虚毒恋）。

　　　西医：浆细胞性乳腺炎。

治则：清热解毒，活血消肿，透脓托毒。

处方：仙方活命饮合透脓散加减。金银花 20g，蒲公英 20g，天花粉
20g，白芷 20g，防风 10g，浙贝母 10g，皂角刺 20g，制乳香 6g，制没药
6g，黄芪 20g。14 剂，每日 1 剂，水煎服。

6 月 5 日复诊并调整处方：金银花 20g，连翘 20g，蒲公英 20g，皂角
刺 20g，天花粉 20g，瓜蒌壳 20g，升麻 10g，黄芪 30g，当归 10g。14 剂，
每日 1 剂，水煎服。

2012 年 6 月 19 日复诊：鳖甲（先煎）20g，莪术 10g，金银花 20g，连
翘 20g，黄芪 30g，当归 10g，川芎 10g，皂角刺 20g，制乳香 6g，制没药
6g。14 剂，每日 1 剂，水煎服。后随症加减，共服用 20 剂，每 2 天服 1 剂，
水煎服。

2012 年 8 月 21 日来诊：乳房收口，肤色明显好转，余无不适，守方加减以益气养血生肌，托毒排脓善后。前后共治 4 个月告愈。

（吴　曦）

【验案 6】

张某，女性，30 岁。2010 年 5 月 4 日初诊。

主诉：右乳乳晕部疖肿反复发作不愈 4 年，复发 1 周。

病史：1 周前因右乳乳晕部肿痛破溃不愈而来诊治疗。施切开及清创术，术后月余，伤口仍不愈合。患者 1 个月前因右乳乳晕部乳头下疖肿破溃收住院，当时乳晕部有 3 个溃疡，经查相通，故施清创术，术中将 3 个溃疡全部打开，部分切除，刮出坏死组织及水肿肉芽，后换药治疗，术后伤口生长良好，仅剩直径 0.7cm 大小伤口不愈。

查体：右乳乳头内陷，乳头下乳晕部距乳头 1.5cm 处有一直径约 0.5cm 大小的伤口，有少量分泌物，肉芽水肿外凸，探查之伤口通向乳窍。

诊断：乳晕部乳漏。

治疗：施乳晕部乳漏切开生肌治疗。术中首先探查探针从溃疡探入，从乳窍中穿出，切开切除乳头两侧皮肤，生肌药外敷，2 周后痊愈，1 年后随访愈合良好。

（刘　芳）

【验案 7】

水某，女，28 岁。1962 年 5 月 23 日初诊。

主诉：左乳生疡 5 个月，红肿疼痛流脓行切开引流术后切口未愈 2 个月。

病史：产后左乳生疡已 5 个多月，于 2 月初乳腺发炎化脓，在医院切开排脓，但切开之伤口始终不愈，上下两处伤口互相通连，时而上口出水，时而下口出水，多方治疗未效。

查体：左乳外侧上方和下方有两处伤口，相距约7.8cm，肿胀不明显，触之有一硬索状物，上方伤口向下深约5cm，下口未探通，有少量脓性分泌物，乳头平坦。

诊断：乳漏。

治疗原则：祛腐生肌。

处方：外用铁箍散软膏、止痛膏，漏管内用脱管散药捻子，每日换药1次。5月30日复诊，瘘管变浅，分泌物减少，继用前药。6月20日，上方疮口愈合，下方疮口仍有少量分泌物，深约4cm，用药同前。至7月13日，下口亦愈合。

（姜润芝）

【按语】

案1中所述疾病乳晕部乳漏，其切开成败关键在于能否找到正确的乳窍的出口，初学者也可用以下方法，从伤口注入亚甲蓝，乳窍流出者为出口，术中沿蓝色切开。溃烂甚或日久者先做碘油造影。本病在临床上属常见病之一，但其误诊率颇高，常被误诊为"乳晕部疖肿""乳晕部脓肿""乳房脓肿"及"乳房结核病"等，且本病治法不多，加之本病特点每致病者反复发作，经年不愈，十分苦恼。本病的治疗古书中多以红升丹、白降丹为主的制剂治之，即去腐生肌法。后又有挂线法治疗，现代医学多以瘘管切除为主。以上诸法笔者皆试用过。如去腐生肌法多疼痛较甚，病程长，而且复发率较高；挂线疗法也较疼痛，换药困难，也需配合祛腐类药（因瘘管内坏死组织无法刮除），现代医学瘘管切除术伤口较大，而且影响乳房外观，病程也较长。胡慧明教授据此总结出"切开生肌法"治疗乳晕部乳漏，效果十分满意，一般两周内即可痊愈。克服了疼痛重、病程长、易复发、影响乳房外观等缺点，扩大了中医外治法的范围。胡老强调指出施本法应注意如下三点：①术前明确诊断；②局部红肿者应消炎后再施本法；③成脓者应切开排脓，待脓基本净后再施本法。治疗中还应注意如下四点：①术前诊断要明确；②探查时切不可用力，以免形成假道；③切开即可，不必强调将管壁全部切除，这样出血少也不影响其外观；④换药时纱条一定要放在伤口基底部，以免两侧粘连，形成假桥而复发。笔者认为上四点十分重要，不可不知。本法具有手术简便易行、痛苦小、出血少、损伤组织小、不复发、愈合快、费用低、不影响乳房外观、易推广普及等优点。

案2证属先天禀赋不足，乳头内陷，遇水染毒，自乳头侵入，日久热毒壅盛，肉腐血败为脓，失治误治致久不愈合而成乳瘘之证。本病之切开法不同于现代医学之瘘管切除术，而只将瘘管切开，修整皮缘，再行刮杀疗法即可，故具有损伤小、无痛苦、操作简便、术中出血少、不易复发、术后愈合瘢痕小、不影响哺乳及乳房外观等优点。更因其疗程短，其快者7～10天，慢者14天即可愈合，因而降低了医药费用而易被患者接受。本病术后换药不容轻视。胡老强调务必将药物纱条放在伤口基底部而不可放在伤口表面，以防止形成伤口表面假性愈合而致复发。

案3疾病为肉芽肿性乳腺炎继发乳漏1例，肉芽肿性乳腺炎是一种局限于乳腺小叶的慢性炎症性疾病，近年来发病率有增多趋势。其以局限于乳腺小叶内的肉芽肿性炎症为特征，为非干酪性肉芽肿，病变内无微生物病原菌。其病因和发病机制尚不十分清楚。四诊合参，其病机为热毒痰瘀互结，治以清热解毒、化痰散瘀。辅以推拿排乳，减轻乳汁淤积，防止病灶扩大。更利于乳漏治疗。

案4所用之补阳还五汤出自《医林改错》，具有活血补气、疏通经络的功效，原用于治疗卒中后遗症。乳漏久治不愈者，病机与中风病机相同，皆属因虚至瘀，由于正气虚弱，无力托毒外出，故病势缠绵难愈。方中黄芪配皂刺、乳香、没药补气托毒，并用当归、赤芍、川芎、红花、桃仁活血祛瘀，地龙通经活络，焦三仙健脾益气以充气血生化之源。现代药理研究，黄芪能促使白细胞介素（IL）的生成，增强网状内皮系统的吞噬作用，能提高机体的免疫力。当归、赤芍、川芎、红花、桃仁能改善疮面微循环，增加血液灌注，促使疮面愈合。诸药合用，切合病机，故取得满意疗效。

案5所述疾病为浆细胞性乳腺炎，中医称之为"粉刺性乳痈"。由于本病缠绵1年余，乳痈溃破日久不收口，脓汁淋漓。《诸病源候论》曰："因发痈疮，而脓汁未尽，其疮暴瘥，则恶汁内食，后更发，则成瘘者也"；《外科真诠》曰："多因先患乳痈，耽延所致。亦有乳痈脓未透时，医者用针刺伤囊膈所致者"。本案乳痈溃后日久不瘥，系热毒稽留，气滞血瘀，肉腐脓流，气血耗伤，而致诸症。治宜清解余毒，活血消肿，透脓托毒。主以仙方活命饮和透脓散。药用银花、蒲公英清热解毒；天花粉、浙贝母清热散结；白芷、防风透邪外出；皂角刺拔毒溃脓；乳香、没药化瘀消肿生肌；黄芪益气托毒。复诊随症加减，瓜蒌壳宽胸化痰散结；升麻主解百毒、发散郁热；当归养血和血；鳖甲、莪术养阴散结，破血逐瘀。痈疽溃后不收口，多由正虚毒恋，当托毒敛疮、生肌收口；若癌肿溃破，或癌肿手术后日久溃破不收，有分泌物流出者，癌毒外溃外解，邪有出路，不易内陷，是佳兆，主张托里排毒而不可敛疮收口。

案6所述乃医者因局部疖肿或反复发作而多误诊为乳晕部疖肿、乳晕部粉瘤、乳晕部粉刺等。疡科诸证多有外症显露，外症成形之时较为明显故不易误诊。本病的诊断应注意：患者都有乳头内陷史；乳晕部疖肿反复发作；多发于非哺乳期妇女，尤以30～40岁多发；探针探查伤口与乳窍相通。此验案表明，中医诊病疗疾一定要遵循中医理论，辨证施治方能取得良好的疗效。辨病也不可只见其一，而不见其他，一定要辨各病之特点，不可单凭经验、检查而定之，各种检查只能作为诊断的条件之一，切不可作为诊断之唯一也。

案7为乳痈化脓破溃后形成瘘管的病例。乳腺炎初起为乳部长一硬结，有压痛，继而红肿胀痛，有发热、恶寒、头痛等症，最后局部化脓。若治疗不当，伤口长时期不能愈合，或形成乳漏，或因破坏腺体而出现无乳等。本案中所述外用药有：铁箍散（用于乳痈已溃或未溃，可消肿散结。处方：大青叶二两，乳香、没药、黄丹、黄柏、大黄、明矾、铜绿、黄连、胆矾、芙蓉叶、五倍子各一两。上药共研细末。制法：另用香油十两、黄蜡三两、花椒一钱，将香油倾锅内加热，下花椒至炸枯捞起，待油内烟尽下黄蜡，溶化后离火待凉，此为软膏基质。以软膏基质七两，加入铁箍散药末三两，搅拌均匀即成）、止痛膏（用于乳痈红肿疼痛。处方：浙贝母五钱，白芷三钱，木香三钱，大黄三钱，冰片五分，薄荷冰五分，麝香二分，洋冰二钱。制法：先将麝香研细，次入薄荷冰、冰片同研，待液化后再加洋冰；将其余四味药研细粉和入共研，以软膏基质或凡士林成软膏）、脱管散（用于破溃之伤口，可化腐生肌。处方：铅粉三钱半、轻粉三钱半、枯矾一钱半、冰片五分、麝香五分，共研细末）。案中外用药以铁箍散软膏和止痛膏为主药，先按乳痈的大小置备好敷料，后将铁箍散软膏涂于敷料上，再将止痛膏涂于铁箍散软膏上面；如疼痛较甚，可将止痛膏涂厚一些，如疼痛较轻，可将铁箍散软膏涂厚一些，止痛膏涂薄一些。如果化脓破溃有伤口，在清洁伤口后撒上脱管散，然后再敷上铁箍散软膏和止痛膏敷料。个别病人，当用过一段铁箍散软膏和止痛膏后，局部出现湿疹、发痒、渗水，可改用金蝉脱壳膏（用于湿疹发痒。处方：苍术三钱、蝉蜕三钱、花椒三钱、枯矾三钱、川芎三钱、蛇床子三钱、防风三钱、甘草三钱，以上药共研细末，与藤黄粉、天灵盖粉等分调为软膏）加脱管散。伤口无脓性分泌物而流奶汁者，可用脱管散，外用拔毒膏（疮口无脓水，久不愈合，或伤口出奶。处方：槐条如筷粗者5尺、生血余炭二钱、生姜二两、大蒜四头、穿山甲二钱、象皮二钱。制法：将上药用布包入香油20两中，炸枯捞出药渣，熬油至滴水成珠，和入章丹（炒黑）十两，稍冷后；再和入麝香一分、血竭二钱、冰片五分、轻粉二钱、儿茶二钱，调匀，摊于大小不同的纸上，摺合备用）。在治疗后期，往往于疮口周围出现散在性丘疹，破溃或化脓，此为毒气外发，不必顾虑，用金蝉脱壳药膏加脱管散外敷，即可消失。如疮口边缘色紫黯，同时隆起变硬，此为瘀血积聚，若不处理，会影响伤口愈合，可用三棱针在隆起处轻刺数针，使之出血为度，然后再给敷药。伤口有腐肉突出者，先围撒一层脱管散，再撒三仙丹，以祛腐肉，外敷药膏。

如有瘘管者，可于管内插入脱管散药锭，或将白麻纸搓成纸捻，涂铁箍散软膏、止痛膏、脱管散于纸捻上，插于瘘管内，外再敷以药膏及敷料。患乳痈者的奶汁，勿喂婴儿，奶胀时可挤出或用吸乳器吸出。

（六）参考文献

1. 陈宝元．"切开生肌法"治疗乳晕部乳瘘经验介绍．天津中医学院学报，1995，14（3）：18–19.

2. 赵瑞勤．胡慧明教授治疗乳晕部乳瘘经验简介．新中医，1997，29（2）：6–7.

3. 徐东梅，王桂芳．肉芽肿性乳腺炎并乳瘘治验1例．山西中医，2010，26（10）：21.

4. 赵波．加味补阳还五汤治疗乳漏47例．陕西中医，2003，24（5）：408.

5. 吴曦．刘尚义教授中医外科疑难重症论治验案6则．中华中医药杂志，2014，29（7）：2210–2214.

6. 刘芳，陈宝元．疡科常见病误诊误治5则．中国中医急症，2012，21（7）：1194–1195.

7. 姜润芝，钱秉文．中医药治疗77例乳痈的经验介绍．上海中医药杂志，1964，（6）：26–28.

····❦ 乳　癖 ❦····

一　概述

乳癖是乳腺组织的既非炎症也非肿瘤的良性增生性疾病。相当于西医的乳腺增生病。其特点是乳房肿块，单侧或双侧的乳房肿块大小不等，形态不一，边界不清，质地不硬，活动度好，好发于 25～45 岁的中青年妇女，乳痛和肿块与月经周期及情志变化密切相关，并有恶变的可能。

二　病因病机

由于情志不遂，郁怒伤肝，肝气不舒，气滞痰凝，蕴结于乳房，乳络经脉阻塞不通，不通则痛；或冲任失调，气血瘀滞，积聚于乳房，而致乳房结块疼痛，月经失调。

三　诊断要点

1. 临床表现

本病发病年龄多在 25～45 岁。乳房疼痛以胀痛为主，也有刺痛或牵拉痛。月经前加剧，经后减轻，或疼痛随情绪波动而变化。乳痛主要以乳房肿块处为甚，常牵涉胸胁部或肩背部。乳痛重者影响工作或生活。乳房肿块可发生于单侧或双侧，大多位于乳房的外上象限。肿块的质地中等或质硬不坚，表面光滑或颗粒状，活动度好，大多伴有压痛。肿块的大小不一，一般在 1～2cm，大者可超过 3cm，乳房肿块可于经前期增大、变硬，经后稍见缩小变软。乳房疼痛和乳房肿块可同时出现，也可先后出现，或以乳痛为主，或以乳房肿块为主。个别患者还可伴有乳头溢液呈白色或黄绿色，或呈浆液状，以及月经失调及肝郁等症状。

2. 实验室及辅助检查

超声波检查、钼靶 X 线摄片、红外线热成像均有助于诊断和鉴别诊断，组织病理学检查适于肿块较硬或较大者，并可明确诊断。

（四）治疗原则与调护要点

1. 辨证施治分肝郁痰凝证与冲任失调证，肝郁痰凝证治宜疏肝解郁、化痰散结，冲任失调证治法为调理冲任。外治予以温阳活血、化痰散结之阳和解凝膏加黑退消贴敷。如考虑癌变，必要时局部切除。

2. 应保持心情舒畅，情绪稳定。

3. 应适当控制脂肪类食物的摄入。

4. 及时治疗月经失调等妇科疾患和其他内分泌疾病。

5. 对发病高危人群要重视定期检查。

（五）验案赏析

【验案 1】

某女，40 岁。

主诉：双侧乳房外上肿块伴胀痛 1 年余。

查体：左乳外上象限触及 3.5cm×3.5cm 的肿块，质韧，有压痛，边界不清，活动性良好；右乳外上象限也可触及 3cm×2.5cm 的肿块。

辅助检查：两侧近红外线扫描乳腺血管略增粗，伴云雾状灰影。

诊断：

　　中医：乳癖。

　　西医：乳腺增生。

治疗：治疗予以中药粉剂（当归 30g，川贝母 30g，红花 20g，桃仁 30g，白芍 30g，赤芍 30g，柴胡 20g，陈皮 30g，研成细粉），用 0.9% 的生理盐水或白醋调成糊状，摊在纱布上，敷于乳房肿块部位。摊药面积 5cm×6cm，厚度 2mm。然后将光电离子治疗仪的两个治疗头紧贴患处，将脉冲调至患者感到微麻或针刺感而无刺痛为宜，持续 30 分钟，每天 1～2 次，10 次为 1 个疗程。给予治疗 2 个疗程，临床症状消失，肿块明显缩小。

3 个月后行乳房红外线扫描，两侧乳房内未见肿块阴影。

（刘淑杰）

【验案 2】

王某，女，23 岁。

主诉：左侧乳房肿块疼痛 2 年，渐增大 3 个月余。

病史：患者于 2 年前发现左侧乳房外上方有一个肿块，无疼痛。近 3 个月来，由于工作压力增大，生活无规律，右侧乳房也可摸到一个肿块，乳房肿块处疼痛，伴有胸闷胁胀，失眠多梦，心烦口苦。

查体：左侧乳房外上方有一个约 1.5cm×1.5cm 大的肿块，无压痛，与皮肤无粘连，可推动，但幅度不大。右侧乳房也可触及约 1cm×1cm 的肿块，乳房肿块处疼痛。苔黄，脉弦滑。

辅助检查：B 超显示乳腺增生部位不均匀的回声区，以及无回声的囊肿。

诊断：乳癖。

治则：疏肝理气，化痰散结。

治疗：取穴：乳根（双侧）、膻中、期门（双侧）、太冲（双侧）、阿是穴。选用 30mm×75mm 的不锈钢毫针，所选穴位进行常规皮肤表面消毒。诸穴均针用泻法，乳根、膻中均可向乳房肿块方向斜刺或平刺，针刺人迎时应避开颈动脉，不宜针刺过深。针刺得气后留针 20 分钟，中间行针 1 次，以加强针感。配益母草 10g，苦木 10g，见血飞 10g，三角风 10g，九股牛 10g，鸡血藤 30g，沙松寄生 10g，三棱 10g，莪术 10g，荔枝核 10g，叶上花 10g，三权苦 10g，十大功劳 10g。加山慈菇 10g，重楼 10g。将上药加冷水 1L 浸泡 20 分钟，煎煮 30 分钟，倒出药液，再加开水 1L 煎煮 30 分钟，将 2 次药液合并混匀，分早中晚 3 次服用。忌牛、羊、鱼等腥味的食物。

经过 1 个周期的治疗后，不适症状完全消失，随防 1 个月无不适感，已告痊愈。

（陈雪松）

【验案 3】

莫某，女，35 岁。2009 年 9 月 24 日初诊。

主诉：左乳隐痛 2 年。

病史：患者述近 2 年来因工作家庭不顺，自觉左乳隐隐作痛，每于情绪激动时诱发加重，伴月经前后不定期，月经量少、色淡。曾服中药（具体用药不详），疗效不佳来诊。症见：嗳气，倦怠乏力，失眠多梦，纳食不香。

查体：面色少华，双乳外观正常，左乳外上象限可触及约 4cm×3cm×3cm 的片状肿块，边界较清，光滑，质韧，轻度挤压痛。舌质淡，脉沉弱。

彩超提示：左侧乳腺增生。

中医诊断：乳癖（肝郁脾虚）。

西医诊断：左侧乳腺增生。

治则：疏肝健脾化痰。

取穴：乳房肿块局部围刺，膻中、乳根、血海、三阴交、足三里、太冲、阴陵泉，留针 30 分钟，TDP 治疗器温和照射乳房局部 30 分钟；出针后以乳头为中心在乳房（尤其是肿块局部）走罐，出针后患者仰卧床上，充分暴露乳房，在乳房上涂上一层润滑油（如石蜡），然后选择 2 号火罐，火力以患者耐受为度，以乳头为中心呈环形走罐，走到有肿块的地方宜轻宜慢，肿块部位可来回多走几下，以乳房变潮红为度。或在背部膀胱经走罐，在背部走罐时，患者取俯卧位，充分暴露背部，同样涂上润滑油，3 号火罐，火力以患者耐受为度，沿着脊柱在膀胱经上下走罐，尤其是在乳房相应部位的胸椎节段可多走几下，以皮肤潮红或出疹为度。前后部位交替使用。

隔天 1 次，10 次为 1 个疗程。治疗 5 次后疼痛明显减轻，肿块变软变小，2 个疗程后肿块消失。随访 1 年无复发。

（陈明明）

【验案 4】

刘某，女，25 岁。2000 年 5 月 17 日初诊。

主诉： 双侧乳房反复冷痛 1 个月。

病史： 产后 4 个月，双侧乳房冷痛 1 个月。曾经多家中、西医院诊断为乳腺增生性病变或慢性乳腺炎，服用抗生素及舒肝理气化痰散结中药，症状时轻时重。

查体： 尚在哺乳期，乳汁量少，皮色如常，双侧乳房均可触及结块，大小不等，最大如黄豆，质中，光滑，活动，压痛，自觉乳内冷痛、酸痛，喜温熨，伴见形体消瘦，舌质淡、苔白，脉沉细。

诊断：

中医：乳癖（虚寒型）。

西医：乳腺小叶增生病。

治则： 温中和阳，散寒通滞。

处方： 方用阳和汤加味。熟地黄 10g，鹿角胶（烊化）9g，白芥子（炒研）5g，干姜炭、麻黄各 1.5g，肉桂、甘草各 3g，黄芪 30g，夏枯草 20g。每天 1 剂，水煎服。服 2 剂后，冷痛明显好转，乳液增多。守上方继服 3 剂，冷痛痊愈，结块减小。去肉桂、麻黄、白芥子等辛散温化诸药，继服 5 剂，诸症悉除。随访 1 年未复发。

（郑月萍）

【验案5】

王某，女，42岁。2012年4月2日初诊。

主诉：双乳胀痛2年余，加重1个月余。

病史：两年来患者双乳胀痛、刺痛，有肿块，多在经前、生气后痛感加剧。1个月前因生气病情加重，服用乳癖消、平消片，症状稍有缓解。现患者神疲乏力、面色萎黄、烦躁易怒、寐差、饮食可、大便干、口干口苦。

查体：左乳略大，乳头乳晕皮肤色泽无异常，无溃疡及色素沉着，无橘皮样改变，乳头无倒置及内翻，双乳外上象限可触及直径约2cm的包块，质中，活动度可，无压痛。左乳头外下方可触及散在条束状硬结节，触痛（+），活动度可。舌微红，苔黄，脉弦。

辅助检查：彩超示：双侧乳腺囊性小叶增生，双侧腋窝淋巴结可探查。

诊断：乳癖（肝气不舒）。

治疗方案：①当日行火针点刺局部包块及条束状硬结节。②穴位针刺：屋翳、乳根、膻中、期门、三阴交、太冲、天宗、肩井。③火针点刺后嘱患者3天内勿近水，勤换衣，以免感染。火针每周1次，毫针隔日1次，火针4次为1个疗程。

二诊：患者行1个疗程后，查体：双乳外上象限包块及条束状硬结节变软变小，睡眠改善。

经过3个疗程后，患者条索状筋结物减少，双乳未再出现胀痛、刺痛，情绪稳定，睡眠、饮食明显好转。

（王　磊）

【验案6】

孙某，女，26岁。

主诉：双乳胀痛结块反复发作2年，加重1个月。

病史：双乳胀痛不适，疼痛放射至腋下、肩背部，经期加重。平素胸闷胁胀，纳食一般，善郁易怒，乳房胀痛，每逢情绪不畅或经前症状加重。

查体：右侧乳房外上象限触及 3cm×2cm 大小的扁平形态肿块，质地不硬，压痛不显，皮色正常，推之可移；左侧乳房内上象限可触及 3cm×1cm 大小的条索形状肿块，质地稍硬，压痛，皮色正常，推之可移。腋下淋巴结未触及肿大。舌淡红，苔薄白，脉弦。

辅助检查：红外线乳腺扫描提示双侧乳腺小叶增生。

诊断：乳癖。

治疗：以阳和解凝膏掺桂麝散外贴于乳腺增生处，三天 1 换。1 个月为 1 个疗程，连贴 3 个疗程乳痛及肿块基本消失。

（黄　婷）

【验案 7】

李某，女，23 岁。

主诉：双侧乳房肿块，胀痛 3 个月。

病史：诉近 3 个月来每次经前 1 周双侧乳房胀痛，可触到肿块，烦躁易怒，曾在省级医院钼靶扫描摄片诊断为乳腺小叶增生，服西药后（具体用药不详）症状不减而要求服中药治疗。

查体：双侧乳房可触到 2cm×4cm 大小的肿块，表面光滑，边界清楚，质地坚实，推之活动。苔根白稍腻，脉弦滑。

诊断：乳癖（肝郁痰凝）。

治疗：予加味逍遥散（药用穿山甲、橘核、荔枝核、炒柴胡、路路通、茯苓、莪术、王不留行各 15g，菟丝子、鹿角霜、白术、当归各 10g，郁金、青皮、合欢皮各 20g，重楼 10g，甘草 6g），配合外擦药酒（药用臭鸽子虫 1 两，白丁香花根 2 两切片，用食用 50°的玉米酒 500mL 浸泡半月后使用），10 天为 1 个疗程，治疗 1 个疗程后，疼痛消失，肿块明显缩小。具体用法为：将口服方除穿山甲粉外，加水 500mL 浸泡 30 分钟后煎煮取汁 150mL，煎煮 2 次，将 2 次煎的药液混合均匀，分 3 次温服，每次 100mL，穿山甲粉不入煎剂，用汤药兑服，每 2 日 1 剂。每日用温水热敷乳房后，用臭鸽子虫酒外擦乳房包块处，按摩 10 分钟。每日 1 次。

第 2 个月月经干净后，嘱患者再用 1 个疗程后，肿块消失，后停药观察患者 2 个月经周期未发作。

（胡　芳）

【按语】

案 1 中所述的疾病，乳腺小叶增生、乳腺囊性增生、乳腺纤维腺瘤是一种常见病、多发病。多发生于 20～45 岁的青壮年妇女，部分患者有恶变可能，中医称之为乳癖。由肝气不舒、郁结而成，主因是郁怒伤肝、思虑伤脾、气滞血瘀、痰凝成核而引起肿块。而治疗药物柴胡、白芍舒肝解郁、柔肝止痛；当归活血止痛；桃仁、红花活血化痰、软坚散结；赤芍调经通孔；陈皮、川贝燥湿化痰。再施以光电离子治疗仪及药物局部导入，大大增加了局部药物的浓度，促进局部血液循环，加速局部代谢产物的排出，使乳痛症状减轻、肿块消失。目前对于本病的治疗都采用辨证治疗，服中药汤剂、中成药、西药内分泌治疗及手术治疗，而外治法尚不多见。传统的中医中药与现代科技完美的结合，收到更满意的治疗效果。

案 2 针药并举治疗乳癖。在经络学中，乳房主要由肝胃两经所司，乳根（在胸部，当乳头直下，第 5 肋间隙，前正中线旁开 4 寸）、人迎（颈总动脉搏动处）、足三里（在小腿前外侧，当犊鼻下 3 寸，距胫骨前缘 1 横指处）可疏通胃经气机，为经脉所过，主治所及；此外，胃经结于人迎，另据气街理论，胸气有街，其腧前在于人迎，且人迎穴邻近乳房，故人迎穴对本病尤为有效。膻中穴（在胸部，平第 4 肋间，两乳头连线的中点）为八会穴中气之所会，足厥阴肝经络于膻中，期门（在胸部，当乳头直下，第 6 肋间隙，前正中线旁开 4 寸）为肝之募穴，两穴均邻近乳房，故用之既可疏肝理气，与乳根穴同用，又可直接通乳络消痰块，使气调则津行，津行则痰化，痰化则块消。在自拟中草药方中：三棱、莪术、荔枝核活血理气、散结、止痛；益母草、鸡血藤、见血飞、叶上花活血调经、祛瘀消肿；苦木、三角风、九股牛、沙松寄生、三权苦、十大功劳清热解毒、消肿止痛；全方共奏行气散结、止痛消炎之效。本病防重于治，患者应保持心情舒畅，及时治疗月经不调。针刺配合中草药在治疗此病中效果显著，能够取得满意的疗效，值得临床推广应用。

乳癖病位在乳房。足阳明胃经经过乳头，足厥阴肝经至乳下，足太阴脾经行乳外，故病在胃、肝、脾经。案3针刺乳房肿块周围，配合TDP治疗器温和灸乳房局部，再根据相应证型配穴，可以起到疏肝理气、健脾和胃、消肿止痛、调理冲任的作用。乳房局部尤其是肿块局部走罐可疏通局部气血，加速肿块的消散。笔者在临床上发现，大多数乳癖患者在背部乳房相应节段的背俞穴附近都有压痛点或结节条索状，而背部膀胱经分布有五脏六腑的背俞穴，故在背部膀胱经上（尤其是乳房相应节段背部）走罐不仅可以调节五脏六腑的功能，还可以疏通乳房的局部气血。

案4为阳和汤治疗乳癖的案例。中医学认为，乳癖的病因病机多为肝气郁结，痰凝血瘀，冲任失调，病位在肝、脾、肾，病性为本虚标实。肾气不足、冲任失调为病之本，肝气郁结、痰凝血瘀为病之标，治以疏肝理气、祛瘀化痰散结、调理冲任为法。在日常生活中，女性穿着薄露，贪凉饮冷，或哺乳期，乳络外通，时常暴露于外，不加温护，致使寒邪侵袭，伤阳阻络，则更易发生本病。阳和汤中熟地黄补血和血为主；鹿角胶生精补髓为辅，取其温补之意；肉桂、姜炭、白芥子、麻黄通阳破结，温散寒痰为佐；甘草调和诸药。全方温补祛邪并举，且用药量轻，临证中随症加减，中病即止，则无燥热之弊，为治乳癖属虚寒、寒邪外侵之良方。

案5乃火针治疗乳癖。清·顾世澄《疡医大全》中指出："乳癖乃乳中结核，形如丸卵，或坠重作痛，或不痛，皮色不变，其核随喜怒消长，多由思虑伤脾，恼怒伤肝，郁结而成。"故治疗乳癖多以疏肝理气，活血化瘀，补益肝肾，调理冲任为主。毫针穴选乳根、屋翳，两穴可疏导阳明经经气，亦可疏通局部气血；而膻中为气之会穴，宗气聚会之处，是理气降逆之要穴。期门可疏肝气，调冲任。太冲属肝经，为肝脏原气留止之处，故针刺太冲以泻为主，有行气解郁之功；三阴交可通调三经气血、健脾益气、调补肝肾，为治疗妇科疾病的要穴。黄银兰教授治疗乳癖，除毫针辨证取穴外，常用火针在病灶局部及周围点刺。火针疗法在《黄帝内经》时期已经成熟，并广泛运用在于临床实践中。火针具有行气和发散双重功效，其借助火力通过灼烙人体腧穴腠理而直接激发经气、鼓舞血气运行，开经络之外门，引邪外出，使有形之邪及无形之邪从针孔直接排出体外，达到散结去邪除滞之功。火针治疗乳癖，可破坏其病变组织，松解粘连板滞的组织，改善局部血液循环，激发自身对坏死组织的吸收。

案 6 为中医外治法治疗乳癖。由于西药治疗本病多用激素类药物，长期服用会带来明显的不良反应或药物依赖，因此，不少患者转而求助于中医治疗，而中医以往单纯用中药复方汤剂口服治疗乳癖取效缓慢、疗程长，而且煎药费时费力，患者一般很难坚持，更易导致病情反复或产生他变。故治疗力求简单方便，使患者易于坚持。中药敷贴法将药物直接作用于患者体表病变部位而达到治疗目的。《理瀹骈文》说："外治之理，即内治之理，外治之药，即内治之药，所异者法耳。"指出外治法与内治法治疗机制相同，只是给药途径不同。外治法将药物直接作用于皮肤或黏膜，使之吸收，从而发挥治疗作用。使用中药敷贴法转换给药途径，用法简单，携带方便，又省去了每天熬药的麻烦，患者易于接受。对于病重的患者还可以同时配合内服中成药制剂治疗，以达到长期用药、最终根治疾病的目的，临床取得了较好疗效。另外，由于不少患者的发病均与精神因素有关，故还应重视精神疗法，消除患者的焦躁情绪，保持心情舒畅，这样能起到仅靠药物治疗难以产生的效果。因此，对乳癖的治疗是一个综合性的工程，从中药敷贴治疗乳癖的临床体会中已经感受到中医"内病外治"的优势，显示出中医药持久而无可替代的作用效果。

案 7 为中医内外结合治疗乳癖的案例。中医学认为，乳腺增生的病因主要是由于忧思伤脾、恼怒伤肝、冲任气血失调，产生了气滞血瘀、痰凝聚结或肝肾不足、冲任失调、阳虚痰湿内结所致。肾虚与肝郁是乳腺增生的病机，在肝气郁结、阳虚的条件下能够出现气滞血瘀、痰凝结于乳络的病变，正如《疡医大全·乳痞门主论》曰："乳癖多由思虑伤脾，怒伤肝，郁结而成也"。现代医学则根据卵巢功能失调，雌激素产生过多，黄体激素活性不足的论点，补肾药能促进垂体分泌黄体生成素，可激活人体自身的调节功能，从根本上消除致病因素。方中穿山甲能够消肿，散络止痛；鹿角霜、菟丝子、当归能温补肾阳；炒柴胡、郁金、合欢皮、青皮疏肝解郁；茯苓、白术化痰健脾和胃；王不留行、莪术、路路通、重楼、荔枝核、橘核活血化瘀、散结，甘草调和诸药。乳腺增生病具有癌变的可能性，莪术、穿山甲有一定的抗癌作用。丁香花根、臭鸽子虫酒具有散结通络止痛之效，且具有抗癌、治疗疮疡、疗毒之用。总之，本方具有温补肾阳、调冲任、疏肝理气、活血化瘀、化瘀散结之功效，治疗乳腺增生病经济实用，疗效显著。

（六）参考文献

1. 刘淑杰，冯岭.中药配合光电离子治疗仪治疗乳房肿块250例.实用中医内科杂志，2005，19（6）：574.

2. 陈雪松.针刺配合中草药治疗乳癖133例.针灸临床杂志，2010，26（3）：18-19.

3. 陈明明，范郁山，张婷婷，等.针灸配合走罐治疗乳癖25例.中医外治杂志，2011，20（1）：42.

4. 郑月萍.阳和汤治疗乳癖10例.新中医，2005，37（3）：72-72.

5. 王磊，曹丽翠，金莲.黄银兰教授火针治验举隅.环球中医药，2014，7（8）：646-647.

6. 黄婷，张春洪，李娟，等.46例中药敷贴治疗乳癖临床分析.重庆医学，2008，37（10）：1103-1116.

7. 胡芳，游林.加味逍遥散配合外治法治疗乳腺增生病65例.实用中医内科杂志，2007，21（5）：55.

第三章

瘿病

···❖ 肉　瘿 ❖···

一　概述

肉瘿的临床特点是颈前喉结一侧或两侧结块，柔韧而圆，如肉之团，随吞咽动作而上下移动，发展缓慢。好发于青年女性及中年人。相当于西医的甲状腺腺瘤或囊肿，属甲状腺的良性肿瘤，部分结节性甲状腺肿也可参考肉瘿辨治。

二　病因病机

由于忧思郁怒，气滞、痰浊、瘀血凝结而成。情志抑郁，肝失条达，气滞血瘀；或忧思郁怒，肝旺侮土，脾失运化，痰湿内蕴。气滞、湿痰、瘀血随经络而行，流注于结喉，聚而成形，乃成肉瘿。

三　诊断要点

1. 临床表现

患者年龄多在30~40岁，以女性占多数。在结喉正中一侧或双侧有单个肿块，呈半圆形，表面光滑，可随吞咽动作上下移动，按之不痛，生长缓慢，一般无明显全身症状。有些患者可发生肿物突然增大，并出现局部疼痛，是因腺瘤囊内出血所致。

2. 实验室及辅助检查

可进行甲状腺功能测定。

超声波检查：显示甲状腺内有实质性肿块，或有液性暗区。

同位素 131 碘扫描：多显示温结节，囊肿多为凉结节，伴甲亢者多为热结节。

（四）治疗原则与调护要点

1. 一般多采用内治法，以理气解郁、化痰软坚为主。
2. 保持心情舒畅，避免忧思郁怒。
3. 手术患者注意伤口出血，预防喉痉挛发生。

（五）验案赏析

【验案1】

王某，女，36 岁。1999 年 4 月 7 日初诊。

主诉：颈部肿块 2 年余。

病史：患者于 2 年前发现颈部肿块，逐渐增大，门诊甲状腺 B 超示：甲状腺瘤，大小为 2.0cm×2.8cm，建议手术治疗，患者不愿手术而转中医治疗。症见：颈部肿块，胸闷，善太息，咽部异物感，多梦少寐。

查体：甲状腺右侧有一椭圆形肿块，约指头大小，质偏硬，边缘清晰，可随吞咽上下移动。舌淡红，苔白腻，脉弦滑。

诊断：肉瘿（气滞痰浊凝结）。

治则：理气宽胸，化痰散结。

处方：散结消瘿汤加味。

药用：柴胡 10g，生牡蛎（先煎）30g，昆布 15g，海藻 15g，夏枯草 15g，白芥子 10g，法半夏 10g，赤芍 15g，牡丹皮 12g，浙贝母 10g，瓜蒌皮 10g，郁金 15g，合欢皮 30g。每日 1 剂，复煎，两煎药汁混合，分 2 次服。

共服 2 个月，复查甲状腺 B 超示：甲状腺瘤缩小，约 1.0cm×0.8cm。继续服上方 2 个月，肿块缩至 0.5cm×0.6cm。再服药 1 个月以巩固疗效。

（张国祥）

【验案 2】

李某，女，42 岁。2007 年 3 月 15 日初诊。

主诉：体检发现甲状腺肿块 10 天。

病史：病人 10 天前单位体检时发现甲状腺肿块，偶有咽部不适，B 超示：甲状腺叶多发性结节，左叶伴可疑钙化灶。右叶最大 7mm×4mm，左叶最大 15mm×7mm，彩色多普勒超声未见明显血流，考虑良性病变。拟寻求中医治疗。患者近来自觉身疲乏力，无心悸、汗出、手抖等症状，胃纳可，夜寐尚安，大便偏干。

查体：颈前部可触及数个大小不等的结节，左侧偏大，质地中等，表面光滑，皮色如常，可随吞咽动作上下活动，压痛（－），双手震颤试验（－）。舌淡红，苔薄白，脉濡。

诊断：

　　中医：肉瘿（脾虚痰凝）。

　　西医：结节性甲状腺肿。

治则：健脾理气、化痰散结。

处方：党参 12g，白术 15g，茯苓 10g，红枣 12g，柴胡 10g，制香附 10g，广郁金 15g，玄参 10g，山慈菇 10g，贝母 10g，海藻 10g，吴茱萸 15g，仙灵脾 15g，菊花 9g，黄芩 9g，夏枯草 9g，生甘草 6g，服 14 剂。

二诊：检查甲状腺相关检查指标：三碘甲状腺原氨酸（T3）、甲状腺素（T4），游离三碘甲状腺原氨酸（FT3），游离甲状腺素（FT4）、促甲状腺素（TSH）、抗 TG- 抗体（TGA）、甲状腺过氧化物酶抗体（TPO-Ab），均在正常范围内。触诊颈部结节有所变软，诉咽中有黏痰，自觉手足心热，寐差。舌尖红，苔薄白腻，脉细。再拟前法加减。上方中加入藿香 15g，金银花 15g，天门冬、麦冬（各）9g，五味子 15g，厚朴 9g，莱菔子 9g。连服 14 剂。

三诊：药后肿块有所减小，手足心热消失，咽部舒畅。舌淡红，苔薄，脉濡。仍宗上方加减。上方中加入生黄芪 30g。

患者宗此方加减服用半年余，B超示：双侧甲状腺内质地不均，未见结节影。甲状腺肿块基本消失，至今无复发。

（肖秀丽）

【验案3】

赵某，女，54岁。2009年11月3日初诊。

主诉：发现右侧颈部包块3个月。

病史：3个月前无意间发现右侧颈前区单发包块、肿块，不红、不热、不痛，随吞咽上下移动，无呼吸不畅及吞咽不利，纳可，眠可，二便调。脉缓，苔白。

辅助检查：2009年8月B超提示：右侧甲状腺单发腺瘤，大小约1cm×1cm。

诊断：

中医：肉瘿（气滞痰凝证）。

西医：右侧甲状腺腺瘤。

治则：疏肝解郁、消痈散结。

处方：逍遥蒌贝散加减。方药组成：瓜蒌实30g，炮穿山甲10g，浙贝母15g，柴胡10g，白芍15g，当归10g，茯苓15g，白术10g，昆布20g，海藻20g。水煎服，每天1剂，分2次服。

服用30剂后，自觉包块有所减小，余无特殊不适，继续守方治疗连服4个疗程（每疗程1个月），B超提示：双侧甲状腺未见异常。

（付文杰）

【验案4】

郑某，女，34岁。1993年5月28日初诊。

主诉：颈部肿物1年余，加重2个月。

病史：患者1992年3月无意中发现颈部肿物如球状，曾前往某医院

行同位素 [131] 碘扫描及 B 超检查，提示"甲状腺腺瘤"，直径约 20mm，近 2 个月患者发现肿物增大，并有胸闷、头晕等症状，遂前来就诊。伴头晕，口苦。

查体：右侧甲状腺部可触及一肿块，柔韧而圆，如肉团，表面光滑，边界清楚，活动，直径约 25mm，可随吞咽动作而上下移动，无疼痛和压痛，面色如常，胸闷，深呼吸和叹息后减轻。舌质淡红，舌苔白腻，脉沉弦滑。

诊断：肉瘿（肝气郁结，气滞痰凝）。

治则：疏肝理气，化痰散结。

处方：海藻玉壶汤加减：海藻 15g，陈皮 6g，浙贝母 15g，连翘 15g，半夏 12g，青皮 6g，川芎 6g，当归 6g，海带 15g，柴胡 12g，白芍 15g，白芥子 12g，天麻 12g。水煎服，每日 1 剂，分 2 次服用。外敷化结散，每日 2 次。

二诊（1993 年 6 月 26 日）：服上方 20 剂，颈部肿块缩小，无胸闷、头晕、口苦。上方去柴胡、天麻，加蜈蚣 2 条，全蝎 6g，继续外敷化结散。1 个月后，肿块消失，并以 B 超证实甲状腺无实质性肿块。

（许赞斌）

【验案 5】

丁某，女，30 岁。

主诉：颈前肿物 3 个月，偶觉发憋，无胀痛。

查体：甲状腺右叶可及 2cm×2cm 的肿物，随吞咽上下移动，表面光滑质软。苔薄白，脉弦细。

B 超检查：甲状腺右叶可见 2cm×2cm 大小回声区，示甲状腺实性肿物。

诊断：

中医：肉瘿（气滞血瘀，痰湿凝结）。

西医：甲状腺腺瘤。

治则：理气化瘀，化痰散结。

处方：黄药子 10g，海藻 10g，昆布 10g，郁金 30g，香附 10g，夏枯草 10g，川贝母 10g，玄参 30g，连翘 30g，生牡蛎 30g，丹参 30g。每日 1 剂，水煎服，早晚各服 250mL。治疗过程中，曾加减使用山慈菇、鬼箭羽、海浮石。另用黑布药膏和铁箍散膏 1:1 涂匀于纱布，敷于颈部，每日 1 次。

经 2 个月治疗后，肿物消失。B 超检查示：甲状腺未见异常。

（康煜冬）

【按语】

肉瘿的基本病因病机是忧思郁怒、痰浊凝结。多因情志抑郁、肝失条达，以致脾失健运、痰浊内生，流注于结喉部位，久之积聚成形而成。治疗上多主张理气解郁、化痰散结。案 1 作者认为此病不仅以气滞、痰凝为主，血瘀亦很重要。因该病产生必由气滞痰凝日久，气血壅滞而瘀，治疗上除行气化痰为主外，应同时兼顾活血，故宜理气化痰、活血散结为法。散结消瘿汤选用柴胡疏肝理气；生牡蛎、昆布、海藻、夏枯草软坚散结、化痰消瘿；法半夏、浙贝母化痰散结；赤芍、牡丹皮活血消肿。胸闷、善太息者加瓜蒌皮、郁金；肿块疼痛、口干苦加栀子、玄参、延胡索；甲状腺囊肿加皂角刺、泽泻；肿块硬结加三棱、莪术；夜寐不安，加夜交藤、合欢皮。据观察，甲状腺腺瘤有囊性变者治疗效果较未囊变者要好。甲状腺腺瘤多见于女性，与女性多忧思郁怒有关。因此平素应注意保持心情舒畅愉快，以预防该病的发生。对于体虚患者，可适当佐以补气养血之品。若在治疗阶段中，肿块继续增大或出现肿块坚硬而凹凸不平者应及早手术，以免贻误病情。

案 2 为唐汉钧教授治疗甲状腺结节的经验，临证时需注意如下方面：①重视分析病因病机：目前临床常见的甲状腺结节其病因除与饮食水土失宜、情志不舒，脾失健运，瘀血痰浊互结等因素有关外，现代社会的生活、工作、环境等因素对甲状腺结节形成的影响也应该越来越得到重视。随着社会的进步，人们生活工作的节奏越来越快，持续的生活压力、工作透支引起人们体内环境紊乱，免疫平衡失调，脾肾不足，脾胃失于健运，肝气郁滞，进而形成气滞、血瘀、痰浊等病理产物，结于颈前形成结节。②重视脾胃：唐汉钧教授治疗甲状腺疾病时始终贯彻重视脾胃的学术思想，强调在治疗上重视扶助正气在甲状腺结节治疗中的重要性，认为本病多由饮食失宜、情志失调、思虑过度或劳逸失调，而致脾胃受损，脾为仓廪之官，饮食失宜最先伤脾。情志不畅则肝气郁结，木郁克土，脾气自虚。脾虚则水液运行失常，日久聚而为痰，痰阻气机，气滞又引起血瘀，日久痰瘀焦灼，结于颈前而成结节。脾胃在甲状腺疾病的发生中占有重要地位，在治疗中应重视顾护脾胃。唐汉钧教授认为，对于甲状腺腺瘤、甲状腺囊肿、结节性甲状腺肿等无明显自觉症状的患者应以理气化痰、软坚消瘿法治之；在用药中，应以香附、郁金、柴胡等理气舒肝，抑木扶土，海藻、贝母、鬼针草（鬼针草）等软坚散结，健脾取法于四君子汤，用党参、白术、茯苓、黄芪、红枣等，山茱萸、仙灵脾等补肾扶正。诸药合用，攻补兼施，临证每收良效。

　　案3在中医辨证论治的基础上，依据临床表现灵活运用逍遥蒌贝散加减化裁，进行治疗。逍遥蒌贝散多运用于妇科乳腺疾病的治疗，其在甲状腺腺瘤治疗方面也有相当不错的治疗效果。逍遥蒌贝散是蒌贝散和逍遥散合方加减化裁而来，其中蒌贝散出自《医宗金鉴·卷六十六》，原方共5味药组成，即瓜蒌、贝母、连翘、胆南星、甘草，主治结核等。逍遥散出自《太平惠民和剂局方·卷九》，原方共8味药物组成，即柴胡、白芍、当归、茯苓、白术、薄荷、生姜、甘草。主治肝郁血虚所致的两胁作痛、头痛目眩、寒热往来、口燥咽干、月经不调等。

　　临床症见质地较韧的气滞痰凝证患者在基础方上可多加用三棱、莪术、瞿麦各15g，炮穿山甲10g，伴便秘者多加用牛蒡子15g；气阴两虚证患者在原方基础上多加用玄参、牡丹皮、夏枯草各30g，生地黄24g，青皮15g，麦冬 10g。本方中柴胡疏肝解郁，当归养血和血，白芍柔肝缓急，当归、白芍与柴胡共用，补肝体而助肝阴。白术、茯苓健脾益气。浙贝母、昆布、海藻、瓜蒌、炮穿山甲化痰软坚，消痈散结；青皮疏肝理气。玄参、生地黄、麦冬滋阴养血益气。夏枯草、牡丹皮清热凉血，散结消痈；牛蒡子通便；瞿麦利水散结。诸药合用，共奏疏肝解郁、消痈散结之功。

案 4 认为肉瘿为患，多为气郁、痰浊、瘀血流注于任督二脉所辖之结喉部位，气血为之壅滞，积久聚而成形。内服海藻玉壶汤理气活血、化痰软坚，为基本方，临证时胸闷喜叹息者为情志抑郁、肝失条达，加柴胡 12g，白芍 15g；眩晕者为痰气交阻，加白芥子 12g，天麻 12g；舌紫黯者为久病血瘀，加蜈蚣 2 条，全蝎 6g；烦躁易怒、口苦、舌红者为肝火炽盛，去独活、川芎，加黄芩 15g，龙胆草 12g；易汗消瘦者为气阴两虚，去独活、川芎、当归，加麦冬 15g，黄芪 15g。外用化结散：樟脑 15g，蒲黄 15g，天南星 12g，木香 12g，面粉 100g，米醋 150mL。取天南星、木香研细末与樟脑、蒲黄、面粉搅拌均匀，用米醋调成糊状外敷患处，每日 2 次，早晚换药。方中樟脑芳香走窜，逐瘀散结消肿；蒲黄行血滞，消瘀血，破气结，通经脉；天南星散风涤痰，通经走络，攻坚散结；木香、醋开壅导滞，升降诸气，疏理任督二脉，破积消。5 味药配伍精当，相得益彰，治肉瘿以此内外并举，则气行、痰化、瘀消。

案 5 认为凡有颈部结块的瘿病，其总的病因病机在于气滞、血瘀、痰凝，其中肝之疏泄起主导作用。单纯肿大型以气滞为主，合并结节及腺瘤者以痰凝为主，质地硬者以血瘀为主。另外，本病也与正气不足有关。如气血亏虚之人，易致痰瘀内生，结于颈部，形成本病。其次，正气不足还表现于饮食偏嗜，缺碘。在治疗上凡肿块性甲状腺疾病，理气疏肝贯穿始终，而化痰（瘀）散结之品常大剂量使用。另可根据其临床表现，加重养血、益气之品，饮食要求多食含碘食物。常用药物有：黄药子、海藻、昆布、郁金、香附、夏枯草、川贝母、玄参、连翘、生牡蛎、丹参、茯苓等。外用黑布药膏（蜈蚣、五倍子粉等）破瘀软坚；铁箍散膏（天南星、草乌、半夏等）破瘀消肿、解毒散结，加强疗效。

（六）参考文献

1. 张国祥.散结消瘿汤治疗甲状腺腺瘤18例.广西中医药，2003，26（2）：26.

2. 肖秀丽，唐汉钧.唐汉钧教授治疗甲状腺结节经验撷菁.天津中医药，2009，26（3）：180-181.

3. 付文杰，刘学兰，高娅丽，等.逍遥蒌贝散加减治疗肉瘿临床研究.中医学报，2012，27（6）：741-742.

4. 许赞斌.中药内服外敷治疗肉瘿32例.福建中医学院学报，2002，12（1）：16.

5. 康煜冬.吴信受治疗瘿病经验.中医杂志，2003，44（8）：582-583.

……❧ 瘿 痈 ❧……

一 概述

瘿痈是瘿病中的一种急性炎症性疾患。其特点是结喉两侧结块，色红灼热，疼痛肿胀，甚而化脓，常伴有发热、头痛等症状。相当于西医的急性甲状腺炎、亚急性甲状腺炎。部分慢性淋巴细胞性甲状腺炎可参考瘿痈辨治。

二 病因病机

多因风温、风火客于肺胃，内有肝郁胃热，积热上壅，挟痰蕴结，以致气血凝滞，郁而化热而成瘿痈。

三 诊断要点

1.临床表现

发病前多有感冒、咽痛等病史。颈部肿胀多突然发生，局部焮红灼热，按之疼痛，其痛可牵引至耳后枕部，活动或吞咽时加重，伴发热、畏寒等。少数病人可出现寒战、高热，局部胀痛跳痛而化脓，成脓后可出现波动感。

2.实验室及辅助检查

急性期，白细胞总数及中性粒细胞增高，甲状腺超声波探测有助于诊断。

四 治疗原则与调护要点

1.本病以内治为主，宜疏肝清热、化痰散结。

2.加强体育锻炼，增强机体抵抗力，减少上呼吸道感染的发生。

3.保持心情舒畅，忌愤怒，少食辛辣之品。

五 验案赏析

【验案1】

王某，男，50岁。2012年12月初诊。

主诉：右颈部肿痛1个月。

病史：患者于2012年11月28日发现右颈部甲状腺肿大，质地较硬，自觉疼痛，触痛明显，疼痛放射至耳后、枕部，说话、吞咽、转动颈部时疼痛加剧，为寻求中医治疗来诊。

查体：神清合作，营养尚可，无明显消瘦，眼球不突出，性情急躁。颈右前部肿块（甲状腺）皮色如常，表面结节，按之坚硬，随吞咽上下有轻度移动，有压痛，余无异常。舌质红，苔薄黄，脉弦滑。

B超：右侧甲状腺整体增大，该区形态不规则，其范围约2.04cm×2.3cm。

诊断：瘿痈（肝胆湿热，毒邪阻络）。

治则：清热利湿，软坚散结。

处方：龙胆草15g，夏枯草15g，当归30g，牛蒡子30g，连翘20g，丹参30g，生地黄30g，酒大黄15g，决明子20g，土鳖虫5g，泽兰30g，黄芪30g，当归30g，浙贝母20g，山药30g，青蒿20g，郁金20g，炙甘草6g。

3剂，水煎温服，每两天1剂。

1周后复诊，患者症状明显减轻，局部肿块不明显，颜色正常，疼痛感消失。右侧甲状腺整体增大，其范围约1.37cm×1.41cm。舌质红，苔黄厚，脉弦滑。

于原方减连翘、生地黄、玄参、酒大黄、决明子、青蒿，加茵陈15g，栀子15g，薏苡仁30g，柴胡15g，升麻30g，蔓荆子15g。煎服法同前。1周后电话随访，已痊愈。

（王　芳）

【验案2】

西园某，女，60岁，日本人。

主诉：颈前肿大15年。

病史：患者病起于感冒后发现颈部逐渐增粗，憋气。无低热，无疼痛，疲乏无力，曾服激素治疗，疗效不显。

查体：甲状腺坚硬如石，表面无结节，无压痛，下肢无浮肿。苔薄白，脉沉弦。

血清游离T_3、T_4无异常。

诊断：慢性甲状腺炎（气血瘀阻，痰瘀互结）。

治则：化痰散结、活血消肿。

处方：黄药子30g，郁金30g，香附10g，夏枯草20g，川贝母20g，玄参30g，僵蚕20g，连翘30g，生牡蛎30g，三棱20g，莪术20g，鬼箭羽30g，丹参30g，桔梗20g，柴胡15g，半夏10g，炒皂角刺10g，炒穿山甲20g，山慈菇30g，赤芍20g，板蓝根30g，贯众30g，大青叶20g，紫草20g。上药研末，调蜜为丸，每丸重10g，每日服2次，每次1丸。外敷黑布药膏、铁箍散膏混匀，每日1次。

次年，患者来京，复查甲状腺已变软，缩小3/4，憋气、乏力等症消失。嘱继服上方治疗1年。再次来华，甲状腺已恢复正常。

（康煜冬）

【验案3】

陈某，女，35岁。1995年3月15日初诊。

主诉：颈项部肿块1个月，加重1周。

病史：患者1个月前在治疗感冒时发现颈项部肿块，因疼痛不明显未予重视。近1周来耳热，肿块增大明显，疼痛增剧，夜卧不宁来诊。痛苦面容，乏力，纳差，便3日未解，尿短赤。

查体：体温38.2℃，咽充血，于颈前结喉右侧触及2cm×3cm的肿块，压痛，应指。苔薄黄，脉滑数。

实验室检查：血常规：白细胞计数 $9.8×10^9$/L，中性粒细胞比例82%，淋巴细胞比例18%。

诊断：瘿痈（气血凝滞，瘀热阻络，郁久熟腐成脓）。

治则：疏肝清胃，泄热化痰，活血散瘀。

外治：抽出黄白夹瘀的脓液约6mL，冲洗后注入稀释1倍的庆大霉素8万U，外以金黄散箍围（具体方法见按语）。

处方：瓜蒌、黄芩、栀子、生大黄各10g，天花粉、金银花各15g，青皮、陈皮、柴胡各6g，皂角刺9g，甘草3g，5剂。

服药后第2天解粗屎1次，身热即退，食欲增，近日大小便正常，颈项胀痛逐日减轻。查：体温36.8℃，苔薄腻，脉滑。血常规：白细胞计数 $7.2×10^9$/L，中性76%，淋巴24%，颈项仍能触到1cm×2cm的肿块，而波动感不明显。前方去黄芩、栀子、生大黄，加桂枝6g。服5剂，全身症状消失，肿块消散，告愈。

（顾成中）

【验案4】

刘某，女，50岁。2003年7月6日初诊。

主诉：颈部疼痛2周。

病史：患者多日工作劳累，突感嗓子痛，吞咽困难，颈部及枕部疼痛难忍，夜不能寐，去市医院就诊确诊为亚急性甲状腺炎，查甲状腺功能3项无异常。给予地塞米松、止痛剂、转移因子口服液治疗2周，症状仍不缓解，每日下午发热，体温至38℃～39℃，伴有心慌、气短、四肢无力，病人十分痛苦，为求中医药来诊。现症见：发热咽痛，心慌气短，四肢无力，夜不能寐。舌质黯红，脉细数。

诊断：瘿痈（热毒痰凝，瘀阻脉络）。

治则：清热解毒、凉血宁心、补肾消痈。

处方：生地黄20g，玄参15g，山豆根5g，白薇10g，柏子仁15g，枣仁30g，枸杞子15g，五味子5g。每日1剂，水煎服。

3 剂后症状缓解，继服 5 剂，病情稳定，上方加太子参 15g，继服 6 剂，症状若失。

随访 3 年未复发。

（张秀云）

【验案 5】

薛某，女，40 岁。1998 年 3 月 18 日初诊。

主诉：结喉不适 1 年余。

病史：患者 1 年前结喉旁不适，经外院做 B 超，行甲状腺细针穿刺、血清甲状腺自身抗体检测、甲状腺 ^{131} 碘核素扫描均支持桥本氏甲状腺炎的诊断，经西药治疗效果不明显，遂来求治。诊见自觉结喉旁有紧压感，时有心悸，平时易疲乏，易患感冒，胃纳尚可，夜寐欠安。

查体：两侧甲状腺轻度肿大，质韧，峡部亦肿。苔薄腻尖红，脉濡。

实验室及辅助检查：

甲状腺激素示：T_3、T_4、FT_3、TSH 均正常，$FT_4$26.8pmol/L，TG-Ab53%，甲状腺过氧化物酶抗体（TPO-Ab）54.7%。

甲状腺穿刺检查：大部分淋巴细胞浸润。

诊断：桥本氏甲状腺炎（正虚邪恋，湿痰凝结）。

治则：扶正消瘿。

处方：柴胡 9g，郁金 9g，浙贝母 9g，鬼针草 9g，玄参 9g，板蓝根 15g，生黄芪 30g，党参 12g，白术 12g，茯苓 9g，山茱萸 9g，淫羊藿 12g，何首乌 12g，枸杞子 12g，红枣 15g，炙甘草 12g。

患者以此方为主加减服用 1 个月后，自觉结喉部紧迫感明显减轻，又加减服用上方 2 个月后，复查 FT_4、TG-Ab、TPO-Ab 均恢复正常。

随访半年诸症未见复发。

（唐汉钧）

【按语】

瘿痈患者多属阳热体质，肝属木，喜条达而恶抑郁，一有怫郁，即伤肝气。机体外感风温风热之邪，邪停颈项或肝热生风，肝风内动而致肝气郁结，则血行不畅，湿浊内生。湿与热结，湿热毒邪搏结于颈部而致瘿痈。肝的生理病理与瘿痈的病因病机密切相关，从肝论治此类疾病时应注意以下几个问题。①注重整体辨证与局部辨证相结合。整体辨证时注重四诊合参，分清外感风温、风热、肝经郁热之别。局部辨证时注重辨局部色泽、肿、痛、脓、麻木、酸楚、溃疡等。②注重扶正气、顾护阴液。《素问·评热病论》载："邪之所凑，其气必虚。"瘿痈发生的根本原因是正气不足，故扶正乃是治愈瘿痈之根本。肝体阴而用阳，而清热利湿、清热解毒必伤阴液，故可在清利湿热之时，适当加用养阴柔肝之品，如生地黄、白芍等，以防耗阴太过。③和营卫与祛邪毒并举。瘿痈多为风热之邪或内生湿热阻滞经络，继生热毒、瘀血、痰浊为患，虽变化多端，但营卫不调却是局部的基本病机。调和营卫既有助于驱邪外出，又利于恢复气血运行的生理状态。④注重调畅情志。肝体阴用阳，为风木之脏，其气主升主动，喜条达而恶抑郁，也忌过亢。肝体阴柔，其用阳刚，阴阳和调，刚柔相济，则肝的功能正常，所以在治疗的同时也应调畅情志。案1患者由于长期肝气郁结，日久脾虚，脾虚则生湿，湿热互结于颈部乃成瘿痈。方用龙胆泻肝汤加减，清利肝胆湿热，驱邪通络。方中龙胆草、夏枯草、决明子清肝经湿热；连翘、玄参、鳖甲消肿散结；当归、生地养阴柔肝。同时调畅情志，故获效迅速。

案2为甲状腺炎慢性期。甲状腺炎急性期病因多由肝郁胃热，风湿风热客于肺胃，积热上壅，蕴聚化毒所致；慢性期常伴体弱乏力、神倦身肿等脾肾不足证候。治疗上，急性期治以疏肝清热、解毒消痈。常用药物有：柴胡、黄芩、夏枯草、板蓝根、蒲公英、连翘、赤芍、牡丹皮等。若吞咽疼痛，可加桔梗、射干；脓肿形成，加白芷、炒穿山甲；局部疼痛明显者，加乳香、没药、延胡索。急性期可外用芙蓉膏（芙蓉叶、黄连、黄芩、冰片等）清热解毒、活血消肿。慢性期，因瘿肿坚硬如石，故化痰散结用量宜大。常用药物有：黄药子、郁金、僵蚕、连翘、鬼箭羽、丹参、半夏、炒穿山甲、赤芍、三棱、莪术等。本例因患病时间长，故化痰散瘀并重，且加清热解毒之品，防止郁久化热。

瘿痈肿块未化脓时较硬。疼痛常波及耳、颞、颈项，常继发于上呼吸道感染，多由于病毒破坏部分甲状腺滤泡释放出的胶体引起甲状腺组织的异物性反应，组织切片可见白细胞浸润。外因风温风热客于肺胃，内有肝郁胃热，积热上壅，夹痰凝结，以致气血凝滞，郁而化热。瘿痈化脓较少。案3患者瘿痈化脓因系早期症状较轻，未予重视，久之则热胜肉腐而脓，随着脓肿形成，肿痛增剧。本病患于颈项要塞之地，患者惧于手术治疗，故采用中西医结合，以抽尽其脓液，使邪毒外达，注以抗炎药物，急除病灶遗毒。操作方法如下：患者取正坐位或仰卧位，常规消毒颈项皮肤，以左手固定肿块（两手须戴消毒手套），取装有9号针头的10mL注射器，对准肿块中心刺入，针感无抵抗即可回抽，抽尽脓液后，再用装有生理盐水的注射器将适量的生理盐水注入脓腔吸尽。最后注入稀释1倍的庆大霉素8万U。局部抽刺注入药物的同时，以中药口服，方用瓜蒌牛蒡汤加减以疏肝清胃，泄热化痰，活血散瘀，以清解余毒，从而达到标本同治的目的。因疗法切中病机，故疗效确切，可于短期内痊愈。部分瘿痈实系甲状腺囊肿处理不当，或因过度挤压，以致囊内瘀热内生而致囊内感染或化脓，所以正确治疗甲状腺囊肿也可减少瘿痈发生。

案4以清热解毒、凉血宁心、补肾消痈之法治疗瘿痈，体现了中医经络理论辨证论治的科学性。瘿痈病位在颈前结喉两侧，此处是群经交会的部位之一，手太阴肺经至喉部，足阳明胃经，从大迎前，下人迎，循喉咙，入缺盆。足太阴脾经，上膈挟咽，连舌本，散舌下。手少阴心经，从心系上挟咽，系目系。手太阳小肠之脉，络心循咽下膈。足少阴肾之脉，入肺中循喉咙，挟舌本。肝足厥阴之脉，布胁肋循喉咙之后，上入颃颡。任脉起于中极穴，循胸腹部，正中直上，达咽喉，至下唇内。冲脉挟脐上行，经喉环绕口唇。督脉其少腹直上者，贯脐中央，上贯心，入喉。可见心肝脾肺肾，五脏之经脉，均至喉部。甲状腺能辅助五脏，促进气化，维持形神正常发育，协助调阴阳平衡，运行气血，以荣周身，内属脏腑、外络肢节、沟通上下，贯穿内外，调节机体各部的通路。人体通过经络系统的联系而成为一个有机的整体。本病多发于中年妇女，七七天癸竭，加之平素劳累。肾气虚弱，以致外邪乘虚侵入，结聚于经络脏腑，导致气滞血瘀，痰凝，日久化热而致病。方中生地黄，味苦、气寒，入手太阴及手太阳经、凉头面之火，清肺肝之热。玄参，味苦气寒，入肺、胃、肾三经，领诸气上下而不致浊，散无根浮游之火。山豆根味苦，气寒，入肺经、止咽喉肿痛。白薇味苦、大寒，阳明冲任之药，清血热、退虚热。柏子仁甘平，入心、肝、肾、脾四经，养心气、润肾燥、助滋肝。枣仁味酸、入心、肝、胆、胞络，宁心志、益肝胆。枸杞子、味甘苦，入肝、肾二经，添精固髓，健骨强筋。五味子味酸，气温，入肺、肾二经，生津止渴、收敛肺气。

案 5 作者认为桥本氏甲状腺炎属于自身免疫疾病，本病以血清内存在甲状腺自身抗体和甲状腺内淋巴细胞浸润为主要特征，其发病机理尚未明了，但碘摄入量、环境因素、感染和遗传因素在其发病中均起了重要作用。患者发病后病程长，由于甲状腺的持续慢性损害的存在，早期可有甲亢症状，后期多发展为甲减。传统中医治疗多用富含碘的海洋药物如海藻、昆布等，而现代医学已证实本病的发病与碘摄入量的增加有直接的关系，因此传统治疗瘿病的方剂如海藻玉壶汤、四海舒郁丸并不适合治疗桥本氏甲状腺炎。本病的病机以正虚邪恋为主。患者每因劳累后发病或病情加重，临床治疗好转的患者也可因劳累体虚而复发。劳则伤精，思虑伤脾，正气虚损则外邪易侵，虚邪留恋，机体阴阳失调，则临床变证百出。据此病机提出健脾益气、扶正消瘿的治则，据其标本缓急，急则治其标。若患者甲状腺急性炎症明显，则以清热解毒、消肿散结为主，佐以健脾益气治疗；若患者病情缓和，则以健脾益气、滋阴降火为主，佐以清热解毒祛邪治疗。方用柴胡、郁金、香附、浙贝母开郁散结消肿，黄芩、玄参、板蓝根以清热泻火解毒，生黄芪、党参、白术、茯苓、红枣等健脾益气，山茱萸、淫羊藿等扶助正气，调和阴阳。本案治疗甲状腺疾病，始终贯穿东垣"内伤脾胃，百病由生"的学术观点，强调在治疗上要重视扶助正气，调节机体的内环境，从根本上解除疾病生成的原因，佐以祛邪之品，协助机体自身的祛邪机制。主张辨证处理扶正与祛邪的主次关系，急则治其标，缓则治其本，以主证为主，兼顾兼证，随证加减，方能十全。

（六）参考文献

1. 王芳，高歆昌，刘彬冰，等.段渠副研究员从肝论治瘿痈经验.湖南中医杂志，2013，29（5）：25-26.

2. 康煜冬.吴信受治疗瘿病经验.中医杂志，2003，44（8）：582-583.

3. 顾成中.中西医结合治疗瘿痈化脓5例.实用中医药杂志，2001，17（1）：21.

4. 张秀云.中药循经治疗瘿痈六例体会.职业技术，2008，（8）：112.

5. 唐汉钧，刘晓鸫，赵聿平.运用东垣学说治疗甲状腺疾病经验.中医杂志，2000，41（5）：273-274.

第四章

皮肤病

⚛ 风瘙痒 ⚛

一 概述

风瘙痒是一种无明显原发性皮肤损害而以瘙痒为主要症状的皮肤病。其发病特点是皮肤阵发性瘙痒，搔抓后常出现抓痕、血痂、色素沉着和苔藓样变等继发性损害。临床上有泛发性、局限性两种。泛发性者全身皮肤瘙痒；局限性者以阴部、肛门周围最为多见。西医学认为本病病因较为复杂。泛发性瘙痒症多与外界因素刺激和一些慢性疾病（如糖尿病、甲状腺功能异常、尿毒症、血液病、肝胆疾患、淋巴瘤等）有关，外界因素则常常与工作环境、气候变化、饮食或药物等有关。老年性瘙痒多由皮脂分泌减少，皮肤干燥引起。局限性瘙痒多与局部摩擦刺激、多汗潮湿、细菌、真菌及寄生虫感染，以及神经官能症等有关。

二 病因病机

素体血热证，复感风邪；或情志内伤，五志化火生风；风热与血气相搏，往来于肌肤之间而致瘙痒；或饮食不节，过食辛辣发物，湿热内生，化热生风，内不得疏泄，外不得透达，郁于皮肤腠理而致瘙痒；或久病体弱，气血亏虚，肝血不足，肝阳上亢，生风化燥，肤失濡润，风动作痒。

三 诊断要点

1.皮肤阵发性瘙痒，痒无定处或局限于阴部、肛门周围，以及头皮、小腿等处。

2.无原发性皮损，反复搔抓可见抓痕、血痂、色素沉着和苔藓样变等继发性损害，甚至继发感染引起毛囊炎、疖、淋巴结炎等。

3. 易反复发作。有发生于秋末冬季，因寒冷干燥诱发者；亦有发生于夏季，因潮湿多汗而诱发。

（四）治疗原则与调护要点

1. 治疗以祛风止痒，清热凉血，养血润燥为主要原则。

2. 忌饮酒类，少食鱼、虾、蟹等动风发物，多食蔬菜水果。

3. 避免搔抓、摩擦或热水烫洗等方式止痒，不用碱性强的肥皂洗澡。

4. 内衣柔软宽松，宜穿棉织品或丝织品，不宜穿毛织品。

5. 调畅情志，避免劳累。

（五）验案赏析

【验案 1】

郭某，男，65 岁。2009 年 10 月 29 日初诊。

主诉：周身皮肤干燥瘙痒 4 年。

病史：患者 4 年前始觉皮肤干燥瘙痒，热水沐浴之后，皮肤瘙痒加剧。自用醋酸氟氢松软膏等外涂，疗效甚微，病情缠绵反复，无明显季节性。曾在北京某医院服用清热解毒为主的中药，效果不佳。来诊时瘙痒严重，入睡困难。

查体：皮肤干燥，体瘦乏力。舌淡黯苔薄白，脉弦细。

诊断：风瘙痒（血虚风燥证，兼夹瘀滞）。

治则：养血活血，祛风止痒。

处方：炙首乌 20g，当归 15g，芍药 15g，麦冬 15g，茯苓 15g，白术 12g，桑白皮 12g，蒺藜 15g，防风 12g，僵蚕 12g，知母 15g，金银花 15g，红花 12g，益母草 15g，珍珠母 20g。予 7 剂，每日 1 剂，水煎服，早晚各服 1 次。

二诊（11 月 12 日）：患者自诉服药 7 剂后瘙痒有所减轻，遂按原方继服 7 剂。2 周后瘙痒已去十之六七，但觉睡前瘙痒加重，影响睡眠。故用药有所调整，加重滋阴和安神药的比重，处方组成：生地黄 15g，玄参 12g，牡丹皮 12g，紫草 12g，桑白皮 12g，土茯苓 15g，连翘 15g，僵蚕 12g，防风 12g，益母草 15g，紫苏梗 15g，黄芩 15g，酸枣仁 20g，夜交藤 30g。10剂，每日 1 剂，水煎服，早晚各服 1 次。

三诊（11 月 23 日）：患者反馈服药 10 剂后睡眠质量提高，体力增加，睡前瘙痒也有所减轻。此次仅将二诊处方微做调整，方药：沙参 15g，麦冬 15g，玄参 12g，牡丹皮 12g，女贞子 15g，旱莲草 15g，生石膏 20g，连翘 15g，僵蚕 12g，防风 12g，益母草 15g，紫苏梗 15g，黄芩 15g，酸枣仁 20g，夜交藤 30g。10 剂，两天 1 剂，水煎服，早晚各服 1 次。

四诊（12 月 2 日）：瘙痒尽除，其他症状也明显改善，嘱其服丸药以巩固疗效。方药：生地黄 15g，玄参 12g，知母 15g，麦冬 15g，紫草 12g，桑白皮 12g，土茯苓 15g，连翘 20g，僵蚕 12g，防风 12g，苏梗 15g，黄芩 15g，酸枣仁 20g，夜交藤 30g。以上诸药共为末，配蜜为 6g 丸，每日 2次，每次 3 丸。服药 1 个月余，诸症悉除。

（夏　叶）

【验案 2】

李某，男，46 岁。2009 年 12 月 5 日初诊。

主诉：全身瘙痒 5 年。

病史：5 年前先出现阴囊瘙痒，久之全身均瘙痒，多为阵发性，睡前、情绪变化、进食辛辣食物多为诱因，影响睡眠和生活，用过多种抗组胺药物口服及激素类软膏外涂未愈。来诊时剧痒，大便干，失眠。

查体：阴囊、会阴、后背、下肢均可见抓痕、结痂、肥厚，部分皮损出现糜烂。舌质红，苔薄黄，脉细数。

诊断：风瘙痒（风热毒聚证）。

治则：疏风清热，凉血解毒，消疹止痒。

处方：予疏风解毒止痒汤。金银花 15g，连翘 20g，牛蒡子 15g，蝉蜕 15g，桑叶 15g，荆芥 15g，白鲜皮 15g，苦参 15g，蛇床子 15g，地肤子 15g，蒺藜 15g，当归 10g，何首乌 15g，车前子 30g，炒酸枣仁 20g，生龙骨 30g，全蝎 10g，炙甘草 10g。每日 1 剂，水煎，分 2 次口服。14 剂。同时每日 2 次外涂复方止痒酊（苦参、百部、白鲜皮、黄柏、土荆皮、地肤子、蛇床子、当归、大青叶、连翘、白芥子、猫爪草等量，用 75% 的乙醇浸 1 周）。

二诊（2009 年 12 月 19 日）：瘙痒明显减轻，肥厚之皮损渐薄，睡眠好转。上方加小茴香 10g、木香 10g、枳壳 20g，每日 1 剂，水煎，分 2 次口服。21 剂。外用药同前。

三诊（2010 年 1 月 9 日）：皮损大部分消失，偶有轻微瘙痒，睡眠良好，二便通畅。上方去金银花、连翘、苦参、车前子、全蝎，服 14 剂愈。

随访 1 年，未见复发。

（周宝宽）

【验案 3】

张某，男，72 岁。2011 年 11 月 6 日初诊。

主诉：全身皮肤瘙痒 2 个月，加重 1 周。

病史：近 2 个月来，患者全身皮肤瘙痒，多方求医，内服抗组胺药物，外用糖皮质激素，症状时轻时重。1 周前，家有喜事，连续 3 日饮酒劳累，使用上述药物无济于事，瘙痒难耐，即来诊。夜间痒甚，眠差，大便干。患者既往有糖尿病病史 10 年，平素血糖控制空腹血糖 6 ～ 7mmol/L，餐后血糖 9 ～ 10mmol/L。

查体：形体适中，面色不华，全身皮肤干燥，精神欠佳，四肢及胸背部有抓痕血痂并有脱屑。舌淡白，苔薄黄腻，脉沉细数。

诊断：风瘙痒（血虚风燥兼湿热证）。

治则：养血润燥，祛风止痒，清热除湿。

处方：生地黄、当归、赤芍、土茯苓、何首乌各 14g，川芎、白鲜皮、荆芥、防风、炒枣仁、苦参各12g，牡蛎（先煎）20g，珍珠母（先煎）14g，柴胡、薄荷、蒺藜各10g，每日1剂，水煎服，嘱患者加强控制血糖，勿饮酒及食辛辣等刺激性食物。

7天后复服7剂后，皮疹较前减轻，瘙痒亦有缓解。原方加薏苡仁30g、蒺藜15g。

再进7剂，药后患者诸症明显缓解，依此方法调理2个月余，皮疹消失。

（张丽辉）

【验案4】

王某，女，53岁。2012年11月6日初诊。

主诉：全身皮肤瘙痒3年余。

病史：患者因尿毒症期行维持性血液透析治疗7年，全身皮肤瘙痒3年余，夜间瘙痒甚剧，严重影响生活、睡眠，口干，大便3～4日一行，且干结难解。

查体：腰背及腹部可见多处抓痕及血痂，皮肤干燥粗糙，无风团及皮疹，舌质红，苔黄腻，脉滑数。

诊断：风瘙痒（湿热内蕴，血虚生风证）。

治则：清热除湿，疏风养血。

处方：消风散加减：苦参20g，荆芥、姜半夏、乌梢蛇、蜂房、当归、炒苍术、防风各10g，土茯苓30g，蝉蜕6g，丹参、地肤子、白鲜皮、川芎各15g，生地12g，制大黄16g。七剂，浓煎120mL，每日1剂，口服。

患者药后自觉皮肤瘙痒好转，大便1～2日一行，易解，口干缓解，续原方7剂口服，瘙痒消失，诸症明显缓解，遂停药。

2013年1月随访病情稳定。

（李　翔）

【验案 5】

唐某，男，72 岁。2013 年 12 月 15 日初诊。

主诉：腰及双下肢瘙痒 3 年。

病史：患者 3 年来经常周身皮肤瘙痒，夜间尤甚，曾用氟轻松软膏及扑尔敏（马来酸氯苯那敏）和镇静药物治疗，疗效不显。近 1 年来瘙痒症状加重，夜寐不安。

查体：腰及双下肢皮肤干燥、脱屑，散在抓痕、血痂，部分色素加深，呈苔藓样。

诊断：风瘙痒（血虚化风化燥证）。

治则：养血润燥，祛风止痒。

治疗：处方：润燥止痒油：生地 5g，秦艽 5g，甘草 10g，香油 4 两，将上药浸入香油中一昼夜，文火炸至金黄，去滓备用。外用，每日 4 次，避免饮酒及辛辣饮食，避免勤洗浴。

5 天后，患者诉瘙痒减轻，查见局部皮肤干燥、脱屑减轻，血痂脱落。

继用 10 天后，患者诉基本无瘙痒，夜间能安睡，皮损处皮肤趋于润泽光滑，未见明显脱屑、抓痕、血痂。

（王根林）

【验案 6】

杜某，男，67 岁。2007 年 10 月 26 日初诊。

主诉：皮肤干痒 3 年。

病史：患者 3 年来皮肤呈阵发性瘙痒，夜间为重，搔抓后瘙痒加重。各项检查后排除内科疾病，多方治疗后无效。

查体：皮肤干燥，见表皮剥脱和血痂。舌红苔黄，脉弦细。

诊断：风瘙痒（血虚失养，化燥生风证）。

治则：养血活血，祛风止痒。

处方：当归饮子加减：当归 10g，白芍 10g，生地 10g，川芎 10g，炙首乌 15g，蒺藜 15g，茯苓 10g，生侧柏叶 15g，白薇 15g，淫羊藿 15g，地肤子 15g，白鲜皮 15g，砂仁 6g，炙甘草 6g。7 剂。每日 1 剂，水煎温服。

服药 7 剂后皮肤瘙痒次数明显减少，皮损和血痂部分消失。效不更方，继服 14 剂。

三诊，瘙痒消失，皮损和血痂消失。

（朱　影）

【验案 7】

王某，男，78 岁。2010 年 5 月 18 日初诊。

主诉：全身瘙痒、双下肢为甚 2 年余。

病史：患者自诉全身皮肤瘙痒 2 年余，冬季加重，曾经服用西药（具体用药不详），但均只能缓解症状，不能根除。现症见：全身瘙痒，尤以双下肢为甚，因瘙痒夜不能寐，伴有心烦、头晕。

查体：可见全身散在抓痕、血痂，双下肢满布损伤性丘疹，皮肤干燥、脱屑。舌质黯淡，舌尖红，苔薄白，脉缓。

诊断：风瘙痒（血虚风燥证）。

治则：养血活血，祛风止痒。

处方：采用针灸治疗。取穴：风池、曲池、合谷、血海、足三里、三阴交、百会、神门。操作：常规消毒后，选用 0.35mm×25mm 的华佗牌不锈钢针灸针，上述腧穴除风池外，均垂直刺入 15～20mm；风池向鼻尖方向斜刺 15mm。进针得气后施以补法。10 分钟行针 1 次，留针 30 分钟。针刺每天 1 次，10 天为 1 个疗程。

针刺 3 次后，夜间即感瘙痒有所减轻，能入睡。针刺 1 个疗程后瘙痒大减，皮损渐退。2 个疗程后自觉偶有瘙痒，皮肤恢复正常。3 个疗程后瘙痒、皮损消失而愈。随访半年未复发。

（王民集）

【按语】

中医称本病"风瘙痒"，认为禀赋不耐、六淫侵袭、情志内伤、饮食不节或肝肾亏虚等各种因素引起气血虚弱，或气滞血瘀，或血热内蕴，导致本病的发生。治疗以祛风止痒、清热凉血、养血润燥为主要原则，分为内服、外治、内外合治、综合疗法等。

案1患者年逾花甲，肝肾渐衰，精亏血虚，兼之平素沐浴喜热水，伤津耗液，更使津血亏虚，血虚则生风化燥，风盛则痒，皮肤失其濡养、滋润则干燥，因此本案之瘙痒当诊为老年性瘙痒，毋因患者疑似荨麻疹症状的叙述而影响正确诊断。且本案患者年事已高，患病日久，多夹瘀滞，治宜养血化瘀、祛风止痒。《素问·阴阳应象大论》曰："形不足者，温之以气；精不足者，补之以味。"故予灸首乌、当归、生地黄、芍药等厚味之品以养血润燥，沙参、麦冬、女贞子、旱莲草以滋阴生津。阴阳气血之间可相互依赖、相互滋生，在养血滋阴的同时，加入四君子中的白术、茯苓补脾气以资后天。另外，患病日久多有瘀滞，故用红花、益母草活血化瘀。瘙痒多与风邪相关，故加蒺藜、防风、僵蚕祛风止痒。"肺主皮毛"，用黄芩、紫苏梗等药泻肺中郁热，并加桑白皮以引药走于皮毛。老年人气血亏虚，往往常见失眠症状，而对于老年性瘙痒的患者而言，"失眠"与"瘙痒"常常相互影响，互为因果。瘙痒持续时，必然使患者烦躁不安、夜不能寐；而入睡困难时，患者则自觉瘙痒倍加严重，持续难耐。故诊治时在疏风、润燥、养血、活血等基础上，加珍珠母重镇安神，酸枣仁、夜交藤养血安神，共奏养血安神、滋阴润燥、祛风止痒之功。

《诸病源候论》曰："风瘙痒者，是体虚受风，风入腠理，与血气相搏，而俱来，在于皮肤之间。"瘙痒症多为素体虚弱，风邪或风邪兼他邪侵入机体，蕴于肌肤，久之可转生瘀、毒等邪。风、湿、热、毒、郁、瘀为常见之邪或病理因素。案2以风、毒为主，治宜疏散风邪、清热解毒。疏风解毒止痒汤方中金银花、连翘清热解毒，疏散风热；牛蒡子、蝉蜕、桑叶疏散风热，宣肺透疹；荆芥祛风解表，透疹消疮；白鲜皮、苦参清热燥湿，祛风解毒；蛇床子杀虫止痒，燥湿；地肤子利尿通淋，清热利湿，止痒；蒺藜平肝疏肝，祛风明目；当归、何首乌养血和血，有"治风先治血，血行风自灭"之意；车前子清热利湿，使邪从尿出；酸枣仁养心益肝、安神、敛汗；生龙骨镇惊安神，平肝潜阳；全蝎搜风攻毒散结；甘草解毒和中，调和诸药。全方虽集疏风散热、解毒、和血、消疹、止痒于一体，但以治风、毒为主，可使风祛、热退、毒解、血和、疹消、痒止。

案3反映了糖尿病皮肤瘙痒症的中医药治疗。从中医角度看，肝与消渴关系密切，因为肝主疏泄的生理功能是保证机体多种生理功能正常发挥的重要条件，其可调节肺、脾、胃、肾等脏腑的气机升降，协助各脏腑对精津生化、封藏发挥正常功能。肝主疏泄、调畅气机，还可调节人的精神情志活动。若长期过度的情志刺激，导致肝气郁结，郁而化火，耗伤津液，导致消渴。糖尿病日久，随着肝气的亏虚，机体气血阴阳失调，诸病迭生，常累及肌肤，导致肌肤失养，干燥、脱屑，瘙痒不止。肝气血亏虚为之本，风、火、瘀为之标。在临床辨治时，须标本兼顾。肝郁日久，郁而化火，灼阴耗气，气血耗伤，阴血亏损，肝肾同源，精无血生，则肝肾两虚，均可化风生风，肌肤失养而发本病。临床治疗当以疏肝、平肝、柔肝、养肝、养血、活血、祛风、息风之法灵活运用，必要时"肝肾同治"。因此情志失调是其重要病因，肝失疏泄、气机紊乱是糖尿病皮肤瘙痒症的基本病机。"伏其所主，先其所因"，故"从肝论治"是基本大法。

《外科正宗》说："顽癣，乃风、湿、热、虫四者为患……此等总皆血燥风毒克于脾、肺二经。"案4风湿之邪蕴结于肌肤，经络失疏，局部气血凝滞，肌肤失养，故皮损呈淡褐色片状，粗糙肥厚；风盛则痒，扰于阴分则夜间尤甚；苔薄白或白腻、脉濡而缓为风湿蕴肤之象，故治以疏风利湿。方中当归、知母滋阴补血润肤；生地、赤芍凉血活血；苦参清热燥湿；苍术祛风燥湿；痒自风来，止痒必先疏风，故用荆芥、防风开发腠理、透解郁滞肌肤的风毒之邪而止痒，穿山甲活血化瘀，蝉蜕、蜂房加强疏风止痒之力。诸药合用，共奏益气养血、祛风止痒之效。

老年瘙痒症是老年人最常见的瘙痒性皮肤病，西医治疗主要采用抗组胺药、封闭疗法、性激素、5-HT 受体拮抗剂等药物，虽然起到了一定的防治作用，但远期疗效差，且有较大的毒副反应。中医认为老年瘙痒症，系年老体衰，气血不足引起，血虚则经脉滞涩，荣卫失和，肌肤失养，皮肤失去濡养，腠理不能致密，卫外功能失职，故而发病。案 5 的润燥止痒油源于赵炳南老中医外用经验方，并在此基础上加减化裁而来。甘草油为其中的一种，通过将甘草浸入香油一昼夜，文火炸至焦黄，去渣而成，具有解毒、润肤、清洁疮面的作用。本方不仅养血凉血润燥，祛风止痒，而且其作用缓和，在皮肤表面可形成表浅油膜，可有效地阻止皮肤水分丢失，改善患者的皮肤屏障功能，对粗糙的皮肤有润泽作用，降低不良因素对皮肤的直接刺激。

瘙痒常为全身性、阵发性发作，多在脱衣时或夜间发作，多为剧痒，致使患者剧烈搔抓，甚至抓破皮肤引起出血和疼痛；由于反复搔抓可使皮肤形成肥厚苔藓化或继发感染，或因瘙痒影响睡眠及休息，日久可导致神经衰弱或其他疾病。中医学根据其发病特点，分别以"风瘙痒""血风""风痒"等命名，认为老年人脏腑机能渐衰，气血化源不足，血虚不能濡养皮肤而致皮肤干燥，血虚化热生风而致皮肤瘙痒。故案 6 用当归、川芎、白芍、生地、炙首乌、淫羊藿养血润燥；蒺藜、白薇、白鲜皮、地肤子清热利湿、祛风止痒；茯苓、生侧柏叶凉血利尿治其兼症；砂仁、炙甘草和中。诸药合用，共奏清热养血润燥，祛风止痒之功。

西医学认为，瘙痒症病因较为复杂，与机体内分泌紊乱、代谢障碍、肝肾疾病等内因，以及皮肤局部受到不良理化因素刺激等有关。但老年人皮脂腺萎缩、皮脂分泌减少，导致皮肤干燥在发病过程中占有很重要的地位。案 7 患者年纪偏大，肾精不足，血虚生风，肌肤失于濡养，则发本病。治宜养血润燥，疏风止痒。方中曲池、合谷祛风养血，发散内热，疏通经络，是治疗皮肤瘙痒的要穴。中医认为，"治风先治血，血行风自灭"，故取血海以滋阴润燥，养血祛风止痒；风池为足少阳胆经与阳维脉之会，可治一切因风所致的疾患，且与曲池、血海相配，为活血祛风之验方；老年人多肝肾不足，气虚血少，虚风内动，故配以三阴交滋补肝肾之阴，足三里补益气血；加上百会、神门以安神定志，改善患者的睡眠状况。以上各穴配伍针刺，疗效显著。

（六）参考文献

1. 夏叶，赵英强 . 难治性皮肤瘙痒临床验案 . 吉林中医药，2011，31（5）：441-442.

2. 周宝宽，周探 . 从风、毒论治瘙痒性皮肤病验案举隅 . 河北中医，2012，34（1）：47-48.

3. 张丽辉，鲍国红，苏致国，等 . 糖尿病皮肤瘙痒症从肝论治 . 光明中医，2013，28（9）：1772-1774.

4. 李翔，卢冰 . 消风散临床应用举隅 . 浙江中医杂志，2013，48（12）：920.

5. 王根林，周海燕，曹译文，等 . 自拟润燥止痒油治疗皮肤病医案三则 . 贵阳中医学院学报，2015，37（1）：68-69.

6. 朱影，戴锡孟 . 医案3则 . 江西中医药，2013，44（366）：32-33.

7. 王民集，刘畅，王红 . 针刺治疗老年皮肤病验案举隅 . 中国民间疗法，2012，20（4）：12-13.

漆　疮

（一）概述

漆疮有广义与狭义之分。狭义漆疮是指因接触油漆后所引起的皮肤或黏膜的急性过敏性炎症反应；广义漆疮是指由于接触某些外源性物质后，在皮肤黏膜接触部位发生的急性或慢性炎症反应。本病的特点是发病前有明显的接触史，接触部位皮肤红肿，或起丘疹、水疱，瘙痒，祛除病因后可痊愈。西医学根据发病机制将本病分为刺激性接触性皮炎和变应性接触性皮炎。刺激性接触性皮炎是指接触物（如强酸、强碱）本身具有强烈刺激性，任何人接触该物均可发病，或虽刺激性较小，但接触时间长也可致病；变应性接触性皮炎是典型的Ⅳ型变态反应。接触物为致敏因子，本身并无刺激性，多数人接触后不发病，仅少数过敏体质者接触后发病。

（二）病因病机

总由禀赋不耐，皮毛腠理不密，感受不耐之邪，多为湿热毒邪，与气血相搏而发病。

（三）诊断要点

1.发病前有明显的接触史，有一定的潜伏期，第1次接触潜伏期在4～5天以上，再次接触发病时间缩短，多数在数小时或1天左右。但接触强酸、强碱等强烈的刺激物，可立即发生皮损而无潜伏期。

2.皮损局限于接触部位，边界清楚。严重者可播散到其他部位，甚至泛发全身。

3.急性发病者，表现为红斑、肿胀、丘疹、水疱或大疱、糜烂、渗出，甚至出现坏死等。慢性发病，皮损为肥厚粗糙，呈苔藓样变。若发生在组织疏松部位如眼睑、包皮、阴囊等处，则表现为局限性红肿，无明显边界。

4. 有瘙痒，烧灼感，严重者疼痛。

5. 一般无全身症状，严重者有怕冷、发热、头痛、恶心等症状。

6. 祛除病因和恰当处理后可在 1～2 周内痊愈。但反复接触或处理不当，可转变为亚急性或慢性。

（四）治疗原则与调护要点

1. 治疗上首先应祛除过敏物质，避免再次接触，否则用药治疗无效。

2. 中医治疗以祛风清热、凉血解毒、利湿止痒为原则。

3. 多饮开水，并给以易消化的饮食，忌食辛辣、油腻、荤腥等发物。

4. 不宜用热水或肥皂水洗澡，避免摩擦搔抓，禁用刺激性强的外用药物。

5. 与职业有关者，应改进工序及操作过程，加强防护措施。

（五）验案赏析

【验案 1】

赵某，女，28 岁。2006 年 3 月 21 日初诊。

主诉：右踝关节红肿渗液伴疼痛 3 天。

病史：患者 3 天前因踝关节酸痛，自行在外包草药后出现片状红斑、丘疹，之后红肿、灼热、瘙痒，搔抓后伴渗出，影响正常行走。

查体：右踝关节见片状红斑、丘疹，右踝红肿、灼热、瘙痒，伴渗出。

诊断：膏药风（热毒蕴结证）。

治则：清热解毒、收湿止痒。

处方：大黄甘草汤加减：大黄 15g，甘草 60g，枯矾 10g，老鹳草 30g，忍冬藤 15g，煎水冷湿敷，每次 30 分钟，每日 2 次，两日 1 剂。同时予以盐酸西替利嗪 10mg 每晚睡前口服。

3天后皮损红肿明显消退，灼热、渗出减轻；6天后痊愈，仅留淡褐色色素沉着斑。

随访1月无新发。

（李春霄）

【验案2】

申某，女，43岁。2002年8月11日初诊。

主诉：用化妆品后面部皮肤灼热，红肿瘙痒1天。来诊时伴口干，心烦。

查体：面颊部、眼睑散在红斑丘疹，双睑红肿。舌红、苔薄黄，脉数。

诊断：漆疮（湿热毒蕴证）。

治则：清热解毒。

处方：二妙散加味，黄柏、苍术、马齿苋、生地榆各30g，苦参、蒲公英各15g。加水1000mL煎沸20分钟，去渣待凉后用于湿敷，每天2次，每次30分钟，每剂用2天，第2天再加热1次待凉后续用。

用上法6天后肤色正常，肿胀瘙痒消失而痊愈。

（米耀武）

【验案3】

王某，女，24岁。2005年11月17日初诊。

主诉：面部红、肿、痒5天。

病史：患者5天前涂祛斑美容霜后面部红、肿、痒，在某医院皮肤科给以西替利嗪片口服，外用曲安奈德益康唑乳膏效不显。

查体：面颊部对称性红斑伴肿胀，边界明显。舌质红，苔薄白，脉弦。

诊断：漆疮（湿热证）。

治则：清热凉血，祛湿止痒。

处方：清上防风汤加减，黄芩、黄连、栀子、牡丹皮、茵陈、泽泻、萆薢、防风、荆芥、连翘、薄荷、川芎各 10g，生地 30g，蒺藜 15g，白芷、甘草各 5g。每日 1 剂，水煎服，共 5 剂。

11 月 24 日复诊，红肿消散，痒大减。上药加蝉蜕 10g，又进 5 剂，诸症痊愈。

（王文远）

【验案 4】

郭某，女，24 岁。1995 年 4 月 23 日初诊。

主诉：面部起红斑伴灼热、痒痛 1 天。

病史：患者上午炒菜时，因停电，抽油烟机无法工作，致使油烟扑面，傍晚即感面部灼热、瘙痒，继则满面出现水肿性红斑，伴疼痛。既往曾有油烟过敏史。经西医氟美松针、氯苯那敏针、维丁胶钙针注射（量不详）和皮炎平外涂后疗效不佳。

查体：满面水肿性红斑。

诊断：漆疮（湿热毒蕴证）。

治则：清热解毒，祛风利湿，凉血化瘀。

处方：银翘板地汤：金银花、连翘、板蓝根、生地黄各 30g，黄芩 15g，苦参、赤芍、牡丹皮、蝉蜕、葛根、升麻、牛蒡子、木通、生甘草、焦三仙各 10g。每日 1 剂，连煎 2 次，合先后药汁为 600mL，然后日服 3 次，每次 200mL，温汤冲服青黛粉 1g。

服药 1 剂后，患者红斑消失大半，灼热、瘙痒、疼痛等症减轻，继服 1 剂痊愈。

（王怀平）

【验案 5】

黄某，女，35 岁。1998 年 6 月 5 日初诊。

主诉：双足背皮疹伴瘙痒 1 个月余。

病史：患者自诉1个多月前穿塑料凉鞋后左脚背出现红色丘疹，肿胀糜烂后形成暗红色硬结，并迅速漫延至整个足背。继而右足亦出现同样病症。双足瘙痒夜间稍加重，并严重影响睡眠，常靠热水浸泡或酒精擦拭后暂时止痒方能入睡。经内服阿司咪唑等抗过敏药、外用达克宁霜，以及中药外洗后病情曾有好转，但反复发作未能痊愈。既往有"甲亢"病史，嗜食辛辣之品。

查体：双足踝关节以下布满片状红疹，中有暗红色硬结，部分红疹肿胀破裂形成糜烂流滋，双小腿亦可见散在的溃烂红色丘疹。均可见抓痕并因反复发作，皮损多处表面粗糙、肥厚呈苔藓样变。舌质红，苔薄白，脉沉细。

诊断：漆疮（血热风燥证）。

治则：清热解毒，凉血润燥。

处方：针刺取穴：神门（双）、血海（双）。第1、2次治疗先取双足经井穴及耳尖放血，然后用毫针取穴用泻法，血海针感下传，留针30分钟，每隔10分钟行针1次。并加取耳穴神门、心，以后治疗单取神门（双）、血海（双），方法同前，每日1次，5天为1个疗程。中药内服：生地黄15g，玄参15g，沙参15g，栀子10g，赤芍12g，木通10g，车前草15g，灯心草1扎，蝉蜕6g，杏仁10g，甘草6g。首次针刺得气后即感有凉感往足部下传，瘙痒顿减。2个疗程后除偶有痒感外，红肿消退，未见反复，无糜烂，唯暗褐色硬结犹存。

6月25日及7月10日均因饮食燥热而致病情反复皆经放血及原方案治疗后好转。

7月15日硬结基本消失；不痒，皮肤平滑，但颜色较正常肤色略暗。嘱患者注意饮食及避免接触易致敏物品。

9月14日随访见患者双足皮肤颜色基本恢复正常。至今无复发。

（蒙　珊）

189

【验案6】

常某，女，29 岁。2003 年 3 月 10 日初诊。

主诉：面部出现水肿性红斑、丘疹、水疱 3 天。

病史：患者 1 周前换化妆品后，自觉面部不适，未在意。3 天前，面部出现水肿性红斑、丘疹、水疱，自觉瘙痒。于当地诊所诊断为接触性皮炎，停用化妆品，口服阿司咪唑等治疗，效果不佳。因肿胀明显，水疱伴渗出、灼热、疼痛、瘙痒加剧，便秘溲赤而来诊。

查体：面部肿胀潮红、水疱、渗出，部分糜烂。舌红苔黄腻。

诊断：漆疮（湿热毒蕴证）。

治则：清热解毒，燥湿收敛。

处方：大青叶 9～15g，紫花地丁、金银花各 6～12g，苦参、蛇床子、地肤子各 6～15g。基本方加黄柏 6～15g、苍术 15～30g、明矾 3～9g，水煎，冷湿敷，日 2 次；外用合霜（1% 新霉素、3% 氧化锌）。

1 天后渗液减少，红肿瘙痒减轻；2 天后渗出停止，糜烂面结痂；3 天后面部红肿消退，停用中药，改为氧化锌膏外用善其后；6 天后诸症消失。随访 3 个月无复发。

（张艳丽）

【按语】

中医学认为接触性皮炎是由于人体禀性不耐，加之接触外来异物，风、湿、热、毒诸邪侵袭皮肤所致。治疗上以祛风清热、凉血解毒、利湿止痒为总则。辨证分型进行治疗，还可根据发病部位上、中、下的不同而治之。

案 1 属中医学"膏药风"范畴，乃因禀赋不耐，腠理空虚，药毒之气乘虚而入，营卫不和，化风化火，外蒸肌肤所致。外用方中大黄、甘草为君药，清热解毒凉血；枯矾收敛消肿；老鹳草祛风除湿；忍冬藤清热解毒。此仅以接触性皮炎为代表，凡皮损发红、肿胀，皮温偏高，伴流滋，皆可辨证为热毒蕴结，触类旁通，可用此方，如湿疹样皮炎，激素依赖性皮炎等。

案 2 由禀赋不耐，外感毒邪侵入皮肤，郁而化热，邪热与气血相搏而致。金元时期，齐德之著《外科精义》谓："渐渍疮肿之法，宣通行表，发散邪气，使疮内消也"。本例以二妙散清热燥湿，蒲公英、马齿苋清热解毒；生地榆、苦参解毒敛疮，祛风止痒。使毒邪得散，瘙痒得止而获痊愈。

头面部处于上焦，最易受六淫邪气侵犯，中医有"上焦如雾"之说，主张宣发治之。案 3 的清上防风汤原为"清上焦火""治面疮疖"而设，现用于头面之热性皮肤病取得满意的疗效，黄芩、黄连清上焦实热，连翘、防风、荆芥、薄荷清热解毒，发散风热，荆芥、防风、白芷、祛风止痒。枳壳行气宽中，桔梗、川芎引药上行，甘草调和诸药，诸药合用，共建清热凉血、祛风止痒、解毒疗疮之功效。用于面部之上焦部位，热性皮肤病可取得满意的疗效。本例乃药毒引起的急性过敏性皮炎，属湿热证，治宜清热凉血，祛湿止痒。药用黄芩、黄连、栀子、生地、牡丹皮清热解毒凉血，防风、荆芥、连翘、薄荷清散风热，茵陈、泽泻、萆薢、蒺藜祛湿止痒，川芎、白芷引药上行，直达病所。

急性接触性皮炎临床表现为红斑、肿胀、丘疹、水疱，甚至大疱，自觉痒痛，有灼热感，是热证、实证的典型反映。其病机在于禀赋不耐，接触某些物质，使风毒之邪侵入皮肤腠理之间，郁而化热，邪热与气血相搏而发病。治当清热解毒、散瘀祛风，佐以利湿。案 4 的银翘板地汤中金银花、连翘、板蓝根、生地、青黛、赤芍、牡丹皮、生甘草清热解毒，凉血散瘀；蝉蜕、葛根、升麻、牛蒡子开发腠理，祛风透热；苦参清热燥湿，木通清热利湿，焦三仙健运脾胃。诸药合用，共奏清热解毒、祛风利湿、凉血化瘀之功。

中医文献对本病无统一命名，多依据接触物的不同而有不同的名称，但病因总属先天禀性不耐，皮毛腠理不密，感受外界毒邪之品，郁而化热，邪气与气血相搏而发病。禀性差异是发病的决定性因素。案 5 患者患有"甲亢"多年，素有肝肾亏损，而至血虚生风生燥，肤失濡养；加之平素饮食炽热，血热扰心神，血脉失营，不足抗外邪，此而为本病之内因。"急则治其标"，故以清热解毒、凉血润燥。针取双侧足经井穴及耳尖放血以泻邪毒，"诸痛痒疮，皆属于心""实则泻其子"，心经俞穴神门又为心阳出入通达之处，取之可疏泄心经邪热，通经活络；海为百川皆归之处，血海可以统血摄血，泻之可凉血调经，散风祛湿，其又名"百虫巢"，瘙痒疾患取之有直捣病所而止痒之效。配合中药生地黄、玄参凉血滋阴降火，合赤芍养血润燥，栀子、蝉蜕疏风清热，木通、车前草清热利湿，使毒从小便解；"肺主皮毛"，以杏仁开肺气，沙参养阴生津、润肺燥而标本兼治，共奏良效。针刺配合中药内服治疗皮肤病，在祛邪解毒的基础上，着重疏通经络气血，调整体内失常之阴阳，使之平衡而邪不可干；不用外用药，又可避免药物本身可能带来的刺激或致敏作用而加重病情，由此而取效。

随着化妆品类型的增多及城镇的建设，来源于化妆品、粉尘等因素所致的面部接触性皮炎日益增多。其治疗为祛除致敏物后，以消炎止痒，预防感染为主。案6所用大青叶汤湿敷起效迅速，瘙痒减轻快，尤其对红肿水疱渗出的接触性皮炎能迅速减少渗出，消肿止痒。方中大青叶、金银花、紫花地丁清热解毒；苦参、蛇床子、地肤子燥湿止痒；黄柏、苍术清热利湿；明矾收敛，既有消炎、防腐、止血等作用，又有灭菌作用，可使糜烂面干燥，病菌不易生长繁殖，促使炎症消退，愈合时间缩短。另外，经现代药理研究证实，方中药物如金银花、大青叶等对金黄色葡萄球菌、溶血性链球菌等多种病原微生物均有抑制作用。

（六）参考文献

1. 李春霄，赖江，黄莺，等.大黄甘草汤加味在皮肤病外治中的临床新用.四川中医，2007，25（3）：84-85.

2. 米耀武，杨黎明.二妙散加味外用治验.陕西中医，2005，26（9）：972.

3. 王文远，朱毓生.清上防风汤加减治疗头面部皮肤病.浙江中西医结合杂志，2009，19（11）：703-704.

4.王怀平，郭啸山.银翘板地汤治疗接触性皮炎36例.实用中医药杂志，2000，16（3）：16.

5.蒙珊，赵彩娇，谢感共.针刺配合中药内服治疗接触性皮炎1例.针灸临床杂志，1999，15（7）：30-31.

6.张艳丽，梁爱芳，郑曙光.大青叶汤湿敷治疗面部接触性皮炎50例.四川中医，2004，22（10）：82-83.

····❀ 疥 疮 ❀····

一 概述

疥疮是由疥虫寄生在人体皮肤所引起的一种接触传染性皮肤病。中医又称"虫疥""癞疥""干疤疥";若继发感染,称为"脓窝疥"。其特点是好发于皮肤薄嫩皱褶部位,夜间剧痒,在皮损处有短小隧道,可找到疥虫。西医学认为疥疮是由人型疥螨通过密切接触而传染的,传染性很强,常在家庭、集体单位流行。疥螨的致病作用有两种:一是在皮肤角质层掘凿隧道所引起的机械性损害;二是疥螨分泌的毒素刺激皮肤发痒。

二 病因病机

生活起居不慎,与疥疮患者密切接触,疥虫侵入,夹风、湿、热邪郁阻肌肤而发;或使用患者用过而未经消毒的衣服、被席、用具等而传染;或由疥虫寄生的动物传染所致。

三 诊断要点

1. 有接触史。

2. 疥螨好侵入皮肤薄嫩和皱褶处,如手指侧、指缝、腕肘关节屈侧、腋窝前缘、女性乳房下、少腹、外阴、腹股沟、大腿内侧等处,头面部和头皮、掌跖一般不易累及,但婴幼儿例外。

3. 皮疹主要为红色小丘疹、丘疱疹、小水疱、隧道、结节和结痂。水疱常见于指缝。结节常见于阴囊少腹等处。隧道为疥疮的特异性皮疹,长约 0.5cm,弯曲,微隆起,呈淡灰色或皮色,在隧道末端有 1 个针头大的灰白色或微红的小点,为疥虫隐藏的地方。如不及时治疗,迁延日久,则全身遍布抓痕、结痂、黑色斑点，甚至脓疱。

4. 瘙痒剧烈，夜间更甚。

5. 经积极治疗可痊愈。

（四）治疗原则与调护要点

1. 治疗以清热解毒、杀虫止痒为主，佐以化痰散结或祛风止痒为原则。

2. 注意个人卫生，勤洗澡，勤换衣服，被褥常洗晒。

3. 接触疥疮患者后，用肥皂水洗手。患者所用衣服、被褥、毛巾等均需煮沸消毒，或在阳光下充分曝晒，以便杀灭疥虫及虫卵。

4. 彻底消灭传染源，注意消毒隔离。家庭和集体宿舍患者应予分居，并积极治疗，以杜绝传染源。

5. 改善环境卫生，加强卫生宣传教育，对公共浴室、旅馆、车船的衣被用物均应定期清洗消毒。

（五）验案赏析

【验案1】

林某，男，49岁。2003年5月16日初诊。

主诉：阴囊及阴茎等处结节瘙痒半个月。

病史：半个月前，因下腹部、大腿内侧及阴囊瘙痒，曾被诊断为湿疹及过敏性皮炎，但治疗效果较差。而后确诊为疥疮，按正规杀疥治疗后，身上皮疹消退，唯阴囊及阴茎等处有7个结节状皮疹瘙痒不止，色红有抓痕，直径在0.5～1.5cm之间，外涂皮炎平、皮康霜等激素类药物疗效欠佳。来诊时伴口苦、咽干。

查体：阴囊及阴茎等处有7个结节状皮疹，直径在0.5～1.5cm之间，色红有抓痕。舌红、苔薄黄、脉弦滑。

诊断：疥疮结节（湿毒血瘀证）。

治则：清热利湿，活血散瘀。

处方：龙胆泻肝汤加减，龙胆草、栀子、苦参、地肤子、白鲜皮、车前子、连翘、泽泻、赤芍、牡丹皮、柴胡各 10g，每日 1 剂，煎 2 次服。

7 日后随访，阴囊等处皮损消失，已痊愈。

（张群永）

【验案 2】

田某，男性，64 岁。2004 年 3 月初诊。

主诉：全身奇痒 3 个月余。

病史：农村患者，从事饲养员工作，居住于窑洞中，阴暗潮湿。自觉全身奇痒难忍，以下腹部、腿内侧及两手指间为甚，有些已搔破流血，感染化脓，一家 5 口人，程度不同皆患此病，连同 5 岁小孙女亦染，患病 3 个月余，曾多次用硫黄软膏外擦，口服西药等治疗，终未治愈，故前来我院要求服用中药治疗。

查体：全身皮肤有散在性丘疹，以下腹部、腿内侧及两手指间为甚，有些已搔破流血，感染化脓。

诊断：疥疮（湿热虫淫证）。

治则：清热除湿，解毒杀虫。

处方：内服 1 号方：全蝎 10g，苍术 10g，蚕沙 10g，蝉蜕 10g，地肤子 12g，牡丹皮 12g，蒲公英 30g，生薏苡仁 30g，甘草 6g。文火慢煎，取汁 500mL，分 3 次温服。外用 2 号方：花椒、大枫子、生杏仁、荆芥、防风、硫黄、白矾各 10g，生百部 15g，大黄 18g，煎汤外洗，每日数次，且每天换洗内衣及被单。

给予内服 1 号、外用 2 号同时进行治疗，全家人共内服药 30 剂，外洗药 20 剂，病告痊愈，随访 3 年未见复发。

（曹升荣）

【验案 3】

赵某，女，26 岁。2003 年 3 月 22 日初诊。

主诉及病史：躯干及四肢出现丘疹伴剧烈瘙痒 3 天，自擦皮康王、尿素软膏无效来诊。

查体：躯干及四肢出现皮色或红色丘疹，上有抓痕及血痂。舌淡红、苔薄白，脉弦数。

诊断：疥疮（湿热虫淫证）。

治则：杀虫止痒。

处方：百部 100g，蛇床子、川楝子各 60g，草乌 30g。上药加水 2L，先浸泡 30 分钟，后用文火煎沸 20 分钟，取汁 800mL，加入开水适量，待水温适宜后浸泡全身 30 分钟，拭干即可。每天 1 剂，每天 1 次，连用 3 天为 1 个疗程。3 天后更换衣被并用开水烫洗后晒干。

按上述方法治疗，2 个疗程后痊愈，愈后皮肤粗糙、脱屑，嘱其擦润肤露，2 天后恢复正常。

（郭奕好）

【验案 4】

肖某，男，41 岁。2004 年 5 月 11 日初诊。

主诉：阴囊结节伴剧烈瘙痒 6 个月。

病史：患者 6 个月前曾患疥疮，治愈后发生阴囊结节，瘙痒剧烈。

查体：阴囊色暗，有 11 个半球形结节，大如黄豆，小如绿豆，红褐色，舌紫黯，苔薄，脉弦。

诊断：疥疮（湿毒蕴结证）。

治则：清肝利湿，化瘀散结。

处方：龙胆草 10g，柴胡 5g，牡丹皮 10g，地龙 10g，䗪虫 10g，当归 10g，黄柏 10g，水煎服，每日 1 剂，外敷血松膏（药物组成：血竭、松香、红粉、冰片、生石膏、乳香、没药），每日换药 1 次。

复诊（5月14日），结节去半，瘙痒明显减轻，继用前方3剂。

三诊（5月20日），结节全部消失。

（遇 琛）

【验案5】

李某，男，19岁，2005年3月6日初诊。

主诉：周身皮损奇痒半月余。

病史：周身皮损奇痒半月余，瘙痒以夜间尤甚。在外院按急性湿疹治疗，用皮康霜外涂，中药内服外洗未见效果。同寝2人有相同症状。

查体：患者两手指缝间、腰、腹部可见针尖至小米粒大之丘疹、疱疹，周围可见抓痕及血痂。

诊断：疥疮（湿热虫淫证）。

治则：清热除湿，解毒杀虫。

处方：疥疮膏组成：川乌10g，草乌10g，吴茱萸10g，白芷5g，荆芥12g，防风12g，苍术12g，硫黄45g，大枫子10g。共为细末，用适量凡士林熔化后调和上药均匀，备用。用药前洗澡，用纱布包药，患病部位靠近火炉，边烤药油边擦患处，距离以能耐受为度，每日1次。5天为1个疗程，2天洗澡1次，并且换下内衣、枕巾、床单、被套等床上用品，烫洗后于太阳下晒干以备下次使用。

用药3天痒止。治疗1个疗程，停药观察1周，无新起出现，治愈。

（苏海娟）

【验案6】

患者，男，38岁。2011年8月2日初诊。

主诉：周身皮肤剧烈瘙痒2周余。

病史：患者为外来务工人员，夜间全身皮肤剧烈瘙痒2周余，曾多次自行治疗，口服止痒类药物与消炎类药，疗效欠佳，并进行性加重。其妻子与自己症状相同。

查体：全身皮肤见针头至粟粒大小的红色丘疹，丘疹密集成群，局部皮肤有抓痕、血痂。双手指缝能见到很浅的灰白色匍行疹，阴囊上有绿豆大小的红褐色结节。

诊断：疥疮（湿热虫淫证）。

治则：清热除湿，解毒杀虫。

处方：疥疗散，药用生大黄 10g，硫黄 10g，羊蹄 24g，白矾 6g。分别研极细末，过 120 ～ 140 目铜筛，混匀制成散剂。使用时用老陈醋调成糊状。第 1 天临睡前洗澡，然后将疥疗散涂擦全身（头面部及外阴除外），皮肤较薄嫩部位如手指缝及其两侧、肘窝、腋窝前缘、腹股沟皱褶处多涂擦药。擦药后用电暖气或灯烤 5 分钟后穿衣入睡。第 2 天、第 3 天不洗澡，临睡前直接将药涂擦全身。第 4 天涂擦药物前洗澡换衣，换上患病后未接触过的衣、被、席（替换下的衣物均需烫洗后暴晒）。第 5 天、第 6 天同第 2 天、第 3 天治疗。3 天为 1 个疗程，连续治疗 2 个疗程。

6 天后两人基本痊愈，男性病人只留阴囊处疥疮结节，予曲咪新乳膏外涂，连用 15 天后消失。

（白彩萍）

【按语】

中医学认为疥疮主要是由于虫毒与湿热相搏，结聚肌肤而成。治疗上总以清热除湿、解毒杀虫为法，且多以外治为主，以单味或多味中药制成软膏或洗剂进行治疗，临床获得较好疗效。

疥疮结节好发于阴囊、阴茎等处，由于一般灭疥药物在治疗疥疮结节时难以奏效，在全身皮疹消退后，结节仍然可存在相当长的时间，现代医学认为，疥疮结节是由疥螨引起的一种异物反应。中医学认为，当属湿毒之邪外袭肝经，与瘀血郁结于皮肤所致，故治宜清利肝经湿热并活血散结。活血化瘀乃取前人"治风先治血，血行风自灭"之旨，以达散结止痒之效。

案 1 所用方中以龙胆草、栀子、苦参清热燥湿，泻火解毒；车前子、泽泻、地肤子、白鲜皮导湿热下行、祛湿止痒，使邪从水道而去；牡丹皮、赤芍凉血活血，使血分畅和则邪无所稽；再配以连翘解毒消痈散结，则结肿更易消除；柴胡能引药入肝经，做引经药。诸药合用，共奏清热利湿、活血散结之效。本方特别适用于害怕局部封闭及不宜使用糖皮质激素的患者。

中医学对疥疮的病因、病机、临床症状有较完整的认识和阐述，中医将疥分为五类：干疥、湿疥、脓疥、虫疥、沙疥。如肺经燥盛则生干疥，瘙痒发枯而起皮屑。脾经湿盛则生湿疥，臀肿作疼，破津黄水，甚流黑汁。肝经风盛则生虫疥，瘙痒彻骨，挠不知痛。心血凝滞，则生沙疥，形如细沙，嫩、赤痒疼，抓之有水。肾经湿热，则生脓疥，形如豆粒、便利作痒。正如《黄帝内经》谓："肺之合皮也，脾之合肉也，诸痛痒疮，皆属于心"。所以本病的本质在于脏腑，而表现于皮毛。湿蕴体内，郁久化热，热毒与湿邪互裹，或侵入营血，或注入脉络，疥虫乘虚而入，故病情缠绵久治不愈。在治疗方面单用内服或外洗很难奏全效，案 2 内外合用，内服以清其湿毒，活血祛风为主，外洗润肤、止痒以断其根源，共同达到清热解毒、除湿、杀虫、止痒之功，中其要害，方能获救。

案 3 处方源于清代医家余震所著的《古今医案按》，原方无剂量，作者沿用时稍做添加，原方用楝树叶，为方便配药，改用了川楝子。因疥疮是感染疥虫所致的一种具有传染性的皮肤病，故方取百部灭杀疥虫；蛇床子杀虫止痒；草乌取其大毒之性麻痹虫体，止痒；川楝子具杀虫止痒之功。诸药合用，共奏杀虫止痒之效，疥虫得除，皮疹、瘙痒自然痊愈。由于方中含有毒之品，故婴幼儿及老年体弱患者慎用。

疥疮结节是由于疥虫的口器留在组织内，加之湿热之毒蕴积于阴囊部位而发为结节。因此治以清肝利湿为主，化瘀散结为辅，案 4 以龙胆泻肝汤加味内服，方中龙胆草、柴胡、黄柏清肝泻火利湿；䗪虫、地龙、牡丹皮软坚散结，化瘀通络；当归养血活血。血松膏中红粉、冰片、生石膏合为提毒散，清热解毒，凉血散瘀；血竭、乳香、没药，消肿止痛。

中医认为疥疮系风、湿、热、虫郁所致。案 5 运用自制疥疮膏治疗疥疮取得较好疗效，方中硫黄散痛杀虫，燥湿止痒；川乌、草乌祛风湿，治痈疮肿毒；吴茱萸温中燥湿，主治湿疹、黄水疮；苍术燥湿健脾，主治湿疹发痒；白芷祛风胜湿，主治皮肤瘙痒；大枫子祛风燥湿，攻毒杀虫，治麻风、疥癣；防风、荆芥散风除湿，主治风疹、瘙痒。诸药合用，配伍合理，渗透力强，疗效快捷，使用方便。

案 6 应用自制的疥疗散治疗疥疮，其中硫黄外用解毒杀虫、燥湿止痒。现代药理研究，硫黄与皮肤接触，产生硫黄酸及硫化氢，从而能有效溶解角质，杀疥虫、细菌、真菌。生大黄外用能泻火解毒、凉血消肿。现代药理研究大黄有抗菌、消炎、抗病毒作用。羊蹄能清热解毒疗疮，又能杀虫止痒，为治癣、疥之良药。白矾擅长解毒杀虫、燥湿止痒。《医宗金鉴》中羊蹄根散（羊蹄、枯矾）为治瘙痒良药。白矾煅后称为枯矾，与白矾功效相同。在临床观察中发现羊蹄根散能加强燥湿止痒、收敛的疗效。传统的硫黄膏治疗疥疮有一定局限性，另外，硫黄本身对皮肤有一定的刺激性，本方增加了大黄、羊蹄可以缓和它的刺激性，加强杀菌效果。

（六）参考文献

1. 张群永．龙胆泻肝汤加减治疗疥疮结节 136 例．辽宁中医杂志，2003，30（11）：908.

2. 曹升荣．中药内服外洗治疗疥疮 80 例．陕西中医学院学报，2008，31（5）：55.

3. 郭奕妤，余粉果．中药外洗治疗疥疮．新中医，2005，37（2）：41.

4. 遇琛，史辰玲．内外合治疥疮结节 35 例．吉林中医药，2007，27（9）：37.

5. 苏海娟．疥疮膏治疗疥疮 100 例．四川中医，2007，25（9）：99.

6. 白彩萍，邢晓金．疥疗散治疗疥疮 60 例病人的临床观察与护理．全科护理，2013，11（1）：229-230.

瘾　疹

一 概述

隐疹是一种皮肤出现红色或苍白色风团，时隐时现的瘙痒性、过敏性皮肤病。其特点是皮肤上出现瘙痒性风团，发无定处，骤起骤消，消退后不留痕迹。任何年龄、季节均可发病，超敏性体质者发病多见。本病相当于西医学中的荨麻疹，西医学认为，荨麻疹病因复杂，与食物、药物、感染、吸入物，以及物理刺激、全身性疾病、精神因素等有关，某些类型甚至与遗传有关，慢性荨麻疹常不易找到明确的病因。其发病机制包括变态反应和非变态反应两类。

二 病因病机

禀性不耐，卫外不固，或因风寒、风热之邪客于肌表；或因肠胃湿热郁于肌肤；或因气血不足，虚风内生；或因情志内伤，冲任不调，肝肾不足，而致风邪搏结于皮肤，与气血相搏，发生风团。

人体对某些物质敏感，常因食物、生物制品、感染病灶、肠道寄生虫病等过敏而发作。

三 诊断要点

1.可发生在身体的任何部位，或局限，或泛发。

2.皮损为红色或淡白色风团，少数患者也可仅有水肿性红斑，多突然发病。大小不等，小如芝麻，大似蚕豆、核桃，或如手掌大小，常随搔抓而扩大、增多，有的融合成环状、地图状等多种形态。风团成批出现，时隐时现，持续时间长短不一，但一般不超过 24 小时，消退后不留任何痕迹，部分患者一天反复发作多次。

3. 自觉剧痒、烧灼或刺痛。

4. 部分患者可有怕冷、发热等全身症状；如侵犯消化道黏膜，可伴有恶心呕吐、腹痛、腹泻等症状；喉头和支气管受累时可导致喉头水肿及呼吸困难，有明显气闷窒息感，甚至发生晕厥；严重者可出现心率加快、呼吸急促、血压下降等过敏性休克症状。

（四）治疗原则与调护要点

1. 治疗上急性者以祛风清热、疏风散寒、清热利湿、凉血解毒祛邪为原则；慢性者以益气养血、固表扶正祛邪为原则。

2. 禁用或禁食某些对肌体过敏的药物或食物，避免接触致敏物品，积极防治某些肠道寄生虫病。

3. 忌食鱼腥虾蟹、海味、辛辣、葱、韭、酒等。

4. 注意气温变化，自我调摄寒温，加强体育锻炼。

（五）验案赏析

【验案1】

王某，男，55岁。2007年8月9日初诊。

主诉：全身泛发红色风团伴瘙痒3天。

病史：患者3天前全身泛发红色风团伴瘙痒。就诊前在外院以西药抗过敏治疗无效。来诊时瘙痒甚，口干，心烦躁，无汗，恶寒，无发热，二便可。

查体：躯干、四肢泛发红色风团。舌质偏暗，苔根白厚微腻，脉浮稍数。

诊断：隐疹（风寒客表，营卫失调证）。

治则：疏风散寒止痒。

处方：先予大青龙汤：麻黄8g，桂枝7g，杏仁8g，大枣10g，生石膏45g，炙甘草5g，生姜2片。1剂，水煎温服，嘱服后忌吹风扇、空调，宜在家休息以候稍稍发汗出。处方二：桂枝加葛根汤加石膏汤：药用桂枝10g，白芍10g，炙甘草5g，大枣10g，生姜2片，葛根15g，生石膏40g。1剂，嘱次日水煎温服。

二诊（2007年8月12日）：风团瘙痒明显减轻，恶寒消失，心烦消退，口干多饮，小便少，不甚通畅感，舌暗，舌前部无苔，根黄厚而剥，脉浮细稍数。予五苓散合猪苓汤加味：猪苓10g，茯苓12g，泽泻15g，白术10g，桂枝10g，滑石15g，阿胶7g（烊化），薏苡仁30g，荆芥10g，蒺藜15g，炙甘草5g。3剂，水煎分服。

三诊（2007年8月17日）：风团已不再起，瘙痒消失，仅夜间轻痒，口干明显好转，小便通畅，舌暗苔少，根黄腻减，脉浮细略弦。继以桂枝加葛根汤3剂巩固而愈。

（刘　迪）

【验案2】

姜某，男，26岁。2011年6月26日初诊。

主诉：全身出现风团1个月余。

病史：1个月前吃海鲜后周身突发风团，瘙痒剧烈，夜间尤甚。曾用抗组胺药、维生素C、钙剂等治疗有效，但停药易复发。症状每在身热出汗后加重，睡眠较差，口干。

查体：全身散在风团，局部融合成片，色鲜红，抓痕明显。舌质红，苔黄腻，脉弦滑。

诊断：隐疹（风邪袭表，内有湿热证）。

治则：重镇安神止痒，凉血止血。

处方：加味龙牡汤加减：生龙骨45g，煅牡蛎30g，磁石30g，珍珠母30g，地榆炭15g，黄芩炭20g，白茅根20g，川黄芩20g。7剂，每日1剂，水煎共取汁200mL，早饭前服100mL，睡前服100mL。

二诊（2011年7月4日）：疹发时间延后，症状减轻，但四肢、头皮处仍时发，身热烦躁，痒甚，口渴，大便时干。嘱停用西药，上方加生石膏 30g、制大黄 10g，再服 7 剂后，发作次数减少，心情好转，大便调匀。要求巩固治疗。

上方减生石膏为 20g，去制大黄，继服 14 剂，随访 2 个月未复发。

（陶以成）

【验案 3】

刘某，女，25 岁。2014 年 3 月 27 日初诊。

主诉：全身皮肤出现大小不等的风团，伴瘙痒反复发作半年余，加重 4 天。

病史：半年前因遇风全身出现多处风疹团块，表面发红，发作时瘙痒剧烈。服用氯苯那敏等西药及祛风止痒的中药，症状可短暂缓解。4 天前因遇风发作，伴有瘙痒，纳可，眠差，二便调。

查体：躯干、四肢、颈部散发性红色风团，高起皮肤，边界清楚，搔抓后风团扩大、增多。舌质红，苔薄黄，脉浮数。

诊断：隐疹（风邪袭表证）。

治则：疏风和营。

处方：取双侧血海、曲池、合谷、三阴交穴，局部常规消毒后，用 0.3mm×40mm 的毫针快速刺入穴位，使局部产生酸胀感，得气后施以平补平泻法，留针 20 分钟。起针后，选用 4 号玻璃罐，闪火法在神阙穴拔罐，留罐 5 分钟。取下再拔罐留 5 分钟，如此 3 次为 1 次治疗，使局部充血。肤色变为潮红。嘱其避风寒，忌食鱼虾等食物。

二诊（2014 年 3 月 29 日）：患者自述红色风团减少，瘙痒症状减轻，仍按上述方法操作。隔日治疗 1 次，6 次为 1 个疗程。连续治疗 2 个疗程后，疹块消退。瘙痒基本消失。

随访 2 个月，未见复发。

（安 娜）

【验案 4】

卫某，男，69 岁。2008 年 11 月 10 日初诊。

主诉：周身起皮疹伴瘙痒反复发作 9 年。

病史：患者荨麻疹病史 9 年，发病前先患湿疹 2 年，吃生鱼而发。曾去协和医院药浴，回来又复发。曾服皿治林（咪唑斯汀缓释片）、玉屏风散、开瑞坦、依巴斯汀等。来诊时口苦，口臭，便调日 1～2 次，血压：120/60mmHg，血糖 5.4mmol/L。

查体：头皮暗红斑，皮肤搔抓起痕，水肿，手足心热出汗。舌红苔厚腻，脉沉滑小数。

诊断：隐疹（湿热蕴脾证）。

治则：祛湿毒，清热利湿。

处方：土茯苓饮：土茯苓 40g，白鲜皮、地肤子各 30g，茵陈、滑石（包）、苍术、黄芩、黄连、黄柏、通草、车前子（包）各 15g，金银花 30g，连翘 15g，甘草 10g。7 剂，水煎，每日 1 剂，早晚饭后分服。

二诊（11 月 17 日）。药后第 4 天头皮浮肿见消，大风团消，腋窝、股内侧风团亦消，症状大减。手心热出汗、口苦口臭减轻，舌苔中腻，无其他不适。14 剂，水煎，每日 1 剂，早晚饭后分服。

三诊（12 月 3 日）。手心、双鼻发痒，口气重，手足心仍热，便溏 2～3 次，舌红苔腻。上方加生地黄 15g，牡丹皮 10g，赤芍 15g，乌梅 15g。14 剂，水煎，每日 1 剂，早晚饭后分服。

（刘长发）

【验案 5】

亢某，女，54 岁。2011 年 06 月 21 日初诊。

主诉：荨麻疹 3 年余，近日加重。

病史：3 年前夏天旅游后发病。瘙痒，抓后起风团，畏寒怕风，晚间瘙痒较重，夜寐易醒，腰酸耳鸣，发作时头晕且痛，心情烦躁易怒，月经时有时无。多经治疗，病情反复，效果不佳。现患者饮食尚可，小便黄，偶有便干。

查体：抓后起风团，皮肤划痕症（＋），遍体挠痕。舌质红，苔黄，脉沉涩。

诊断：隐疹（阴虚火旺，营卫不和证）。

治则：安神止痒、止血凉血。

处方：加味龙牡汤加减：生龙骨45g，煅牡蛎30g，麻黄6g，地榆炭15g，黄芩炭20g，侧柏炭20g，棕榈炭20g，大蓟、小蓟各20g，白芍10g。7剂，每日1剂，水煎共取汁200mL，早饭前服100mL，睡前服100mL。

二诊（2011年06月28日）：自述风团数已少，瘙痒程度减轻，但睡眠未改善。处方：生龙骨45g，煅牡蛎30g，珍珠母30g，酸枣仁30g，制远志10g，地榆炭15g，黄芩炭20g，侧柏炭20g，白芍10g。7剂。

三诊（2011年7月4日）：自述仍痒，近日感冒咽痛。查体：皮肤划痕症（－），舌质红，苔黄。前方去酸枣仁、制远志，加川黄芩20g、连翘20g、蒲公英30g、鱼腥草30g。

四诊（2011年7月11日）：患者自述皮肤偶觉瘙痒，感冒症状消失，要求巩固治疗。处方：生龙骨45g，煅牡蛎30g，地榆炭15g，侧柏炭20g，仙茅6g，淫羊藿10g，巴戟天10g，知母10g，川黄柏10g。继服15天，且嘱晚饭后坚持步行30分钟。未再复诊。

（陶以成）

【验案6】

孙某，女，40岁。2013年9月20日来诊。

主诉及病史：患风疹疙瘩数月，曾服马来酸氯苯那敏片（氯苯那敏）、盐酸左西替利嗪片、泼尼松、维生素C等，仍反复发作，现求治于中医。

查体：患者皮肤斑疹累累，如云如絮，色红而润，瘙痒异常，此起彼伏。舌质微红，苔黄，脉弦数。

诊断：隐疹（风热外袭，营卫不和证）。

治则：疏风清热，调和营卫。

处方：小柴胡汤加减：柴胡 12g，黄芩 12g，法半夏 10g，防风 10g，地骨皮 30g，牡丹皮 10g，白鲜皮 30g，蝉蜕 15g，浮萍 30g，徐长卿 30g，大枣 12 枚，生姜 6 片，蜂蜜 20g。每日 1 剂，分早晚水煎服。另配外洗方：徐长卿 50g，白鲜皮 30g，浮萍 30g，蚕沙 30g。煎汁药浴。

患者用药 7 剂后，上述症状明显缓解，为巩固疗效，守上方 15 剂后，再用补中益气丸，每次 9g，每天 3 次，调理善后 1 个月，诸症消失而愈。

（万雪梅）

【按语】

中医学认为隐疹病因总由禀赋不耐，人体对某些物质敏感所致。可因食物、药物、生物制品、病灶感染、肠寄生虫病而发；或因情志不畅外感寒热风邪等因素而发。急性者多为实证，治以祛风清热，疏风散寒，清热利湿，凉血解毒祛邪；慢性者多以虚证或虚实夹杂，治以益气养血，固表扶正祛邪。临证效验包括单方、验方治疗、针灸及其他疗法。

《伤寒论》第 38 条曰："太阳中风，脉浮紧，发热恶寒身疼痛，不汗出而烦躁者，大青龙汤主之；若脉微弱，汗出恶风者，不可服之，服之则厥逆，筋惕肉瞤，此为逆也。"案 1 患者虽主诉身起风团瘙痒，但主症是无汗、恶寒、烦躁、脉浮，当属大青龙汤方证，故用之；若汗出恶风，脉不浮而微弱，大青龙汤切莫沾唇，"服之则厥逆"，此即规矩。至于为何仅服 1 剂大青龙汤即改桂枝加葛根汤，亦是遵其煎服之法："一服汗者，停后服。若复服，汗多亡阳，遂虚，恶风。烦躁，不得眠也。"预料 1 剂即能发汗出，患者年已六旬，不可再剂，必以桂枝汤类方继之。此亦是定法，不可违背。二诊时，口干，多饮，小便不利，脉浮，五苓散证自不待言。

荨麻疹常规治疗以调和营卫、清利湿热为主。急性荨麻疹以瘙痒、风团为主症，血溢脉外为主要病机，治疗应以重镇安神止痒、止血凉血为主，案 2 以加味龙牡汤为主方随证加减治疗。方中生龙骨、煅牡蛎、珍珠母、磁石重镇安神，使心神得养，神明得主，五脏得安；地榆炭、黄芩炭、白茅根、生石膏凉血止血。止血溢而制风团之因；白茅根配黄芩利湿热。处方立意不循俗套，独辟蹊径，收意想之效。

中医认为，本病的病位在肌肤腠理，多与风邪侵袭，或胃肠积热有关。腠理不固，风邪侵袭，遏于肌肤，营卫不和，或素有胃肠积热，复感风邪，均可使病邪内不得疏泄，外不得透达，郁于腠理而发为本病。《诸病源候论》载："人皮肤虚，为风邪所折，则起隐疹。"本案系风邪所致皮肤病，根据"治风先治血，血行风自灭"，案 3 取血海可凉血息风止痒；曲池、合谷为手阳明大肠经腧穴，可疏风解表，清泄阳明，曲池穴亦有抗过敏的作用，《针灸资生经》云："曲池治风隐疹……曲池疗大小遍身风疹"；三阴交穴属足太阴脾经，乃足三阴经交会穴，具有养血活血、润燥止痒之效；神阙穴为任脉穴，并通过任、督、冲三脉与十二经脉联系，任、督、冲三脉还有"一源三岐"之称。且三者脉气相通，故中医有"脐通百脉"之说。所以神阙穴拔罐可以起到调节阴阳、运行气血、疏通经络的作用。针刺与神阙穴拔罐并用，共奏解表达邪、祛风止痒、活血通络之效，安全可靠，易被患者接受，值得推广。

案 4 患者素体湿盛，病程日久，病前有湿疹病史，及食生鱼史，辨证为湿热蕴脾型。湿邪郁久化热，易化燥生风而发风团，患者手足心热出汗，口苦口臭，舌红苔厚腻等均是湿热证型的临床症状。方选土茯苓饮加减，方中土茯苓解毒利湿，祛除湿毒；茵陈、滑石、苍术、黄芩、黄连、黄柏、通草、车前子清热燥湿，泻火解毒；白鲜皮、地肤子清热燥湿，祛风解毒；金银花、连翘增强清热解毒之功。诸药合用，共收祛湿毒、清热利湿之功。复诊时患者仍口气重，手足心热，加犀角地黄汤清热凉血，大便溏加乌梅既收涩大便，且现代药理研究乌梅有抗过敏作用。

荨麻疹主要由外风致病，多由腠理不密，或胃肠湿热，复感外邪，客于肌表，致营卫失调而发。"邪气客于肌肤，营卫不和，卫外失守，致血不循常道，溢出脉外，结于肌表，而发隐疹，致痛致痒。"血溢脉外是该病的病机，也是治疗立论的根本依据。《素问·调经论》有"血气不和，百病乃变化而生""病在血，调之络"，结合现代医学"荨麻疹是皮肤黏膜的小血管反应性扩张及通透性增加而产生的一种局限性水肿反应"的理论，改善血管功能、减少炎性渗出是治疗荨麻疹的关键。因此，案5创立加味龙牡汤，处方立意重在从血论治。独创以安神止痒、止血凉血为主，化瘀为辅的理念（血溢在先，血瘀在后）。方中重用生龙骨重镇安神为君；煅牡蛎为臣，滋阴潜阳；或加珍珠母、磁石等为佐，增强重镇潜阳、安神止痒之效；地榆炭、茜草为止血凉血之品，止血溢而化陈瘀。诸药合用，药少力专，心神宁，血脉安，瘙痒止，肌肤得养。该患者荨麻疹伴有围绝经期综合征，病史长，病情缠绵难愈。单纯以镇心安神、凉血止血法恐难取效。以加味龙牡汤加减主治荨麻疹，同时以二仙汤进行调理，其效可见。

慢性荨麻疹多与营卫、气血、脏腑失调有关。案6应用小柴胡汤和解，调和营卫、脏腑、气血。柴胡疏风清热；黄芩清热泻火；半夏燥湿化痰；牡丹皮清热凉血；蚕沙、防风、蝉蜕祛风止痒；徐长卿、浮萍、白鲜皮清热利湿止痒；姜枣调和营卫；蜂蜜补中益气，调和诸药。诸药合用，共奏调和营卫、气血、脏腑，祛风止痒的良好功效。

六 参考文献

1. 刘迪，王敏，张小元，等. 经方治疗急性荨麻疹两则. 中国中医急症，2009，18（6）：1001.

2. 陶以成，迟慧彦，田凤艳，等. 黄尧洲运用加味龙牡汤治疗荨麻疹验案举隅. 河北中医，2013，35（2）：171-172.

3. 安娜，李克嵩，王锐，等. 针刺加神阙穴拔罐治疗荨麻疹1例. 内蒙古中医药，2014，33（31）：62.

4. 刘长发，王玉玺. 王玉玺主任中医师脏腑辨证诊治荨麻疹的临床经验. 中国中医药现代远程教育，2014，12（18）：22-24.

5. 万雪梅，胡君，罗丽华，等. 张文泰临床妙用小柴胡汤经验. 中国民间疗法，2014，22（8）：10.

湿 疮

（一）概述

湿疮是一种超敏性炎症性皮肤病。因皮损湿烂、渗液、结痂而得名。其发病特点是皮疹多形态，对称分布，有渗出倾向，自觉瘙痒，反复发作，易成慢性。根据病程和皮损特点，一般可分为急性、亚急性、慢性三类。急性期皮损红肿，常有渗出；慢性期皮损以肥厚、苔藓样变为主。西医学认为本病的发生与各种内、外部因素相互作用有关，少数可能由迟发型超敏反应介导，慢性感染灶、内分泌代谢改变、血液循环障碍、神经精神因素、遗传因素、食物、生活环境及化学物质均为本病的诱发和加重因素。

（二）病因病机

总由禀赋不耐，风、湿、热邪阻滞肌肤所致。饮食失节，嗜酒或过食辛辣刺激、荤腥动风之品，伤及脾胃，脾失健运，湿热内生，又兼外受风邪，内外两邪相搏，风湿热邪浸淫肌肤所致。急性者以湿热为主；亚急性者多与脾虚湿恋有关；慢性者则多病久耗伤阴血，血虚生风生燥，乃至肌肤甲错。

（三）诊断要点

根据病程和皮损特点，一般分为急性、亚急性、慢性三型。初发可为任何一型，各型可相互转化。

1.急性湿疹起病较快，可发生于身体的任何部位，亦可泛发全身，以头面、耳、手足、前臂、小腿等处多见，多对称分布。病变常为片状或弥漫性，边界不清。皮损为多数密集的粟粒大小的丘疹、丘疱疹，基底潮红，可因搔抓导致流滋、糜烂及结痂，甚至继发感染化脓。皮损中心较重，外周有散在丘疹、红斑、丘疱疹，故边界不清。

2. 亚急性湿疹常因急性湿疹未能及时治疗，或处理不当，致病程迁延所致，亦可初发即为亚急性表现。皮损较急性湿疹轻，以丘疹、结痂、鳞屑为主，仅有少量水疱及轻度糜烂。自觉瘙痒。可转为慢性湿疹；亦可因接触诱发因素或治疗失当，而急性发作。

3. 慢性湿疹常由急性湿疹及亚急性湿疹迁延而来，也可由于刺激轻微、持续，开始即呈现慢性化表现。好发于手、足、小腿、肘窝、股部、乳房、外阴、肛门等处。表现为皮肤增厚、苔藓样变，暗红或紫褐色，伴色素沉着或减退、抓痕、血痂，部分皮损可出现新的丘疹或水疱，抓破后有少量流滋。阵发性瘙痒。病情时轻时重，常反复呈急性或亚急性发作，延续数月或更久。

（四）治疗原则与调护要点

1. 治疗上应标本兼顾、内外并治。既重视风、湿、热的标证表现，又重视脾失健运的根本原因。

2. 避免接触诱发因素，尽可能寻找并去除发病原因。

3. 避免各种外界刺激，如热水烫洗、肥皂、搔抓等刺激，以防感染及病情加重。

4. 忌食辛辣、鸡肉、鸭肉、牛肉、羊肉、鱼虾等发物。

5. 急性湿疹或慢性湿疹急性发作期间，应暂缓注射各种疫苗。

附：婴儿湿疮

一、概述

婴儿湿疮是发于1～2岁婴儿的过敏性皮肤病，又称"奶癣"。其特点是好发于头面，重者可延及躯干和四肢，瘙痒剧烈，患儿常有家族过敏史，多见于人工哺育的婴儿。相当于西医的婴儿湿疹。

二、病因病机

禀赋不耐，后天喂养不当，脾胃运化失职，内有胎火湿热，外受风湿热邪侵袭，两者蕴阻肌肤而成；孕乳期母亲过食辛辣荤腥动风之品，遗留胎火湿热于患儿，外发肌肤所致。

三、诊断要点

皮损好发于颜面，多自两颊开始，渐侵至额部、眉间、头皮，反复发作，严重者可侵延颈部、肩肘部，甚至遍及全身。皮损形态多样，分布大多对称，时轻时重。初为簇集的或散在的红斑或丘疹、丘疱疹、水疱，常因搔抓、摩擦导致水疱破损，而见糜烂、流滋，干涸后形成黄色结痂；在头皮或眉部者，多有油腻性的鳞屑。自觉瘙痒。常因皮肤破损而继发感染，引起附近臀核肿痛，伴有发热、食欲减退、便干溲赤等全身症状。

根据发病年龄和皮损特点分为三型：

1. 脂溢型多发于出生后1～2个月的婴儿。皮损在前额、面颊、眉周围，呈小片红斑，上附黄色油腻性鳞屑，颈部、腋下、腹股沟常有轻度糜烂。

2. 湿型（渗出型）多发于消化不良、外形肥胖、3～6个月的婴儿。皮损有红斑、丘疹、水疱、糜烂、渗出。

3. 干型（干燥型）多发于营养不良、瘦弱或皮肤干燥的1岁以上婴儿。皮损潮红、干燥、脱屑，或有丘疹和浸润斑片，常反复发作，迁延难愈。

四、治疗原则与调护要点

1. 脂溢型、湿型以清热凉血、利湿止痒为主，干型以健脾化湿止痒为主。

2. 避免刺激性物质接触皮肤，如化纤和羊毛衣物。忌烫洗患处，避免强烈日光照射。

3. 睡眠时宜用纱布或手套罩住患儿两手，头部可戴柔软布帽，以防搔抓、摩擦患部。

4. 提倡母乳喂养，乳母忌食辛辣腥发动风之品。

5. 控制室温，以免因室温过高引起患儿痒感加重。

6. 患儿及哺乳者，均应避免接触热疮患者。

五 验案赏析

【验案1】

张某，男，39岁。2013年1月28日初诊。

主诉：全身多形皮疹伴瘙痒1个月。

病史：患者1个月前无明显诱因，头面部出现红斑、丘疹、水疱、渗液、瘙痒，至当地医院就诊，以抗过敏治疗后效果不明显，患者既往湿疹病史多年，屡治未效，遂来求诊。来诊时自觉瘙痒明显，纳可，眠差，二便调。

查体：全身散在红斑、鳞屑、渗液、结痂、瘙痒，阴囊皮肤粗糙、肥厚。舌红苔黄微腻，脉弦。

诊断：湿疮（风湿热困证）。

治则：疏风清热，利湿止痒。

处方：柴胡15g，乌梅15g，莪术10g，紫草15g，茯苓20g，牡丹皮15g，徐长卿15g，防风15g，紫苏叶15g，苦参15g，甘草10g，蔓荆子15g，鱼腥草15g，地肤子15g，萆薢15g。用法：7剂，每天1剂，水煎服。

二诊（2013年2月4日）：渗液减少，仍有红斑、鳞屑、结痂、瘙痒，睡眠好转，舌红苔黄微腻，脉弦。在原方基础上去蔓荆子，加茵陈15g、地龙10g以加强祛湿止痒之力。14剂。

三诊（2013年2月18日）：无渗液，红斑渐消退，鳞屑减少，瘙痒减轻，纳眠可，二便调，舌红苔白，脉弦。去茵陈、萆薢，加白术15g以加强健脾之力。14剂。

四诊（2013年3月4日）：皮疹大部分消退，痂皮脱落，遗留色素沉着，瘙痒不明显，纳眠可，二便调，舌红苔白，脉弦。守方续服14剂。

（梁家芬）

【验案 2】

赵某，男，62 岁。2013 年 3 月 19 日初诊。

主诉及病史：3 年前，患者无明显诱因双手背、面部出现散在红色丘疹，伴剧烈瘙痒，搔抓后有渗液、结痂，反复发作，纳眠可，小便调，大便干，无药物、食物及接触物过敏史。

查体：双手背皮肤皲裂、苔藓化，皮肤粗糙、增厚，伴触痛，左面颊及鼻部见红斑、糜烂、结痂。舌红，苔黄厚腻，脉沉弦。

诊断：湿疮（脾虚营血不足，湿热内蕴证）。

治则：除湿健脾，清热祛风。

处方：白术 15g，苍术 10g，醋莪术 15g，钩藤 15g，蒺藜 15g，白鲜皮 15g，丹参 20g，萆薢 20g，珍珠母（先煎）30g，生地黄 15g，薏苡仁 30g，苦参 15g，甘草 5g。每日 1 剂，水煎服。

服药 7 剂后，面部糜烂减轻，渗液减少，双手苔藓样变无明显改善，瘙痒较前减轻，大便仍干，舌脉同前。守方加徐长卿 15g，以加强祛风止痒化湿之功。

继服 7 剂后，面部无渗液、无糜烂，有少许红斑丘疹，双手皮肤皲裂、苔藓样变较前改善，瘙痒明显减轻，舌红，苔稍黄，脉沉。上方去萆薢、徐长卿，加玄参 15g，以加强滋阴润肤之效。

继服 7 剂后，面部无明显红斑，双手背皮肤较前变薄，无明显瘙痒，苔藓样变、干燥明显改善，二便调，舌红，苔薄黄，脉沉，守方加赤芍 15g，以加强活血祛瘀之功。

继服 7 剂后，面部少许红斑，双手背皮肤较前明显好转，无苔藓样变，稍干燥，加用水貂油软膏外涂，守上方续服 1 个月后，随访患者皮损消失，无瘙痒等不适。

（吴　卿）

【验案 3】

华某，男，52 岁。2011 年 8 月 22 日初诊。

主诉：全身多发皮疹伴瘙痒 3 年。

病史：患者 3 年前，小腿、手、足、腘窝、会阴等处出现密集的皮疹，基底潮红逐渐融合成片，瘙痒明显，皮肤科诊断为湿疹，口服抗组胺药、激素，外用药膏，当时症状能缓解，过后即发。伴见脘腹胀满，纳呆恶心，四肢困重，大便稍溏。患者嗜酒。

查体：手背、足背、小腿、会阴等处可见皮疹，基底稍潮红，融合成片，皮肤增厚、粗糙，上覆鳞屑，有抓痕，渗液质稀。舌淡红，苔白腻，脉滑。

诊断：湿疮（脾虚湿蕴证）。

治则：健脾燥湿。

处方：二陈平胃散加减：陈皮 10g，茯苓 15g，姜半夏 10g，炒白术 30g，苍术 15g，厚朴 10g，泽泻 10g，猪苓 10g，苦参 30g，地肤子 15g，白鲜皮 15g，甘草 6g。7 剂。每日 1 剂，水煎，分 2 次口服。

服 7 剂后，皮疹较前减轻，瘙痒亦有缓解。原方加薏苡仁 30g、蒺藜 15g。

再进 7 剂，药后患者诸症明显缓解，依此方法调理 2 个月余，皮疹消失。

（徐建立）

【验案 4】

李某，男，34 岁。2010 年 2 月 20 日初诊。

主诉：四肢及腰背部出现丘疱疹、红斑伴痒 3 年。

病史：患者 3 年前四肢及腰背部出现丘疱疹、红斑伴痒，冬季始发病，夏天减轻。曾口服西药治疗，停药即发。伴纳呆、眠差、腹胀、大便干、畏寒，面黄不华。既往有背部酸痛史 7 年。

查体：四肢散在绿豆大色素性暗红斑及丘疱疹。舌淡，苔淡黄腻，脉沉弱。

诊断：湿疮（阳虚感寒，水湿蕴肤证）。

治则：辛温散寒，温阳化湿。

处方：生黄芪30g，制附子（先煎）9g，生麻黄9g，细辛5g，羌活9g，防风15g，苍术15g，生薏苡仁20g，黄柏9g，益母草15g，陈皮10g，地肤子20g，水煎服，每日1剂，连服7剂。

二诊皮损消退，舌淡有齿痕，苔腻淡黄，脉右弱，左可，原方继服15剂，巩固疗效。随访一年，未见复发。

（胡会丽）

【验案5】

于某，男，3个月。2013年5月28日初诊。

主诉：头面部起皮疹，伴渗出、瘙痒半个月，加重3天。

病史：患儿于半个月前于头枕部出现红色丘疹、丘疱疹，基底潮红，患儿瘙痒时常啼哭不止，烦躁不安。家人自用皮炎平外涂，有所好转，但仍反复出现新疹，3天前，病情复发加重，遇热尤重，小便短赤，大便常可见奶瓣。母乳喂养，食欲不佳。

查体：头皮、颜面部、颈部见红色丘疹、丘疱疹，基底潮红，糜烂流水。舌边尖红，苔薄黄，脉滑数。

诊断：婴儿湿疮（心火脾湿证）。

治则：清心导赤，健脾除湿。

处方：导赤散合参苓白术散加减：党参、白术、茯苓、菊花、薏苡仁、竹叶、生石膏、麦冬、玄参的中药配方颗粒各1袋（江苏省江阴市天江药业有限公司生产），每日2剂，冲水服用；将滋痂以麻油清除后，外用湿疹洗剂（金银花、茯苓、牡丹皮、野菊花、桑叶、黄芩）冷敷，每次15分钟，每日2次。湿敷后予紫草油膏油纱外敷，每日2次。

二诊：3日后基本无渗出，基底潮红明显转淡，糜烂面趋向愈合，但仍有新起皮疹。守上方，外用紫草油膏油纱外敷，每日2次。

三诊：再3日，皮疹大部分消退，且无新起皮疹，糜烂面大部分愈合，瘙痒明显减轻，上方去野菊花、茯苓。外用紫草油膏或三黄膏外涂，每日2次。2周后，部分可见正常皮肤，大部分为色素沉着，饮食尚可，小便正常，大便偶有奶瓣，夜间睡眠尚可。

（朱卉雯）

【验案6】

侯某，男，3岁。2008年3月11日初诊。

主诉：周身起皮疹伴瘙痒3年。

病史：患儿有湿疹史3年。自出生后3个月，周身皮肤出现淡红色斑丘疹，部分有渗出、结痂，伴瘙痒，逐渐加重，严重影响患儿生活。服用氯雷他定等西药制剂后，皮疹均加重。既往尤卓尔外用史3年。来诊时面色萎黄，形体消瘦，精神差，不喜动，不愿与人交流，因瘙痒严重，夜不能寐，纳差，大便干，小便调。

查体：眼周、颜面部、四肢、躯干及生殖器部位均可见红色斑丘疹，严重抓痕，渗出明显，可见糜烂面，部分有结痂。舌红少津、苔薄，指纹紫滞。

诊断：婴儿湿疮（湿热浸淫证）。

治则：清热利湿，祛风解毒。

处方：五味消毒饮加减：野菊花6g，蒲公英10g，紫花地丁10g，金银花15g，连翘15g，防风10g，荆芥穗6g，白鲜皮10g，僵蚕10g，栀子6g，淡豆豉10g，焦三仙各10g，鸡内金10g，黑丑6g，甘草6g。4剂。每日1剂，水煎取汁100mL，分2次服。

二诊（2008年3月17日）：服药后，患儿皮疹部位颜色较前变浅，渗出减轻，夜寐渐安，仍纳差，便干，2～3日一行，舌红、苔薄根部微腻，指纹紫滞。继用前法。原方去僵蚕、荆芥穗，加柴胡 20g、青蒿 15g、辛夷10g、苍耳子 10g、制大黄 6g。4 剂。服法同前。

三诊（2008 年 3 月 21 日）：患儿服药后，周身皮疹颜色变浅，渗出明显减少，糜烂面已结痂，无抓痕，瘙痒明显减轻。其母诉患儿夜间已能安睡，面色好转，精神、情绪渐佳，愿与人交流，纳食增多，便稍稀，每日1～2 次，舌红、苔薄，指纹紫。以清热解毒凉血为治则。前方去青蒿、金银花、连翘、制大黄，加用紫草 6g，赤、白芍各 10g。6 剂。两日 1 剂，余服法同前。

四诊（2008 年 4 月 5 日）：患儿皮疹明显减轻，颜面、眼周、四肢及生殖器部位皮疹痂皮已脱落，为正常皮肤，颜色稍红，余处皮疹已结痂，未见新出。患儿面色红润，体重增加，已达同年龄儿童体重标准，夜寐安，精神、情绪良好，喜玩耍、说笑，纳尚可，便调，每日 1～2 次，舌红、苔薄，指纹紫。以整体调整脾胃之气为治则。处方：生黄芪 15g，茯苓 6g，陈皮 10g，栀子 6g，淡豆豉 10g，柴胡 15g，黄芩 15g，辛夷 6g，地肤子10g，白鲜皮 10g，赤白芍各 15g，炒莱菔子 15g，黑丑 6g，甘草 6g。5 剂。两日 1 剂，余服法同前。后改服中成药健身消导颗粒配合活菌制剂宝乐安，以调理脾胃，改善肠道菌群。

后经随访 3 个月，患儿未再出现严重皮疹，周身皮肤光滑，无渗出、破溃，偶可见皮肤抓痕。患儿面色红润，体重增加，性格较前开朗，夜寐安，纳可，二便调。

（李晓丹）

【按语】

中医学认为湿疮乃因禀赋不耐，风湿热客于肌肤而成；或因脾失健运，或营血不足，湿热稽留，以致血虚风燥，风燥湿热郁结、肌肤失养所致。急性期多责之于心，亚急性、慢性期多责之于脾、肝。故临床治疗中需标本兼顾、内外并治。治法的运用上应先治其标，待风湿热邪消退后，则健脾助运以治其本。

脾虚易生湿，《丁甘仁医案》载："湿瘰发于遍体，浸淫作痒，延今已久。血虚生热生风，脾弱生湿，风湿热蕴蒸于脾肺两经也。"案1认为本病常因饮食失节，嗜酒或过食辛辣腥发动风之品，伤及脾胃，脾失健运，致使湿热内蕴，又外感风湿热邪，内外两邪相搏，充于腠理，浸淫肌肤发为本病。或因素体虚弱，脾为湿困，肌肤失养。或因湿热蕴久，耗伤阴血，化燥生风，而致血虚风燥，肌肤甲错。故从毒论治，擅用皮肤解毒汤治疗湿疮，并在原方基础上加白术、茯苓、薏苡仁、茵陈、山药、白扁豆、萆薢、苦参、地肤子等健脾祛湿之品，以健脾解湿毒。作者分析"金曰从革"，从革乃肺主皮肤之义，从革解毒汤即皮肤解毒汤也。从方药组成来看，本方取乌梅滋阴解毒，莪术祛瘀解毒，防风祛风解毒，徐长卿通络解毒，甘草善解药毒，牡丹皮善解瘀毒，共奏解毒通瘀之功，组方确有独特之处。久病必虚，苦寒之品易伤脾胃，驱邪之余勿忘扶正，故在疾病好转的同时逐渐减少苦寒之药，加白术等健脾扶正之药以使正气复而邪气自去。

案2对顽固性皮肤病脾虚失运、营血不足、湿热与气血瘀滞的病机，辨证以"三术三藤药对"健脾除湿、破血除瘀、活血通络、养血润肤、疏风止痒，临床运用每获良效。"三术"，健脾除湿、破血除瘀，是指白术、苍术、莪术。白术与苍术是治疗脾虚有湿的皮肤病常用药，然白术之要在于健脾而化湿，通过健脾，达到化湿的功效，适用于脾虚湿困而偏于虚证者，苍术苦温，其功效在于燥湿而运脾，通过燥湿而使脾气得运，适用于湿浊内阻而偏于实证者，常用于日久之顽湿。两者共奏健脾除湿之效，相得益彰，标本同治。而顽固性皮肤病多日久顽固，瘀结较重，故非加莪术之破血除瘀难以立效。"三藤"，活血通络，养血疏风止痒，是指鸡血藤、首乌藤、钩藤。顽固性皮肤病患者不仅"久病多瘀""久病入络"，且血虚不能滋养肌肤，体肤失养，血虚生风，可见剧烈瘙痒。其治当遵李中梓《医宗必读·痹》中的"治风先治血，血行风自灭"之旨，故用鸡血藤合首乌藤，活血通络、养血疏风止痒，配以钩藤祛风止痒；因患者日久不愈，烦躁焦虑，易肝郁而化火，是为肝火，故取钩藤之清热平肝之效。"三藤"凉温并用，通经入络，携诸药直达病所。本案诊治过程标本明确，加减变化灵活，有是证用是药，取舍得当，故取效满意。

《素问·至真要大论》谓："诸湿肿满，皆属于脾。"慢性湿疹病虽在表，但脾虚乃病之本。案3患者嗜酒，损伤脾胃，脾失健运，湿浊停聚，相互搏结，浸淫肌肤，发为皮疹。治疗上以健脾燥湿为主。方用二陈平胃散加味。方中苍术除脾湿，升清阳；茯苓助脾运，利水湿；白术益气健脾燥湿；泽泻、猪苓健脾运，利小便，使邪有出路；陈皮、厚朴理气和中，下气除满。助运脾湿，除湿剂中配伍理气药，则"气化湿亦化"；半夏、苦参燥湿解毒，和胃降逆；地肤子、白鲜皮祛风止痒。诸药合用，共奏健脾燥湿之效。因湿性黏滞缠绵，故需守方巩固治疗。

湿疹一般多以清热利湿法或健脾除湿法治疗。案4患者病程已3年，经多次治疗，疗效欠佳；又患者为冬季发病，且平素畏寒怕冷，脉沉弱，系素体阳虚，复感外寒，水湿聚集而致。治当益气温阳，辛温散寒，除湿止痒。方选麻黄附子细辛汤加减。方中麻黄、附子、细辛温阳化水，辛温散寒；生黄芪补气固表，防风、羌活加强温散表寒之功，且可胜湿宣通，解除其背部酸痛；苍术、生薏苡仁、黄柏、益母草、陈皮、地肤子等清除既成之湿热，全方共奏辛温散寒、温阳化湿之效。冬季湿疹，不宜苦寒太过。若外寒束表，不事温通，则湿邪难以通达排出。当然，温通的同时，如有既成之湿热，也应少加清利之品，使其阳气复，表寒散，湿热除，则皮损自愈。

婴儿湿疮的发生是"外感风热之邪"和小儿"稚阴稚阳"的生理特点共同作用的结果，故湿疮患儿常表现以风热、湿热、阴虚内热为主的证候，本病的发生与脾、肺、心三脏关系密切。同时治疗中应根据婴儿湿疮的临床特点及小儿的特殊体质，提出婴儿湿疮应以外治为主，即"清热解毒，除湿止痒"之法，兼以内调即"祛风除湿，养阴清热"之法。且按皮损的变化随时调整外用药剂型，获得较为满意的疗效。现代药理研究表明，案5

的湿疹洗剂中金银花有解热、抗炎作用；茯苓、牡丹皮具有显著的抗菌作用，牡丹皮酚具有解热、降温作用；野菊花煎剂能增强吞噬细胞的吞噬功能；桑叶具有抗炎、消肿、抗菌等作用；黄芩具有解热、抗炎、消肿、抗过敏作用，能显著抑制 I 型变态反应。紫草油膏具有清热凉血、生肌止痛之效，现代药理研究表明，紫草及其有效成分具有明确的抗菌、消肿作用。三黄膏中大黄能降低毛细血管通透性，从而减少炎性渗出，显著降低局部温度；黄芩、黄柏、苦参具有抗炎、抗过敏作用；苦参碱对炎症的抑制作用，与氢化可的松作用相似。总之，皮损不同，所用外用药物及剂型亦有不同，其最终都以清热解毒、除湿止痒为法。

小儿湿疹是儿科的常见病，西医认为小儿的皮肤发育尚不健全，最外层表皮的角质层很薄，毛细血管网丰富；内皮含水及氯化物多，容易发生过敏反应，故本病的发生与小儿的皮肤结构特点有关。中医认为，本病主因胎中热毒蕴结或后天饮食失调，脾失健运，内蕴湿热，外受风湿热邪而致。案 6 患儿湿疹缠绵，严重影响患儿的身心健康，且外用皮质类激素药物 3 年，出现不良反应，故停用而改以清热利湿、祛风解毒之中药治疗。方以五味消毒饮为主方，取其清热解毒之功，方中野菊花、蒲公英、紫花地丁性苦、寒，清热解毒利湿、消痈散结；金银花、连翘同用，加强君药清热解毒之功；防风、荆芥穗、白鲜皮同用，散风止痒；僵蚕、辛夷能祛外风，散风热，与前药配伍加强其止痒之功；栀子能清热利湿，凉血解毒，与淡豆豉同用，能宣泄余热，解郁除烦；黑丑能通利二便以排泄水湿，给邪以出路；焦三仙、鸡内金消食化积、健运脾胃；甘草调和诸药。服药后，患儿皮疹较前减轻，渗出减少，说明药已中的，但仍纳差、便干。故二诊时仍用前法，去僵蚕、荆芥穗，加用辛香透散的青蒿，借助能升举脾胃清阳的柴胡，清透伏热；加用辛夷、苍耳子，加强散风除湿之功。患儿服药之后，病情明显减轻，故守方治疗。患儿病程长，病邪多易入血分，故加用凉血养阴之品，取紫草清热凉血、解毒透疹、止痒之功，为治疹良药，赤、白芍凉血养阴，尤益于本病后期的治疗。服药半月余后，患儿病情明显好转，皮肤已见光滑，体重亦有增加，故后期治疗主以调理脾胃之气为主，兼顾祛风止痒。方用生黄芪、茯苓补气健脾，柴胡、黄芩、栀子、淡豆豉清热除烦解郁，辛夷、地肤子、白鲜皮、赤白芍凉血养阴、祛风止痒，炒莱菔子、黑丑、陈皮理气健脾，甘草调和诸药。配合中成药健身消导及活菌制剂继续巩固治疗，以调养正气，促进患儿生长发育。

（六）参考文献

1.梁家芬，李红毅，刘炽，等.禤国维教授解毒法治疗皮肤病经验浅析.环球中医药，2013，6（12）：926-928.

2.吴卿，赵巍，陈达灿.陈达灿运用"三术三藤药对"治疗顽固性皮肤病经验.中国中医药信息杂志，2014，21（7）：99-101.

3.徐建立，陈永灿.二陈平胃散临证三案.江苏中医药，2014，46（6）：53-54.

4.胡会丽，李梅，刘爱民.刘爱民教授运用麻黄附子细辛汤治疗皮肤病验案4则.中国中西医结合皮肤性病学杂志，2011，10（3）：175-176.

5.朱卉雯，田静，李慧.田静教授治疗婴儿湿疮经验分析.中国中西医结合儿科学，2014，6（3）：208-209.

6.李晓丹.中药治疗小儿顽固性湿疹1例.江苏中医药，2010，42（5）：52-53.

黄水疮

一 概述

黄水疮是一种发于皮肤、有传染性的化脓性皮肤病。中医古代文献又称之为滴脓疮、天疱疮等。相当于西医的脓疱疮。其特点是皮损主要表现为浅在性脓疱和脓痂，有接触传染和自体接种的特性，在托儿所、幼儿园或家庭中传播流行。

二 病因病机

夏秋季节，气候炎热，湿热交蒸，暑湿热毒袭于肌表，以致气机不畅，疏泄障碍，熏蒸皮肤而成；若小儿机体虚弱，肌肤娇嫩，腠理不固，汗多湿重，暑邪湿毒侵袭，更易发病，且可相互传染。反复发作者，邪毒久竭，可造成脾气虚弱。

三 诊断要点

多发于夏秋季节，儿童尤为多见，有传染性。好发于头面、四肢等暴露部位，也可蔓延全身。

皮损初起为红斑，或为水疱，约黄豆、豌豆大小，经1～2天后，水疱变为脓疱，界限分明，四周有轻度红晕，疱壁极薄，内含透明液体，逐渐变混浊。脓疱较大者，疱壁由紧张渐变为弛缓，由于体位关系，疱内脓液沉积为脓清及脓渣两层，形成半月状坠积性脓疱。疱壁破裂后，显出湿润而潮红的糜烂疮面，流出黄水，干燥后结成脓痂，痂皮逐渐脱落而愈，愈后不留瘢痕。脓液流溢之处，又常引起新的脓疱发生。

自觉瘙痒，重者可有发热、口渴等全身症状。病程长短不一，少数可延至数月，入冬后病情减轻或痊愈。常引起附近臀核肿痛，重者易产生并发症，如败血症、肺炎、急性肾炎等，甚至危及生命。

（四）治疗原则与调护要点

1. 病变处禁止水洗，如清洗脓痂，可用10%的黄柏溶液揩洗。

2. 炎夏季节每天洗澡1～2次，浴后扑痱子粉，保持皮肤清洁干燥。

3. 病变部位应避免搔抓，以免病情加重及传播。

4. 流行期间，可服清凉饮料，如五花茶、银花露等。

5. 幼儿园、托儿所在夏季应对儿童做定期检查，发现患儿应立即隔离治疗，对已污染的衣物和环境要及时消毒处理。

（五）验案赏析

【验案1】

杨某，女，7岁。2012年7月13日初诊。

主诉：胸背部脓疱伴痒感6天。

病史：6天前无明显诱因，胸背部出现散在红色斑丘疹，很快变成脓疱，自觉瘙痒，搔抓后破溃、糜烂，脓液干燥后形成蜜黄色厚痂，发热，体温38.2℃。

查体：胸背部见散在黄豆至蚕豆大小的脓疱，疱壁薄，部分脓疱伴渗出、糜烂，干燥脓疱表面覆有蜜黄色厚痂，伴发热、纳差、口舌生疮、小便短黄。舌边尖红，苔黄，脉细数。

诊断：黄水疮（湿热证，热重于湿）。

治则：清解毒热，利湿止痒。

处方：金银花15g，连翘10g，蒲公英20g，茵陈10g，栀子10g，滑石10g，竹叶5g，黄连3g，陈皮6g，蛇床子15g，白鲜皮10g。予3剂，日1剂，水煎，早晚分服。

二诊（2012年7月16日）：脓疱缩小，大部分脓疱干燥结痂，周围红晕基本消失，热退，纳可，舌疮转好，小便正常，舌淡红，苔薄黄，脉细。予3剂，其他同前。

三诊（2012年7月18日）：脓疱结痂等皮损全部消失，临床治愈。

（陈　兴）

【验案2】

韩某，男，9岁。2008年6月16日初诊。

主诉：面部红斑，起脓疱流脓水6天。

查体：面部，上额有黄豆大的脓疱，边缘潮红，皮损有糜烂，渗出，部分已结黄痂。脉弦数，舌苔薄白，舌质红。

诊断：黄水疮。

治则：清肺胃热，解毒利湿。

处方：金银花20g，野菊花15g，蒲公英20g，紫花地丁15g，天葵子10g，龙胆草15g，黄芩15g，栀子10g，泽泻10g，当归10g，甘草10g。水煎服，每日1剂，外用二妙散湿敷。

二诊（2008年6月21日）：服药3剂，皮损减轻，脓疱减少，基底仍潮红。

三诊（2008年6月24日）：服药3剂，皮损基底潮红消退，未见新起脓疱，显露正常皮肤，治愈。共服11剂。

（徐　庆）

【验案3】

赵某，男，1岁。

主诉：头面部出现许多脓疱、发烧、痒甚，2周。

病史：2周前，患儿脸上出现数个散在水疱，抓破后流出淡黄水，约2天时间，头面部出满脓疱，伴发烧。求诊于某门诊部，给予静脉滴注青霉素，每日480万U，共用5天；同时外用生理盐水洗净患处，涂以红霉素软膏，用药1周后，脓疱大部分干缩结痂。可是，约5天后头面复出了许多脓疱，患儿精神较平时稍差，纳呆，故来我院求诊。

查体：体温38.2℃，头面部布满黄豆大小的水疱和脓疱，周围有红晕，有的脓疱已破溃，流出"黄水"，结有黄痂，患儿不时用手抓搔患处，抓破之处显露出湿润鲜红的疱面。舌质红，苔黄腻，脉数。

诊断：黄水疮（湿热证）。

治则：清热，解毒，燥湿。

处方：黄连、黄芩、大黄各5g，将上述药物加适量水煎成浓液，待温，用棉棒蘸药液涂搽患处，更换棉棒，再蘸药液涂搽。每日4～6次。同时予焦三仙各6g，黄连1g，茯苓2g，白术3g，水煎服，每日2次，服2天。用药1天，脓疱缩小，周围红晕基本消失，体温降至37.2℃；用药3天，大部分脓疱干燥结痂，用药5天痊愈。

（田梅梅）

【验案4】

王某，男，5岁。2004年6月15日初诊。

主诉：颜面起脓疱，溢脓水数天。

病史：患者颜面突起水疱，迅速变大，如蚕豆大小，色黄而绕有红晕。疱液很快变浑浊成脓液，又转成脓疱，破后呈糜烂面，脓水溢出干后结黄痂，伴有微热、口干。

查体：舌红、苔黄，脉滑数。

诊断：黄水疮（湿热蕴蒸，兼感毒邪）。

治则：清解暑毒，清肺除湿。

处方：药用过敏煎加减：防风10g，银柴胡10g，乌梅10g，五味子10g，连翘15g，蒲公英15g，黄芩10g，黄连6g，藿香10g，白鲜皮10g，香薷10g，苍术10g，薏苡仁15g，甘草6g，威灵仙10g，金银花10g。服上方5剂，患者痊愈。

（李廷保）

【验案5】

姜某，男，6岁。1986年9月18日初诊。

主诉：面部起脓疱流脓水2天。

病史：其母诉2日前，发现患儿面部有零星几个小水疱，渐渐变为脓疱，患儿因觉瘙痒，抓破则流黄水，疼痛难忍。黄水流到之处即生疱。曾到某医院门诊治疗，肌肉注射青霉素钾，口服西药（药名不详），疗效不显，面部水疱有增无减。故前来就诊。

查体：患儿面部散有黄豆大小的脓疱疮，色黄，边缘有红晕，由于疱壁破裂，流出黄水，有的已经干燥结成黄色脓痂，尤以嘴角部较密集。口干，便秘，尿黄。舌红，苔黄，脉濡数。

诊断：黄水疮（湿热型）。

治则：清泻火毒。

处方：取灵阿穴，用泻法强刺激1分钟后出针。灵阿穴取穴方法：将细绳一根，从患儿中指尖始，沿手臂量至肩端的肩髃穴止，将绳截断，并以此为距，令患儿取端坐位，将细绳的一端让患儿咬紧，沿督脉的人中、印堂、百会、大椎等穴延伸，绳的另一端到达之点，即是此穴。操作方法及疗程：常规消毒，快速进针，向上斜刺0.2～0.3寸，得气后，以提插捻转法同时进行，强刺激约1分钟后出针。一般病程短的1次即可见效，病程长或不予配合的患儿需2～3次方可痊愈。嘱其忌食辛辣之品。3日后随访，其母告曰：针后2日，即脓疱干燥结痂，渐渐痂皮脱落而愈。查患儿面部果有几处痂皮已经脱落，且无留下瘢痕。又3日后随访告愈。

（刘　萍）

【验案6】

谢某，男，29岁。2003年6月15日初诊。

主诉：面部红斑，起脓疱流脓水4天。

查体：患者4天前双手小鱼际起数枚绿豆大小的脓疱，溃烂流出黄色脓性分泌物，基底潮红，瘙痒难忍。舌红，苔黄腻，脉滑数。

诊断：黄水疮（湿热内蕴）。

治则：解毒除湿。

处方：金银花 30g，连翘 20g，蒲公英 20g，苦参 15g，黄芩 15g，赤芍 15g，六一散（包煎）20g。服药 6 剂后脓液消失，脓疱缩小干燥，加减调理 12 剂而愈。

（梁尚财）

【按语】

中医认为"脓疱疮"系湿热之邪侵入肺胃，郁于皮肤，肺有热，脾胃有湿，二气杂交，内外相搏，复感毒邪而发病，治宜清热解毒利湿。上述诸案多体现了这种治疗思想。

案 1 由皮肤不洁，或脾经湿热内蕴，又因夏秋之季暑湿邪毒外侵，两气交感，熏蒸皮肤而成，湿邪郁久化热，已成热重于湿，故治以清热解毒，利湿止痒。金银花、连翘、蒲公英清热解毒，其中金银花为一切热毒疮疡痈肿疔毒之要药，现代药理研究表明，其对金黄色葡萄球菌、溶血性链球菌有抑制作用，连翘为"疮家圣药"，辅以蒲公英加强清热解毒之力；茵陈最善清利湿热，黄连清热燥湿，栀子通利三焦，导湿热下行，加入滑石、竹叶甘寒淡渗，增强利湿清热之功；陈皮行气宽中；蛇床子、白鲜皮收湿止痒。

案 2 采用五味消毒饮合龙胆泻肝汤加味。热毒壅盛加黄连、黄柏。若病程较久，色淡白或淡黄，红晕不明显，伴纳呆，便溏加人参、白术、陈皮，色红者加赤芍、牡丹皮。脓疱较重者加败酱草。色素沉着者加白芷。

案 3 黄水疮为细菌感染所致，故用抗生素治疗，虽疗效确切，但有些病例疗程较长，部分口服抗生素有胃肠道反应；肌肉注射和静脉点滴抗生素痛苦较大，患儿不易接受，而且费用较高，加重了患儿家长的经济负担。作者认为夏季为暑热之季，小儿机体虚弱、皮肤娇嫩、汗多湿重，暑邪热毒侵袭，经络阻塞，气血凝滞，营气不从，则皮肤出现水疱、脓疱。疱面湿润鲜红、发热、舌质红、苔黄为热象；苔黄腻、纳呆为湿热困脾之象。"三黄汤"中三味药皆性寒味苦。黄连清心火、清热燥湿、解热毒；黄芩清肺热、清热燥湿；大黄可攻下热结、泻火解毒。三药合用共奏清热、解毒、燥湿之功效。

《洞天奥旨》曰："黄水痘又名滴脓疮，言其脓水流到之处，即便生疮，故名之。"《医宗金鉴·外科心法》载："黄水疮，初如粟米而痒，破流黄水，浸液成片，随处可生。"案4病因病机为儿童肌肤娇嫩，失于固密，或因儿童脏器不充，或喂养失调，积食停滞，脾胃蕴热，正值湿热交替季节，湿热毒邪侵袭肌表而发。辨治警示：①发病多为夏秋季，多为儿童；②好发于颜面、口周、鼻孔周围等部位；③皮损多为红斑或水疱，有轻微瘙痒或疼痛；④并发症多为败血症、肺炎、急性肾炎；⑤此病具有急性、接触性、传染性；⑥需加重健脾利湿药，如白术、薏苡仁，夏季发病宜加清暑药如藿香、佩兰，瘙痒者可加地肤子、白鲜皮。

案5中的灵阿穴是笔者自拟之名，取其位于灵台穴附近的阿是穴之意，是受到骨度分寸法的启发。灵台穴又为治疮之要穴（也曾听过前人用绳取穴治疮的传说），经过多年的临床实践、探索和总结，最后拟定此穴为治疗小儿黄水疮的特效穴。灵阿穴位于督脉上的身柱与灵台穴之间，而督脉又统领诸阳，今以泻法清泄阳邪火毒，疏通气机，调整阴阳，使邪热去而湿毒解，故此穴乃治疮之经验穴。临床实践还证明，取此穴治疗黄水疮，可避免用外敷法搽抹局部引起不必要的痛苦和再感染，又能避免小儿服中药难的麻烦。强刺激此穴，见效迅速，十分适合小儿不耐留针之特点。

案6脓疱疮是由金黄色葡萄球菌感染所致。当机体衰弱或瘙痒性皮肤病（多数为痱子）经搔抓破损时，化脓球菌乘机入侵致病。儿童时期机体抵抗力低，因此易患此病。西医治疗多用抗生素，副作用较大。中医认为本病病因病机多为感受暑湿热毒以致气机不畅，疏泄失常，熏蒸皮肤而致。暑为阳邪，其性炎热，具有热微则痒、热甚则痛、热盛则肉腐等特征，表现为患部脓肿灼热、腐烂流滋。火热之邪易入血分，聚于局部，腐蚀血肉发为痈肿疮疡。暑热之邪偏盛，可引起发热、口渴、便干溲赤等症状；暑多夹湿，湿性重浊黏腻，易致水疱糜烂，浸淫四窜，滋水淋漓。因此，治疗该病应把握病机，根据病情轻重及皮损发展特点，辨证施治。方中金银花、蒲公英、连翘、紫花地丁清热解毒，黄芩清热泻火，野菊花清热降火解毒，赤芍清热凉血，土茯苓、六一散清利湿热。药证相符，故疗效满意。

(六) 参考文献

1. 徐庆，吕波.五味消毒饮合龙胆泻肝汤加味治疗脓疱疮50例.黑龙江中医药，2009（5）：35.

2. 田梅梅.三黄汤外用治疗黄水疮36例.中医外治杂志，1997（4）：11.

3. 李廷保，王思农，王贵明.何炳元教授运用过敏煎加减治疗小儿皮肤病经验.中医儿科杂志，2009，5（5）：3-4.

4. 刘萍.针刺灵阿穴治疗小儿黄水疮.新中医，1994（6）：34.

5. 梁尚财，郑红伟.中医辨证治疗脓疱疮122例.吉林中医药，2009，26（7）：27.

癣

一 概述

　　癣是发生在表皮、毛发、指（趾）甲的浅部真菌皮肤病。本病发生部位不同，名称各异。临床常见的癣病有发于头部的白秃疮、肥疮；发于手部的鹅掌风；发于足部的脚湿气；发于面、颈、躯干、四肢的圆癣、紫白癜风等。癣都具有传染性，其中白秃疮、肥疮、脚湿气传染性最强，是重点防治的皮肤病。本节只讨论浅在的常见皮肤真菌病。

二 病因病机

　　癣之病因总由生活、起居不慎，感染浅部真菌，复因风、湿、热邪外袭，郁于腠理，淫于皮肤所致。病发于头皮、毛发，则发为白秃疮、肥疮；病发于趾丫，则发为脚湿气；发于手掌部，则为鹅掌风；发于体表、阴股间，则为紫白癜风、圆癣、阴癣等。其风热盛者，多表现为发落起疹，瘙痒脱屑；湿热盛者，则多渗流滋水，瘙痒结痂；郁热化燥，气血不和，肤失营养，则皮肤肥厚、燥裂、瘙痒。

三 诊断要点

1. 临床表现

（1）白秃疮：相当于西医的白癣，是头癣的一种。多见于学龄儿童，男性多于女性。本病特征是在头皮有圆形或不规则的覆盖灰白色鳞屑的斑片。皮损区毛发干枯无泽，常在距头皮 0.2～0.8cm 处折断而参差不齐。头发易于拔落且不疼痛，病发根部包绕有白色鳞屑形成的菌鞘。自觉瘙痒。

（2）肥疮：相当于西医的黄癣，为头癣最常见的类型，俗称"黄癫。

多见于农村，好发于儿童。皮损多从头顶部开始，渐及四周，可累及全头部。其特征是有黄癣痂堆积。癣痂呈蜡黄色，肥厚，富黏性，边缘翘起，中心微凹，上有毛发贯穿，质脆易粉碎，有特殊的鼠尿臭。除去黄癣痂，其下为鲜红湿润的糜烂面。病变区头发干燥，失去光泽。久之毛囊被破坏而成永久性脱发。当病变痊愈后，则在头皮留下广泛、光滑的萎缩性瘢痕。病变四周约1cm处的头皮不易受损。

（3）鹅掌风：相当于西医的手癣。以成年人多见。男女老幼均可染病。多数为单侧发病，也可染及双手。皮损特点：初起为掌心或指缝水疱或掌部皮肤角化脱屑、水疱。水疱多透明如晶，散在或簇集，瘙痒难忍。水疱破后干涸，叠起白屑，中心向愈，四周继发疱疹，并可延及手背、腕部。若反复发作后，致手掌皮肤肥厚，枯槁干裂，疼痛，屈伸不利，宛如鹅掌。

（4）脚湿气：相当于西医的足癣，以脚趾痒烂有特殊臭味而得名。脚湿气主要发生在趾缝，也见于足底。以皮下水疱，趾间浸渍糜烂，渗流滋水，角化过度，脱屑，瘙痒等为特征。分为水疱型、糜烂型、脱屑型，但常以1～2种皮肤损害为主。

（5）圆癣：相当于西医的体癣。因皮损多呈钱币状、圆形，故名圆癣，亦称铜钱癣。发于股胯、外阴等处者，称阴癣（股癣）。皮损特征为环形或多环形、边界清楚、中心消退、外围扩张的斑块。斑块边沿及四周有针帽大小的红色丘疹，并可有水疱、鳞屑、结痂等，斑块一般为钱币大或更大。多发时可相互融合形成连环形。病灶中心皮疹消退，呈自愈倾向，但向四周蔓延，有丘疹、水疱、脓疱、结痂等损害。

（6）紫白癜风：相当于西医的花斑癣，俗称汗斑。常发于多汗体质青年，可在家庭中互相传染。皮损好发于颈项、躯干，尤其是多汗部位以及四肢近心端，为大小不一、边界清楚的圆形或不规则的无炎症性斑块，淡褐、灰褐至深褐色，或轻度色素减退，可附少许糠秕状细鳞屑，常融合成片状。

2. 实验室及辅助检查

可进行真菌直接镜检和真菌培养。

（四）治疗原则与调护要点

1. 治疗原则。以杀虫止痒为主要治法。癣病以外治为主，若皮损广泛，或兼感染，则宜内治、外治相结合。

2. 注意个人、家庭及集体卫生。对幼儿园、学校、理发室、浴室、旅店等公共场所要加强卫生宣传和管理。

3. 对患者要早发现，早治疗，坚持治疗，巩固疗效。对患畜也要及时治疗和隔离，以消除传染源。

4. 要针对不同癣病传染途径做好消毒灭菌工作。白秃疮、肥疮患者要注意理发工具及患者梳、帽、枕巾等的消毒；鹅掌风和脚湿气患者要勿与他人共用脚盆、浴盆、毛巾、鞋袜等，注意保持足部干燥，鞋袜宜干爽透风，并经常洗涤、暴晒；圆癣、阴癣、紫白癜风患者的内衣、内裤、床单等要常洗换、暴晒，并宜煮沸消毒。

（五）验案赏析

【验案1】

谢某，男，9岁。2011年6月23日初诊。

主诉：头皮鳞屑斑伴瘙痒2个月余。有与患病动物密切接触史。

查体：头皮见分布较密集的灰白色鳞屑斑片，圆形或椭圆形，直径1～3cm，部分融合成片。Auspitz征（-）。皮损部位可见断发，多在3mm处折断，残根部包绕有灰白色菌鞘，不易祛除。

实验室检查：刮取鳞屑镜检真菌阳性。过滤紫外线灯（Wood灯）检查病发有亮绿色荧光。

诊断：白癣。

治则：清热解毒，燥湿止痒。

处方：黄连30g，龙胆草30g，土荆皮30g，白鲜皮15g，地肤子15g，雄黄10g，白矾20g，苍术20g。将其水煎液1L直接熏洗患部，每日2次，每次 30 分钟。外涂市售克霉唑癣药水，每日 2 次。嘱患者剃光头发并将帽子、枕巾等煮沸灭菌，7 天为 1 个疗程。

二诊（2012 年 7 月 7 日）：鳞屑较前明显减少，瘙痒减轻。

三诊（2012 年 7 月 21 日）：皮损消失，长出新生发，Wood 灯检查无亮绿色荧光。

（陈　兴）

【验案 2】

夏某，女，43 岁。2012 年 7 月 25 日初诊。

主诉：胃脘胀满半个月，伴双手圆形疱疹、瘙痒。

查体：患者双手掌面满布圆形疱疹，瘙痒，兼有少许疱疹破溃结痂，且患者胃脘胀满，恶心，偶有恶寒，纳差，寐欠安，小便调，大便 2 ～ 3 天一行。舌红，苔厚黄腻，脉弦。

诊断：鹅掌风。

治则：宣畅气机，清利湿热兼清热燥湿、解毒消肿。

处方：三仁汤化裁。苦杏仁 10g，白豆蔻 6g，生薏苡仁 30g，泽兰 30g，佩兰 30g，广藿香 20g，六一散 20g，厚朴 20g，半夏 15g，紫苏梗 10g，木香 10g，枳壳 10g，白芍 10g，莱菔子 10g，大腹皮 20g，生麦芽 30g，鸡内金 10g，小通草 6g，淡竹叶 5g，连翘 6g，蒲公英 15g。予 4 剂，水煎，每 1 剂，早晚饭后分服。

二诊（2012 年 7 月 28 日）：患者双手疱疹减少，部分疱疹结痂，胃脘胀满较前大减，偶有恶心、恶寒，纳增，大便略干，舌红，苔薄黄腻，脉弦。于原方基础上莱菔子增至 30g，大腹皮增至 30g，蒲公英增至 30g，予 4 剂。另予患者芒硝 30g、黄柏 30g 为外洗方 4 剂，每天洗手部数次。

三诊（2012 年 8 月 1 日）：患者双手疱疹已减少大半，少数疱疹结痂脱落，趋于正常皮肤，其他症状大减。于原方基础上白豆蔻增至 10g，莱菔子减为 10g，连翘增至 10g，加生槟榔 10g、茯苓 30g、草果 6g、陈皮 10g，7

剂。另继以外洗方 4 剂。一周后复诊，双手疱疹基本痊愈，皮肤基本恢复。予原方继服 7 剂，以巩固疗效。

（李明越）

【验案 3】

王某，女，63 岁。2010 年 6 月 7 日初诊。

主诉：手足部皮肤反复水疱、浸渍、干燥、皲裂 1 年，加重 2 周。

病史：患病 1 年，病情反复，治疗效果不佳。

查体：手足部皮损干燥、角质增厚、表面粗糙脱屑、皲裂。诉疼痛明显，轻度瘙痒。舌质淡红，少苔，脉细弱。

实验室检查：真菌检查阳性。

诊断：角化过度型手足癣（血虚风燥）。

治则：养血润肤，杀虫止痒，清解余毒。

处方：外洗方：大黄 15g，生甘草 60g，黄芪 30g，当归 20g，生何首乌 30g，地骨皮 15g，黄精 20g，老鹳草 30g，仙鹤草 30g，王不留行 30g，漏芦根 30g，白芍 20g，大风子 10g，蛇床子 30g。上方水煎外泡，每日 2 次，后用曲安奈德益康唑乳膏外搽，并用保鲜膜封包 1 小时左右。

二诊（2010 年 6 月 14 日）：患者诉疼痛明显减轻，已无瘙痒，皮损干燥缓解，上方去老鹳草、仙鹤草、王不留行、漏芦根，加生地黄 30g，红花 15g，苍术 15g，继续水煎外泡 4 周后皮损基本消退，临床治愈。

（褚宏飞）

【验案 4】

患者，57 岁。1995 年 8 月 2 日初诊。

主诉：患体癣 1 年余，近日病情加重。

病史：于 1994 年 6 月全身起红色扁平丘疹，数天后转成浅红色斑块状。体表微有少数灰白色鳞屑样附着物。微痒痛，后渐消退，四周向外蔓延扩展呈环形，边缘尚清楚，略隆起呈暗红色，并有小丘疹与小水疱，遍及全身如同小硬币一般，又如小古铜钱一样。尤以躯体前后及四肢为重，瘙痒异常，抓破流少量的黄黏水。曾到市某医院皮肤科、中医外科就诊，被诊断为体癣。多次中西药治疗而未能治愈，故来我处求治。

查体：外观无数疹块，边缘环状几乎大小相连，色呈暗红带紫，皮肤较干燥而无泽，瘙痒不堪，抓破流出少量黏水、自觉鼻孔干燥，口渴喜饮。脉诊：寸脉小数、尺脉沉涩。舌质赤红，苔黄少泽。

诊断：体癣（肺津不布，心火内盛，血瘀阻络兼夹风毒）。

治则：滋阴润燥、泻火活血凉血。

处方：生、熟地各12g，制首乌10g，天、麦冬各10g，火麻仁20g，苦杏仁10g，川连3g，枯黄芩6g，京赤芍10g，牡丹皮10g，当归尾10g，桃仁6g，红花3g，生甘草3g，净蝉蜕6g，防风6g，水煎服5帖。

二诊（1995年8月10日）：瘙痒大减，有大部分已经结痂，亦无湿水渗出，大便畅通，口渴已止。效不更方，原方再进3帖。

三诊（1995年8月16日）：症状基本痊愈，皮肤逐渐转为正常，出现润泽。为了巩固疗效，遵照前边立法内服剂加减改为外用洗浴剂，处方：赤芍15g，当归尾15g，牡丹皮15g，川柏15g，川黄连10g，蝉蜕30g，防风15g，川椒15g，生石膏30g，3帖上药加水2000mL煎沸10分钟浴洗全身，每次30分钟，每月浴洗2次。痊愈后，追访6个月而未再复发，只是大便常较干燥。嘱其常服麻仁丸以保大便通畅。

（蒋立新）

【验案5】

陈某，男，28岁。2004年8月初诊。

主诉：后颈部豆粒大褐色皮疹3年。

病史：因无自觉症状，未予治疗，后每年夏季时节复发。

查体：患者背部大面积散在皮疹，边界清楚，色褐，部分表面有细小鳞屑，部分色素减退。

实验室检查：刮取鳞屑镜检真菌阳性。

诊断：花斑癣。

治则：祛湿止痒，收湿敛干，解毒杀虫，润肤祛癣。

处方：诃子（打）、大枫子（打）、乌梅、五味子、五倍子、黄精、甘草各30g，皮疹范围较大者诸药用量可加至45g。每天1剂，水煎，每天外洗1次。并嘱其注意保持皮肤干洁，衣物经热水浸洗后置于阳光下晾晒。

二诊：治疗4疗程后皮疹消失，真菌检查阴性。遂嘱其注意生活调护，以防夏季复发。

（林良才）

【按语】

中医学认为，皮肤浅部癣之病因由不慎感染浅部癣虫，复因风、湿、热邪外袭，郁于腠理，淫于皮肤，或饮食不节，湿热内蕴，浸润肌肤，郁热化燥，日久血虚风燥，肌肤失养所致。轻者一般不需内服药物，外用药即可治愈，对于皮损广泛且继发感染的，内服和外用药物联合治疗有较好的疗效。临床以杀虫止痒为主要治法，上述诸案多体现了这种治疗思想。

案1外用洗剂可使药物直达病所，发挥清热祛风、除湿止痒以疏通毛窍的功效。黄连、龙胆草清热燥湿，土荆皮止痒杀虫、白鲜皮清热燥湿，祛风解毒，地肤子清热利湿，祛风止痒、雄黄解毒杀虫，白矾解毒杀虫、燥湿收敛，苍术燥湿止痒。现代药理证实，黄连、土荆皮、龙胆草、白鲜皮、地肤子、白矾均有抗真菌作用。

鹅掌风本病初期皮肤起小水疱，散在或簇状分布，不久疱破脱皮，中心已愈，而四周继起疱疹致手掌粗糙、裂纹如鹅掌，若反复发作或治疗不彻底则可使病情延长甚至终年不愈。医案2为感受暑热湿邪，属湿温初期，故仅见鹅掌风之疱疹症状突出。正如《温热经纬》所载"太阴内伤，湿饮停聚，客邪再至，内外相引，故病湿热。"三焦气化受阻为病机之关键，治当宣畅气机清利湿热，方用三仁汤加减。三仁汤出自清代吴塘的《温病条辨》，方中杏仁苦辛，善入肺经，通宣上焦肺气使气化则湿化；白豆蔻芳香苦辛，行气化湿宣畅中焦；薏苡仁甘淡渗湿健脾，疏导下焦。如此杏仁宣上，白豆蔻畅中，薏苡仁渗下，三焦并调。半夏、厚朴辛开苦降，紫苏梗、木香、枳壳、大腹皮等以行气化湿，散满除胀。泽兰、佩兰、六一散以助化湿，滑石、通草、竹叶以甘寒淡渗，清利下焦。加连翘、蒲公英加强清热之功，薏苡仁以引热下行。另配以芒硝、黄柏外洗，从外辅以清热燥湿、解毒消肿之功。复诊时又加入达原饮，以防湿邪继伏于内。三仁汤以宣畅三焦气化功能而除湿。配伍用药以巧合辛开、苦降、淡渗三法，全方化湿于宣畅气机之中，清热于淡渗利湿之间。吴氏认为"人身气贵流行，百病皆由愈滞。"即可用调理全身气机的办法来治疗湿热病，而本方以苦辛淡渗之法来调理三焦气机，三焦气机通畅，气化则湿热尽化，遂感受湿热之毒邪自三焦尽去。且本案患者以内服方与外洗方内外配合，双管齐下，从而达到事半功倍之效。

案3所用大黄甘草汤出自《金匮要略》，是著名医家张仲景治疗胃肠实热呕吐的方剂。全方仅由大黄、甘草2味药组成。大黄性味苦寒，具有泻下攻积、清热泻火、止血解毒、消痈祛瘀、推陈出新的功效。现代药理研究其外用可抗感染，对多种革兰氏阳性和阴性细菌均有抑制作用，其中最敏感的为葡萄球菌和链球菌，同时兼具止血之功。甘草性味甘平，有益气补中、清热解毒、祛痰止咳、缓急止痛、调和药性的作用。现代药理研究其有类似肾上腺皮质激素样作用，甘草浸膏和甘草酸对某些毒物有类似葡萄糖醛酸的解毒作用。二者配伍泻中寓补，苦寒与甘平相结合，抗菌消炎全面兼顾。本案按皮损局部辨证，将此名方加减化裁，结合现代药理研究，考虑到皮质类固醇在皮肤病治疗中的重要作用，重用甘草，取得满意疗效。黄芪、当归养血润肤；生何首乌、地骨皮、黄精、老鹳草、仙鹤草、王不留行、漏芦根清解余毒，活血通络；大风子、蛇床子杀虫止痒，善治顽癣。苍术现代药理研究含有维生素A样物质，可维护上皮组织细胞的健康，修复表皮。

中医历来认为癣类颇多、究其原因不外是风、湿、热、虫、风毒等邪外侵于皮毛肌肤，内侵入肺、脾二经而引起。案4作者认为此病案则不同于其他癣证，此病属肺津不布、心火内盛、脾经受烁不能健运，传导失司，血液瘀阻于外，因肺主皮毛、兼挟风毒相搏而成此证。治当以滋阴润燥、泻火活血凉血入手。《素问》病机十九条云："诸痛痒疮，皆属于心"。结合该病案的临床体征来看，可以想到因肺合皮毛、肺津不布则皮肤干燥，心主血脉，心火内炽血液枯涸、肺之节治功能失调，故外而瘀滞于肌肤，内而瘀阻于大肠，致使大便干结，火盛阴伤传导失司。显然可见，临床上如拘泥祛风燥湿、清热杀虫的一些套方，非但无济于事，反会贻误病机增加其患，给患者带来更多的痛苦，因此采用润燥活血之剂而得以治愈。

花斑癣夏季多发，以青年为多发或汗多者易发。案5由于夏季炎热，腠理开泄，易受湿热癣虫侵袭而发病。现代医学认为，由于汗多，皮肤环境较适宜真菌繁殖生长，糠秕孢子菌寄生于表皮角质层内而致病发生花斑癣，本病可通过互相接触毛巾、衣物等物品传染。生活调护对本病预防、治疗和防止复发有积极作用。清代吴师机所著之《理瀹骈文》提出："凡病多从外入，故医有外治法。"所用外洗方所含中草药有较强的抑制真菌繁殖的作用，熏洗治疗具有祛湿止痒，收湿敛干，解毒杀虫，润肤祛癣的功能。

（六）参考文献

1. 李明越，周正华.周正华治疗鹅掌风验案1则.湖南中医杂志，2014，30（8）：118-119.

2. 褚宏飞，王泽辉，朱艳灵，等.黄莺教授治疗手足癣的经验介绍.云南中医中药杂志，2011，32（12）：5-6.

3. 蒋立新，蒋作正.中药内服加浴洗治疗1例顽固性体癣的体会.淮海医药，1997，15（2）：62-63.

4. 林良才.中药外洗治疗花斑癣32例.新中医，2005，37（8）：78-79.

药 毒

一 概述

药毒是指药物通过口服、注射、吸入和外用等途径，进入人体内所引起的皮肤黏膜炎症反应。相当于西医的药疹，亦称药物性皮炎。特点：发病前有用药史，并有一定的潜伏期，发病突然，皮损形态多样，可泛发或仅限于局部。西医学认为病因与个体因素和药物因素相关。

二 病因病机

总由禀赋不耐，邪毒内侵所致。风热之邪侵袭腠理，郁久化火，血热妄行，溢于肌肤；或湿热蕴蒸，郁于肌肤；或火毒炽盛，燔灼营血，外发皮肤，内攻脏腑；病久灼伤阴液，阳无所附，浮越于外，病重而危殆。

引起本病的药物较多，常见的有抗生素类、解热镇痛类、磺胺类、巴比妥类、安眠药、中草药类，以及各种预防接种的生物制品。

三 诊断要点

1. 临床表现

本病症状多样，表现复杂，但具备以下基本特点：①发病前有用药史，原因祛除则易于治愈；②有一定的潜伏期，第 1 次发病多在用药后 5 ～ 20 天内，重复用药常在 24 小时内发生，短者甚至在用药后瞬间或数分钟内发生；③发病突然，自觉灼热瘙痒，重者伴有发热，倦怠，全身不适，纳差，大便干燥，小便黄赤等全身症状；④临床表现复杂，皮损形态多样，分布为全身性、对称性、可泛发或仅限于局部。

2. 常见类型

荨麻疹型、麻疹样或猩红热样型、多形红斑型、固定红斑型、剥脱性皮炎型、大疱性表皮松解型、湿疹皮炎样型。

3. 实验室检查

可进行血常规、肝肾功能、心电图等方面的检测。

（四）治疗原则与调护要点

1. 治疗原则停用一切可疑药物，以清热利湿解毒为主。对症治疗，重症宜中西医结合治疗。

2. 预防本病的发生关键是合理用药，严格掌握用药指征、药量及使用时限。用药前必须询问患者有无药物过敏史。应用青霉素及抗毒血清制剂，用药前要做过敏试验。

3. 用药过程中要注意观察用药后的反应，遇到全身皮肤瘙痒、出疹、发热者，要考虑药疹的可能，争取早期诊断，及时处理。

4. 皮损忌用热水烫洗或搔抓。

5. 多饮开水，忌食辛辣发物。

6. 重症药疹应按危重患者进行护理。

（五）验案赏析

【验案1】

关某，男，38岁。2009年12月25日初诊。

主诉：面部反复出现红斑、水疱9个月，复发3天。

病史：9个月前，因牙痛服用索米痛片后，面部开始反复出现水肿性红斑，有时红斑中央发生水疱，瘙痒不已。每次发作多在牙痛服药之后且皮损发生在既往部位。自服氯苯那敏、外用抗感染药后，皮疹约1周消退，愈后留有黑褐色色素沉着，常较前次扩大。3天前，服用索米痛片致皮损再发，为明确诊断来诊。现症见发热伴瘙痒，微恶风寒，体倦乏力，口干渴，小便黄。

查体：口角、鼻孔周围见椭圆形的紫红色斑，境界清楚，直径 1 ～ 3cm，表面水疱伴糜烂渗液，体温 38.2℃。舌质红，苔黄腻，脉濡数。

诊断：药毒（肺卫风热兼夹湿毒）。

治则：疏风清热，解毒化湿。

处方：荆芥 15g，防风 15g，蝉蜕 10g，金银花 20g，连翘 15g，白鲜皮 20g，苦参 15g，苍术 10g，地肤子 15g，赤芍 10g，当归 15g，生甘草 10g；5 剂，每日 1 剂，水煎，早晚分服。嘱患者停服索米痛片，忌食辛辣、鱼腥、烟酒、浓茶等。

二诊（2005 年 2 月 3 日）：热退痒止，皮疹颜色变浅，水疱干涸、结痂，乏力口渴减轻，舌质红，苔黄，脉数。前方去荆芥、防风，加桃仁 10g，红花 15g，予 5 剂，水煎，早晚分服。其他同前。

三诊（2005 年 2 月 3 日）：皮疹消退，留有浅褐色色素沉着，临床治愈。

（陈　兴）

【验案 2】

石某，女，62 岁。2009 年 12 月 25 日初诊。

主诉：面部红色斑疹伴瘙痒 8 个月余。

病史：患者 2009 年 4 月因化妆品入眼引起眼角红肿、痒痛。先后诊断为刺激性皮炎、过敏性皮炎，经克敏秦、哈希奈德乳膏等药物治疗后眼部症状消失，但面部及全身开始出现红色斑疹伴瘙痒，服西替利嗪、皿治林、转移因子等多种药物效果不佳症状反而加重。曾服中药热炎宁、消风止痒颗粒未效。伴瘙痒，口干，纳眠可，二便尚调。

查体：面部红斑累累，色红发热。舌红苔薄黄，脉细弦。

诊断：药毒（毒热夹风）。

治则：清热解毒，凉血祛风。

处方：自拟脱敏汤化裁：银柴胡 10g，五味子 8g，蝉蜕 8g，紫草 10g，赤芍 12g，野菊花 15g，忍冬藤 15g，牡丹皮 12g，生地黄 15g，连翘 10g，防风 10g，乌梅 4g，地龙 10g，生甘草 6g，7 剂，每日 1 剂，水煎服。

二诊：服药后红色斑疹顿消退，瘙痒不明显，舌淡红苔白，脉细弦，上方继服 3 剂巩固疗效。半年后随访，过敏再未复发。

（黄泉智）

【验案 3】

陆某，女，51 岁。2005 年 1 月 29 日初诊。

主诉：右踝微肿伴轻微瘙痒 1 个月，加重 2 天。

病史：1 个月前不明原因出现右踝微肿伴轻微瘙痒症状。因症状轻微，未予重视，未采取任何措施。2 天前不慎扭伤右踝部，局部青紫，疼痛颇剧，不能步履，终夜难眠。昨天肿痛更甚，在某院外科就诊，予"跌打膏"盖贴（具体不详），数小时后痛减，但瘙痒不堪，局部起红斑、丘疹、小水疱，伴心烦急躁，口干口渴，便干尿黄。近 1 个月未服过任何药物。

查体：体温 37.9℃，右踝外侧敷膏药处大片红肿，界限清楚，其上有密集丘疱疹，杂以轻度糜烂渗液。舌质红、苔微黄，脉弦滑。

诊断：药毒（毒邪外袭，肌肤蕴热）。

治则：清热凉血，解毒除湿。

处方：龙胆草、黄芩、木通、木瓜各 10g，车前子、泽泻、茵陈各 15g，生地黄、白茅根、蒲公英、板蓝根、车前草、六一散各 30g。5 剂，每天 1 剂，水煎，分 2 次服用。并嘱其停用跌打膏，用甘草油清洁局部残留药物，外用马齿苋、黄柏各 30g，煎汤冷湿敷，然后涂 1% 的氯霉素氧化锌油。

二诊（2005 年 2 月 3 日）：服药后红色斑疹顿消退，瘙痒不明显，舌淡红苔白，脉细弦，上方继服 3 剂巩固疗效。半年后随访，过敏再未复发。

三诊（2005 年 2 月 6 日）：大便已通，皮损逐渐消退，有少量糠秕状脱屑，临床治愈。

（堵桂梅）

【验案 4】

杨某，女，29 岁。1992 年 12 月 4 日初诊。

主诉：全身出现大片潮红皮疹 3 天。

病史：患者 3 天前因感冒服用感冒通后全身皮肤出现大片潮红水肿之皮疹，痒甚，口干欲饮，夜寐不安，大便干，小便黄。

查体：全身可见散在的弥漫性潮红如猩红热样皮疹，大部分融合成片，触之有灼感。舌质红，苔薄黄，脉细数。

诊断：药毒（内中药毒，热入营血）。

治则：清热解毒。

处方：经验方皮炎汤：生地黄 30g，牡丹皮 9g，赤芍 9g，知母 9g，生石膏（先煎）30g，竹叶 9g，金银花 9g，连翘 9g，生甘草 6g，水煎服。

二诊（1992 年 12 月 11 日）：诉服上方 4 剂后全身红斑完全消退，口渴止，二便调，夜寐尚安，现仅觉全身皮肤轻度瘙痒，舌质转淡，苔薄白。继予前方去生石膏，加白鲜皮 15g，4 剂后痊愈。

（刘佳彬）

【验案 5】

王某，女，56 岁。2013 年 3 月 23 日初诊。

主诉：周身风团伴瘙痒数小时。

病史：患者尿急、尿频、尿痛 5 年，加重 5 天。小腹坠胀，烦热，口渴多饮，大便干，纳可，眠差。据药敏试验选用抗生素头孢他啶，皮试（－），予 0.9% 氯化钠 250mL+ 头孢他啶 1.0g 静脉滴注。患者输液 10 分钟，出现面目潮红、心率加速、微恶寒、乏力，立即停止输液。30 分钟后前额出现散在风团，之后腹部、四肢出现 10 余处风团，呈淡红色，痛痒难忍，未见喉头水肿、呼吸困难。

查体：患者周身风团，压之褪色，黄豆大小至手掌大小不等，皮温升高。舌尖红质干，苔黄，脉细弦数。

诊断：药毒（毒邪外袭，血热生风）。

治则：清热解毒、疏风止痒、理气和血。

处方：选用梅花针叩刺，选穴：曲池、少海、血海。操作：双侧穴位酒精消毒后，针头与皮肤垂直，对准穴位叩击，运用腕部的弹力，使针尖叩刺皮肤后，立即弹起，如此反复叩击，以局部有较明显潮红，并有微出血为度。治疗1次后，瘙痒症状明显减轻，遗留轻微刺痛感，原有风团大小无明显改变，无新发风团。嘱患者多饮水，避免食用辛辣发物。

二诊（2013年3月24日）：次日风团已消，皮肤仍微泛红，无痒痛不适，继予针刺治疗以巩固疗效，针刺取穴及手法同前，药疹未再发作。

（李嘉健）

【按语】

中医学认为，药毒是由于禀赋不耐，食入禁忌，蕴热成毒；或脾失健运，运湿化热，外感毒邪，发于肌肤。严重者热毒入营，致气血两燔。临床治疗根据湿、毒、热及疾病的不同阶段辨证治疗。本病初期以邪实为主，多属风热、湿热、火毒之证。故治疗以清热为主要原则，结合各证型的特点，风热证加祛风之品，血热证配合凉血之品，湿热证加利湿之品，火热证加强清火解毒之力。本病后期可致气阴两伤，治疗以扶正补益为主要原则，阴虚者以养阴生津为主，气虚者重用益气补益之品。上述诸案多体现了这种治疗思想。

案1系肺卫风热兼夹湿毒，发于皮肤之固定型药疹。方中荆芥、防风、蝉蜕疏风透表，加金银花、连翘加强疏风清热解毒之功，配伍苍术散风除湿；苦参、白鲜皮清热利湿，祛风止痒，加地肤子增强清热利湿之力；反复发作故"久病多瘀"，配用赤芍清热凉血祛瘀、当归和血养阴，也有"治风先治血，血行风自灭"之意；生甘草清热解毒。诸药合用，以显疏风清热、解毒化湿之功。

案2患者属药疹无疑，但西医治疗此病的各种抗过敏药物均不显效，服药后症状反而时有加重，故绵延治疗8个月余而病未愈。患者面部红斑累累为病久热毒互结于肌表。钱乙在《小儿药证直诀》中说："热毒客于腠理转于血气，发于外皮，上如赤丹"。红斑突然遍布全身伴瘙痒为"风者善行而数变"的特点。脱敏汤中有清热凉血解毒之银柴胡、野菊花、忍冬藤、紫草、牡丹皮、生地；活血化瘀之赤芍、地龙；祛风止痒之蝉蜕、连翘、防风。现代科学研究发现银柴胡、蝉蜕、连翘、防风均具有很好的抗炎抗变态反应的作用，故药到病除。本案充分体现了中医在治疗难治性药物过敏性皮炎中的优势。

案3由内外合邪所致，在发病的不同时期，其病机不相同。据此分为三证：毒邪外袭、肌肤蕴热证，热毒入营证和气阴两虚证。以清热解毒、益气养阴为治疗大法，将中医整体观念、辨证论治思想贯彻始终。毒邪外袭、肌肤蕴热证：临床表现以毒热盛为特点，但其与外感风热不同，很快入于营分，故可见一段时间后痛减但瘙痒不堪；局部起红斑、丘疹、小水疱；心烦急躁，口干口渴，便干尿黄，或有发热；舌质红，脉滑或数。治疗上，针对毒热盛的根本病机，以清热利湿解毒为治疗原则，重用生地黄、蒲公英、金银花、黄芩、板蓝根等清热解毒；龙胆草、生石膏、冬瓜皮、六一散等清热泻火；生地黄、白茅根、天花粉、泽泻、车前草、茵陈等清热凉血、养阴生津。而心烦急躁、口干口渴、便干尿黄等症，考虑是由于脾湿不运、气机不畅所致，可佐以健脾利湿的藿香、茵陈，配合疏通气机的枳壳开胸顺气解郁。药虽枳壳一味，但对疏通气机、调整体内环境，起了重要作用，妙于釜底抽薪而非扬汤止沸。治疗时注意，毒热盛入于营血在解毒凉血时如不善生津护阴，势必使毒热成燎原之势。

药物性皮炎系由于人体禀赋各异，不耐药毒，药毒内蕴化热，热毒扰营所致。案4作者创清营凉血、泄热解毒之皮炎汤。本方由犀角地黄汤、白虎汤增减而成，方中生地、牡丹皮、赤芍清营凉血，知母、生石膏清解肌热，竹叶轻清风热，金银花、连翘、生甘草重在解毒，诸药合用，以奏全效。

案 5 因注射抗感染药物出现的荨麻疹是临床常见药疹之一，属中医学"药毒病"的范畴。本案虽以风团为主，但其病机为药毒化热生风，与寻常荨麻疹有所不同，患者久病体虚，复感风邪，又见心经热盛，血热生风，药毒与内外风相夹而发风团，灼热泛红，痛痒难忍。治疗时应在清热解毒、祛风止痒的基础上加入理气和营之法。血海属足太阴脾经，可治疗各种血症，取"治风先治血，血行风自灭"之意，刺该穴有凉血解毒的作用；曲池为手阳明大肠经之合穴，阳明经为"多血多气之经"，故刺该穴有理气和营、清热祛风的良效；少海为手少阴心经合穴，"诸痛痒疮，皆属于心"，故刺该穴可清心降火、止痛平痒，诸穴共奏清热解毒、疏风止痒、理气和血之功效。选用梅花针叩刺可宣泄血络壅郁之邪，调整经络之气，使气血通畅。西医学认为，叩刺通过机械刺激，由痛觉感受器通过神经系统反射性地引起血管扩张，促进局部血液循环，以调节人体神经、体液机能，从而调节机体的免疫反应。本案证明了曲池、少海、血海在治疗荨麻疹疾病中的重要性。临床研究发现，西医治疗药疹的转归天数为 2 天～6 周，平均 8～26 天。梅花针叩刺治疗荨麻疹性药疹起效迅速，此案即刻可见止痒效果，且操作简便，未见针刺等不良反应。

（六）参考文献

1. 黄泉智，许成勇，孙志高，等. 王发渭教授临床验案 4 则. 中国中医急症，2011，20(4)：576-577.

2. 堵桂梅，王思农，王劲坤. 名老中医王文春治疗药毒临床经验. 新中医，2013，45(7)：203-204.

3. 刘佳彬，董宏伟. 朱仁康治疗皮肤病验案. 山东中医杂志，2013，13(8)：366.

4. 李嘉健，王麟鹏. 梅花针治疗药疹医案. 北京中医药，2014，33(12)：960.

油 风

（一）概述

油风是一种头发突然成片脱落的慢性皮肤病。俗称"鬼剃头"。相当于西医学的斑秃，头发部分呈斑片状脱落，为斑秃；头发全部脱光，为全秃；严重者，眉毛、胡须、腋毛、阴毛，甚至毫毛全部脱落，为普秃。特点：头发成斑片状脱落，头皮光亮。本病可发生在任何年龄。西医学认为常与过度劳累、睡眠不足、精神紧张、意外刺激、遗传等因素有关。

（二）病因病机

过食辛辣炙煿或情志抑郁化火，耗伤阴血，血热生风，风热上窜巅顶，毛发失于濡养而突然脱落；或跌仆损伤，瘀血阻络，血不畅达，清窍失养，发脱不生；或久病致气血两虚，肝肾不足，阴血亏虚，肌腠失润，发无生长之源而脱落。

（三）诊断要点

头发突然成片迅速脱落，脱发区皮肤光亮，呈圆形或不规则形，数目一个到数个，可相互连接成片，或头发全部脱光，甚或全身毛发脱落。一般无自觉症状，患者多在无意中发现。有自愈倾向，易再脱落，以致病程可持续数月或更久。恢复时，新长出的头发多细而软，色淡黄或灰白，以后逐渐变粗、变硬、变黑。

（四）治疗原则与调护要点

1.本病总的治疗原则：实证以清热通瘀为主、虚证以补益气血肝肾为主，选择适当的外治或针灸疗法促进毛发生长。

2.生活规律，保持心情舒畅，避免烦恼、悲观、忧愁和动怒等。

3.增加营养，饮食宜多样化，纠正偏食的不良习惯。

4.注意头发卫生，不用碱性强的洗发用品，少用电吹风及烫染头发。

五 验案赏析

【验案1】

蓝某，女，50岁。2010年5月20日初诊。

主诉：脱发2个月余。伴唇白，头晕，心悸，失眠多梦。

查体：头顶部及后头部出现2cm×3 cm大小的片状脱发2块，形如钱币，脱发区皮肤光滑而亮，头皮瘙痒，皮屑甚多。舌质淡红，苔薄白，脉细弱。

诊断：油风（血虚风燥）。

治则：养血祛风，滋阴生发。

处方：当归饮子加减。当归10g，白芍20g，熟地黄15g，川芎6g，羌活6g，何首乌20g，黄芪30g，菟丝子20g，夜交藤30g，薄荷5g，菊花10g，炙甘草10g，7剂，每日1剂，水煎，早晚分服。外用生发酊外涂患处，每日2次。取阿是穴用梅花针移动叩击，每日或隔日1次。

二诊（2010年5月27日）：唇色转红，头晕减轻，睡眠改善，纳可，二便调。舌质淡红，苔薄白，脉细。前方加炒酸枣仁20g，10剂，日1剂，水煎，早晚分服。其他同前。

三诊（2010年6月7日）：脱发明显减少，脱发区内长出少量新生灰白色毳毛，纤细柔软，寐安，二便调，舌质淡红，苔薄白，脉弦细。1个月后随访，患者诉新生毛发逐渐变粗变黑，脱发区内头发均长出，临床治愈。

（陈 兴）

【验案 2】

王某，男，28 岁。2011 年 7 月 7 日初诊。

主诉：脱发 1 年。

病史：患者头皮片状脱发，脱发区平滑光亮，曾服中药汤剂 1 年，大部分脱发区发已长出。现伴畏寒乏力、腰背部酸重、阴雨天发凉，便日 1 次，初干后溏。

查体：左颞部头皮凹陷，无毛发生长。舌淡红，薄白苔，脉沉细。

诊断：油风（脾肾阳虚，气虚下陷）。

治则：健脾补肾，升阳举陷。

处方：黄芪 60g，炒白术 15g，陈皮 15g，党参 20g，柴胡 10g，升麻 10g，当归 12g，附子（先煎）15g，炙甘草 10g，干姜 10g，茯苓 10g，补骨脂 15g，狗脊 15g，14 剂，每天 1 剂，水煎，早晚饭后温服。

二诊：患者自述头皮偶有针刺样疼痛，上方加白芷 10g，桃仁 10g，红花 10g，赤芍 15g，川芎 10g，葱白 3 段，生姜 6 片，黄酒 1 两，14 剂，每天 1 剂，水煎，早晚饭后温服。

三诊：继续好转，针刺感消失，头皮凹陷减轻，余无不适。第 1 方继服 14 剂。

四诊：头皮凹陷处已不明显，原脱发区有大量新生毛发。后改服成药以巩固疗效。

（冯云倩）

【验案 3】

王某，男，18 岁。2013 年 3 月 11 日初诊。

主诉：脱发 1 年。

病史：1 年前，患者因受惊吓出现脱发，其他无明显自觉症状，曾于多家医院诊治，无明显改善。且脱发仍有扩大趋势，平素畏寒喜温，时有腰膝酸软，纳眠可，二便正常。

查体：脑勺部斑片状脱发。舌淡黯，苔白，脉沉细。

诊断：油风（肝肾不足，瘀血阻络）。

治则：滋补肝肾，兼以养血活血。

处方：仙茅6g，淫羊藿10g，胡芦巴10g，巴戟天10g，小茴香10g，白芥子6g，山药10g，山茱萸10g，女贞子10g，枸杞子10g，菟丝子10g，覆盆子10g，楮实子10g，补骨脂10g。水煎服，每日1剂。外用养血生发酊，并嘱患者每日以梅花针局部叩刺。

二诊（2013年4月8日）：患者服上方28剂后，病情稳定，并已不再脱发，余同前。守方加丹参15g、当归尾15g、炮姜6g、肉桂6g，余治同前。

三诊（2013年5月6日）：患者继服上方28剂后，已有新生白色毛发长出，但易脱落，畏寒和腰膝酸软较前好转，舌淡红，苔白，脉细。上方去丹参、炮姜，加何首乌10g、鹿角胶6g，继服28剂。余治同前。1个月后随访，患者诉新生毛发已不易脱落，并有少许毛发逐渐变黑，嘱守方继服2个月，以巩固疗效，后随访患者已基本恢复正常。

（时　亮）

【验案4】

关某，女，37岁。2004年2月17日初诊。

主诉：脱发3年，复发3天。

病史：自2001年始，数次出现头顶部头发大片脱落，诊断为斑秃，经治疗后痊愈。3天前又出现头发大片脱落，无痛痒，恶风寒，面色㿠白，乏力，平素精神较紧张，工作压力较大，月经前后易感冒，现月经第5天，经量少、色暗红，纳差，睡眠一般，二便调。

查体：头顶部两处斑片状脱发，呈椭圆形，约3cm×3cm，边界清楚，拔发试验阳性。舌淡黯、边有齿印，苔薄白，脉沉细无力。

诊断：油风（肺卫不足，脾肾两虚）。

治则：益卫固表，补益肝肾。

处方：方以玉屏风散加味。黄芪、太子参各30g，白术、何首乌各15g，生地黄、防风各10g，枸杞子12g，女贞子、茯苓、菟丝子各20g，甘草5g。水煎服，每天1剂。

二诊：服7剂，患者月经干净，精神、胃纳改善，守方减何首乌、枸杞子、女贞子、菟丝子、生地黄，加蒲公英、桑寄生各30g，麦冬15g。

三诊：原脱发部位长出新发，续上方加珍珠母30g，潜镇安神以巩固治疗。加减治疗1个月，斑秃基本痊愈。

（林 颖）

【验案5】

董某，男，42岁。2008年4月28日初诊。

主诉：脱发20余天。

病史：患者因工作压力大，精神紧张导致失眠、心悸，3月20日开始出现头皮松软，头发片状脱落，无脱屑，无痛痒。于当地某医院诊治，予氮芥软膏外涂治疗1周后症状无改善。自觉倦怠乏力、少气懒言，周身困重，时而心烦、汗出，失眠多梦，口干不欲饮。纳差，便溏。

查体：局限性斑片状脱发，左侧距前发际1.0cm、正中线0.5cm处见直径约2.0cm的圆形脱发区，边界清楚，患处头皮光亮松软，脱发区可见散在参差不齐的残存头发，松动易拔，拔发试验阳性。眉毛、腋毛、阴毛无脱落。舌淡苔白润，脉细弱。

实验室检查：血、尿常规，微量元素检测未见异常。

诊断：油风（脾虚湿蕴，心脾气血两虚证）。

治则：健脾祛湿、行气活血、宁心安神。

处方：藿香、佩兰、法半夏各10g，茯苓、白术、郁金、紫苏梗、牡丹皮、合欢皮各15g，薏苡仁、茵陈、夜交藤各30g。每天1剂，水煎2次，早晚分服。

二诊（5月5日）：用上方治疗1周后，患处见大量毳毛生长，稀疏细软，色灰白，轻触无脱落，精神倦怠、周身困重、便溏等湿邪困阻症状均有改善，但仍有乏力、少气懒言、失眠及心烦等心脾气血两虚的症状，以正虚为主，治以健脾补心，益气养血，乌须生发，上方去藿香、佩兰、薏苡仁、茵陈，加太子参、鸡血藤各20g，五爪龙30g，丹参15g，如法服半月。

三诊（5月19日）：头部毳毛渐浓密，发质增粗，色变黑，同周围处头发，拔发试验阴性。予上方去法半夏、紫苏梗，加何首乌30g、甘草6g，再服半月巩固疗效。随访无复发。

（程　明）

【验案6】

李某，女，3岁。2008年2月9日初诊。

主诉：头顶多处大块脱发1年，加重2周。

病史：患儿从1年前无明显诱因开始出现局部脱发，逐渐加重，曾连续服用中药2个月，姜汁外涂等治疗无效。患儿精神尚可，但体型较瘦，面色欠红润，饮食一般，大便偏稀。

查体：全头大块斑状脱发，头顶部和前后部无显著差别，脱发处头皮光亮未见绒发及发根。斑块间有成簇状头发，发较细缺乏光泽。苔白，脉平。

诊断：小儿油风（脾虚及肾，气血亏虚证）。

治则：补益气血，健脾益肾。

采用多元疗法。①中药处方：女贞子、旱莲草、桑椹、潼历子、首乌、覆盆子、南沙参、茯苓、黄芪、茵陈、炒麦芽、炒谷芽各30g，山楂、神曲、鸡内金、姜黄各15g，白术、白蔻仁、当归、郁金各10g，木香、砂仁、麻黄各3g；②外涂酊剂：侧柏叶、木蝴蝶、补骨脂各100g，用60°的白酒浸泡1周，用姜片蘸药液外擦头部；③中药洗头：女贞子、旱莲草、菖蒲、陈艾叶、首乌各 30g，生地、玄参各 100g，煎水外洗头部；④零食：炒香黑豆。1 周后患儿复诊时，脱发处头皮光亮减轻，有细小绒毛，用指尖轻轻摩擦时有阻塞感。继原思路，加梅花针叩刺斑秃部，贴压耳穴肝、胆、脾、胃、肾。再诊时病情好转，继用多元疗法加减治疗，每周休息 3 天，前后共治疗近 3 个月，患儿痊愈，随访 2 年未复发。

（李国臣）

【验案 7】

周某，女，26 岁。2009 年 10 月 18 日初诊。

病史：3 年前斑片状脱发，渐发展为大面积脱发，多采用补肾治疗，疗效欠佳。现纳可，困倦乏力，时头晕痛，口苦口干，右胁时痛，月经血块多，大便干，3 日一行。

查体：全头毛发稀疏，可见较多片状脱发区。舌淡红，苔黄厚腻，脉左滑右弦。

诊断：斑秃（肝郁血瘀，湿热中阻）。

治则：疏肝活血，除湿清热。

处方：生桑皮 15g，苍术 15g，生薏苡仁 18g，柴胡 15g，川芎 12g，赤芍 15g，红花 10g，栀子 15g，川朴 9g，制首乌 18g，枸杞子 18g，通草 9g，10 剂，水煎服。连续治疗 3 个月，毛发恢复正常。

（董明亮）

【按语】

中医学认为，斑秃发病为过食辛辣炙煿、肥甘厚味；或情志抑郁化火，损阴耗血，血热生风，风热上窜巅顶，毛发失于阴血濡养而突然脱落；或跌仆损伤，瘀血阻络，血不畅达，清窍失养，发脱不生；或久病致气血两虚，肝肾不足，精不化血，血不养发，肌腠失润，发无生长之源，毛根空虚而发落成片。故临床实证以清以通为主，虚证以补以摄为要。选用适当的外治法或针灸疗法可促进毛发生长。上述诸案多体现了这种治疗思想。

案1患者为更年期女性，气血亏虚，血虚生风，风邪上窜巅顶，故发失所养、心神不安。"发为血之余""治风先治血，血行风自灭"，方中当归、川芎、白芍补血活血，使血行风灭；黄芪健脾补中，补气行血。"肾主发，发为肾之外候"，故以熟地黄、菟丝子滋阴养血，补肾填精，肾精充足，则发得其所养；何首乌补益精血，养血生发；羌活上行发散，治头部风湿诸症；夜交藤、炒酸枣仁养血安神。菊花、薄荷疏散风热，清利头目；炙甘草健脾和中，调和诸药。综观全方，养血益气为先，血行则风邪得去，毛窍得养，则毛发自生。

斑秃与肝脾肾、气血关系密切。而脾胃为气血生化之源，脾胃虚弱，生化无源，导致血液亏虚，血虚则不能荣养皮肤，以致毛根空虚，发失所养则致脱落。治当健脾以充气血生化之源，"发为血之余"，气血充盛，则发自生。《脾胃论》云："内伤脾胃，伤及其气……伤其内为不足，不足者补之。"案2选用补中益气汤意在调理脾胃，补中益气，使气血生化之源充盛；又体现了中医"陷者升之""虚则补之"的治疗原则。该患者腰背疲重、发凉，系寒湿外袭，方中附子走而不守，干姜守而不走，二者配伍入肾而祛寒湿，补火助阳、散寒止痛；入脾胃而温中逐寒，又可引血药入气分而生血。又加肾着汤，补火助阳、散寒止痛。狗脊、补骨脂共同起到温补肝肾、强筋骨，除腰膝酸重之功。二诊时患者头皮有针刺样痛感，说明药已有效，气血已达头皮，但因久病必瘀，故加入通窍活血汤：桃仁、红花、赤芍、川芎活血化瘀；姜、葱、黄酒，通阳入络开窍，从而使桃仁、红花、赤芍、川芎更能发挥其活血通络的作用。诸药合用，共奏益气活血化瘀、通窍活络之功。

斑秃治当以滋补肝肾为法。案3属内外合邪所致，病机以本虚、肝肾不足为主，血瘀阻脉为标，治当标本兼顾，尤应注重滋补肝肾，兼以养血活血，但一味滋补则恐其壅滞不纳，需补中有通。故治法上宜宗"温则通""祛瘀生新"之旨，以通为用，补中寓通，通补兼顾，使补而不滞。基础方：仙茅、淫羊藿、胡芦巴、巴戟天、小茴香、白芥子、山药、山茱萸、女贞子、枸杞子、菟丝子、覆盆子、楮实子。方中山药补脾肺肾，山茱萸、女贞子、枸杞子、菟丝子、覆盆子、楮实子补益肝肾、培本固元，使气血生化有源而毛发得养；仙茅、淫羊藿、胡芦巴温肾壮阳，巴戟天补肾助阳，使肾阳充盛蒸腾有力而助精血上荣于发，又能温煦机体而使血行通畅，更兼"阳中求阴"之意；小茴香理气散寒而调中焦，白芥子辛温入肺散寒。诸药相伍，通调全身，共奏滋补肝肾、温阳生发之功。

"巅顶唯风可及"，卫气不足，风邪易入，头皮气血运行不畅，故毛发失却濡养而迅速脱落。肺主皮毛，肺卫不固，邪气易侵袭皮肤，阻碍气血运行，毛发失于滋养而脱落。"形不足者，温之以气"，故案4以玉屏风散补气调卫。方中黄芪甘温，乃补气固表之圣药，重用黄芪补卫气、固肌表；辅以防风疏风祛邪，黄芪得防风之助其功愈速；脾主肌肉，以白术健脾益气温分肉，与防风相合，走表祛邪；肾主骨，其华在发，肝藏血，发为血之余，肝肾不足，气血亏虚，则毛发失于濡养，且患者正值经期，阴血骤虚，加何首乌、枸杞子、女贞子、菟丝子、生地黄等补肝肾、填精血，故可获良效。

案5患者为中年男性，形盛体虚，平素饮食不节，嗜食肥甘，脾运不及，津液不布，久而聚积成湿浊，湿为阴邪，易伤脾阳，散精失司，气血不达，发失所养。此证为虚中夹实，本虚为主，标实为次。治疗当先健脾祛湿，切不可先行益气养血生发类滋腻之品。概因湿为胶滞阴邪，困遏脾阳，湿邪不去则脾阳不振，脾阳不健则湿邪难化，滋腻之品有碍气机运行，尚可与湿邪相合，使邪胶固难化。湿去而脾运有权，脾健则湿邪得化。该方重在健脾祛湿，兼能行气活血、解郁宁心安神，使湿浊得化，气机调畅，脾气健运，胃得和降，气血充足，运行通畅，发有所养，则诸症自除。中医治病讲求辨证论治，皮肤病尤应内外兼治，综合治疗，只有这样才能收到满意疗效。本病虽为本虚标实证。但不可先用当归、熟地黄、女贞子等滋腻之品以碍脾行。

案 6 为小儿斑秃，不同于成人斑秃，主要以脾胃为病机关键。因为饮食不节、过食肥甘、肝气失调、先天不足、体弱外感、久病重病等各种内外因素都会影响到小儿的脾胃功能，如脾胃运化功能失常，则生化乏源，继而气血亏虚；"发为血之余"，气血亏虚，则头发生长无基，形成斑秃。诊断时详细询问患儿的既往史、生活习惯等，可发现脾胃损伤的原因。这类患儿形体偏胖或消瘦，面色不泽，舌上白苔（饮食积滞），或光红少苔（胃阴受损）。治疗时以汤剂为主采用多元疗法，从外治内。多元疗法中采用的外治疗法，使药物直接作用于局部，有利于药物成分的渗透，改善局部血液循环，增强皮肤营养，有效促进毛发再生，且减少患儿服用苦味汤剂的缺点，患儿易于接受。梅花针叩刺斑秃部，具有宣肺疏风、除湿散邪、活血通络的作用。按照儿童特点把炒香的黑豆作为小零食，随时服用，黑豆中浸有补养气血、滋肾填精的药物，使患儿在玩耍中得到了积极的治疗，构思独特巧妙。

根据脱发的轻重，临床上分为轻型斑秃和重型斑秃（包括全秃、普秃），斑秃的面积越大，时间越久，则病因病机越复杂，辨证时需整体结合，全面考虑。案 7 为肝郁血瘀证，病因病机为患者长期的情志不舒，导致肝失疏泄，气郁不畅，血瘀毛窍，发根失养，故而迅即出现片状脱发。临床特征：多见于青壮年人和中年人。斑片状脱发常由理发师发现，病情发展较快，严重时出现眉毛、腋毛和阴毛等的脱落。发病前患者常有工作学习压力大，或精神抑郁史。伴有头皮疼痛，心情紧张，少寐多梦。舌质淡红或有瘀斑，苔薄，脉沉弦。治法：疏肝活血，养血生发。方药：逍遥散合通窍活血汤加减：柴胡、白芍、川芎、桃仁、红花、白芷、制首乌、枸杞子、桑椹、黄酒等。方解：方中柴胡、白芍疏肝解郁，川芎、桃仁、红花活血化瘀，制首乌、枸杞、桑椹补肾生发，白芷宣发毛窍，黄酒温经辛散。

（六）参考文献

1. 冯云倩，殷红武. 王玉玺应用补中益气汤治疗皮肤病医案 3 则. 杏林中医药，2013，33（2）：195-196.

2. 时亮，宋坪，张丽梅. 庄国康运用滋补肝肾法治疗斑秃经验总结. 中国中医药信息杂志，2014，21（10）：110-111.

3. 林颖. 陈达灿教授运用玉屏风散治疗疑难皮肤病经验介绍. 新中医，2005，37（2）：15-16.

4. 程明，于忠良，于丰彦. 周福生教授治疗斑秃的辨证思路及经验介绍. 新中医，2009，41（6）：13-14.

5. 李国臣. 刁本恕多元疗法治疗小儿斑秃经验. 中国中西医结合儿科学，2010，2（3）：219-220.

6. 董明亮，王庆兴，刘爱民. 刘爱民教授辨证治疗斑秃的经验. 中国中西医结合皮肤性病学杂志，2012，11（5）：273-274.

···❀ 热 疮 ❀···

一 概述

热疮是发热后或高热过程中在皮肤黏膜交界处所发生的急性疱疹性皮肤病。首见于《肘后备急方》。又称"热气疮",俗称"火燎疮"。相当于西医的单纯疱疹。其特点是皮损为成群的水疱,有的互相融合,多在1周后痊愈,易于复发。

二 病因病机

外感风热之毒,阻于肺胃二经,蕴蒸皮肤而生;或因反复发作,热邪伤津,阴虚内热所致。发热、受凉、日晒、行经、妊娠、肠胃功能障碍等常为诱发因素。

三 诊断要点

本病好发于皮肤黏膜交界处,常见于口角、唇缘、鼻孔周围、面颊及外阴等部位。皮损初起为红斑,继而形成针头大小簇集成群的水疱,内含透明浆液,破裂后露出糜烂面,逐渐干燥,结痂脱落而愈,留有轻微色素沉着,病程1~2周,易反复发作。

四 治疗原则与调护要点

1.本病以清热解毒养阴为主要治法。初发以清热解毒治之;反复发作者,扶正祛邪并治。

2.饮食宜清淡,忌辛辣肥甘厚味。多饮水,多吃蔬菜、水果,保持大便通畅。

3.保持局部清洁，促使干燥结痂，防止继发感染。结痂后宜涂软膏，防其痂壳裂开。

4.对反复发作者，应避免诱发因素。

五 验案赏析

【验案 1】

郭某，男，39 岁。1998 年 10 月 28 日初诊。

主诉：外阴反复出现水疱，灼热疼痛 1 年余。

病史：1 年前因在外洗浴后外阴反复出现水疱，灼热疼痛，1 月左右发作 1 次。

查体：阴茎包皮及龟头处见数十个群集小疱，基底潮红。舌红苔黄腻，脉弦细。

诊断：

西医：生殖器疱疹。

中医：热疮（肝经湿热，正虚邪盛）。

治则：清热利湿解毒。

处方：施以青蓝龙汤（大青叶、板蓝根各 35g，龙胆草 9g）加栀子、柴胡、苍术、泽泻、山药、车前子、生地黄、麦冬各 12g，茯苓 15g，党参 30g，黄芪 60g，知母、黄柏各 9g。水煎服，每日 1 剂，每日 2 次，连服 14 剂后诸症消失，HSV-PCR（－），随访 1 年无复发。

（贵熙章）

【验案 2】

张某，女，25 岁。2011 年 2 月 11 日初诊。

主诉：左口角群集水疱反复发作 3 年。

病史：患者 3 年前劳累后，左口角出现红斑，簇集水疱，微痒，服用牛黄解毒片治疗后，症状有所缓解，但病情反复，平均每年发作 2～3 次，冬末春初最为频繁，西医诊断为单纯疱疹，予泛昔洛韦、干扰素、胸腺肽等药物治疗，均可缓解症状，但无法避免复发，故至我院诊治。

查体：左口角红斑，多发针头大小簇集分布的水疱，水疱间无融合，疱壁紧张，疱液混浊，少量破溃，有渗液；口干，乏力。舌淡红、少苔、有齿痕，脉弦细。

诊断：

西医：复发性单纯疱疹。

中医：热疮（气阴两虚，虚热内扰）。

治则：补肾益气，滋阴降火。

处方：镇阴煎合生脉饮加味。熟地黄40g，牛膝5g，炙甘草5g，泽泻6g，肉桂3g，制附子5g，党参10g，麦冬15g，五味子10g，蒲公英10g，连翘10g，知母10g，石斛10g。每日1剂，水煎，早晚分服。

二诊（2月18日）：左口角水疱干燥结痂，基底红斑消退，遗留色素沉着；口干减轻，精神、体力均有好转。守方继服1个月后，皮疹完全消退。

嘱患者每逢冬春交季时，服用《景岳全书》五福饮（党参10g，熟地黄30g，当归6g，白术10g，甘草5g）15剂以调补气血。

随访1年余，疾病未见复发。

（高　晖）

【验案3】

潜某，女，36岁。2011年5月17日初诊。

主诉：反复外阴水疱伴痒痛3年，复发2天。

病史：患者3年前因不洁性交后于外阴出现铜钱大小的红斑，其上覆簇集状水疱，伴轻微痒痛感，经口服抗病毒药物后皮疹消退。但之后病情每于劳累、饮酒、食用辛辣饮食或熬夜后复发，每年复发4次以上，且病情逐渐加重。就诊前2天因食火锅后再次于外阴出现红斑的基础上出现簇集状水疱，部分水疱破裂，露出鲜红色糜烂面，伴少量渗液，腹股沟淋巴结肿大，发热，口干。

查体：外阴出现红斑的基础上出现簇集状水疱，部分水疱破裂，露出鲜红色糜烂面，伴少量渗液，腹股沟淋巴结肿大，发热，口干。舌红、苔黄稍腻，脉滑数。

诊断：

西医：复发性单纯疱疹。

中医：热疮（湿毒蕴结）。

治则：健脾除湿，清心解毒。

处方：萆薢、炒白术、黄柏、黄芩、栀子、紫花地丁、郁金各15g，黄连12g，白花蛇舌草、夏枯草各20g。

服药7剂后复诊：皮疹消退，舌红苔薄，脉略数。辨证：气阴两伤，余邪未清；治以健脾益气，养阴清心；方选柴芍四君子汤合竹叶石膏汤加减，处方：淡竹叶、麦冬、柴胡、白芍、茯苓、郁金各15g，甘草6g，白花蛇舌草、石膏（先煎）各20g，黄芪30g，每天1剂，每周复诊1次，随证调整药味，连续治疗3个月。

随访至今，患者病情未复发。

（张　剑）

【验案4】

任某，男，29岁。2009年3月11日初诊。

主诉：口周水疱3天。

病史：3天前感冒后，嘴角先灼热不适，随后出现红斑、簇集状水疱，继而糜烂，涂过红霉素软膏。该部位半年前出现过疱疹。现病史：两嘴角均可见簇集状小水疱，已破溃糜烂，口干口苦，小便黄。

查体：两嘴角均可见簇集状小水疱，已破溃糜烂。舌质红、苔薄黄，脉浮数。

诊断：

西医：单纯疱疹。

中医：热疮（肺胃风热）。

治法：疏风清热解毒。

方药：银翘散加减。药用：金银花、牛蒡子、白术、连翘各10g，黄连、芦根、桔梗、竹叶、生甘草、荆芥各5g，石膏20g（先煎）。水煎服。

二诊：上方用3剂。患处糜烂收敛，已结痂；又用3剂愈。

随访1年，未见复发。

（周宝宽）

【验案5】

林某，女，32岁。2000年1月16日初诊。

主诉：阴部起疱疹伴灼痛3天。

病史：3天前无明显诱因阴部起疱疹，小便淋沥及皮损部痛如针扎，行走困难，并有心烦口苦，溲赤熏人，大便不爽。

检体：阴唇可见破损2处，一处红肿，上有簇集疱疹；另一处红肿糜烂渗出如水。舌红、苔黄腻，脉弦滑

诊断：

西医：生殖器疱疹。

中医：热疮（肝胆湿热）。

治则：方用龙胆泻肝汤加黄柏、萆薢、马齿苋、蒲公英，2剂，煎服。另用龙胆草50g，薏苡仁60g，鲜马齿苋30g，苦参30g，黄连15g，明矾9g（后入），2剂，煎水浸洗半小时后，用干净纱布印干，在皮损上喷洒西瓜霜，每日2次。

复诊：诸症大减，后调理4天而愈。

（张宝铨）

【验案6】

李某，女，23岁。2015年1月23日初诊。

主诉：左侧鼻孔周围起水疱3天。

病史：患者3天前鼻孔周围起簇集性水疱，灼热疼痛，自行外用莫匹罗星软膏，未见明显效果。大便秘，小便赤，睡眠可。

查体：左侧鼻孔周围可见一簇群集性水疱、丘疱疹，脓疱，基底潮红肿胀，舌红苔黄，脉数。

诊断：

　　西医：单纯疱疹。

　　中医：热疮（肺热）。

治则：清泄肺热。

处方：泻白散加减。药用：桑白皮20g，地骨皮20g，生甘草15g，粳米20g，蜜炙枇杷叶15g，黄芩15g，知母10g，石膏20g，辛夷6g（包煎）。5剂，水煎服。

二诊（2015年1月28日）：水疱无干涸，部分脱落，二便正常。停药。

（顾　炜）

【按语】

热疮是指发热或高热过程中所发生的一种急性疱疹性皮肤病。《圣济总录》云："热疮本于热盛，风气因而乘之，故将谓之热疮。"本病以好发于皮肤黏膜交界处簇集成群小疱为临床特征。多在1周后痊愈，但易于复发。男女老幼均可发病，尤以成年人为多。发热、受凉、日晒、月经来潮、妊娠、肠胃功能障碍等常能诱发本病的发生。故治疗上，初发以清热解毒治之；反复发作者，以扶正祛邪并治。

中医学并无生殖器疱疹这一病名，其证与"阴疮""阴疳""瘙疳"极其相似。《诸病源候论·疮病诸候》："初起黄汁出，风多则痒，热多则痛，血气疟之，则多脓血，故名热疮也。"《医宗金鉴·外科心法要诀》："妇人阴户内有疮名阴蚀，是肝经湿热所生，久而有虫作痛，腥臊臭，或因男子交女太过之，此外肝经湿热，乃感疮毒之气。"综上所述，此病的发作多由外感疫气，内合湿热，而生热毒注于下焦。案1予青蓝龙汤以清热利湿解毒。大青叶苦、寒，归肺、胃、心、肝经，可清热解毒、凉血消斑，用治湿热病各个阶段；板蓝根苦、寒，归肺、胃、心、肝经，其清热解毒可用于治湿热病的各个阶段；《本草秘录》云："龙胆草苦涩，气大寒，功专于利水消湿、热结膀胱，不用胆草之苦寒，则膀胱之湿热不能下泻。胆草消湿热其功速，速则去湿而元气不伤。"故此，三味集去湿、解毒、凉血于一体，对治疗生殖器疱疹能取得显著的疗效。柴胡、生地黄、车前子、山药、泽泻、栀子、苍术以加大清热利湿之功效，知母、黄柏、山药、茯苓、党参、黄芪、麦冬以扶正祛邪。

单纯疱疹，中医称为"热疮"，为单纯疱疹病毒所引起的皮肤病，多发于面部皮肤、黏膜交界处，以局限性簇集小水疱为常见症状。本病大多与热邪有关。但复发性单纯疱疹的病机则不单为热盛，常因耗气伤阴，致气阴不足、虚热内扰。而镇阴煎源自《景岳全书》，由熟地黄、牛膝、炙甘草、泽泻、肉桂、制附子组成，旨在滋补肾阴、引火归原，案2患者病程3年，病情反复发作，长期睡眠不足，耗伤阴液，结合舌脉，符合阴虚阳浮、气阴两虚的病机，故予镇阴煎滋阴降火，生脉饮益气养阴，并酌加清热养阴之药，以奏全功。患者冬末春初发作频繁，笔者认为该时节阳气始生，更助上浮之虚火，故在交季前服用五福饮调补气血，以预防该病发生，充分体现了中医学"不治已病治未病"的思路。

案3患者初诊外阴出现红斑、水疱、糜烂、渗液，腹股沟淋巴结肿大，发热、口干，舌红、苔黄稍腻，脉滑数。一派火毒蕴结心脾二经之象，当以黄连解毒汤直泻心火，清心解毒；又因本病湿毒之邪根于脾胃，故当健脾除湿。方中萆薢除湿而不伤正，炒白术既能健脾除湿，亦能防止诸药寒凉，损伤脾胃。二诊患者湿热之证除之八九，故当扶正祛邪。患者舌仍红，余邪未清，虚火上炎，故治宜健脾益气，养阴清心。方选柴芍四君子汤合竹叶石膏汤加减。竹叶石膏汤出自《伤寒论》，主治伤寒、温病、暑病余热未清，气津两伤证。作者认为，复发性生殖器疱疹虽后期以气阴耗伤为本，但其湿热之毒已根深蒂固，治疗在补养气阴之际，勿忘清心解毒，宜选竹叶石膏汤，清热而不伤正，如《医宗金鉴》云："以大寒之剂，易为清补之方"。

案4病机为饮食劳倦，损伤脾胃，湿热内生，外感风热毒邪，客于肺胃二经，热毒蕴结，上蒸头面。本病虽有自愈性，但易在同一部位反复发作。方中金银花、连翘芳香清解，透邪清热，辟秽解毒；荆芥祛风解毒，透疹消疮；牛蒡子疏风清热利咽；桔梗宣肺利咽；甘草清热解毒；竹叶清泄上焦以除烦；芦根清热泻火，生津止渴；生石膏清泻肺胃实火；黄连清热燥湿，泻火解毒；白术健脾益气。全方共奏疏风清热解毒之功。

生殖器疱疹系感染病毒所致，是常见的性病之一，多数由不洁性交而传播，它好发于包皮、龟头、冠状沟、阴茎、大小阴唇等处。其特点为水疱易破而糜烂，疼痛较剧，也有不痛或轻度瘙痒者，可形成浅溃疡，且反复发作.并可继发其他感染，本病易使孕妇流产、早产或畸胎、死胎，有关资料表明宫颈癌与本病也有密切关系。案5在临床上应用中医药治疗本病，取得满意的疗效。阴部系厥阴经所布，急性发作多系肝胆湿热下注，故该例患者予以龙胆泻肝汤加减以清肝胆经湿热。方中龙胆草大苦大寒，上清肝胆实火，下泻肝胆湿热；黄芩、栀子苦寒，入肝、胆、三焦，泻火解毒，燥湿清热；车前草、泽泻导湿热下行，使湿热从水道而去；当归养阴补血，使祛邪而不伤正；加黄柏、萆薢、马齿苋、蒲公英以助清热利湿解毒之力。另配合解毒收湿的中药外用。诸药合用，则湿热毒邪得清，疾病得愈。

本病多为风热外感或肺胃内热蕴蒸，阻于皮肤而发病。鼻为肺窍，直接受肺气之影响，由肺中伏热所致。肺主气，通于鼻窍，外合皮毛，治宜清泻肺中伏热，疏通经络，解毒消疮。泻白散出自《小儿药证直诀》，桑白皮可泻肺热，止咳平喘，又因其不刚不燥，而不伤娇脏，故为君药；地骨皮可入肺、肾经，既能泻肺中伏火，还可清泻肾中虚热；甘草、粳米可养胃和中，既可扶胃气，又可防止寒凉伤胃。案6肺经热重，加黄芩、知母等以增强清泄肺热之效；再加炙杷叶苦平和胃，治肺中之热，共同辅佐桑白皮、地骨皮增强泻肺中伏热之效；加石膏清热生津，以防热伤阴津。少使辛夷，味辛性温，引药上所宣通鼻窍，以消散鼻门热疮。肺热得以清泻，肺气得以复其顺降，经络得以通畅，而收鼓呼之效。

六 参考文献

1. 贵熙章.自拟青蓝龙汤治疗生殖器疱疹300例总结.甘肃中医，2003，16（3）：23.

2. 高晖，李岩，姜婧，等.镇阴煎治疗皮肤病临床验案举隅.上海中医药杂志，2013，4（3）：64-65.

3. 张剑，邓永琼，柳研，等.新中医，2013，45（7）：199-200.

4. 周宝宽.复发型口周单纯疱疹验案3则.新疆中医药，2011，29（6）：83.

5. 张宝铨.生殖器疱疹的中医药治疗.江西中医药，2001，32（3）：19.

风热疮

一 概述

风热疮是一种斑疹色红如玫瑰，脱屑如糠秕的急性自限性皮肤病。亦称风癣。其特点是初发多在躯干部先出现玫瑰红色母斑，上有糠秕状鳞屑，继则分批出现较多形态相仿而较小的子斑。相当于西医的玫瑰糠疹。西医学认为病因不明，多数认为与病毒（如柯萨奇 B 组病毒）感染有关。细胞免疫反应可能参与本病发生。

二 病因病机

过食辛辣炙煿，或情志抑郁化火，导致血分蕴热，热伤阴液而化燥生风，复感风热外邪，内外合邪，风热凝滞，郁闭肌肤，闭塞腠理而发病。

三 诊断要点

1. 好发于青年和中年人，以春秋季多见。

2. 皮损好发于躯干和四肢近心端。

3. 皮损：最先在躯干或四肢某处出现一个约如指盖或稍大的圆形或椭圆形，淡红或黄红色鳞屑斑，称为原发斑或母斑。1～2 周后，出现多数与母斑相同而形状较小的红斑，称为子斑或继发斑。皮损椭圆，长轴与皮纹走行一致，边界清楚，边缘不整，略似锯齿状，表面附有少量糠秕状细小鳞屑。

4. 伴有不同程度的瘙痒，部分患者初起可伴有周身不适，头痛、咽痛，轻度发热，颈或腋下臖核肿大等全身症状。

5. 本病预后良好，一般约经 4～6 周可自然消退，皮肤恢复正常，不遗留任何痕迹；亦有迁延 2～3 个月，甚至更长一些时间才痊愈。愈后一般不复发。

（四）治疗原则与调护要点

1. 本病以疏风清热止痒为主要治法。初期以疏风清热为主；后期以养血为主。

2. 注意皮肤清洁卫生，避免外邪侵袭，忌用热水烫洗。

3. 保持心情舒畅，不食辛辣及鱼腥发物。

4. 多饮水，保持大便通畅。

（五）验案赏析

【验案 1】

王某，男，30 岁。2006 年 5 月 10 日初诊。

主诉：躯干四肢泛发红色斑疹 1 周。

病史：1 周前于胸前出现约钱币大的红色斑疹，上覆鳞屑，轻度瘙痒，继之四肢密布类似皮损，瘙痒明显。

查体：胸腹、背及四肢密布大小不等的红色斑疹，呈椭圆形或类圆形皮疹，长轴与皮肤纹理一致，表面附有糠秕样鳞屑。舌红、苔薄白，脉数。

诊断：风热疮（血热内盛，外受风邪，闭塞腠理）。

治则：凉血清热解毒、疏风止痒，佐以滋阴。

处方：犀角地黄汤加减。水牛角粉（另包、先煎）、板蓝根、白鲜皮、山药各 30g，女贞子、石决明各 20g，生地黄 15g，牡丹皮、槐花、大青叶、旱莲草、蝉蜕各 10g。每天 1 剂，水煎。分 3 次服。

服药 6 剂后，上半身皮疹红色趋淡，瘙痒减轻，双下肢有少数新发。

继服前方 6 剂，皮损消失痊愈。

（林跃东）

【验案 2】

孙某，男，36 岁。2007 年 8 月 15 日初诊。

主诉：躯干四肢起红色斑疹 7 天。

病史：患者七天前，下腹部出现大片红色斑片或斑丘疹，剧痒，损害迅速扩至躯干与四肢，为直径 2 ～ 3cm 大小的椭圆形皮疹，斑片中间有细碎的鳞屑，而边缘上有一层游离缘向内的薄弱鳞屑，斑片的长轴与肋骨或皮纹平行，自觉痒甚。

查体：躯干与四肢，为直径 2 ～ 3cm 大小的椭圆形皮疹，斑片中间有细碎的鳞屑，而边缘上有一层游离缘向内的薄弱鳞屑，斑片的长轴与肋骨或皮纹平行。舌质红、苔薄红，脉数。

实验室检查：血、尿常规无异常。

诊断：风热疮（风热搏结）。

治则：疏风、清热、凉血、止痒。

处方：连翘 12g、板蓝根 15g、金银花 15g、白鲜皮 15g、黄芩 5g、牡丹皮 3g、苦参 8g、甘草 6g，前 2 煎早晚分服，3 煎外洗患处 20 分钟。

服上方 5 天后，皮疹消失，痒感顿减，继服 2 天后痊愈。

跟踪随访，至今未复发。

（黄玲娟）

【验案 3】

张某，男，42 岁。2002 年 3 月 7 日初诊。

主诉：躯干四肢起红色斑疹 1 周。

病史：患者 1 周前腰部出现指甲大小的玫瑰红色斑片，逐渐增大，脱屑伴瘙痒，未治疗，红斑逐渐增多，蔓延至躯干、四肢，有鳞屑，瘙痒不适。

查体：躯干四肢散在多个淡红色斑，呈圆形或椭圆形，大小不等，上有糠秕状鳞屑，斑疹长轴方向与皮纹走行一致，左腰部见五分钱硬币大小的母斑。舌质干红，舌苔薄黄，脉微数。

诊断：风热疮（风热外袭，血热阴伤）。

治则：疏风清热、凉血养阴。

处方：自拟中药熏蒸方，主要药物有：防风、蝉蜕、桑叶、金银花各 20 g，连翘、紫草、生地黄、赤芍、牡丹皮、板蓝根各 30g。每日熏蒸治疗 1 次，7 天后痊愈。

（祁建湖）

【验案 4】

刘某，男，29 岁。2009 年 11 月 2 日初诊。

主诉：皮肤起玫瑰色丘疹 2 个月。

病史：2 个月前，后背、臀部及双下肢均起玫瑰色丘疹，覆盖糠屑，在西医院诊为玫瑰糠疹。用过抗组胺药及多种外用药，均无明显效果，迁延至今。现症见：前胸、后背、双下肢均有暗红色丘疹，有的浸润，多处有抓痕，甚至有苔藓样变趋势。神疲，纳差。

查体：前胸、后背、双下肢均有暗红色丘疹，有的浸润，多处有抓痕，甚至有苔藓样变趋势。舌质淡红，苔白腻，脉弦滑。

诊断：风热疮（湿毒蕴结）。

治法：健脾利湿，解毒消疹。

方药：自拟利湿解毒汤。药用：人参 10g，白术 10g，苍术 10g，薏苡仁 20g，木香 10g，陈皮 10g，泽泻 20g，茯苓 10g，连翘 10g，金银花 10g，蒲公英 20g，大青叶 10g，蝉蜕 10g，蒺藜 10g，炙甘草 5g。口服及外洗。

二诊：上方用 7 剂，皮疹大部分消退，痒减轻。上方继续口服及外洗。

三诊：上方又用 7 剂，皮疹全部消失。再用 7 剂，巩固疗效。

（周宝宽）

【验案 5】

秦某，男，25 岁。2010 年 8 月初诊。

主诉：躯干、四肢起红斑伴脱屑 1 年。

病史：1 年前出差途中，遇高温天气后出现头痛、咽喉痛，低热及颈部淋巴结肿大，前胸部出现一直径约 3cm 的圆形黄褐色斑片，经治疗后全身症状消失，1 周后胸腹部、背及四肢成批皮疹出现，瘙痒，多家医院均诊断为玫瑰糠疹，经多次治疗，并口服泼尼松龙 1 个月，仍未痊愈。自感燥热，口干，并每于高温湿热天气，皮疹发出更多，瘙痒明显，甚不能坚持工作，不停用冷水擦洗。来就诊时胸腹、背及四肢密集圆形红色斑，因瘙痒过度抓挠，皮肤多处可见抓痕并有破损。

查体：胸腹、背及四肢密集圆形红色斑，直径 1～2cm 不等，微高出皮肤，被覆鳞屑，伴见抓痕及破损。舌红略绛、苔黄，脉数。

诊断：

中医：风热疮（血热内蕴，风热外袭）。

西医：玫瑰糠疹。

治则：清热凉血，祛风止痒。

处方：紫草、生地、麦冬、防风、荆芥、白鲜皮、黄芩、生石膏、白芍。口渴喜饮者加北沙参、五味子养阴清肺，益胃生津；大便干燥者加瓜蒌仁清肺润燥，滑肠通便；剧痒者加蒺藜、牡蛎散风镇静止痒。

刺血疗法取大椎、肺俞、曲泽、委中。每次选 2～3 穴，用三棱针点刺法快速刺入穴位，迅速退出，以出血 2～3 滴为度，勿过深。体针取穴为百会、曲池、外关、合谷、风池、血海、足三里、三阴交、太冲，穴位常规消毒后用 28 号 1～1.5 寸毫针针刺，皮疹鲜红时施泻法，皮疹色淡施补法，得气后留针 30 分钟。

经上述方法治疗 1 疗程后，皮疹色淡，燥热口干感明显减轻，又继续治疗 2 个疗程后，皮疹完全消退，余症状消失，随访半年无复发。

（姚满园）

【验案6】

李某，女，35岁。2013年4月13日初诊。

主诉及病史：躯干、四肢起红色斑疹1周。疹色红，瘙痒重，抓挠后脱皮起屑，使用西药（不详）治疗诸症稍见改善，口干，大便秘。

查体：躯干、四肢近心端皮肤起红色斑疹，色鲜红，椭圆形，边界清楚，长轴与皮肤纹理走行一致，表面覆有糠秕样鳞屑。舌质红，苔薄黄，脉浮数。

诊断：风热疮（血热风燥）。

治则：祛风清热，润燥止痒。

处方：消风散加麦冬、北沙参、桑叶、川芎、丹参。方用当归15g，生地黄15g，防风10g，蝉蜕6g，知母10g，苦参15g，亚麻子10g，荆芥6g，苍术15g，牛蒡子15g，石膏30g，甘草15g，麦冬15g，北沙参15g，桑叶15g。

2013年4月22日二诊，自述现瘙痒明显缓解，无新起皮疹，原有皮损色淡，二便正常。上方减苦参、苍术、桑叶，继服10剂，后皮疹完全消失。

（顾　炜）

【按语】

玫瑰糠疹，中医称之为"风热疮""血疳"，是一种常见的皮肤急性炎症性疾病。该病病因不明，可能与病毒感染有关，多发于春秋季节，西医主要予抗组胺药、B族维生素及紫外线照射等治疗，缺乏特效疗法。中医认为本病是风热客于肌表所致，正如《医宗金鉴·外科心法》所云：此症由风热闭塞腠理而成。一般来讲，本病初期表现为血热风盛，后期表现为血虚风燥。所以，在治疗上，"清热凉血，消风止痒""养血润燥，祛风止痒"是其常法。

案1因血热，复感风邪，内外合邪，热毒凝结，郁于肌肤，闭塞腠理而发病。治疗以清热凉血解毒，疏风止痒为主。方以水牛角、生地黄、牡丹皮、槐花、大青叶、板蓝根清热解毒凉血。现代医学认为，风热疮可能与病毒感染有关，故用大青叶、板蓝根抗病毒治疗；红斑及糠秕样鳞屑均为阴液损伤的征象，温病学有"留得一分阴液，便多一分生机"之训，故用二至丸固护阴液；荆芥、蝉蜕疏风止痒；白鲜皮、石决明清热解毒，燥湿止痒。综观全方，配伍合理，故收佳效。

风热疮为外感风热之邪闭塞腠理，内因热伤阴液、血热化燥、外泛肌肤所致。治疗宜疏风、清热、凉血。案 2 方剂 8 味中药均有清热凉血之功效，其中白鲜皮除湿止痒；连翘、板蓝根、金银花共奏清热解毒，疏风凉血；苦参清热燥湿止痒；甘草调和诸药兼清热之功效。另外，加外洗使药力直达病所，内外兼治，相辅相成；共奏清热凉血解毒，祛风除湿止痒之功效，所以取效甚捷。

玫瑰糠疹是因外感风热之邪，闭塞腠理所致。正如《医宗金鉴》所云："此证由风热闭塞腠理而成，形如紫疥，痛痒时作，血燥多热。"风热之邪外袭机体，蕴结不散，内不得通，外不能泄。久则灼伤阴津，阴津耗损，不能凉血，血热化燥。不能润肤，肌肤失于濡养，故见红斑鳞屑。风热之邪不散，则血热不除，阴津不复，故治疗当以疏风清热、凉血养阴为要。案 3 药用防风、蝉蜕、银花、连翘、桑叶、板蓝根以疏风清热；用紫草、生地、赤芍、牡丹皮以凉血养阴。诸药合用，共奏疏风清热、凉血养阴之效。以使风热得散、阴血得养，则此证可愈。而传统给药方式多以内服外洗为主。此证风热内蕴，腠理闭塞，毛窍紧闭，药物难以内达，病邪难以外出，疗效受损。而且熏蒸疗法使皮肤毛孔开放，腠理复苏，使药物能内达，内邪能外出。风热得除，阴血得复，则此病可愈。

一般情况，玫瑰糠疹即使不治疗，4 周左右也能好转，案 4 病情特殊顽固，使用中药前，已用西药治疗 2 个月，病情仍无好转，其因为湿与毒合邪，缠绵不愈，须用健脾利湿解毒中药方能奏效。方中人参补中益气；白术、苍术健脾补气燥湿；茯苓健脾利水渗湿；薏苡仁健脾利湿；泽泻利水渗湿，泄热；木香行脾胃之滞气；陈皮理气健脾，燥湿化痰；金银花、连翘、蒲公英、大青叶清热解毒；蝉蜕、蒺藜疏风止痒；甘草解毒和中，调和诸药。全方共奏健脾利湿，解毒消疹之功。大青叶清热解毒，凉血消斑之功尤为突出，善解心胃二经实火热毒，气血两清，若与葛根、连翘等药同用，表里同治。大凡毒热之证均可使用，内服外用均有显效。常用量为 10~20g，一般不主张长期使用，因其苦寒，易伤脾胃，且毒性实验证明其长期应用可损害肝脏，使肝窦扩张瘀血、肝细胞普遍萎缩和肝细胞肿胀变性。

本病多由嗜食辛辣肥甘厚腻之品，或七情内伤，五志化火导致血热内蕴，外感风邪，致风热客于肌肤，腠理闭塞，风热相搏，营卫失和而发病。热盛则脉络充盈，故肤现红斑；风邪燥血，则起鳞屑；风邪往来肌腠，故发瘙痒。总之，此病以血热内蕴为本，风热邪毒外侵为标。治疗总则为凉血祛风。应内外结合，标本兼顾，才能达到较好疗效。案 5 内服中药以清热凉血、祛风止痒为主。方中紫草、生地黄清热凉血；防风、白鲜皮清热解毒祛风；白芍、麦冬养血滋阴，生津润燥；荆芥透疹止痒；石膏、黄芩清热生津调燥。刺血疗法古称"刺血络"或"刺络"，现代称为放血疗法，是用三棱针或粗而尖锐的针具在患者身上某些腧穴、病灶处、病理反应点或浅表血络施以针刺，放出适量的血液，以达到治疗疾病的目的。《灵枢·始终》载："久病者，邪气入深……必先调其左右，去其血脉，刺道毕矣。"即对久病之人，仔细观察其血络，针刺血络放出恶血以治疗疾病。现代医学研究发现，刺血疗法能阻止细胞和组织的病理性萎缩和变性，以促进病变细胞的修复，有促使组织再生和修复的作用，有提高机体的免疫机能、控制自身疫性疾病、抗过敏及止痒作用。该患为顽固性玫瑰糠疹，予以清热凉血、祛风止痒之中药内服；配以刺血疗法泻热祛邪、祛瘀通络、调和气血；再加上体针针刺百会、足三里、三阴交等穴，又有助运化、调脾胃、通经络、调气血、和阴阳之功；从而达到内外并用，标本兼治，立竿见影的效果。

明代医家陈实功所著《外科正宗》中的名方消风散具有疏风清热、除湿止痒之功。中医学认为，风为百病之长，"风胜则痒""无风不作痒"，故方中以防风、牛蒡子、荆芥、蝉蜕开发腠理，透解在表的风邪，为君药；由于湿热相搏而致水液流溢，故以苍术之辛、苦、温，散风祛湿，苦参之苦寒，清热燥湿止痒，木通渗利湿热，均为臣药；风热客于皮肤涉及血分，又以当归和营活血，生地黄清热凉血，亚麻子养血润燥，石膏、知母增强清热泻火之力，均为佐药；甘草解毒，并能调和诸药，为使药。诸药合用，祛邪而不伤正，泻火而不伐胃，凉血而又护阴，是疏风清热、除湿消肿的有效方剂。故案6以消风散为基础方，去木通，加麦冬、沙参以滋阴润燥；加桑叶以加大疏散风热之力度。

（六）参考文献

1.林跃东，顾敏杰.犀角地黄汤加减在各型皮肤病治疗中的独特作用.内蒙古中医药，2010，29（22）：17.

2.黄玲娟.自拟中药汤剂治疗玫瑰糠疹的临床观察.内蒙古中医药，2009，28（8）：5.

3.祁建湖.中药熏蒸治疗玫瑰糠疹103例疗效观察.中医外治杂志，2003，12（6）：14.

4.周宝宽.审证求因治疗玫瑰糠疹.辽宁中医药大学学报，2012，14（2）：17.

5.姚满园.凉血祛风法配合刺血疗法治疗顽固性玫瑰糠疹浅析.浙江中医杂志，2013，48（4）：265.

粉　刺

一　概述

粉刺是发生于颜面、胸、背等处的一种毛囊、皮脂腺的慢性炎症。相当于西医学的痤疮。特点是多发生于青年男女，皮损丘疹如刺，可挤出白色碎米样粉汁。

二　病因病机

素体阳热偏盛，肺经蕴热，复受风邪，熏蒸面部而发；或因过食辛辣肥甘之品，胃肠湿热互结，上蒸颜面而致。或脾气不足，运化失常，湿浊内停，郁久化热，热灼津液，煎炼成痰。湿热瘀痰凝滞肌肤而发。

三　诊断要点

1. 多发于青春发育期的男女。

2. 损害好发于颜面部，其次为背部和上胸部。

3. 以皮肤散在性粉刺、丘疹、脓疱、结节、囊肿等皮损，伴有皮脂溢出等为临床特征。

四　治疗原则与调护要点

1. 本病以清热祛湿为基本治疗原则，或配合化痰散结、活血化瘀等法，内外治相结合。

2. 经常用温水硫黄肥皂清洁颜面。

3. 禁止用手挤压皮疹。

4. 少食油腻、辛辣及糖类食品，多食新鲜蔬菜和水果。

5.保持大便通畅。

五 验案赏析

【验案1】

王某，女，22岁。2009年8月26日初诊。

主诉：颜面部反复起痤疮10余年。

病史：10余年来颜面部反复起粉刺、丘疹，色红化脓，时有疼痛，无瘙痒，经期症状加重，月经尚可，口干喜饮，口不苦，二便尚可，寐佳。

查体：面部痤疮，色红化脓。舌质红，苔浊厚微黄，脉滑数。

诊断：粉刺（湿热内盛，毒瘀痰结）。

治则：清热利湿解毒。

处方：桑白皮15g，黄芩10g，枇杷叶15g，芦根20g，桃仁10g，冬瓜子20g，生薏苡仁30g，天花粉30g，白花蛇舌草30g，连翘15g，马齿苋20g，牡丹皮10g，砂仁（后下）3g。

服上方21剂后，效果显著，面部痤疮基本得以控制，面部脓肿基本消退，疼痛消失，复以上法巩固疗效。

服药结束1年半后随访，未有复发现象。

（俞若熙）

【验案2】

王某，女，27岁。2009年8月20日初诊。

主诉：面部痤疮2周。

病史：患者自诉近2周来工作紧张，压力较大，面部起粉刺。自觉口干口苦，大便二日一行，质干。

查体：皮损以丘疹为主，周围皮色红，触之有痛感。舌红，苔薄黄，脉滑。

诊断：粉刺（肝经郁热，热毒蕴结）。

治则：疏肝解郁、清热解毒。

处方：柴胡 9g，郁金 15g，白芍 18g，茯苓 30g，炒白术 15g，当归 15g，野菊花 15g，板蓝根 30g，大青叶 15g，制大黄 10g，炙甘草 6g。14 剂，水煎服，每日 1 剂。

二诊（2009 年 9 月 10 日）：患者面部原有皮损逐渐消退，有少许淡红色丘疹新发，顶端有白色脓头，尚未破溃，纳可，饮食不节，多食辛辣油腻之品，上腹部胀满，反酸嗳气明显，大便正常，每日一行，寐安，舌淡，苔薄白，脉细。处方：桂枝 15g，白芍 18g，细辛 6g，佛手 15g，香橼皮 15g，蒲公英 30g，白花蛇舌草 30g，黄连 6g，皂角刺 9g，浙贝母 9g，制大黄 9g，炙甘草 6g。继服 14 剂。

三诊（2009 年 9 月 26 日）：患者面部痤疮好转，脓头已消，丘疹色转黯红，触之无痛，有少许白色皮屑，恰逢月经期、痛经、有血块，诉自月经来潮每次经期延后，纳可，二便调，寐安，舌黯，苔薄白，脉细。治拟养血和血、调血化瘀。处方：当归 15g，川芎 15g，熟地黄 15g，赤芍 15g，制香附 15g，益母草 30g，防风 9g，桔梗 9g，炮姜 9g，路路通 3 个。继服 14 剂后，痤疮基本消退，嘱患者注意饮食，调畅情志。

（叶　敏）

【验案 3】

吴某，女，22 岁。2014 年 5 月 8 日初诊。

主诉：面部色红丘疹反复发作 2 年，加重 2 个月。

病史：面部起红色丘疹 2 年，反复发作。现症见：颜面散在粟粒大小红色丘疹、脓疱，双颊与口周较重，触之疼痛，轻度瘙痒，纳眠可，大便干，小便微黄，月经不调。

查体：面部散在粟粒大小红色丘疹、脓疱，双颊与口周较重，触痛阳性，舌红苔白，脉浮数。

诊断：粉刺（肺经风热兼有湿热）。

治则：清热化湿，宣肺解表。

处方：枇杷叶痤疮方加减。药用：枇杷叶 15g 栀子 15g，野菊花 15g，金银花 15g，蒲公英 15g，紫花地丁 15g，白花蛇舌草 15g，蝉蜕 15g，防风 15g，荆芥 15g，白芷 15g，黄芩 15g，薏苡仁 15g，连翘 15g，地骨皮 15g，紫草 15g，月季花 15g，当归 15g，虎杖 15g，益母草 15g。7 剂，每日 1 剂，水煎分服。

二诊：服药后原有皮损较前好转，见少许色素沉着斑，无瘙痒，脓疱处轻度疼痛，大便稍黏腻，月经基本正常。舌红苔薄黄，脉滑数。此乃表证渐除，体内湿热已有外出之机，方已对证，初见成效。遂略微调整方药，去防风、荆芥、白芷、当归、虎杖、益母草，加夏枯草、黄柏、泽泻、香附各 15g，山楂 15g。7 剂，每日 1 剂，水煎分服。

三诊：继服 7 剂后原有皮损逐渐消退，痤疮明显收敛，疼痛症状好转，已无脓疱，但仍留有少许暗红色色素沉着斑。此为热毒与湿热已大失其势，但仍有少许瘀血未清。故谨守上方，酌减清热燥湿之品，而增丹参、川芎、桃仁、玫瑰花等活血化瘀之品。后以此方稍稍加减巩固 2 周后，痤疮基本消失。

（喻 婷）

【验案 4】

王某，女，18 岁。2008 年 11 月 2 日初诊。

主诉及病史：面部皮疹 1 个月余。口干，便秘。

查体：面部可见多发的毛囊性丘疹、粉刺，前额为重，肤色油滑光亮。舌红，苔薄白，脉滑数。

诊断：痤疮（肺经风热，血热蕴结）。

治则：清热宣肺，凉血解毒。

处方：枇杷清肺饮加减。桑白皮 15g，枇杷叶 15g，黄柏 10g，黄连 10g，牡丹皮 15g，白茅根 30g，野菊花 15g，连翘 30g，虎杖 20g，决明子

10g，生侧柏叶 10g，生山楂 15g，荷叶 20g，薏苡仁 30g。每日 1 剂，水煎取汁 300mL，分早、晚 2 次服。

服药 14 剂后二诊，面部痤疮大部分消退，偶有新发皮疹。依上方加土茯苓 15g。

继续服药 14 剂后随诊，面部痤疮均已消退，无新发皮疹。

（杨燕灵）

【验案 5】

闫某，女，30 岁。2003 年 4 月 8 日初诊。

主诉：面部痤疮 2 年余。

病史：患者素体肥胖，2 年来面部起粉刺，疹色黯红，此起彼伏，经前及情绪急躁时皮疹增多，有散在脓头，下颌部可见结节、瘢痕、囊肿及色素沉着，月经量少，色黯，有块，时有痛经，白带多。

查体：颜面疹色黯红，此起彼伏，经前及情绪急躁时皮疹增多，有散在脓头，下颌部可见结节、瘢痕、囊肿及色素沉着。舌黯淡，苔白厚，脉沉滑。

诊断：痤疮（血瘀痰凝）。

治则：化痰散结，活血化瘀。

处方：桂枝 10g，茯苓 15g，牡丹皮 10g，桃仁 10g，赤芍药 15g，半夏 10g，当归 15g，僵蚕 10g，蝉蜕 10g，姜黄 10g，夏枯草 15g，牡蛎 30g，浙贝母 15g，薏苡仁 30g，败酱草 20g。日 1 剂，水煎取汁 300 m L，分早、晚 2 次服，共 10 剂。并在硬结、瘢痕处外涂丹参注射液，每日 2 次。

二诊（2003 年 4 月 18 日）：皮疹减少，无脓头，经量增多，无痛经，白带明显减少。上方去败酱草继服 10 剂。

三诊（2003 年 4 月 28 日）：疹色转红，色素沉着改善。二诊方加山慈菇 9g，继服 10 剂。

四诊（2003 年 5 月 8 日）：皮下硬结部分消退，瘢痕缩小，未见新生皮疹。三诊继服 10 剂。

五诊（2003 年 5 月 18 日）：硬结、瘢痕消失，经行正常。三诊方继服 10 剂巩固治疗。

3 个月后随访未复发。

（魏勇军）

【验案 6】

张某，女，23 岁。2014 年 9 月 8 日初诊。

主诉：颜面及背部起痤疮 3 年。

病史：患者平素嗜食肥甘辛辣之物，3 年来颜面及背部起痤疮，有瘙痒感，以前额部痤疮较多，凸凹不平，有的已成脓疱，纳可，眠安，大便偏干，小便调。

查体：颜面及背部起痤疮，面部较重，丘疹色红，有的已成脓疱、结节。伴见色素沉着及瘢痕。舌暗红，苔黄腻，脉滑。

诊断：粉刺（脾胃湿热，痰瘀互结）。

治则：清热利湿、化痰消瘀。

处方：自拟消痤汤加减。方用：金银花 30g，连翘 20g，蒲公英 20g，野菊花 20g，当归 15g，生地 20g，丹参 20g，陈皮 20g，浙贝母 15g，夏枯草 10g，桔梗 10g，鱼腥草 20g，山楂 15g，甘草 10g。

二诊（2014 年 9 月 18 日）：原有皮损部分消退，无脓疱，偶有少量新起丘疹，色淡红。舌红，苔黄，脉滑。上方去鱼腥草。

三诊（2014 年 9 月 28 日）：原有皮损大部分消退，无新起丘疹。舌淡红，苔薄黄，脉滑。二诊方去蒲公英、野菊花、当归、夏枯草、山楂继续服用 1 周后停药。

半年后电话随诊，病情未反复。

（顾 炜）

【按语】

《医宗金鉴·外科心法要诀》曰："肺风粉刺，此证由肺经血热而成，每发于面鼻，起碎疙瘩，形如黍屑，色赤肿痛，破出白汁，日久皆成白屑"，相当于西医学的痤疮，治疗多用清热、祛火毒、清化湿热、凉血活血、疏肝解郁、健脾运湿、调理冲任等法。

案1患者正值年轻热盛之时，面部痤疮，色红化脓，舌质红、苔浊厚微黄，脉滑数，符合湿热体质患痤疮之特征，湿热体质为本，毒瘀痰结为标，故选用自拟的消痤方来治疗。在治疗时不忘顾本，在重用薏苡仁的同时，另配伍砂仁3g来健脾护胃。脾胃乃后天之本，主运化水湿，为气血生化之源，《幼科发挥·原病论》中提出："调理脾胃者，医中之王道也"，又脾胃乃湿热产生之根源，顾重调脾胃以助清湿热。最终达到标本同治之目的。

治疗痤疮，应主张审症求因、辨证施治。案2初诊时，患者肝郁之证明显，为痤疮初起、显现热毒之象，选用逍遥散为基础方，疏肝解郁治本，配伍野菊花、板蓝根、大青叶清热解毒凉血治标。二诊时，患者饮食不节，损伤脾胃，生湿生痰，上犯头面，湿浊郁而成脓，加重痤疮。采用内外兼治法，以小建中汤补脾建中；蒲公英、白花蛇舌草解毒；皂角刺、浙贝母透脓外出。三诊时，患者适逢经期，阴血相对不足，肝失血养，血虚风燥，出现白色皮屑，以四物汤养血调血，配防风祛风，桔梗升提宣肺，养血祛风，标本兼治，遂见疗效。患者三次就诊虽为同一病症，但详究其病机不同，从肝脾论治，遣方用药，而获良效。

案3患者平素喜食辛辣油腻之品，体内湿热素盛，又于夜间感受风邪，熬夜日久，体虚不可抗邪，故风邪客于肺经，郁而化热，外邪与内湿相引，合而蕴于肺胃，肺胃湿热熏蒸，蕴阻肌肤，不得外透，故生痤疮。本着治病求本，辨证论治的理念，以清热化湿，宣肺解表为大法。用荆芥、防风、白芷发散风寒，祛风止痒；配以蝉蜕宣散透发肺经风热；枇杷叶既降肺气又降胃气，既清肺热又清胃热；栀子清心泻肺火；而野菊花、金银花、蒲公英、连翘、紫花地丁、白花蛇舌草清热解毒，消肿散结，可谓效专力宏；紫草清热凉血；地骨皮清虚热；诸多清热药使气血分热毒均得清解。其中黄芩、薏苡仁清利湿热；月季花疏肝活血；当归、虎杖润肠通腑；益母草活血调经。7剂后表证渐除，而湿热之象仍盛，故酌减祛风解表之药，加清热燥湿、软坚散结之品，方中加夏枯草软坚散结，黄柏清热燥湿，泽泻清热利湿通淋，体现"治湿不利小便，非其治也"；防止湿热阻滞气机，故用香附、山楂等调理气机，使气机升降有常。继服7剂后，观其湿热之象已不显，故酌减清热燥湿之品，稍加活血化瘀之药，使瘀血得散，新血得生。诸药合用，灵活加减化裁，使热清湿去，血凉瘀散，痤疮自消。

案4为青春期患者，青年人多血热偏盛，血随热行，上蒸于面而成痤疮。症见颜面散在与毛囊一致的丘疹、粉刺。手太阴肺经起于中焦，上行过胸，且肺外合皮毛。治以宣肺清热、泻火解毒为原则。方中桑白皮、枇杷叶清热宣肺；黄连、黄柏苦寒清热解毒；牡丹皮、白茅根凉血清热；野菊花、连翘、虎杖清热解毒、散结消肿；决明子苦寒泄热，滑利软坚润肠燥；生侧柏叶药性寒凉，善清血热；生山楂健脾消食化积；薏苡仁、荷叶淡渗利湿，甘以益脾。诸药合用，具有清热宣肺、凉血解毒的功效。

《素问·汤液醪醴论》曰："平治于权衡，去宛陈莝。"原意为祛除日久积滞于体的浊物糟粕，现可引申为祛除日久积滞的瘀血痰凝。若痤疮日久不愈，情志不畅，或嗜食辛辣肥甘，助湿生热，湿热蕴久，凝聚成痰，阻滞气血，运行不畅，痰瘀互结，凝滞局部，则见痤疮质地坚硬难消，硬结，囊肿，日久形成瘢痕，或者颜面凹凸如橘皮，女性可有月经量少，痛经，经期痤疮加重，舌黯红，苔腻，脉弦或沉滑。治疗应遵循"宛陈则除之者，去血脉也"（《灵枢·小针解》），"疏其血气，令其调达，而致和平"及"坚者削之，客者除之，结者散之，留者攻之"（《素问·至真要大论》），以活血化痰、软坚散结为主。故案5方用桂枝茯苓丸、消瘰丸合桃红四物汤加减。

案6患者病久，且平素嗜食肥甘辛辣之物，证属湿热痰瘀互结。消痤汤根据痤疮的特点，热、痰、瘀兼而除之。方中金银花清热解毒，如《本草纲目》曰："后世称其消肿散毒治疮为要药"。连翘泻火解毒，消痈散结，《珍珠囊》曰："连翘……为疮家圣药。"两者共为君药。蒲公英、野菊花清热解毒；陈皮具有理气健脾、燥湿化痰之功效，故气顺痰消，以绝生痰之源。同时本药性温，以防他药过于苦寒碍胃。丹参活血祛瘀、凉血消痈。《灵枢·百病始生》曰："凝血蕴里而不散，津液涩渗，著而不去，而积皆成矣"，痰瘀同源，故痰瘀共治，痰化、瘀祛，则经脉运行通畅，气血畅达，痤疮不发。四者共为臣药。当归补血调经，活血止痛，润肠通便。生地清热凉血，养阴生津。两者与丹参相伍，共奏清热凉血、活血化瘀之功效。浙贝母清热化痰，开郁散结，助陈皮化痰散结之功效。三药共为佐药。桔梗既可宣肺，又可作为"舟楫之药"载药上行。桔梗配甘草，不仅缓和诸药苦寒之性，且如《珍珠囊》曰：桔梗"与甘草同行，为舟楫之剂"。二者共为佐使药。临床上随证加减，使热邪得清、痰邪得消、瘀血得散。

（六）参考文献

1. 俞若熙，倪诚，王琦. 王琦教授从湿热体质论治痤疮的理论探析. 中华中医药杂志，2012，27（4）：880.

2. 叶敏，赵婧，武峰. 魏品康从肝脾论治痤疮经验举隅. 中国中医药信息杂志，2011，18（5）：97-98.

3. 喻婷. 皮先明治疗痤疮经验. 湖北中医杂志，2015，37（2）：32

4. 杨燕灵. 陈勇应用中医药治疗痤疮经验. 河北中医，2013，35（6）：810.

5. 魏勇军. 高社光应用《内经》理论治疗痤疮经验. 河北中医，2014，36（6）：806.

疣

一 概述

疣是一种发生在皮肤浅表的良性赘生物。因其皮损形态及发病部位不同而名称各异,如发于手背、手指、头皮等处者,称千日疮、疣目、枯筋箭或瘊子;发于颜面、手背、前臂等处者,称扁瘊;发于胸背中有脐窝的赘疣,称鼠乳;发于足跖部者,称跖疣;发于颈周围及眼睑部位,呈细软丝状突起者,称丝状疣或线瘊。本病西医称疣,一般分为寻常疣、扁平疣、传染性软疣、掌跖疣和丝状疣等。

二 病因病机

多由风热毒邪搏于肌肤而生;或怒动肝火,肝旺血燥,筋气不荣,肌肤不润所致。跖疣多由局部气血凝滞而成,外伤、摩擦常为其诱因。

三 诊断要点

1. 疣目

疣目相当于西医学的寻常疣。多发于儿童及青年。最初为一个针头至绿豆大的疣状赘生物,呈半球形或多角形,突出表面。以后体积渐次增大,发展成乳头状赘生物,此为原发性损害,称母瘊。此后由于自身接种,数目增多,一般为两三个,多则十余个至数十个不等,有时可呈群集状。

2. 扁瘊

扁瘊相当于西医学的扁平疣。多发于青年男、女,故又称青年扁平疣。皮损为表面光滑的扁平丘疹,针头、米粒到黄豆大小,呈淡红色、褐色或正常皮肤颜色。数目很多,散在分布,或簇集成群,有的互相融合,常因

287

搔抓沿表皮剥蚀处发生，而形成一串新的损害。

3. 鼠乳

鼠乳相当于西医学的传染性软疣。多见于儿童。皮损为半球形丘疹，米粒到黄豆、豌豆大小，中央有脐凹，表面有蜡样光泽，挑破顶端，可挤压出白色乳酪样物质，数目不定，数个到数十个不等，呈散在性或簇集性分布，但不相互融合。

4. 跖疣

跖疣发于手掌、足底或指（趾）间。皮损为角化性丘疹，中央稍凹，外周有稍带黄色高起的角质环，除去表面角质后，可见疏松的白色乳头状角质物，易出血，数目多时可融合成片。有明显的压痛，用手挤压则疼痛加剧。常在外伤部位发生，足部多汗者易生本病。

5. 丝状疣

丝状疣在中年妇女较多见。多生于颈项或眼睑部位。皮损为单个细软的丝状突起，呈褐色或淡红色，可自行脱落，不久又可长出新的皮损。一般无自觉症状。

（四）治疗原则与调护要点

1. 本病以清热解毒散结为主要治法。扁平疣、疣目宜内外合治，其余疣多采用外治为主。

2. 千日疮应避免摩擦和撞击，以防出血。生于甲下者，疼痛异常，宜早治。跖疣避免挤压。

3. 扁瘊忌搔抓，抓破后损害加重。

4. 鼠乳应保持局部清洁，避免继发感染。

（五）验案赏析

【验案 1】

王某，女，30 岁。2001 年 8 月 24 日初诊。

主诉：面部起皮疹1年。无自觉症状。

查体：颜面泛发绿豆大扁平丘疹，表面光滑，呈淡褐色，两颊部簇集成群，互相融合。舌质暗、有瘀斑，少苔，脉弦细。

诊断：扁瘊（阴虚血瘀，毒郁肌肤）。

治则：活血解毒，养血滋阴。

处方：沙参、麦冬、生地黄、女贞子、旱莲草、枸杞子、紫草、玄参、金银花、狗脊、野菊花、桑叶各10g，桃仁、红花、当归、北豆根、黄芩各6g，板蓝根、生薏苡仁各15g。

复诊：服药7剂，皮疹发痒，部分开始消退。于前方加地肤子10g，木贼、苦参各6g。共进30剂，皮疹消退而愈。

（赵昌兰）

【验案2】

常某，男，27岁。2010年5月15日初诊。

主诉：左颊部起扁平丘疹3年，加重1年。

病史：3年前发现左颊部出现几个粟粒大小的扁平丘疹，未引起重视。1年后左面部、前额、左颈部均出现扁平丘疹，淡褐色，诊断为扁平疣，久治未愈。现症见：前额、左脸、左颈部散在粟粒到黄豆粒大的丘疹，咳痰，神疲纳呆。

查体：前额、左脸、左颈部散在粟粒到黄豆粒的大丘疹，椭圆形，疹色发黯。舌质黯，苔腻，脉弦滑。

诊断：扁瘊（痰瘀毒聚，筋气不荣，肌肤失养）。

治则：祛痰化瘀，解毒散结，和血养肝。

处方：化瘀解毒散结汤。药用：白芍10g，当归10g，桃仁10g，红花10g，郁金10g，黄芪20g，白芥子5g，陈皮15g，猫爪草15g，败酱草10g，马齿苋30g，土茯苓15g，夏枯草10g，狗脊25g，山慈菇10g，白术10g，茯苓15g，木香10g，炙甘草5g。水煎服，每日2次。外涂0.3%维A

酸乳膏，每日 2 次。

二诊（2010 年 5 月 29 日）：上方用 14 剂，部分扁平疣有脱落迹象，二便通畅。守方继服。外用药同前。

三诊（2010 年 6 月 12 日）：上方又用 14 剂，大部分扁平疣脱落，面部润泽。上方去白芥子、山慈菇，继服。外用药同前。

四诊（2010 年 6 月 26 日）：上方用 14 剂，扁平疣全部脱落而愈。随访 1 年，未复发。

（周宝宽）

【验案 3】

白某，女，47 岁。2005 年 12 月 25 日初诊。

主诉：双手背及前臂起扁平丘疹 5 年。

病史：患者 5 年前因遭受精神重创后，双手背及前臂见散发性扁平丘疹，诊断为扁平疣，曾以内外结合抗病毒消疣治疗，症状反复未愈。形容憔悴，眶青面晦，纳谷不馨，失眠健忘，情志抑郁，胸闷善叹息，大便干结，数天 1 次。月经延期，量少色褐。

查体：双手背及前臂散发高粱米至绿豆大小、扁平、灰暗色丘疹。唇紫舌暗、苔薄白腻，脉弦细涩。

诊断：扁瘊（气滞血瘀，肝郁脾虚）。

治则：疏肝解郁，活血散结，健脾消疣。

处方：血府逐瘀汤合越鞠丸加减。处方：香附、牡蛎、薏苡仁、神曲各 30g，赤芍、生地黄、苍术各 12g，炒栀子、川芎、柴胡、枳壳、川牛膝、当归、瓜蒌各 10g，甘草 6g。5 剂，每天 1 剂，水煎，早晚分服。

二诊（2006 年 1 月 3 日）：眠安神佳，胸畅便调，口干缓解，原方去瓜蒌、生地黄，加夜交藤、鸡血藤各 30g，续服 5 剂后适月经而至，血量较前增多，眠安纳增，疣体变淡。

三诊：守方合陈夏六君子汤加减，调治 2 个月余，疣体脱落。以逍遥丸合归脾丸巩固疗效。随访 3 个月未复发。

（刘丽涛）

【验案 4】

章某，女，13 岁。2009 年 5 月 6 日初诊。

主诉：颈项、躯干起丘疹 1 年。

病史：1 年前患者颈项、躯干生长有散在半球形丘疹。在某医院皮肤科门诊治疗多次（均以止血钳拔除疣体、再用碘酒棉签压迫止血，并服用阿昔洛韦、抗病毒口服液及板蓝根冲剂），效果不佳。新的皮损继续发生，数目较多，遍布全身，累月不愈。现症见：项、躯干生长有散在半球形丘疹百余个，呈灰白或正常肤色，小者如米粒，大者如豌豆，境界清楚，互不融合，表面光滑如涂蜡，顶端有脐凹，挤之有乳酪样物而出，时有微痒。

查体：颈项、躯干生长有散在半球形丘疹百余个，呈灰白或正常肤色，小者如米粒，大者如豌豆，境界清楚，互不融合，表面光滑如涂蜡，顶端有脐凹，挤之有乳酪样物而出。舌苔白腻，脉滑。

诊断：

西医：传染性软疣。

中医：鼠乳（脾虚痰湿）。

治则：理气运脾、燥湿化痰、软坚散结。

处方：自拟二陈加味汤，清半夏 15g，陈皮 15g，茯苓 12g，炙甘草 6g，白芥子 9g，香附 9g，丹参 15g，生牡蛎 30g。水煎服。

3 周为 1 个疗程，通常服药 1 个疗程即可。治疗期间忌食生冷、辛辣、油腻之物，水煎服，每日 1 剂。

连续治疗 3 周后来诊，大部分皮损逐渐萎缩、结痂、干燥、脱落，没有新的皮损发生，舌苔薄白，脉象和缓。再以上方续服 1 周后来诊，皮损全部消失，随访 6 个月，未见复发。

（秦 亮）

【验案 5】

患者，女，27 岁，1986 年 7 月初诊。

主诉：颜面起扁平丘疹 10 年。

病史：面部簇生扁平疣 10 年，曾用多种方法治疗皆无效，近几年蔓延至全面部，来诊时两侧面颊、额、鼻等部位密集簇生扁平状丘疹，多为圆形或卵圆形，色浅褐，丘疹大者如米粒状，小者如针帽大小，无痛痒感觉。

查体：两侧面颊、额、鼻等部位密集簇生扁平状丘疹，多为圆形或卵圆形，色浅褐，丘疹大者如米粒状，小者如针帽大小。

诊断：扁瘊（肺热肝郁）。

治则：宣肺清热，疏肝解郁。

处方：选用肺、肝、神门、内分泌、肾上腺、面颊、额等耳穴，用王不留行籽贴压在单侧耳穴上，左右耳交替，三日 1 次，嘱患者每日贴压丸处按压 3 次，每次 40 下。

患者在治疗第 12 次时面部丘疹开始发痒，色泽转红，第 20 次时痊愈，经近年追访，面部皮肤正常，未再复发。

（陶）

【验案 6】

张某，女，26 岁。2014 年 3 月 11 日初诊。

主诉：双足掌起角化性丘疹 1 年。

现病史：1 年前无明显诱因双足掌起数个角化性丘疹，逐渐增多，曾用液氮冷冻及激光治疗多次，均未完全消退，且数目逐渐增多，步行时疼痛。自觉乏力，脚汗多，皮损挑破后易出血。饮食二便正常，夜眠可。

查体：双侧足掌可见 40 余个角化性丘疹，米粒至黄豆大小，左侧足掌较多。部分丘疹表面的角质被患者自行剥脱后，可见疏松的白色乳头状角质物，易出血。舌淡苔薄黄，脉细数。

诊断：

西医：跖疣。

中医：跖疣（正气亏虚，湿瘀毒聚）。

治则：扶正、解毒、软坚、散结。

处方：大青叶、板蓝根、薏苡仁、马齿苋各 30g，石榴皮、乌梅、五倍子各 20g，蚕沙、威灵仙各 20g，夏枯草、牡蛎各 30g。上药常温浸泡 30 分钟，共煎 3 次，每次 20 分钟左右，将药液混合，在 40℃水温时浸泡，每日 1～2 次，总时长达 60 分钟以上即可。浸泡至疣体角质层变软变白时用小刀修剪患处至不出血为度，再继续浸泡。半个月为 1 个疗程，经期停用。

二诊（2014 年 3 月 30 日）：无新起跖疣，原有皮疹干燥，萎缩，且步行无疼痛。继用上方泡洗。

三诊（2014 年 4 月 15 日）：原有皮疹部分脱落，无新起皮疹。效不更方。继用一个月，皮疹均消退。

（顾 炜）

【按语】

本病以清热解毒散结为主要治法。扁平疣、疣目宜内外合治，其余疣多采用外治为主。

针对案 1 患者抓住"舌质暗有癣斑少苔""面部起疹"两个主症，先以一贯煎为主方滋补肝肾以扶正，桃红四物汤养血活血，以紫草、板蓝根、狗脊、生薏苡仁、木贼、双花、地肤子、野菊花、桑叶、北豆根以解毒消疣，据现代药理研究证实具有增加免疫抗病毒作用，投之效如桴鼓。

案 2 为筋气不荣，肌肤失养，脾失健运，气血不畅，痰凝血瘀，外感毒邪，痰瘀毒聚，形成扁平疣。治宜和血养肝，祛痰化瘀，解毒散结，气血同调，痰、瘀、毒同治。白芍养血敛阴，柔肝；当归养血和血；桃仁、红花活血化瘀；郁金活血，行气解郁；黄芪补中益气；芥子温肺化痰，行气，散结消肿；陈皮理气健脾，燥湿化痰；猫爪草化痰散结，解毒消肿；败酱草清热解毒，消痈排脓，祛瘀止痛；马齿苋清热解毒，凉血止血；土茯苓、夏枯草、狗脊解毒，除湿，散结；山慈菇清热解毒，消痈散结；白术、茯苓健脾渗湿；木香行气止痛。全方可使血和、肝柔、痰祛、瘀化、毒解、结散。本例突出解毒散结，活血化瘀收效。

案 3 患者病起于精神重创，气机逆乱，肝郁气滞，日久气病及血，血失畅行，血脉瘀滞，久病易虚。症虽庞杂，然气郁血瘀、气血失畅为本，故以越鞠丸解诸郁，血府逐瘀汤畅血行气宽胸，疏其气血，令其调达。方中香附行气开郁，疏肝理气，且用量大，以通为补；四物汤活血养血，润肠通便，使邪有出路；四逆散助香附行气解郁，宽胸理气；苍术燥湿醒脾，以消痰湿解诸郁；炒栀子清火郁；神曲消食郁；加牡蛎清热除湿，化痰散结；薏苡仁健脾除湿消疣。后用陈夏六君子汤健脾培土，使气血生化有源，且防理气活血伤正。再以逍遥丸、归脾丸养血调经，疏肝健脾。诸药合用，共奏扶正祛邪，标本兼顾，气血通畅，邪去正复之功。

根据临床观察传染性软疣皮损位于皮里膜外，视而可见，触而有形，稍红焮热，疣表光滑，挤之见白色乳酪样物（软疣小体）外出，病程较长，缠绵不愈，舌苔多白腻或黄腻，脉象多滑或濡。其临床表现符合痰邪致病的特征。再从发病年龄及其饮食喜好来看，本病多发于善食生冷、辛辣及油腻之物的儿童与青少年，其饮食失节，脾胃受损，易聚湿生痰。李东垣在《脾胃论》中指出："过食膏粱厚味，每易酿湿生热，炼液为痰"。痰多由外感六淫之邪，或饮食及七情内伤等使肺、脾、肾及三焦脏腑气化功能失调，水液代谢障碍以致水津停滞而成。张介宾曰："五脏之病虽具能生痰，然无不由于脾肾。盖脾主湿，湿动则为痰；肾主水，水泛亦为痰。故痰之化无不在脾，而痰之本无不在肾"。痰邪有致病广泛，变化多端，痰随气机升降出入，上达于巅，下至于足，内而脏腑，外而经络，无所不至，故有"百病多因痰作祟"或"痰生百病"之说。痰随气而升降，气壅则痰聚，气顺则痰消，故祛痰剂中常配伍理气之药。庞安常曾说："善治痰者，不治痰而治气，气顺则一身之津液随气而顺矣。"至于痰流经络、肌肤而为痰核者，需结合疏通经络、软坚散结等法治之。《医方集解》曰："治痰通用二陈。"故对案 4 以自拟二陈加味汤（由二陈汤加减化裁）治之。方中清半夏辛温性燥，善于燥湿化痰，为治湿痰要药；陈皮为肺脾二经之气分药，既可理气又可燥湿；茯苓健脾渗湿，俾湿去而脾旺，痰无由生，《世补斋医书》曰："茯苓一味，为治痰主药。痰之本，水也，茯苓可以行水；痰之动，湿也，茯苓又可以行湿"；炙甘草调和诸药，兼以润肺和中；白芥子善治皮里膜外之痰，《本草经疏》曰："白芥子味极辛，气温，能搜剔内外痰结"；香附调理气机行气散结，《本草纲目》曰："香附气平而不寒，香而能窜，上行胸膈，外达皮肤，可使气顺痰消"；牡蛎咸寒能软坚以散结块，《本草纲目》曰："牡蛎化痰软坚，清热除湿，消瘰疬结核"，《汤液本草》又载："牡蛎入足少阴，咸为软坚之剂，本肾经之药也"；丹参微寒，凉血活血，祛瘀生新，可使皮损加速愈合。全方共奏理气运脾、燥湿化痰、软坚散结之功。诸药合用使脾运健旺，气机调达，痰结得化，而使"鼠乳"不生。

耳压疗法是在耳针基础上发展起来的一种治疗方法，它是以王不留行籽或其他材料贴压在耳部穴位上作为治疗手段，达到刺激穴位，调节脏腑气血而起到治疗目的。因其无痛苦，适应证广，无副作用，治疗方法简便而乐于被患者接受。根据文献资料记载，许多穴位对治疗皮肤病有一定积极作用。耳针是中医学的一个组成部分。目前国内所通用的国际标准化耳穴，是以中医整体观念为特点，以经络脏腑学说为指导，参考古今中外在耳穴治疗上的经验而产生的，因此在临床治疗中，运用中医理论学说进行辨证论治，是耳穴治疗成败的关键。"有诸内者必形于诸外"，皮肤病虽然是外表皮肤疾病，但和内脏、经络有着密切关系。《黄帝内经》曰："肺之合皮也，其荣毛也""脾之合肉也""心之合脉也""诸痛痒疮皆属于心"，这就指出皮肤和肺、脾、心三脏密切相关，成为治疗皮肤病必须重视的要素，在治疗皮肤病时所遵循的"治外必本于内"，就说明这种整体观念的重要性。虽然导致皮肤病的因素和临床症状各不相同，但如果抓住了"治病必求于本"的治疗原则，则会事半功倍，能取得较高的治疗效果。案5扁平疣，在中医学中属"疣"的范畴，系肝胆少阳经风热血燥或风热之郁搏于肌肤而致，通过辨证可有肝郁、血虚和湿热三种类型，因多生于青少年，故又称"青年扁平疣"。"肺主皮毛"，故本例患者首取肺穴为主治之穴，神门可清热，取之助肺化热宣肌，肝穴可疏肝解郁化疣，内分泌、肾上腺有抗过敏、镇静的作用，根据病灶部位可选用面颊、额配合主穴作用直达病所，全方配伍，有宣肺清热、疏肝解郁之妙用，故使10年沉疴告愈。

跖疣属于中医学的"足瘊"范畴，是因人乳头瘤病毒（HPV）感染足底或趾间皮肤而形成的寻常疣。其发病原因多与外伤及足部多汗有关。《灵枢·经脉》曰："虚则生疣。"《诸病源候论·疣疮候》曰："此亦风邪搏于肌肉而变生也。"《薛氏医案·外科枢要》卷三曰："疣属肝胆少阳经，风热血燥，或怒动肝火或肝客淫气所致"。案6病例虽亦毒邪外侵，但患者素体不足，病势迁延日久，多为正气不足，不能托毒外出，湿瘀毒聚，筋气不荣所致。方中大青叶、板蓝根、薏苡仁、马齿苋清热解毒，现代药理学研究表明，上述药物具有抗病毒作用。其中马齿苋可以清热解毒、散血消肿、杀虫疗癣，同时还能除疣。《本草拾遗》中记载："马齿苋治诸疣。"辅以石榴皮、乌梅、五倍子腐蚀恶肉与死肌，温通气血，柔软肤腠，直接作用于疣体。其中乌梅能软坚、消肿、敛疮、蚀肉、杀虫。《药性通考》记载乌梅性味极酸，能收敛肝气，《本草经解》认为，乌梅酸收之性，外治能消除恶疮胬肉，还能软化角质。同时。乌梅具有收敛作用，可改善足部多汗。蚕沙、威灵仙祛风除湿，尤其威灵仙，《本草蒙筌》中称其："散爪甲皮肤风中痒痛"。再配夏枯草、牡蛎软坚散结。诸药合用，共奏清热解毒，祛风铲疣之功效。

六 参考文献

1.赵昌兰，李培峰.陈凯治疗皮肤病验案举隅.四川中医,2002,20（2）:5.

2.周宝宽，周探.从痰、瘀、毒论治病毒性皮肤病验案举隅.河北中医，2012，34（8）：115.

3.刘丽涛.血府逐瘀汤合越鞠丸治皮肤病验案3则.新中医，2007，39（2）：65.

4.秦亮，王宏斌.传染性软疣从痰论治.辽宁中医药大学学报，2012，14（8）：99.

5.陶.耳压治疗皮肤病举隅.上海针灸杂志，1998，17（4）：35-36.

蛇串疮

一　概述

蛇串疮是一种皮肤上出现成簇水疱，呈带状分布，痛如火燎的急性疱疹性皮肤病。相当于西医学的带状疱疹，是由水痘－带状疱疹病毒引起的急性炎症性皮肤病。初次感染表现为水痘，以后病毒可长期潜伏在脊髓后根神经节，机体免疫功能减弱时可诱发水痘－带状疱疹病毒再度活动，沿周围神经波及皮肤，发生带状疱疹。其特点是皮肤上有红斑、水疱，累累如串珠，每多缠腰而发。本病又名缠腰火丹，或称火带疮、蛇丹、蜘蛛疮等。

二　病因病机

情志内伤，肝气郁结，久而化火，肝经火毒，外溢皮肤而发；或脾失健运，湿邪内生，蕴湿化热，湿热内犯，外溢皮肤而生；或感染毒邪，湿热火毒蕴积肌肤而成。年老体弱者，常因血虚肝旺，湿热毒盛，气血凝滞，以致疼痛剧烈，病程迁延。

三　诊断要点

1. 多发于春秋季节，以成年患者居多。

2. 好发于腰肋部、胸部或头面部，多发于身体一侧，常单侧性沿皮神经分布，不超过正中线。

3. 皮损簇集性水疱，多沿神经走行排列成带状，疱群间有正常皮肤间隔；刺痛明显。

4. 愈后多不再发。

（四）治疗原则与调护要点

1. 本病治疗以清热利湿、行气止痛为主要治法。初期以清热利湿为主；后期以活血通络止痛为主；体虚者，以扶正祛邪与通络止痛并用。

2. 发病期间应保持心情舒畅，以免肝郁气滞化火加重病情。

3. 忌食辛辣肥甘厚味及腥发之物，饮食宜清淡。

4. 保持局部干燥、清洁，注意休息。

（五）验案赏析

【验案 1】

孙某，女，52 岁。2002 年 7 月 10 日初诊。

主诉：右侧腰及胁肋部起疱疹伴疼痛 2 天。

病史：患者 2 天前右侧腰及胁肋部灼热感，继而出现水疱，呈簇状分布，疼痛难忍，伴烦躁，口苦，咽干，眠差，小便黄，大便干。

查体：右侧腰及胁肋部可见水疱，黄豆大小，内容物水样透明，呈簇状分布。舌黯红，苔黄腻，脉弦滑。

诊断：蛇串疮（肝郁气滞、湿热熏蒸）。

治则：疏肝解郁、清热利湿。

处方：先用火针点刺水疱处；龙眼、阿是穴三棱针放血，阿是穴放血后拔罐；支沟、阳陵泉以毫针刺之，泻法，留针 30 分钟。患者每日治疗 1 次，阿是穴放血拔罐，隔日 1 次。治疗当日疼痛减轻。

五诊后已感觉不到明显疼痛，疱疹渐干燥、结痂。

十诊后皮肤平整，诸症消失，临床痊愈。

（王桂玲）

【验案 2】

王某，男，43 岁。2010 年 4 月 23 日初诊。

主诉：右侧腰腹起水疱伴剧痛 3 天。

病史：3 天前右侧腰腹有疼痛不适感，继而出现水疱及剧痛，到某医院诊断为带状疱疹，给予阿昔洛韦及干扰素治疗，未见明显效果。现症见：痛苦表情，右侧腰腹部可见成簇水疱区域，部分破溃、渗液，灼热刺痛，腹胀便溏。

查体：右侧腰腹部可见 12cm×8cm 的簇集性水疱区域，疱壁紧张发亮，疱液澄清，外周红晕，部分疱壁破溃、糜烂、渗液。舌质黯，苔腻，脉弦滑。

诊断：蛇串疮（痰湿蕴结，毒瘀聚合）。

治则：利湿祛痰，解毒化瘀，止痛。

处方：自拟解毒止痛汤。药用：大青叶 10g，白花蛇舌草 15g，山慈菇 10g，蒲公英 20g，土茯苓 20g，延胡索 20g，制乳香 5g，制没药 5g，香附 15g，木香 15g，枳实 15g，白芍药 10g，柴胡 5g，白术 10g，茯苓 10g，泽泻 20g，陈皮 15g，白芥子 5g，炙甘草 10g。水煎服，分早晚 2 次服。外涂止痛散（制乳香、制没药、延胡索、香附、木香、桃仁、红花、杏仁、白芥子、赤石脂、山慈菇等量，磨成细粉过筛）用温水调成糊状涂患处，每日 2 次。

二诊（2010 年 4 月 30 日）：上方用 7 剂，疼痛明显减轻，水疱收敛，二便通调。上方去柴胡，继服。外涂止痛散。

三诊（2010 年 5 月 14 日）：上方用 14 剂，疼痛消失，局部色素沉着，停用口服药。外涂止痛散善后。

（周宝宽）

【验案 3】

王某，女，66 岁。2010 年 2 月 10 日初诊。

主诉：胸胁部疱疹 2 天。

病史：患者 2 天前遇事，情绪激动，突发胸胁部疱疹，伴有疼痛，性情急躁，心中烦闷，双目红赤，口渴口干，小便短赤。

查体：右侧胸胁部疱疹，颜色深红，灼热刺痛，疱壁紧张，密集成群。舌质红、苔黄腻，脉弦数。

诊断：蛇串疮（肝火郁阻，气血凝滞）。

治则：清肝泻火解毒，活血通络止痛。

处方：自拟疱疹合剂Ⅱ号加减治疗。药用：大青叶、苦丁茶各30g，蒲公英15g，柴胡、夏枯草、路路通各12g，栀子、牡丹皮、延胡索、生甘草、龙胆草、滑石、川楝子各10g，三七粉（冲）1.5g，蜈蚣2条。7剂，每日1剂，水煎服。

二诊（2010年2月17日）：疼痛减轻，疱疹颜色变浅，疹形缩小，舌质黯红、苔薄黄，脉弦滑。故前方苦寒之品减量为大青叶15g，蒲公英、夏枯草各10g，栀子6g，余药同前再服7剂。

三诊（2010年2月24日）：诸症明显好转，大便不成形日行2次，舌质红、苔薄白少津，脉弦细。故于前方去栀子、蒲公英，加白扁豆15g，甘淡健脾。继服7剂。

四诊（2010年3月3日）：口干口渴，胸胁部稍有疼痛，舌质黯红、少苔，脉弦细无力，方宗一贯煎加路路通12g，蜈蚣1条，桃仁、红花各10g。再进10剂而愈。

（周　祺）

【验案4】

周某，男，65岁。2010年9月5日初诊。

主诉：右下腹起水疱伴疼痛2个月。

病史：2个月前无明显诱因右下腹起水疱伴疼痛。遂到附近医院就诊，诊断为带状疱疹，经2周西药（具体用药不详）治疗后，皮损消退，但局部疼痛不止，夜不能寐，神疲乏力，口干，现口服甲钴胺片，但疼痛未见减轻，遂来诊。

查体：右下腹黯褐色色素沉着斑。舌红少苔，脉弦细。

诊断：蛇串疮（瘀阻经络，气阴两虚）。

治则：通络止痛，益气养阴。

处方：生地黄20g，玄参15g，鸡血藤15g，秦艽10g，桃仁10g，红花6g，地龙10g，天门冬、麦冬各10g，生黄芪15g，炒白术10g，没药6g，五灵脂（包煎）6g，延胡索15g，珍珠母（先煎）30g，首乌藤15g。每日1剂，水煎取汁300 mL，分早、晚2次服。

服药14剂后，诉疼痛减轻，夜能寐。上方去珍珠母、首乌藤、炒白术后，继服14剂而愈，随访2个月疼痛未见复发。

（任　磊）

【验案5】

王某，女，52岁。2010年8月1日初诊。

主诉：右上臂疼痛3天，起疱疹1天。

病史：3天前自觉右上臂后区皮肤灼热疼痛，局部皮肤呈红色斑片状，穿、脱衣物时摩擦患处疼痛加剧，自行外用麝香壮骨膏无效。一天前红斑处起成簇鲜红水疱，遂来就诊。现口干口苦，渴喜冷饮，心烦急躁，大便3天未行，小便短黄。

查体：右上臂臂后区皮肤呈红色斑片，其上可见成簇水疱。舌红，苔黄腻，脉弦数。

诊断：蛇串疮（肝经郁热）。

治则：清热利湿，解毒通络。

处方：龙胆草6g，黄芩15g，钩藤15g，泽泻20g，柴胡10g，生地黄30g，生甘草6g，姜黄9g，桑枝15g，羌活6g，板蓝根15g，伸筋草15g，决明子15g，生大黄6g。每日1剂，水煎取汁300 mL，分早、晚2次服。

服药7剂后，水疱全部结痂脱落，但局部仍偶有疼痛，大便正常。上方去生大黄、决明子，继服5剂，疼痛消失。

（任　磊）

【验案 6】

杨某，女，61 岁。2014 年 6 月 2 日初诊。

主诉：左侧腰腹部疼痛 1 周，起疱疹 3 天。

病史：1 周前因筹备孩子婚事不如意，生气后，左侧腰腹部疼痛，未予重视。3 天前上述部位起红斑、水疱，且疼痛加重，为求中医系统治疗来诊。纳呆，便秘，疼痛剧烈，影响睡眠。

查体：左侧腰腹部可见单侧分布的簇集丘疹、丘疱疹、水疱、血疱，带状排列，基底潮红。舌红苔黄腻，脉滑数。

诊断：蛇串疮（肝胆湿热）。

治则：疏肝利胆，清利湿热。

处方：龙胆泻肝汤加减。方用：龙胆 15g，黄芩 15g，栀子 15g，柴胡 15g，车前草 10g，泽泻 10g，当归 15g，大青叶 30g，板蓝根 30g，川楝子 10g，延胡索 15g，黄芪 30g，党参 15g。

1 周后复诊，无新起皮疹，原有水疱干涸，结痂，舌暗红苔薄黄，脉弦。疼痛略缓解，便秘仍未缓解。上方去车前草、泽泻、栀子、黄芩，加红花 5g，桃仁 10g，继服 10 剂，疼痛大消，不影响正常生活。

（顾　炜）

【按语】

中医认为带状疱疹多与肝、脾二脏有关，或由于情志内伤，肝气郁结，日久化火，肝胆火盛；或由于饮食不节，脾失健运，湿浊内停，郁而化热，湿热困脾，外阻肌肤而发。其病机特点为湿热交阻，气血凝滞；或热重于湿，火热征象明显，疱疹鲜红，疱壁紧张，疼痛剧烈；或湿重于热，疱疹色淡红量多，疱壁松弛易破。治疗上以清热解毒、健脾利湿、活血化瘀为治疗大法。

案 1 由肝郁化火、肝胆火盛、湿热内蕴等因素引发，故治疗宜疏肝解郁、清热利湿解毒为主。本案处方中，支沟为手少阳三焦经穴，阳陵泉为足少阳经的合穴，二者配伍应用，起到疏肝利胆、清热化湿之效，此二穴采用毫针治疗。龙眼位于小指尺侧2、3骨节之间，握拳于横纹尽处取之，属经外奇穴，是治疗带状疱疹的经验穴，尤以刺血治疗效佳。除上述穴位外，还采取局部放血、拔罐的方法，使恶血出尽，活血通络，祛瘀而生新。本病多属热证，此处采用火针温通之法，以热引热，借火助阳，使血脉通、气血调。

饮食不节，脾失健运，湿热内生，聚湿生痰，感受毒邪，肌肤失养；湿热蕴蒸，壅阻肌肤，经络失疏，气滞血瘀；情志内伤，肝气郁结，久而化火生毒，循经外发。湿、痰、瘀、火、毒诸因相继或同时为患，发为带状疱疹。带状疱疹之毒既有外来又有内生，内生者多为湿、热、痰、瘀所转化，外毒多为侵后蓄久循经外发。治宜湿、痰、瘀、郁、火、毒同治，解毒止痛为先，为标本同治。案2应用大青叶、白花蛇舌草、山慈菇、蒲公英、土茯苓清热泻火解毒，大青叶善解心胃二经实火热毒，又入血分而能凉血消斑，气血两清；白花蛇舌草苦寒，清热解毒，利湿通淋，解毒作用尤强；山慈菇味辛能散，寒能清热，既能清热解毒，又能消痈散结；蒲公英清热解毒，消肿散结，利湿通淋，尤善清解火热毒邪；土茯苓解毒除湿；上述诸药毒、湿并治，解毒泻火的同时可间接止痛；止痛药用延胡索、乳香、没药、香附、木香、枳实，延胡索辛散温通，为活血行气止痛之良药，"行血中之气滞，气中血滞，故能专治一身上下诸痛"，为常用止痛药，无论何种痛证，均可伍用；乳香、没药活血行气止痛，消肿生肌，其止痛作用是通过行气活血化瘀而产生；香附通过疏肝解郁而止痛；木香既能行气止痛，又能健脾消食；枳实通过破气行滞而止痛；白芍养血敛阴，柔肝而止痛；柴胡解表退热，疏肝解郁，升举阳气，通过条达肝气、疏肝解郁而止痛；白术、茯苓、泽泻健脾利湿，又可杜绝生痰之源，且给邪以出路；陈皮理气健脾，燥湿化痰且能行气通痹止痛；白芥子温肺化痰，利气，散结消肿，通过消肿而止痛。本例虽为湿、热、痰、瘀、郁、火、毒并治，但解毒止痛是关键，毒消痛止。本例用了大量解毒、止痛药物，且其他药也多有直接或间接的止痛作用，尤其是行气活血化瘀之品，使瘀散痛消。

正如《医宗金鉴·外科心法要诀》云："痈疽原是火毒生，经络阻隔气血凝。"带状疱疹多由情志内伤，郁久化热化火，热毒内郁，循经外发，相搏于肌肤；或外感热毒之邪，阻于经络，气血凝滞而成。由于带状疱疹病毒最多侵犯肝经循行所过的胸胁部（肋间神经支配区）及胆经循行所过的颞颊部（三叉神经和颈部神经支配区）。本病病位在肝胆，病机关键不外热（火）、毒、湿3个方面，其中以火毒最为重要。案3在疱疹合剂Ⅱ号的基础上，若舌苔黄腻夹湿者，酌加龙胆草10g，滑石10～15g，以清热利湿；若兼两目红赤，酌加苦丁茶30g，以清肝热明目。

带状疱疹后期多为气滞血瘀，经络不通，属血瘀范畴。案4患者为阴虚体质，而血瘀与阴虚密切相关。阴虚是诸多致瘀因素中的主要因素，是血瘀的重要病理基础。同时由于热病日久，耗伤气阴，血无气则不生，气虚亦无力推动血行，进一步加重瘀滞，故治疗必须坚持理气、活血、通络贯穿始终，方能达到血脉充盈、经脉畅行之效。证属气阴两虚，脉络瘀阻。治宜益气养阴，活血通络。方用身痛逐瘀汤合增液汤加减，方中桃仁、红花、没药、五灵脂、秦艽、地龙、鸡血藤活血通络止痛而不伤阴；再配生地黄、玄参、天门冬、麦冬滋而不腻、润而能通，增其津液；少佐黄芪、炒白术益气生血，使气血化生有源，达阴液充、经络畅、损伤复之功。疼痛影响睡眠者加珍珠母、首乌藤安神通络。

段行武教授认为，带状疱疹前期多见肝胆湿热证及脾虚湿蕴证，两者临床表现各异，治疗方法亦不相同。湿热搏结易阻经络，故二者治疗上均应酌加理气通络之品，既能通络止痛，还可兼做引经之药，提高疗效。案5患者症见皮疹鲜红，水疱，伴疼痛，心烦易怒，口干口苦，大便3天未行，舌质红，苔黄腻，脉弦数。故证属肝胆湿热，治宜清热利湿，解毒通络。方用龙胆泻肝汤加减。方中龙胆草泻肝胆之实火，并能清下焦之湿热；黄芩、柴胡、泽泻清肝泻火利湿；钩藤清热平肝；生地黄滋阴养血，以防苦寒燥湿药伤阴；甘草调和脾胃。板蓝根加大清热解毒的力度；再配伸筋草以通络止痛；加决明子、生大黄清肝泄热，泻下通便；发于上肢者加羌活、桑枝、姜黄等通利关节，行气止痛，引药直达病所。

案6因情志内伤，致肝胆火盛，外受毒邪诱发。毒邪化火与肝火搏结，阻于经络乃气血不通，不通则痛。肝火脾湿郁于内，毒邪乘之诱于外，气血瘀阻为其果。气血阻于经络，经气不宣，则疼痛不休。方中龙胆草大苦大寒，上清肝胆实火，下泻肝胆湿热；黄芩、栀子苦寒，入肝、胆、三焦经，泻火解毒，燥湿清热；车前草、泽泻导湿热下行，使湿热从水道而去；当归养阴补血，使祛邪而不伤正；加大青叶、板蓝根以助解毒之力；加金铃子散以清热除湿、行气活血、理气止痛；再配黄芪、党参以健脾益气、固正祛邪。二诊时湿热大部消退，故减车前子、泽泻、栀子及黄芩，加红花、桃仁以活血化瘀，通络止痛，润肠通便。

六 参考文献

1. 王桂玲，郭静，谢新才.贺普仁治疗皮肤病验案举隅.中国中医药信息杂志，2011，18（3）：94.

2. 周宝宽，周探.从痰、瘀、毒论治病毒性皮肤病验案举隅.河北中医，2012，34（8）：1158-1159.

3. 周祺，刘长玉.于志强论治带状疱疹经验简介.山西中医，2011，27（10）：8.

4. 任磊，黄敏，段行武.段行武教授治疗带状疱疹经验.河北中医，2011，33（3）：327-328.

·····❖ 红蝴蝶疮 ❖·····

一 概述

红蝴蝶疮是一种可累及全身多脏器的自身免疫性结缔组织疾病。临床主要分盘状红蝴蝶疮和系统性红斑蝴蝶疮。其特点是盘状红蝴蝶疮好发于面颊部，主要表现为皮肤损害，多为慢性局限性；系统性红蝴蝶疮除可有皮损外，同时累及全身多系统、多脏器损害，病变呈进行性经过，预后较差，急性发作和重型病例可危及生命。相当于西医的红斑性狼疮。西医学病因和发病机制复杂，认为是由多种自身抗体参与免疫介导的组织损伤。多见于15～40岁女性。

二 病因病机

主要由先天禀赋不足，肝肾亏损而成。因肝主藏血，肾主藏精，精血不足，易致阴虚火旺，虚火上炎，兼因腠理不密，外邪入侵，两热相搏，热毒入里，痰阻脉络，内伤及脏腑，外阻于肌肤所致；或因病久气血两虚而致心阳不足；疾病后期阴损及阳，累及于脾，以致脾肾阳虚。热毒蕴结肌肤，上泛头面则面生盘状红蝴蝶疮；热毒内传脏腑，瘀阻于肌肉、关节，则发系统性红蝴蝶疮。病情虚实互见，变化多端。

三 诊断要点

1. 临床表现

（1）盘状红蝴蝶疮：皮损主要位于面、耳、手、颈等处。皮损特点为持久性盘状红斑，境界清楚，毛细血管扩张，表面附有黏着性鳞屑，剥下的鳞屑内侧有角质栓。日久皮损中央萎缩，色素减退。黏膜病变以下唇常见，附有灰白色鳞屑，可发生糜烂和萎缩。日晒可使皮损加重或复发。一般多无全身症状，少数可能演变为系统性红蝴蝶疮或继发皮肤癌变。

（2）系统性红蝴蝶疮：发病前常有明显诱因，如日晒、紫外线照射、应用某些药物、妊娠、分娩、手术、精神创伤等。初发常有关节疼痛，不规则发热，皮损大多出现于全身症状之后。皮损为蝶形红斑及出血性紫红色斑片，除颜面外，还可见于颈部、胸、头皮、耳郭、指（趾）末端，小关节的伸侧面、肘膝关节、臀部等易受日晒和受摩擦部位。皮疹消退后遗留有色素沉着。严重者，可见全身泛发性多形性红斑、紫红斑、水疱等，口腔、外阴黏膜糜烂，头发可逐渐稀疏或脱落。发病早期手部可有雷诺现象。全身症状较明显，有发热、关节痛、肾脏损害、心血管系统病变（心包炎、心肌炎、心包积液、血栓性静脉炎、血栓闭塞性脉管炎等）、呼吸系统病变（间质性肺炎和胸膜炎）、神经系统病变（情绪变化、精神分裂症、癫痫）等。

2. 实验室及辅助检查

血液检查可有贫血、白细胞减少、血小板降低，尿检有蛋白尿、血尿、管型尿等。免疫荧光检查可有抗核抗体（ANA）阳性，抗 dsDNA 抗体、Sm 抗体阳性等。活动期血清总补体可明显低下，血清循环免疫复合物增高。尿检有蛋白尿、红白细胞及管型。

（四）治疗原则与调护要点

1. 不论何型患者，都宜长期服养阴清热活血解毒的方药，做善后调理。

2. 避免日光和紫外线照射。避免应用有光感作用的药物。

3. 食营养丰富的食物，忌酒类和辛辣刺激及生冷食品。

4. 避免劳累，注意保暖，急性发作期应卧床休息。水肿时应限制钠盐的摄入。

5. 节制生育。

五 验案赏析

【验案 1】

于某，女，52 岁。2013 年 12 月 6 日初诊。

主诉： 颜面起皮疹伴光敏感三个月，加重并延及躯干一个月。

病史： 3 个月前日晒后面部出现皮疹，按湿疹脱敏治疗，疗效不显。平素伴乏力，膝关节痛，偶有干咳。

查体： 颜面散在大小不一的紫红色斑疹，伴毛细血管扩张。口唇紫红色斑疹伴干燥脱屑。颜面、耳郭、颈项及躯干可见多处豆大至钱币大的圆形红色斑块，部分外周隆起呈浸润性环形水肿性红斑。舌质红，苔黄，脉滑数。

实验室检查： 血常规：WBC3.86×10^9/L；ANA（＋）核颗粒型 1：1000（＋＋）；抗 ds-DNA 抗体（＋）；抗 SSA 抗体（＋）；抗 Ro-52 抗体弱阳性；抗 PCNA 抗体（＋）。尿蛋白（＋）。肺 CT 提示肺内间质性改变。

诊断： 红蝴蝶疮（热毒炽盛）。

治则： 清热解毒，凉血滋阴。

处方： 生地黄 20g，牡丹皮 20g，紫草 20g，蒲公英 20g，金银花 30g，连翘 15g，半枝莲 20g，白花蛇舌草 30g，黄芩 20g，赤芍 20g，石膏 20g，玄参 15g，沙参 20g，杜仲 15g，鸡血藤 15g，甘草 20g。上方水煎，取汁 300mL，分 3 次口服，每日 2 次口服，每次 100mL。羟氯喹片 400mg/d，甲泼尼松龙片 40mg/d，口服，并予以补钾、补钙，保护胃黏膜剂。

二诊（12 月 21 日）： 患者病情平稳，周身无新皮疹，颜面、耳郭、颈项及躯干皮疹部分消退，颜色减淡，口唇干燥缓解，关节痛消失，仍感乏力。复查血尿常规正常，舌质红，苔薄黄，脉弦。原方去蒲公英，紫草，连翘，加黄芪 20g，党参 10g。甲泼尼松龙片 32mg/d，口服，余药不变。

三诊（1 月 6 日）： 患者皮疹明显减轻，大部分皮疹消退，自觉口干。上方减黄芩、白鲜皮，加玉竹 15g，知母 15g，茯苓 15g，菟丝子 15g。甲泼尼松龙片 24mg/ 日，口服，余药不变。一月后复诊，皮疹基本消退，无不适主诉。嘱其继续目前激素量维持治疗。

（李忻红）

【验案 2】

患者，女，31 岁。1997 年 3 月初诊。

主诉：反复低热及口腔溃疡，关节疼痛，面部红斑疹 1 年。

病史：反复低热及口腔溃疡，脱发，关节疼痛，光过敏，肢端雷诺氏现象，面部红斑疹。当地医院诊断为系统性红斑狼疮，予泼尼松 60mg/d。症状缓解，渐减至 40mg/d。

查体：间断发热，体温 38℃，上午显著，脱发，关节疼痛，面部、双手足红色皮疹。脉沉数，舌质红，苔少黄。

实验室检查：血常规：WBC 2.9×10^9/L，ANA（+）1：640，ds-DNA（+），TE-IF（+）1：160，SSA（+）1：64，CH50 40 U/m，C3 39.3mg/dL，抗 -RNP（+）1：64，血沉 32mm/h，尿蛋白（+++），尿中红细胞（++）。

诊断：系统性红斑狼疮（阴虚发斑）。

治则：滋阴清营，凉血活血，疏风止痛。

处方：方用滋阴清营汤加减：生地 30g，玄参 30g，金银花 15g，槐花 15g，赤芍 15g，丹参 30g，白茅根 30g，车前子 15g，女贞子 15g，旱莲草 15g，秦艽 15g，青蒿 15g，鸡血藤 30g。金龙胶囊每次 2 粒，每日 3 次。泼尼松维持原量，病情稳定后逐渐减量。随证加减，治疗 3 个月余，症状缓解，查血常规：WBC 4.8×10^9/L，RBC4.27$\times 10^9$/L，HB141g/L，PLT172$\times 10^9$/L，尿 RPO（±），ESR7mm/h，ANA（+）1：80，ds- DNA（-），SSA（+），抗 RNP（+）1：4，间断服中药及泼尼松 12.5mg/d，维持。随访至今仍平稳。

（时水治）

【验案3】

李某，女，12岁。1993年2月20日初诊。

主诉：发热、浮肿4个月余。

病史：患者无明显诱因出现发热、口腔糜烂、关节疼痛、浮肿等，诊断为系统性红斑狼疮。在某医院用泼尼松每天60mg治疗后，关节疼痛减轻，但仍口腔糜烂、发热、浮肿不退，而转本院诊治。

查体：体温38.5℃，午后为甚，微恶寒，颜面及双下肢浮肿，满月脸，极度衰弱，不能行走，汗出。舌暗红、苔黄白相间略腻，脉弦细略数。

实验室检查：抗核抗体（ANA）1/80，抗双链DNA抗体（ds-DNA）阳性，血沉（ESR）121mm/h，总补体（CH50）50kU/L，补体C3 0.4g/L，补体C4 0.09g/L，血红蛋白80g/L。尿检查：蛋白（++++），管型（++），尿蛋白5.6g/24h。

诊断：伏暑（邪伏阴分，耗伤气阴）。

治则：益气养阴，解毒透邪。

处方：青蒿（后下）、白薇、桔梗、黄芩各10g，大青叶、太子参、玉米须、岗梅根各20g，秦艽12g，地骨皮15g，蝉蜕6g，甘草5g。每天1剂，水煎服，连服14剂。激素继续服原量，逐渐减量。

二诊（3月6日）：患者发热已退，精神好转，舌边尖略红、苔薄黄，脉弦细数。上方去青蒿、大青叶、岗梅根、桔梗，加黄芪、鸡血藤各15g，乌梢蛇12g。又进12剂。

三诊（3月19日）：又复低热，体温37.2℃，但精神、胃纳尚可，舌略红、苔薄干，脉弦细略数。复查：Hb104g/L，CH5080kU/L，C3 0.7g/L，C4 0.18g/L。尿常规：蛋白（++），尿蛋白1.53g/24h。病情明显好转，但低热又起，证属余邪未尽，进补太早之故，故治以益气养阴、解毒透邪为主。

处方：青蒿（后下）、甘草、蝉蜕各6g，地骨皮、大青叶各15g，鳖甲（先煎）、玉米须各30g，黄芩、秦艽、白薇各12g，牡丹皮2g。每天1剂，水煎服。连服3天后体温降至正常。在此方基础上加减治疗半年。复查尿常规：蛋白（-）。ANA（-），ds-DNA（-），ESR28mm/1h，CH50 80kU/L，C3 1.8g/L，C4 0.43g/L，Hb111g/L。患者激素减至每天 15mg，诸症消失，精神复常，活动自如，已回校上课。

（刘　叶）

【验案 4】

李某，男，42 岁。2003 年 12 月 7 日初诊。

主诉：面部红色斑片 5 年。

病史：患者面颊部出现红色斑片 5 年。外院确诊为系统性红斑狼疮，每日口服泼尼松 40 mg，病情有缓解，但时有低热，心烦乏力，手足心热，视物不清，脱发，要求中医治疗。

查体：面色暗红，神疲，颜面部可见边界不清的浸润红斑，双侧近、远端关节均肿胀，指尖瘦削，关节处可见火山口样溃疡。舌红，无苔，脉细数。

实验室检查：血 ANA 1:640，尿蛋白（++），血沉 66mm/h，血红蛋白 63g/L。

诊断：红蝴蝶疮（肝肾阴虚）。

治则：滋阴补肾。

处方：知柏地黄丸加减。熟地黄、怀山药、茯苓、黄柏、牡丹皮、积雪草、旱莲草各 15g，泽泻、知母、徐长卿各 12g，山茱萸 9g，鸡血藤 30g，甘草 10g。同时服用泼尼松 20mg 和适量火把花根片（昆明山海棠片）。服上方 1 个月，症状明显减轻，低热消退，自觉精神转佳，手指关节溃疡得到控制，呈愈合趋势，去积雪草、徐长卿，加女贞子、菟丝子各 15g，白术 10g 继续治疗，并逐渐减激素至 10mg/d。半个月后病情明显好转，ANA 1:80，血红蛋白 97g/L，血沉 11mm/h，不适症状基本消失。嘱其口服泼尼松 5 mg/d，继续服中药 1 个月，随访半年未见复发。

（金培志）

【验案 5】

陈某，女，31 岁。2012 年 11 月 8 日初诊。

主诉：面部红斑伴发热 5 天。

病史：两颧呈红色蝶形斑片，高热持续 5 天不退，连续 3 次血中查到狼疮细胞，血免疫复合物和抗核因子（＋），烦躁不安，咽喉干燥，恶心，纳差，小便短赤。

查体：两颧呈红色蝶形斑片。舌红，苔薄黄，脉细数。

诊断：系统性红斑狼疮（毒热炽盛型）。

治则：清热解毒消斑。

处方：生地黄 15g，牡丹皮 15g，山药 30g，白术 20g，石膏 15g，知母 10g，连翘 10g，玄参 15g，栀子 10g，升麻 10g，鳖甲 15g，半枝莲 15g，白花蛇舌草 30g，炙甘草 10g。7 剂，水煎，日 1 剂，早晚分服。

二诊（11 月 15 日）：红色斑片颜色变淡，高热明显减轻，双手关节疼痛，咽喉干燥，舌红苔薄黄，脉细数。药用上方减石膏，加板蓝根 20g、防己 15g。7 剂，水煎，日 1 剂，早晚分服。

三诊（11 月 22 日）：高热消退，精神萎靡，自汗，关节酸疼，舌质淡红、苔薄黄，脉沉细。药用生地 15g，牡丹皮 15g，山药 30g，白术 20g，山茱萸 15g，半枝莲 15g，白花蛇舌草 30g，女贞子 10g，旱莲草 15g，炙甘草 10g，秦艽 15g，防己 15g。后经治疗半年余，病情稳定，诸症缓解。

（王文生）

【验案 6】

刘某，女，43 岁。2001 年 6 月 15 日初诊。

主诉：面部红斑月余。

病史：患者 1 个月前无明显诱因出现双颊部红斑，呈蝶状对称分布。日晒后加重，伴有低热、乏力，体温在 37.2℃～38.3℃，双侧膝关节轻度红肿疼痛，走路自如。于某医院经检查抗核抗体（＋）。患者应用激素药物后，病情明显好转，但要求中药治疗。患者手足心热、口干、口苦。

查体：双颊部红斑，呈蝶状对称分布。舌红少苔、脉沉细小数。

诊断：系统性红斑狼疮（热毒内蕴，伏于营血）。

治则：清热解毒，养阴活血通络。

处方：生地黄 30g，赤芍、紫草、大青叶、半枝莲各 15g，白英、菝葜各 30g，鳖甲、当归各 15g，黄芪、白花蛇舌草各 30g，甘草 15g，蜈蚣 2 条，全蝎 6g。日 1 剂，水煎服。

二诊（7 月 2 日）：服药 2 周后，面颊红斑见退，膝关节红肿疼痛减轻。药用：黄芪 60g，当归 15g，独活、熟地黄各 20g，蜈蚣 2 条，蜂房 15g，白花蛇舌草 30g，石斛、制川乌（先煎）、赤芍、紫草、麦冬各 15g，青风藤 30g，甘草（先煎）10g。

三诊（7 月 16 日）：服药 4 周后，面颊红斑消退，膝关节疼痛渐失，乏力好转。嘱其缓慢停用激素。药用：黄芪 60g，当归 15g，党参 15g，熟地黄 20g，全蝎 6g，蜈蚣 2 条，白花蛇舌草 30g，茯苓 15g，鬼箭羽 30g，甘草 10g，石斛 15g，鹿角霜 30g，淫羊藿 15g，丹参 30g。连服半个月诸症消失，后一直在此方基础上加减以巩固疗效，并将激素逐步减量，2002 年 3 月起开始停服激素，但此后仍坚持服用中药汤剂。病情无反复，随诊至今疗效满意。

（王俊志）

【按语】

红斑狼疮的发病特征多为情志不遂、气机逆乱、气血瘀阻、复感各种毒邪、热毒蕴结，或先天禀赋不足、脏腑虚损、肝肾亏虚、阴阳失衡、气血失和而致病。本病病情复杂，变证丛生，在临床辨证施治时，宜分清证候，抓住重点，采取急则治其标、缓则治其本，或标本兼治的原则。

案 1 中系统性红斑狼疮的发生是由素体禀赋不足或后天失于调养，导致正气不足，气阴两虚，复受日光曝晒或感六淫邪气，毒热诱发引起。其证属本虚标实，以气阴两虚为本，毒热外侵为标。热毒入里，燔灼营血，瘀阻经脉，伤及脏腑，正不胜邪，毒邪犯脏，蚀于筋骨则可发病。本病分为5个证型，分别为热毒炽盛型、阴虚内热型、肝肾阴虚型、气滞血瘀型和脾肾阳虚型。本案为红斑狼疮急性活动期患者，皮疹泛发严重，同时伴关节痛及肺间质性病变，为毒热炽盛、气血两燔型，治疗采取足量激素治疗为主，辅助中药予以清热解毒、凉血护阴法，伴有乏力、关节痛症状者，予以益气健脾、补益肝肾及活血通络药物，病情控制后热毒症状缓解，减少清热解毒药物，加重滋阴补肾、益气健脾药物，标本兼治。方中白花蛇舌草、半枝莲清热解毒、散瘀止痛，且具有免疫抑制作用，可有效控制病情活动。

案2中，本病多为阴虚内热体质，再感受外邪，外邪乘虚肆虐，内陷伤正，从而导致五脏六腑受损、五体受累的病理改变。这种本虚标实复又伤正的恶性循环，形成了多系统、多组织器官受损害、病情反复活动、病势缠绵的特点。故治疗时须注重从滋阴清营、扶正培本入手治疗，常用滋阴清营汤加减：生地黄甘、苦、寒，归心、肝、肾经，具有清热凉血、养阴、生津之效。动物实验证明，生地黄能对抗连续服用地塞米松后导致的血浆皮质酮浓度下降，并能防止肾上腺皮质萎缩，促进肾上腺皮质激素合成，同时若与糖皮质激素合用，可减少激素引起的阴虚阳亢的副作用。玄参甘、苦、咸、微苦，归肺、肾二经，能滋阴降火，清热解毒，凉血生津。此两药为君药。金银花、槐花为臣药，具有清热泻火、凉血活血、解毒养阴作用。槐花含有丰富的芦丁，具有抗炎和叶酸样作用，有维持血管抵抗力、降低血管通透性、减少血管脆性等作用，还有抗病毒和抑制醛糖还原酶的作用。赤芍、丹参凉血散瘀，现代研究表明，丹参能改善外周循环，抑制免疫复合物在肾小管的聚集，降低血液高黏状态，改善肾微循环、调节组织修复与再生、解除微血管痉挛及抗自由基作用等。白茅根、车前子可凉血止血，利水止泻，清热化痰。诸药共奏滋阴活血、清营解毒之效。

案3，作者根据本病发病特点认为，其基本病机为本虚标实、虚实夹杂。由于邪热内伏，阻滞脉络，化瘀化毒，耗伤营血导致一系列临床症状，与伏气温病相似。故以伏气温病理论指导临床，采用清热化湿、养阴透邪、化瘀解毒、标本兼治的方法治疗 SLE，取得明显疗效。本例系统性红斑狼疮活动期为难治性 SLE，肾损害较严重，经激素治疗 4 月仍不能控制病情。根据临床表现，诊断为伏暑，邪伏阴分，耗伤气阴，病情较重，虚实夹杂，必须把握病机，使药力深入阴分，入络搜邪，透邪外解，扶正而不滞邪，祛邪而不伤正。二诊时过早撤去透邪解毒药，而进补益药过多，故出现低热，经调整后才得以改善。本例难治性 SLE 以中医伏气温病理论为指导，分期辨证运用中药，并配合少量激素治疗，患者坚持随诊多年未见复发，避免了长期大量服用激素导致的副反应。

案 4 中医对红斑狼疮无明确记载，根据其临床表现多归属于"红蝴蝶疮""鬼脸疮"等范畴。其发病主要由先天禀赋不足，肝肾亏损而成。对于本病的治疗，褟老主张在急性发作期应以激素为主，迅速控制病情，保护重要脏器，同时辅以清热解毒，凉血护阴药。病情控制后，由于病变的破坏和消耗，加之大剂量激素引起的副作用，病人会出现神疲乏力、心烦低热，自汗盗汗，舌红少苔等症状，中医认为是病邪、药物伤及津液，而致气血两伤、阴阳失调之故。此时运用中药扶正祛邪，益气养阴，调和阴阳，既可减少激素的副作用，又可稳定病情，恢复病人体质。如本例用六味地黄丸滋阴补肾，肾阴得充，上济于心，虚火得降；方中知母、黄柏共助降火；积雪草清热解毒、止痛宁疮助溃疡愈合；徐长卿祛风解毒、活血止痛，助面部皮疹及四肢关节疼痛消退；旱莲草、女贞子、菟丝子滋肾；白术健脾；鸡血藤活血通络；甘草补脾益气，调和诸药。

案 5 作者认为，本病以肾阴虚为本，毒邪、瘀热、积饮为标。肾为脏腑之本，十二经之根。现代研究"肾"机体免疫功能起重要作用，也为调肾治疗红斑狼疮提了理论依据。本病由于禀赋不足、精血亏损、七情内伤、倦过度而致脏腑亏虚、真阴不足、火热内盛，加外受毒、内外火毒相搏，使阴阳失调，瘀阻脉络而发病。根据病程发展特点可分为毒热炽盛型、气阴两伤型、阴虚火旺型、风湿痹阻型。随着红斑狼疮的不同发展阶段，毒、热、瘀的表现程度有所不同。因此，治疗红斑狼疮的基本方法为气养阴、扶正补虚固其本，解毒祛风、散瘀通络治其标。本案为急性发作期，属于毒热炽盛型，治宜清热解毒，凉血消斑。方选清瘟败毒饮合升麻鳖甲汤加减。临证时选方用药当审证求因，不可以一方对一证。多采用中西医结合治疗，合理运用激素，尤其是本病急性发作期，更当用中药配合足量激素治疗，以控制病情。

案6系统性红斑狼疮（SLE）病因病机复杂，但患者素体禀赋不足，肾阴亏虚是其根本。该案以毒立论。将西医学的理论与中医学理论结合，将SLE病程中形成的引起组织和器官损害的各种免疫复合物、抗体及各种有害的细胞因子亦视为一种毒来对待，从而形成了正虚为本、以毒立论、毒邪为标的立论特点。阴阳是人体内外环境的矛盾与统一。阴阳失调是SLE病机的核心。肾为先天之本，脾为后天之本，调理脾肾两脏是治疗SLE的第一要务。治疗原则当以扶正祛邪、标本兼顾为要。早期与急性活动期以祛邪为主，即急则治其标，但不宜温燥伤阴要兼顾气阴。缓解期则重点调理脏腑的阴阳气血，以扶正为主，即缓则治其本，兼予祛邪，但忌过投苦寒之品，防其伐伤胃气，以甘润、甘温为主。同时在辨证论治的基础上，虫类药物的应用及具有免疫调节药物的应用充分体现其辨证与辨病相结合的特色。

（六）参考文献

1. 时水治. 袁兆庄治疗系统性红斑狼疮的经验. 北京中医, 2004, 23（6）: 332-333.

2. 刘叶, 石建. 钟嘉熙教授应用伏气温病理论治疗系统性红斑狼疮经验介绍. 新中医, 2008, 40（6）: 12-13.

3. 金培志, 汪玉梅. 禤国维教授补肾法治疗难治性皮肤病经验. 河南中医, 2005, 25（2）: 18-19.

4. 王文生，赵玉娟 . 王俊志治疗红斑狼疮经验 . 实用中医药杂志，2014，30（2）: 158-159.

5. 王俊志，程振中，赵玉娟 . 王玉玺治疗红斑狼疮经验 . 中医药学刊，2006，24（8）: 1417-1418.

瓜藤缠

一 概述

瓜藤缠是一种发生于下肢的红斑结节性皮肤血管炎性疾病，又称为"湿毒流注"，相当于西医的结节性红斑。其特点是好发于青年女性，常侵及下肢伸侧，为鲜红色结节，疼痛或压痛，常反复发作，甚至迁延数年不愈。本病春秋季节多发。

二 病因病机

素体血分蕴热，外感湿邪，湿与热结；或脾虚失运，水湿内生，湿郁化热，湿热下注，气血运行不畅，瘀阻经络而发本病；或体虚之人，气血不足，卫外不固，寒湿之邪乘虚外袭，客于肌肤腠理，流于经络，气血瘀滞，寒湿凝结而发。

三 诊断要点

1. 临床表现

发病前可有前驱症状，如低热、倦怠、咽痛、食欲不振等症。皮损主要发于两小腿伸侧，为疼痛性红肿结节，对称性发生，略高出皮面，蚕豆至核桃大，皮损境界明显，颜色由鲜红变为暗红，不破溃，消退后不留痕迹。本病急性发病，一般在 6 周自愈，但也有长达数月者。

2. 实验室及辅助检查

血白细胞计数正常或略增高，红细胞沉降率升高。

（四）治疗原则与调护要点

1. 本病治疗以活血化瘀为主，结合病证，或清热利湿，或散寒祛湿。

2. 避风寒，防潮湿，冬季注意保暖，以防复发。

3. 注意休息，避免长时间站立，夜间宜抬高患肢。

4. 忌食饮酒，勿食辛辣腥发食物。

（五）验案赏析

【验案1】

韩某，女，28岁。2013年9月5日初诊。

主诉：双下肢皮疹伴疼痛2个月余。

病史：近2个月双膝关节酸困疼痛，活动后加重。双小腿反复起红疙瘩，硬而痛。曾在外院检查肝功、类风湿因子、体液免疫等，结果均正常；血沉稍增快，抗链"O"稍升高。给予布洛芬、吲哚美辛等治疗，效果不显。近半年易患感冒，常咽痛，间断低热，大便偏干。

查体：双小腿伸侧散在数个蚕豆至核桃大的红斑，稍隆起，色鲜红，境界清楚，其下可触及小结节，有触痛。舌质红，苔黄，脉弦滑。

诊断：瓜藤缠（湿热证）。

治则：清热除湿，凉血活血，软坚散结。

处方：紫草、茜草、连翘、夏枯草、丹参、赤芍、红花各15g，白茅根、板蓝根、忍冬藤、鸡血藤各30g，黄柏、防己、木瓜各10g。用法：每剂水煎450mL，分3次服，每日2次。外用水调散调凉开水外敷。

二诊（2013年9月15日）：服7剂，双下肢结节缩小，色转暗，疼痛减轻，未出新结节。去连翘、黄柏加桃仁10g，秦艽15g。

三诊（2013年10月22日）：又服14剂，双下肢结节全部消退，仅遗留色素沉着斑，关节不痛。

（李忻红）

【验案 2】

何某，女，24 岁。2007 年 8 月 2 日初诊。

主诉：双小腿红斑结节、疼痛反复发作 4～5 年。

病史：患者 4～5 年前双小腿反复起红斑结节，疼痛。曾经用地塞米松、吲哚美辛、芬必得等治疗，效不显。近 1 个月双小腿结节增多。血沉 65mm/h，抗链 "O" 307U/mL，C-反应蛋白 14mg/L。伴有膝关节疼痛，口渴不欲饮，小便色黄。

查体：双小腿现 10 余个樱桃至核桃大小的红色皮下结节、疼痛，颜色暗红，边界明显，触之微热感。舌质淡红，苔薄白腻，脉细数。

诊断：瓜藤缠（湿热内蕴）。

治则：清热利湿，凉血解毒通络。

处方：当归 10g，赤小豆 10g，川牛膝 9g，青蒿 30g，赤芍 20g，牡丹皮 12g，生甘草 12g，生地黄 15g，黄柏 9g，苍术 12g，积雪草 10g，露蜂房 10g，威灵仙 30g，重楼 10g，红枣 15g，佛手片 10g。水煎服，每天 1 剂。嘱其忌食辛辣之品，注意休息。服上药 14 剂。

二诊：红色结节大多数消退，膝关节已不疼，自感乏力。血沉、抗链 "O"、C-反应蛋白都有改善，舌质淡红，苔薄，脉细。上方去露蜂房、威灵仙，加黄芪 18g，续服 14 剂。

三诊：下肢结节性红斑稳定，舌质淡红，苔薄，脉细，上方去重楼，加连翘 12g，金银花 15g。续服 14 剂。

四诊：红色结节未作，血沉 21mm/h，抗链 "O" 307U/mL，C-反应蛋白 3mg/L。舌质暗红，苔薄，脉弦，上方去金银花，加独活 12g，白花蛇舌草 15g，黄芪加至 20g，赤芍加至 30g，续服 14 剂，病情基本稳定。后随访半年未再复发。

（罗　勇）

【验案3】

张某，女，33岁。2003年3月14日初诊。

主诉：两小腿红斑结节伴肿痛反复发作7年。

病史：患者7年前两小腿红斑结节伴肿痛反复发作。曾口服雷公藤多苷、泼尼松、吲哚美辛等，治疗后缓解，但每遇外感、咽痛即发。此次，发热4天伴双下肢结节肿痛3天，咽喉干痛，大便干结。

查体：两小腿伸侧见散在红斑，色鲜红光亮，触之可扣及皮下结节，舌红少苔，脉数。

诊断：瓜藤缠（阴虚毒热）。

治则：养阴清热，活血化瘀。

处方：四妙勇安汤加味：生地黄30g，玄参15g，银花15g，连翘10g，当归10g，鸡血藤15g，赤芍10g，白花蛇舌草30g，牛膝10g，北豆根10g，甘草15g。

二诊（10月18日）：体温恢复正常，双下肢皮下结节明显消退，疼痛消失，未完全消退的红斑转为淡褐色，舌红苔薄白，脉细。前方酌减清热解毒之品，加强活血通络的力度。原方去白花蛇舌草、北豆根、赤芍，加桃仁15g，连续服药2周，皮疹完全消退，随访半年未复发。

（高尚璞）

【验案4】

张某，女，28岁。2012年12月15日初诊。

主诉：双小腿红斑1周。

病史：患者15天前腹痛腹泻，在当地门诊按急性肠炎服药治疗后腹泻消失，一周前渐出现双小腿伸侧结节样红斑，高出皮肤，灼热疼痛，双小腿肌肉、双膝关节疼痛，伴见发热，峰值38.7℃，咽痛，口干不渴。

查体：双小腿多发对称性结节性红斑，直径0.5～1.5cm，高出皮肤，压痛明显。舌质红，苔黄腻，脉弦滑数。

实验室检查：血常规：白细胞 11×10^9/L，中性粒细胞 72.31%，淋巴细胞 27.37% . 血沉 33mg/h，C- 反应球蛋白 8.76mm/L。

诊断：结节性红斑（湿热痹阻）。

治则：清热利湿，化斑通络。

处方：方药组成：金银花 15g，玄参 15g，当归 15g，赤芍 15g，川芎 15g，薏苡仁 30g，半夏 9g，络石藤 15g，川牛膝 12g，陈皮 12g，连翘 12g，桔梗 9g，桃仁 9g。6 剂，水煎服日 1 剂，分早晚两次服。嘱其注意休息，多饮温开水。

二诊（2012 年 12 月 20 日）：发热减轻，体温峰值 37.4℃，无咽痛，红斑如前，未再出现新的红斑，疼痛减轻，诉服药后大便溏，舌质红，苔黄，脉弦滑数。中药调方：金银花 15g，当归 15g，茯苓 15g，白术 20g，川芎 12g，薏苡仁 30g，清半夏 9g，川牛膝 12g，陈皮 12g。6 剂，水煎服，日 1 剂，分早晚两次服。

三诊（2012 年 12 月 27 日）：红斑减轻，部分红斑消失留有轻微色素沉着，无发热及关节肌肉疼痛，大便正常，舌质尖红，苔薄黄，脉弦细。考虑邪气渐去，正气尚未恢复，治疗以益气养血通络为法。方用自拟益气养血汤加减。方药：党参 20g，当归 15g，黄芪 15g，丹参 30g，鸡血藤 30g，赤小豆 30g，川牛膝 15g，通草 10g，茯苓 15g，山药 20g，甘草 9g。15 剂，水煎服，日 1 剂。

（曹玉举）

【验案 5】

程某，女，23 岁。2002 年 8 月 30 日初诊。

主诉：结节性红斑 10 余年，疼痛加重 1 个月余。

病史：患者 10 年前因居处寒冷潮湿，双下肢小腿伸面出现红斑，按之疼痛，并逐渐累及上肢、腰背部，反复发作，曾中西药长期门诊治疗未效。冬重夏轻，病情加重与月经周期有关。神疲乏力，体虚易感冒，烦躁易怒，腰膝酸冷，四肢不温，经期少腹冷痛，得温痛减，月经色黑夹块，二便正常。

查体：双下肢小腿伸面疔疮样红肿结块 4～5 枚（踝关节周围小腿后侧下端尤重），形如梅核，按之疼痛，压之褪色，遇温减轻，遇寒加重。小腿后侧下段可见环状瘀斑，色紫黯，上肢及腰背部偶见少量红斑。舌质暗红，苔中根厚腻，脉细稍数。

诊断：瓜藤缠（寒湿痰瘀）。

治则：祛风除湿，补益肝肾，化瘀通络排毒。

处方：独活 15g，桑寄生 30g，细辛 3g，川芎 30g，当归尾 15g，炒杜仲 30g，熟地黄 20g，怀牛膝 15g，炒山药 30g，酒白芍 30g，柴胡 15g，鹿角霜 20g，金银花（炒炭）15 g，桂枝 10g，五灵脂 15g，蒲黄 15g，冬桑枝 30g，炙黄芪 80g，菟丝子 30g，制附片 15g，蜣螂虫 10g，丝瓜络 10g，车前子 30g，赤茯苓 25g。姜、枣为引，嘱其避风寒潮湿，适当休息，抬高肢体以减轻局部水肿。

二诊：服药 7 剂，病情明显减轻，双下肢红斑疼痛减轻，仍有咳嗽、乏力、困倦、怕冷，但较前好转，舌暗苔白。上方制附片由 15g 增至 20g，鹿角霜增至 30g，继服 7 剂。

三诊：患者自述服药 14 剂，精神爽快，无明显不适，畏寒减轻，气力较前大增，腿部仍有红斑沉着，压之不痛，且较前变软，大便偏干，牙龈肿，月经色黑夹块，舌质瘀黯。效不更法，原方去蜣螂虫，加生地黄 20g，继服 7 剂。

四诊（2002 年 12 月）：3 月内患者门诊间断中药治疗，陪朋友就诊时，自述双下肢红斑消退，无疼痛，健康如常人。

（郭玉梅）

【验案 6】

张某，女，30 岁。1999 年 8 月 30 日初诊。

主诉：双下肢出现红斑两天。

病史：患者两天前双下肢出现红斑，伴红肿疼痛。伴有轻微的关节疼痛，余无明显不适。自诉发病一个多月前，因天气炎热而夜卧地板半个多月。

查体：双下肢可见 5 处结节红斑，最大 3cm×3cm，最小 1.2cm×1.3cm。红肿压痛明显。舌红苔薄白，脉沉细。

诊断：暑湿痹（祛邪利湿通络）。

治则：清热利湿，养血通络。

处方：宣痹汤加减：杏仁 10g，薏苡仁 3g，滑石 15g，连翘 10g，炒栀子 10g，秦艽 12g，炒白术 10g。

二诊（9 月 5 日）：服上方 6 剂后，症状明显减轻，查结节明显变小，红肿疼痛消失，皮色较暗，舌脉同前。处方在上方基础上加浙贝母 10g，炒栀子改为 6g，继服 4 剂。各种症状进一步减轻，未再继续服药。一个月后复查，红肿热痛均消失，结节未触及，仅一处留有轻微的色素沉着，余无任何自觉症状。治疗过程中未服用任何西药。

（张松青）

【按语】

中医认为结节性红斑病因病机为热毒入侵，血热充斥经脉，内则湿热下注，或脾虚气虚寒湿侵袭以致经络阻隔，气血运行不畅，瘀血凝滞。由于瘀血受阻，阻碍气之流行，凝滞不通，故结聚而成红斑，伴局部作痛。上述诸案无论清热除湿或祛风散寒除湿，均辅以活血通络、化瘀散结大法的治疗思想。

案 1 结节性红斑是一种急性炎症性结节性皮肤病。诱发本病的病因较为复杂，可能为细菌、病毒感染引起，亦可以是某些自身免疫性疾病的皮肤症状或早期表现所致。中医认为，本病是由于湿热或寒湿，阻滞筋脉，致气滞血瘀，经络不通发于肌肤所致。本病采用活血通络为主，根据四诊辨证或辅以清热除湿，或辅以温阳除湿之法，再配合四妙为引经药，使药直达病所治疗本病，取得了一定疗效。故临床必须详细辨证，湿盛则除湿为主；血分热盛则配合凉血解毒；寒凝为主则祛风散寒；疼痛明显则加强活血通络，还要积极查找病因，避免感染、环境影响、免疫功能失调等发病因素。

案 2 主因是湿热内蕴，脉络灼伤，以致黯红色结节疼痛。初诊用当归、赤小豆、青蒿、黄柏、苍术祛湿热解瘀毒，用赤芍、牡丹皮、生地、生甘草、重楼、积雪草清热凉血解毒，牛膝活血通经解瘀兼引药下行，因久病入络，所以加露蜂房、威灵仙辛通走络，用红枣、佛手片固护胃气，切中结节性红斑的病机，服药后症状改善显著。二诊因自感乏力，去露蜂房、威灵仙两味辛散破气之药，加黄芪补气，又可以托斑外出，服药后诸症稳定，红斑基本已消。三诊减重楼以防寒凉太过，稍加连翘、金银花清宣之品，以增透发通络之力，巩固疗效。四诊虽症平稳，但舌质黯红，表明瘀毒还没消净，所以加黄芪鼓动气血，改赤芍为 30g 以加强凉血散血，复加白花蛇舌草以解血中之蕴毒，加独活者因其能行下焦。可搜血中毒风，又促进血之运行，使血行不为寒凉所滞。

案 3 中，四妙勇安汤为一首著名古方，原用于治疗热毒型脱疽，具有清热解毒，活血止痛功效。该案作者将其灵活化裁，应用于皮肤科，认为凡肌肤出现急性红斑鳞屑、红斑结节、紫癜、局部皮温升高，或痒或痛，或伴有咽干发热，舌质红绛或干红少苔，脉滑数或弦滑，四诊合参辨证有阴虚热毒血瘀证者，应用本方皆有良效。本病多系湿热下注瘀阻经络而发，病程缠绵难愈。本病的早期或进行期，常可见阴虚毒热之证，治疗用四妙勇安汤加减以养阴凉血，清热解毒，活血化瘀，毒热炽盛者可加黄连、黄柏、水牛角等。诸药合用使热清毒祛，阴液恢复，症状自除。

案 4 结节性红斑病机主要是湿热内蕴，兼见瘀血、痰浊。湿热与正气相搏，发于肌肤；湿热痹阻经络，气血不通，见关节疼痛；热邪灼伤津液，化湿成痰浊，瘀结为肿核。结节性红斑主要是本虚标实证，病位在气血、皮肤。治疗在急性期以祛邪为主兼扶正，缓解期以扶正祛邪并重或扶正兼祛邪。用药时要做到扶正不碍邪，祛邪不伤正。急性期，结节鲜红，灼热疼痛，伴见发热，关节疼痛，口干不渴，咽痛，舌质红，苔黄腻，脉滑数。治疗以清热利湿，化斑通络为法。方用自拟化斑汤，缓解期，结节红斑色淡，反复出现，压痛不明显，无发热，关节肌肉疼痛，身困乏力，舌质淡暗，苔黄，脉细数。此时邪气渐去，正气尚未恢复，治疗以益气养血通络为法。方用自拟益气养血汤用于缓解期治疗。

案5始发为正气不足，风寒湿邪侵袭，与气血搏结，致寒湿血瘀阻滞经脉，瘀为有形之邪，结为斑块，形如梅核。《素问·逆调论》所谓："营气虚则不仁，卫气虚则不用，营卫俱虚则不仁且不用"。故首先要从气血着手，以四物汤合桂枝汤养血和血调营卫，用大剂量的炙黄芪运行一身之气，补气行血；患者起病于10余年前感受寒湿之邪，病程日久，久病及肾，久病必瘀，故以独活、桑枝祛风除湿；桑寄生、牛膝、杜仲、菟丝子、怀牛膝、鹿角霜、制附片等补益肝肾，强壮筋骨；柴胡、白芍、五灵脂、蒲黄、蛴螂虫等舒肝活血；车前子、赤茯苓化瘀利水。全方共奏祛风除湿、补益肝肾、化瘀通络之效。

案6中的"宣痹汤"出自《温病条辨》，用于治疗"湿聚热蒸，蕴于经络"的"湿痹"。在诊治本病的过程中，首先从中医学的整体观出发，结合自然界的时令气候，认为本病系暑热下迫，地气上蒸，加之久卧湿地，湿热交结，用阻经络，致使气血运行不畅，而发生潮红疼痛肿块。故拟清热利湿、养血通络之法。方中杏仁宣开肺气，使气化则湿化；木防己、薏苡仁清热祛湿有良效；木瓜舒筋活络，现代研究证明其具有抗炎、抗风湿、镇痛的作用；栀子、连翘、滑石清热利湿；半夏辛温通降以行水湿；秦艽、桑枝祛风湿，通利关节，通络止痛；炒白术、茯苓健脾渗湿；当归、赤芍、生地，清热凉血，活络通血；浙贝软坚散结。通览全方，以祛邪利湿通络为主，而佐以扶正，使邪祛而正自复。

六 参考文献

1. 罗勇.范永升教授治疗结节性红斑经验.光明中医，2010，25（3）：370-371.

2. 高尚璞，蒋俊青，关杨.四妙勇安汤类方在皮肤科的应用举隅.中国中西医结合皮肤性病学杂志，2004，3（2）：98-99.

3. 曹玉举，张素梅，宫顺国.李哲萍主任医师治疗结节性红斑经验.中国中医药现代远程教育，2013，11（14）：91.

4. 郭玉梅，苏春燕.解建国教授疑难病治验4则.河南中医，2004，24（3）：21-23.

5. 张松青.宣痹汤治疗结节性红斑.陕西中医学院学报，2000，23（2）：44.

·····❀ 酒齇鼻 ❀·····

一 概述

酒齇鼻是发于鼻部，鼻色紫赤，甚则鼻头增大变厚的皮肤病。多见于中年以后的男女或嗜酒之人。其发病特点为初起鼻部潮红，继而伴发丘疹、脓疱及毛细血管扩张，并可形成鼻赘。西医学认为局部毛细血管扩张、毛囊虫及局部反复感染是发病重要因素，食用辛辣食物，饮食、高温和寒冷刺激、精神紧张及情绪激动、内分泌障碍等均为本病的诱发和加重因素。

二 病因病机

由肺胃积热上蒸，复遇风寒外袭，血瘀凝结而成；或嗜酒之人，酒气熏蒸，复遇风寒之邪，交阻肌肤所致。

三 诊断要点

皮损以红斑为主，多累及鼻尖、鼻翼、两颊、前额等部位；少数鼻部正常，只发于两颊和额部。依据临床症状可分为三型。

（1）红斑型：皮肤呈弥漫性潮红，开始时为暂时性，时隐时现，寒风刺激或进食辛辣等刺激性食物，或情绪紧张激动时明显。日久则持续不退。有的数年后可发展为丘疹型。

（2）丘疹型：在潮红色斑片的基础上，出现散在性痤疮样丘疹或小脓疱，有的呈豆大坚硬的丘疹，有明显的毛细血管扩张，自觉轻微瘙痒，皮色由鲜红逐渐变成紫褐。迁延数年后，极少数可发展成为鼻赘型。

（3）鼻赘型：较少见，多是病期长久者。鼻尖部丘疹增大融合，形成大小不等的结节，导致鼻尖肥大，形如赘生物，皮肤肥厚，凹凸不平，皮脂腺口扩大，皮色紫红。

（四）治疗原则与调护要点

1. 治宜凉血清热、和营祛瘀。

2. 忌食辛辣、酒类等刺激食物，少饮浓茶，饮食宜清淡。

3. 平素便秘者，宜食蔬菜水果，保持大便通畅；若大便干者，宜服药调理。

4. 平时洗脸水温适宜，避免过冷、过热刺激及与不洁之物接触。

5. 保持心情舒畅，避免精神紧张。

（五）验案赏析

【验案1】

崔某，男，25岁。2014年7月14日初诊。

主诉：鼻部皮疹反复发作3年，加重1个月。

病史：患者3年前鼻部出现潮红，反复出现红色丘疹，时轻时重，平素喜食辛辣肥甘厚味，未经治疗，可自行消退。近1个月皮疹加重，额头、鼻部增多，不易消退。病来伴口干、口臭，便秘，3～4日一行。

查体：额头、鼻部潮红，散见粟粒至豆大的红丘疹，毛孔粗大，鼻部伴数个扩张毛细血管。舌质红，苔黄腻，脉弦。

诊断：酒齄鼻（肺胃湿热证）。

治则：清泄肺胃积热，利湿健脾。

处方：枇杷叶20g，黄芩30g，桑白皮20g，陈皮15g，公英15g，栀子20g，生地20g，牡丹皮10g，赤芍20g，白花蛇舌草15g，夏枯草20g，茯苓20g，当归20g，丹参10g，生石膏20g，甘草20g。

用法：每剂水煎450mL，分3次服，每日2次。耳穴压籽疗法：用王不留行压贴耳穴肺、脾、内分泌、交感，3天更换1次，并嘱患者自行揉按耳穴，每天3～4次，每次2～3分钟；局部水调散（黄柏，煅石膏），日

2 次，凉开水调敷。

二诊：服 7 剂 10 天后，小红丘疹变平，无新皮疹，口干便秘好转。治疗同前。

三诊：继续治疗 15 天，小丘疹消退，潮红减淡，无口干便秘症状。上方减生石膏，余治疗同前，外治疗法不变。

四诊：继续治疗 15 天，红斑明显减淡，上方加沙参 15g，服 9 剂巩固。

（李忻红）

【验案 2】

陈某，男，48 岁。2013 年 4 月 20 日初诊。

主诉：鼻头皮肤颜色鲜红 2 年余。曾先后服中药数十剂，外敷单方数月，亦未见明显好转。患者平素体健，喜饮酒，多食辛辣油炸食物。伴口鼻干燥，手足烦热，渴不多饮，大便干结，小便短赤。

查体：体消瘦，皮肤无泽，鼻头皮肤鲜红，不痒不痛，按之不变色。舌红，苔薄黄而干，脉细数。

诊断：酒齄鼻（胃阴虚，肺热津亏）。

治则：养阴润燥，通腑泄热。

处方：厚朴、沙参、麦冬、玉竹、生地黄各 20g，枳壳、百合各 15g，大黄 10g。每天 1 剂，分 3 次服。

二诊（4 月 28 日）：药尽 7 剂，诸症有减，鼻头颜色未变，药已中病，效不更方，守初诊方又服 7 剂。

三诊（5 月 5 日）：诸症大减，鼻头红色转淡，大便稍稀，病情大有好转，效不更方，用初诊方再服 7 剂。

四诊（5 月 13 日）：患者告知诸症若失，观其鼻头肤色正常，病已治愈。嘱其停药观察，随访半年，未见复发。

（周利峰）

【验案3】

杨某，男，46岁。2010年6月2日初诊。

主诉：鼻部皮疹1年。

病史：患者1年前鼻部潮红，久之出现丘疹及脓疱。近1个月牙龈肿痛加重。伴面颊发热，口气热臭，口干舌燥。

查体：鼻部潮红，散在红色丘疹及脓疱，牙龈肿痛。舌质红，苔黄，脉滑数。

诊断：酒齄鼻（肺胃热盛，胃火上攻）。

治则：清肺泻胃。

处方：清胃散加减，药用黄连5g，升麻5g，生地黄10g，当归10g，牡丹皮10g，桑白皮10g，黄芩10g，生甘草10g。7剂，每日1剂，水煎取汁200 mL，分2次服，第3遍煎液湿敷鼻部及漱口。

二诊（6月9日）：鼻部潮红消退，丘疹减少，牙龈肿痛明显减轻，二便通调。上方去黄连，继服14剂，外用药同前。

三诊（6月23日）：只有鼻部少许丘疹，其他诸症消失。上方去升麻、生地黄，又服7剂痊愈。

（周宝宽）

【验案4】

陈某，女，19岁。2012年11月19日初诊。

主诉：鼻尖及鼻翼部发红伴有丘疹2年余。

病史：患者2年前鼻部发红伴多个红色米粒大的丘疹，间有脓疱，鼻尖部有血丝，可见到粗大的毛囊孔。食辛辣煎炸之品后发红症状加重，甚至扩大至面部，面部有散在的米粒大的丘疹。曾先后于海南多家大医院用西药、激光、中医药治疗，效果不显。伴口干舌燥，易长口疮，纳眠可，小便正常，大便秘结。

查体：鼻尖和鼻翼部发红，伴有多个红色丘疹，顶有脓疱，鼻尖部毛囊口扩大。面部有散在小丘疹。舌质红，苔黄腻，脉弦滑。

诊断：酒齄鼻（心火炽盛，瘀血蕴结）。

治则：清热解毒，活血祛瘀。

处方：黄连解毒汤合五味消毒饮加味：黄连10g，黄芩9g，黄柏15g，栀子15g，金银花15g，野菊花15g，蒲公英10g，紫花地丁15g，牡丹皮15g，赤芍15g，甘草6g。4剂，水煎分两次服。大椎挑刺后火罐放血，每日1次。外用硫黄15g，大黄15g磨粉为细末，凉水调涂鼻部，每天3次。

二诊（11月22日）：鼻部潮红明显变淡，丘疹减少，脓疱消散，面部丘疹亦变少，二便通调。守方继服，外用药同前。

三诊（11月25日）：继服3剂后，鼻部发红及丘疹消失，鼻尖部毛囊缩小，症状消失，病愈。

（冯志成）

【验案5】

王某，女，48岁。2012年3月26日初诊。

主诉：面部皮肤丘疹伴痒痛10年余，加重2年。

病史：患者10余年前面部出现皮肤丘疹，近2年加重伴痒痛，在外院求治，被诊断为毛囊炎、酒齄鼻、玫瑰痤疮，用中西药内服外敷治疗，效不佳。伴皮肤痒痛，易怒胸闷心慌，纳佳，眠欠安，大便调。

查体：鼻翼、两颊及下巴红斑丘疹及脓疱，伴少量淡黄色结痂，可见明显毛细血管扩张。舌质红，苔薄黄，脉滑。

诊断：酒齄鼻（肺胃郁热，肝郁气滞）。

治则：行气解郁，凉血解毒。

处方：方用"二仙汤加减"：生龙骨45g，煅牡蛎30g，仙茅8g，仙灵脾10g，巴戟天10g，柴胡10g，当归10g，知母20g，黄柏20g，蒲公英30g，马鞭草15g。外用方：苦楝皮15g，苦参15g，白鲜皮15g，马鞭草15g。水煎1次，药汁放凉湿敷患处，每天早晚各1次，每次15分钟。甲硝唑片 0.2g，研末，用水溶解成糊状，于每晚湿敷后涂于患处，次日清晨清洗，洗净后再用中药煎剂外敷。

二诊（4 月 2 日）：治疗 1 周后鼻周丘疹消失，鼻头脓疱减轻，但仍痒，胸闷心慌减轻，睡眠好转。

三诊（4 月 16 日）：继续用药 2 周后，痒痛均减轻，无新发丘疹。停服内服方。

四诊（5 月 7 日）：继续用外用药 3 周后复诊，皮肤痒痛基本消失，红色斑丘疹明显减少，仅余少量毛细血管扩张。患者现鼻部已无明显症状，为巩固疗效，仍用外用药物。

（曲 韵）

【验案 6】

余某，男，49 岁。2013 年 1 月 5 日初诊。

主诉：酒齄鼻 10 年余，加重半年。

病史：10 余年前患者鼻尖发红，未重视，皮肤发红持续不退，油脂分泌旺盛，近半年来，上述症状加重，出现红色丘疹及脓疱，伴瘙痒，自行抓破后反复发作，屡服抗菌消炎药及外涂药物（具体不详）无效，前来就诊。

查体：鼻面部皮肤发红，以三角区为主，有红色丘疹，脓疱，粉刺，油多，鼻头肥大。厌油，腹胀，二便、精神尚可。舌苔黄腻质常，脉滑。

诊断：酒齄鼻（肺胃湿热证）。

治则：清热除湿、杀虫止痒。

处方：楂曲平胃散加百部 30g，南鹤虱 10g，丹参 30g，地肤子 30g，重楼 10g。每日 1 剂，分 3 次服，连服 14 剂。外用浓茶水调二味拔毒散，清淡饮食。

1 月 21 日复诊，无新发皮疹，脓疱、丘疹减少，油脂分泌减少，腹胀、厌油症状减轻，舌苔薄黄质常，脉弦。上方加夏枯草 30g、山慈菇 10g、猫爪草 10g，加强清热解毒、软坚散结之用，自觉症状明显好转。随访 2 月未复发。

（易景媛）

【按语】

中医学认为，酒齇鼻多系肺胃积热，复感风寒之邪，肌肤受阻，或嗜酒之人，酒气熏蒸，热势上冲，热毒炽盛。病久郁阻经络，气血运行不畅，血瘀凝结所致。故临床以清泄肺胃、理气活血为主要治法，上述诸案多体现了这种治疗思想。

案 1 酒齇鼻好发于颜面中部，损害特征为皮肤潮红，伴发丘疹及毛细血管扩张。《诸病源候论·酒皶候》记载："此由饮酒，热势冲面，而遇风冷之气相搏所生，故令鼻面生齇，赤疱匝匝然也。"故方中以枇杷叶、黄芩、桑白皮清肺胃热；蒲公英、夏枯草、白花蛇舌草泻火解毒；丹参、当归活血；赤芍、生地黄、牡丹皮、生石膏凉血；陈皮、栀子、薏苡仁、茯苓利湿健脾。因嗜酒之人日久多耗伤脾胃，导致脾胃失于运化，湿热内生。故本案清泄肺胃积热、凉血解毒，佐以利湿健脾之法，标本兼治。该方适用于肺胃湿热证患者。

案 2 患者素喜饮酒，多食辛辣及油炸食物，损伤脾胃，导致脾失运化，湿自内生，蕴而化热，反耗脾胃之阴，故见形体消瘦、手足烦热、渴不多饮等症。肺主皮毛，开窍于鼻，与大肠相表里，湿热上蒸于肺，土不生金，脾胃津液不得上承，肺阴失养，故见皮肤无泽，口鼻干燥，大便干结，鼻头色红等症。作者选用大承气汤合益胃汤治疗，因本证并非阳明腑实，故于大承气汤中去芒硝，大黄用量也相对减轻，以缓和其峻猛之力，免伤正气。益胃汤为脾胃阴虚之良方，加入百合润肺健脾。诸药合用，共奏养阴润燥、通腑泄热之功效，用于本证，上养于肺，中润脾胃，下通大肠，使肺热自大肠而下，则鼻红自愈。

案 3 病机为肺胃积热上蒸，复感外邪，血瘀凝结于鼻部，出现潮红及丘疹；胃中热盛，火热循阳明经脉上攻导致牙龈肿痛，面颊发热。治宜清肺泻胃。方中黄连直泻胃中实火；升麻善清解阳明热毒，疗胃火炽盛成毒的牙龈肿痛；生地黄凉血止血，滋阴；当归养血和血，以助消肿；牡丹皮清热凉血，祛瘀；桑白皮泻肺利水；黄芩清热燥湿，泻火解毒；甘草解毒和中，调和诸药。全方共奏清肺泻胃之功。清胃散重虽有黄连、升麻二药擅长清胃，但该方功效绝不仅限于此，就黄连而言，《珍珠囊》曰："其用有六：泻心火，一也；去中焦湿热，二也；诸疮必用，三也；去风湿，四也；治赤眼暴发，五也；止中部见血，六也。"升麻解毒透疹，清热解毒，升举阳气。其他几味药功能也广。因此，不能因此方谓之"平胃"而局限其使用范围，应在突出重点的基础上扩大治疗范围。

案 4 为酒皶鼻，《内经·生气通天论》云："汗出见湿，乃生痤痱。"其病机一为郁，二为瘀热。治当活血祛瘀、清热解毒。故治以黄连解毒汤合五味消毒饮。因鼻属肺系且为督脉所过。督脉为诸阳之会，其交会穴为大椎，故结合大椎放血并用。且用《医宗金鉴》的颠倒散（大黄、硫磺各等份）外涂。经 7 天的综合治疗，病症霍然，解除患者 2 年之疾苦。

酒皶鼻早期治疗以清肺胃之热、解毒之法为主，中期以清热凉血解毒治之，后期以活血理气软坚散结治之。案 5 自拟中药煎剂联合甲硝唑外用治疗红斑期和丘疹脓疱期酒皶鼻，取得良好效果。中药煎剂中苦楝皮味苦性寒，可杀虫、疗癣；苦参味苦性寒，有清热燥湿、杀虫、利尿之功；白鲜皮味苦性寒，可清热燥湿、祛风解毒；马鞭草味苦性凉，有活血散瘀、截疟解毒、利水消肿之功。现代药理研究认为，苦楝皮有驱虫作用；苦参可平衡油脂分泌，疏通并收敛毛孔，清除皮肤内毒素；白鲜皮有抗菌作用；马鞭草能抗炎止痛。方中重用苦楝皮杀虫疗癣为君药，治疗疥癣湿疮；苦参、白鲜皮清热燥湿、杀虫为臣药，二者功效相近，相须为用；马鞭草清热解毒为佐，用治痈疮肿毒。四药合用，共奏清热燥湿、解毒杀虫之功。甲硝唑临床主要用于预防和治疗厌氧菌引起的系统或局部感染。白天用中药外用方治疗，晚上用中药方配合甲硝唑外用治疗，两相协同，共奏奇效。

案6病机为肠胃湿热，上熏于肺，肺经郁热，或过食辛辣、嗜酒，内热炽盛，郁于肌腠间，郁久化热生虫，加之外邪侵袭，内外交阻，气滞血瘀所致。从肺脾论治，运用中药内服及外用，对此病治疗取得良好的效果。本案患者初诊表现出鼻面部三角区皮肤发红，有红色丘疹，脓疱，粉刺，油多，鼻头肥大，舌苔黄腻质常，脉滑，属于典型的脾胃湿热，郁久化虫。故以楂曲平胃散为主方健脾除湿，加用百部、南鹤虱杀虫止痒，地肤子祛风止痒，重楼清热解毒，病久必瘀，以丹参活血化瘀。并用浓茶水调二味拔毒散外敷，针对病机，标本兼顾，内外同治，共奏清热除湿，杀虫止痒之功。

㊅ 参考文献

1. 周利峰. 大承气汤治疗酒齄鼻验案 1 则. 湖南中医杂志, 2014, 30（12）: 90.

2. 周宝宽, 周探. 从胃论治面部皮肤病验案 4 则. 中医药导报, 2012, 18（3）: 95-96.

3. 冯志成. 辜孔进教授针药结合治疗疑难奇症验案举隅. 中国中医药现代远程教育, 2014, 12（16）: 116-117.

4. 曲韵, 张贺, 黄尧洲. 黄尧洲教授治疗酒齄鼻经验撷英. 世界中西医结合杂志, 2013, 8（3）: 224-225.

5. 易景媛, 何昕, 刘鸿畅, 等. 艾儒棣治疗酒齄鼻经验. 云南中医中药杂志, 2014, 35（1）: 1-3.

····❖ 皮 痹 ❖····

一 概述

皮痹是一种以皮肤和内脏组织胶原纤维进行性硬化为特征的结缔组织病，相当于西医学的硬皮病。女性多见，其发病特点是皮肤肿胀、硬化，后期发生萎缩。临床可分为局限性和系统性两种类型，病程呈慢性经过。西医学认为，此病病因未明，可能与遗传、环境因素或感染导致的免疫系统激活、微血管功能障碍、胶原合成异常有关。

二 病因病机

本病多因气血不足，卫外不固，腠理不密，风寒湿邪乘虚侵入，以致经络阻隔，气血凝滞而成，或因肺、脾、肾阴阳两虚，阴寒内盛，寒湿凝滞，痹阻经络，血瘀经脉为病。

三 诊断要点

1. 临床表现

（1）局限性皮痹：较常见。可发生于身体各处，无明显自觉症状，一般不伴全身症状，预后较好。皮损单发或多发，主要侵犯皮肤某一局部，病程缓慢，初起呈淡红色略带水肿之斑块，境界清楚，以后逐渐硬化，表面光亮呈蜡样光泽，可有毛细血管扩张，久之局部发生萎缩，表面色素加深或色素脱失，毛发亦脱落，出汗减少常见斑状损害、带状损害、点状损害三种类型。

（2）系统性皮痹：此型侵犯全身，分为肢端型和弥漫型两种。肢端型皮肤损害多由四肢远端或面部开始，呈对称性分布，逐渐向近端或全身发展。患者常同时有雷诺现象。弥漫型开始发病即为全身性。皮肤病变为早期水肿，继而硬化，晚期萎缩。发生于面部者，表情消失，口唇变薄，鼻子、耳朵变小。发生在肢端者，指尖变细，可发生溃疡，手指僵硬屈曲如鹰爪。严重时皮下组织、关节及肌肉均发生萎缩、硬化，表现关节肿痛、僵硬，肌无力、肌痛，活动受限制。发病的同时常合并内脏损害。发生在消化道者，表现为舌伸不出，吞咽困难，腹痛，腹泻和便秘等。发生在心脏者，心肌弥漫性或局限性病变，可有心律不齐、心功能不全。发生在肺，可产生肺纤维化，肺气肿而致呼吸困难。

2. 实验室及辅助检查

多种自身抗体阳性。ANA（＋）；抗 Scl-70 为系统性皮痹的标志抗体；抗着丝点抗体为 CREST 综合征（系统硬皮病的一个亚型）的标志抗体。组织病理检查：早期真皮血管周围炎症细胞浸润，胶原纤维肿胀和均质化；逐渐胶原纤维增生肥厚，小血管内膜增生，管腔变窄，毛囊、皮脂腺和汗腺减少或消失。

（四）治疗原则与调护要点

1. 扶正祛邪是皮痹的治疗大法，扶正以益气养血、温补脾肾为主，祛邪以祛风散寒除湿、活血化痰通络为主，治疗时宜随症施治。

2. 加强营养，进食高蛋白、高维生素、易消化的食物；忌食寒凉食品；严禁吸烟。

3. 防寒保暖，忌居湿冷之处。

4. 生活规律，心情舒畅，劳逸结合，病情严重者应卧床休息。

（五）验案赏析

【验案 1】

王某，女，41 岁。2014 年 8 月 9 日初诊。

主诉：周身皮肤起硬化性红斑 2 年，加重 2 个月。

病史：患者 2 年前周身皮肤起硬化性红斑，近 2 个月明显加重，患处大部分无自觉症状，少部分自觉局部紧胀不适。平素乏力肢倦，经期后错，量少有块。饮食及小便正常，大便溏日 1 次，睡眠可。

查体：胸背、腰腹、左髋部、双臀、左小腿大小不一的圆形、不规则形的暗红色斑块，表面光滑发亮，边界清楚，周围绕以淡红色红晕，中央呈黄白色及象牙色损害，皮肤萎缩变薄、硬化，轻度脱屑，硬化斑与皮下组织粘连，失去弹性。舌质红，苔薄黄，脉弦。

皮肤组织病理：真皮全层血管周围及间质内淋巴细胞及散在浆细胞浸润，网状层胶原纤维束增宽，深部附属器结构减少。

诊断：皮痹（气郁血瘀证）。

治则：行气活血，温阳通络。

处方：川楝子 15g，威灵仙 20g，桃仁 10g，红花 10g，忍冬藤 20g，伸筋草 20g，当归 15g，黄芪 30g，党参 15g，肉桂 15g，女贞子 15g，山药 15g，甘草 15g。用法：水煎，取汁 450mL，每日 2 次，口服，每次 150mL。

透骨草 30g，鸡血藤 30g，伸筋草 30g，桃仁 20g，红花 20g。用法：水煎，外用熏洗，每日 2 次，同时配合按摩。

二诊（8 月 25 日）：患者患处局部紧胀不适感减轻，自觉口干，舌淡红，苔薄白，脉弦。原方加麦冬 20g，沙参 15g，继服 20 剂。

三诊（9 月 26 日）：患者中心象牙白色皮损变软较为明显，上方加木香 15g 行气，红花改 5g，继服 20 剂。

四诊（10 月 25 日）：患者局部皮损颜色变至淡粉，皮肤变软明显，可以提起。

（李忻红）

【验案 2】

吴某，女，36 岁。2005 年 1 月 26 日初诊。

主诉：左手腕部尺侧局限性硬皮病1年。

病史：患者1年前逐渐出现左手尺侧局限性变硬。

查体：腕部尺侧皮肤呈条块形蜡样光泽，变硬，难以捏起，皮损区无汗液分泌，毳毛脱落。舌质黯，边有瘀斑，苔薄，脉弦。

诊断：皮痹（气滞血瘀）。

治则：活血化瘀，温经通络。

处方：桃红四物汤加减。桃仁10g，红花12g，当归15g，生地黄30g，川芎10g，赤芍20g，水蛭10g，地龙10g，路路通15g，黄芪30g，麻黄10g，甘草6g。水煎服，每日1剂，分3次服。

服药40剂后，患者皮损变软，有汗出，纳差。舌质黯，边有瘀斑，苔薄，脉弦。守上方，去麻黄加山药30g。服药40剂后，患者皮损明显变软，能捏起，余症同前。守上方，加珍珠母20g，夏枯草20g。服药40剂后。皮肤蜡样光泽已消。部分毛囊已恢复，长出毳毛。守上方，服40剂后，患者皮损如常人，皮肤弹性正常。为巩固疗效，续服20剂。2005年8月19日患者复诊，皮肤均正常。

（童丹丹）

【验案3】

孙某，女，25岁。2007年8月11日初诊。

主诉：左足背皮肤光亮、变硬半年。

病史：患者半年前左足背外伤痊愈后，皮肤出现萎缩，皮肤变薄。皮肤萎缩逐渐加重，并且有向上蔓延趋势。现症见患者神疲乏力，倦怠嗜卧，平时畏寒肢冷，大便溏薄。

查体：左足背至胫前中段皮肤光亮，萎缩，紧贴胫骨。舌质淡，舌边齿痕、舌苔薄白，脉细无力。

诊断：皮痹（脾肾阳虚，寒湿阻络）。

治则：温补脾肾，散寒祛湿，活血化瘀。

处方：生黄芪 20g，太子参 15g，白芥子 10g，桂枝 10g，葛根 10g，桃仁 10g，红花 10g，伸筋草 15g，路路通 15g，穿山甲 6g，皂角刺 10g，制附子 10g，肉桂 10g，干姜 10g，甘草 5g。每日 1 剂，煎 2 次，分早、晚 2 次，饭后温服。医嘱：多运动，多吃辣椒。

二诊（2007 年 9 月 14 日）：用药 1 个月后，患者足背局部皮肤稍有软化，皮肤能捏起，畏寒减轻，大便成形，有轻度口腔溃疡，舌质淡，舌尖红，脉细。为脾肾阳虚，伴有血热。医嘱内服肥儿丸 1 包。上方加金银花 15g，制附子、肉桂、干姜均改为 6g，继续服用 1 个月。

三诊（2007 年 10 月 10 日）：患者皮肤继续变软，能够捏起，皮下部分肌肉生长，舌质淡，舌苔薄白，脉细无力。二诊方加熟地黄 15g、鹿角胶 15g，配制水丸，服用 3 个月。3 个月后复诊，症状基本消失。

（隋克毅）

【验案 4】

郑某，女，70 岁。2007 年 6 月 16 日初诊。

主诉：周身皮肤及面部硬结 8 年，并加重伴胸闷、气短 4 年。

病史：患者 8 年前因四肢皮肤出现硬结，先后在多家医院住院治疗，诊断为硬皮病，给予秋水仙碱等免疫抑制剂治疗，效果不佳，病情逐渐加重，并于 4 年前出现胸闷、气短、咳嗽、痰等症状，就诊时仍在进行免疫抑制剂及激素治疗。现症胸闷，气短，咳嗽，咯白色黏痰，口咽干，乏力，四肢厥冷，纳差不欲食，二便正常。

查体：周身皮肤及面部散在硬结，面部有发紧感，皮肤干燥晦暗。舌淡红，苔薄白，脉滑。

实验室及理化检查：胸部 CT 检查提示肺间质纤维化；ESR 75mm/h。

诊断：皮痹（气滞痰凝、瘀血阻络）。

治则：以理气化痰、活血通络为主，佐以补肾健脾。

处方：柴胡 10g，黄芩 12g，半夏 15g，陈皮 10g，茯苓 15g，枸杞子

30g，桂枝 10g，白芍 15g，炒莱菔子 30g，山茱萸 30g，生龙骨、生牡蛎各 30g，炙甘草 9g，7 剂。服药后，患者胸闷、咳嗽、咯痰减少，面部发紧感减轻，手足发冷有所改善，皮肤硬结如前。守上方，加枳实 10g、白芥子 15g、炮穿山甲 6g、丝瓜络 15g、川芎 10g，7 剂。每日 1 剂，水煎，分早晚温服。服药后，患者咯痰消失，胸闷、咳嗽明显减轻，面部发紧、口咽干明显好转，肤色变润，皮肤硬结较治疗前变软，活动后乏力明显，复查 ESR 为 40mm/h。效不更方，将黄芪加量至 60g，加丹参 30g，15 剂。患者坚持服药半年后，复查 ESR 为 19 mm/h，免疫抑制剂及激素全部停用。间断服中药 3 年，患者病情稳定无进展，胸部 CT 检查提示：肺间质纤维化较初诊时明显改善。

（杨克勤）

【验案 5】

谭某，女，58 岁。2000 年 1 月 6 日初诊。

主诉：四肢皮肤渐进性绷紧半年。

病史：患者半年前双上肢肘关节以下皮肤绷紧，硬如皮革，手指屈伸受限，双下肢小腿处亦稍有绷紧，四肢末端麻木，经香港某医院确诊为硬皮病、肌炎、神经炎，曾用泼尼松治疗无改善。伴有乏力，气短，声音嘶哑，消瘦。

查体：双上肢肘关节以下皮肤绷紧，硬如皮革，手指屈伸受限，双小腿处亦稍有绷紧。舌偏红、苔少，脉弱。

X 线检查示：肺纤维化，余未见异常。

诊断：皮痹（肺肾阴虚）。

治则：益气健脾，活血滋阴。

处方：黄芪 20g，生地黄、熟地黄、阿胶（烊化）各 12g，牡丹皮、茯苓、泽泻各 10g，山茱萸、石斛各 15g，山药、太子参各 30g，红花 5g。每天 1 剂，水煎服。

二诊（1月14日）：患者诉四肢远端皮肤绷紧感明显减轻，双肘关节以下皮肤较前软化，尤以左上肢远端明显改善，声音已正常。予原方继服。

三诊（1月31日）：症状继续好转，大便略偏稀。舌红、苔少，脉弱尺脉尤甚。处方：黄芪、太子参、山药各30g，熟地黄24g，牡丹皮、茯苓、泽泻、山茱萸、白术各10g，阿胶（烊化）12g，红花6g，砂仁（后下）3g，石斛15g。

四诊（2月18日）：患者双上肢皮肤已明显软化，手指屈伸自如，生活自理。近日脱发较多。遂于原方加当归、黑豆等养血之品。

（郑　洪）

【验案6】

张某，女，33岁。1998年10月13日初诊。

主诉：全身皮肤硬化进行性加重3年。

病史：患者3年前先从胸腹部开始，渐次延至四肢、面颈部皮肤变硬，初始肤色苍白，遇冷即紫，日久变为蜡黄，失去弹性，关节僵硬。先后多次各地寻求治疗，病情未能控制。伴周身绷急如捆绑样，胸闷，畏寒，遇冷则皮肤迅速变紫，纳谷不馨，大便稀溏，月经量多，色红，夹少许瘀块，经期延长，历旬日左右。

查体：皮肤蜡黄，板硬如革，双肘关节屈伸不利，指关节僵硬若鹰爪样，十指末节因指骨吸收而缩短，指端溃疡，经久不愈，双膝关节屈伸不利，面容呆板，口眼张合受限。舌淡嫩，舌体胖瘦适中，苔薄白，脉因局部皮肤硬化而沉缓。

诊断：皮痹（脾肾阳虚）。

治则：健脾温肾，养血通络，软坚散结。

处方：党参30g，黄芪30g，炒白术10g，陈皮10g，白豆蔻10g（后下），山药30g，桂枝10g，赤、白芍各10g，熟地黄15g，枸杞子15g，当归10g，炙甘草10g。每日1剂，分3次煎服。

二诊（10月30日）：上药服至7剂，纳食转旺，大便成形，唯四末逆冷青紫，小便频数量多，皮肤硬化及舌象同上。X线示左手拇指末节变尖，左食指末节骨质大部分吸收消失，左小指第2节变短。证候变化显示初见成效，但有阳虚寒凝征象，治疗温肾壮阳、养血活血、通络散结。内服方：制鳖甲10g，沙苑子10g，枸杞子10g，菟丝子10g，龙眼肉10g，巴戟天10g，熟地黄10g，细辛4g，锁阳10g，阿胶10g，当归12g，赤、白芍各12g，桂枝10g，牡蛎15g，白僵蚕15g，芒硝10g。每日1剂，分3次水煎温服。浸泡方：朴硝200g，皂角刺200g。每日1次，浸泡半小时。

三诊：按此方法治疗10日，患者面、手、腹部皮肤开始软化，面色初显红润，饮食转健，大便成形，每日2～3次，小便通畅。

四诊：获效持续用药4个月，患者肢冷明显减轻，硬皮日渐软化，唯经期延长无改善，舌质淡嫩同前。其间，内服方中芒硝于2个月后停用，代以白术10g，大便成形。外用方去皂角刺。

五诊（1999年3月3日）：患者肢节温暖，硬皮软化，大便稀软，小便调，舌淡，苔白润。阳虚寒凝证解除，予益气健脾，稍佐温肾，养营和血，活血通络，软坚散结。处方：党参30g，山药30g，白术10g，莲米30g，白蔻10g（后下），鸡内金15g，沙苑子15g，枸杞子15g，熟地黄15g，当归10g，制鳖甲10g。以此为基本方随症进退，持续服药70余剂。浸泡方不变。

六诊（1999年5月20日）：硬皮明显软化，肌肉松软，捆绑感消失，仅皮肤硬化严重的肘部和手部仍有轻微拘急，大便稀软，日3次，易疲倦，舌质淡，舌苔白稍厚，脉沉缓。以健脾营肤为主，稍佐化瘀止血之品。处方：党参30g，黄芪30g，白术15g，山药30g，砂仁10g（后下），莲子30g，鸡内金15g，建曲10g，龙眼肉15g（另炖），枸杞子15g，田七8g，阿胶10g（烊化）。浸泡方同上。用至2001年8月，因皮肤软化良好，浑身轻松未再续用。

（叶世龙）

【按语】

皮痹辨证为脾肾阳虚，气血不足，卫外不固，腠理不密，风寒湿之邪乘隙而侵，阻于皮肉之间，久之耗伤阴血，脏腑失调而导致。多属于本虚标实之证，上述诸案体现了标本兼治的治疗思想。

案1为局限性硬皮病，该患者平素乏力肢倦，经期后错，量少有块，大便溏。辨证以阳气不足为本，以气滞血瘀为标，故治疗运用行气活血、温阳通络两大法则，标本兼顾。方中当归、红花、桃仁活血化瘀。红花以助肉桂、当归通利经脉，红花乃血中气药，能泻能补，多用破血，少用则养血，故在治疗硬皮病中初用大量，后期减量，量随证变。生黄芪和党参补气升阳，能提高人体非特异性免疫功能，为扶正托里药之代表，当归配伍忍冬藤有通经脉、祛痹痛之功。川楝子、威灵仙及伸筋草同用行气温经活络，山药、女贞子健脾补肾。外洗方活血化瘀、通经活络，使血液循环丰富肌肤肌肉得以濡养。

案2局限性硬皮病属于中医"皮痹"的范畴。本病多因正气不足，卫外不固，风寒湿邪侵袭肌肤，痹阻经络，气血运行不畅，肌肤失养所致。因而治疗的关键在于一个"通"字，故用桃红四物汤活血化瘀，温经通络，使瘀血化，经络通，肌肤得荣，硬块自消。另外，肺主皮毛，麻黄乃肺经专药，功能开腠理、通毛窍，以加强疗效。同时，麻黄为辛温解表峻品，发散之力颇强，治疗应注意用量，适可而止。

案3是由于脾肾阳虚，不能温煦，卫外不固，遇风寒湿外邪侵犯机体，阻滞皮肤肌肉之间，致血行不畅，气血凝滞，经脉不适，久则肌肤失养，发为局限性硬皮病。总结本病患者多数伴有畏寒肢冷、腰膝酸痛、大便溏薄、舌体胖大或淡嫩、舌质暗淡、舌边有齿痕、脉细无力，一派皮损阳虚征象，作者认为本病的发病机制为脾肾阳虚、寒湿阻络，治疗主要从温补脾肾出发，散寒祛湿、活血化瘀，选用阳和汤加减化裁。阳和汤方中生黄芪、太子参补脾气，制附子、肉桂、干姜温肾阳，白芥子、桂枝、葛根温阳解肌，桃仁、红花、伸筋草、路路通活血化瘀、祛湿通络。

案 4 为硬皮病，属中医学的"皮痹""脉痹""痹病"范畴，若累及内脏器官，则属"心痹""肾痹""肺痹"等。该病多因气机不畅，营卫不和，气血亏虚，导致气血瘀滞，经络不通，筋脉失养而发本病；气机郁滞，日久易生痰瘀，痰瘀结聚，瘀滞于皮肤脉络甚至脏腑，进一步加重气血阴阳失调。硬皮病的症状演变多为皮肤、肌肉、血脉、筋骨，甚至脏腑的虚损。治虚有三本，肺、脾、肾是也。因此，在硬皮病的治疗中应配合补益气血、活血化瘀之法，使气机畅行无阻，气血充足，气行则血行。故临床治疗硬皮病多从调理气血入手，以调畅气机为先，兼以补益气血、活血化瘀、平补阴阳，肺、脾、肾三脏同治，从整体调理，取得良好效果。

硬皮病病因可归纳为先天禀赋不足，后天失调，或情志受刺激，或外邪所伤，或疾病失治、误治，或病后失养，导致脏腑亏虚，积虚成损。案 5 病机以肺、脾、肾气阴不足为主，形成多脏同病，多系统、多器官受损害的局面。治疗上，以补益肺脾、滋阴活血为法则，基本方以六味地黄丸培补元阴为主，加黄芪、党参或太子参益气健脾。其中黄芪又能走肌表输布津液，是为要药；加阿胶滋养肺阴，以其为"血肉有情之品"填阴塞隙，病在肌肤用阿胶寓有中医学"以形养形"之意；皮肤干硬如皮革，是久病兼有血瘀，故在养阴血时可配合红花、阿胶或丹参等活血而不燥的药物。如患者舌淡、阳虚明显可加桂枝走表而通阳，助行津液；久服滋补药须防其碍脾，可少加砂仁或陈皮助运化；兼痰多加橘络、川贝母等，化痰而不燥烈伤阴。

案 6 作者认为，皮痹其证既在痹证之列，其因自不越乎风、寒、湿三者；其病机根本则在脾肾阳虚，卫气不固，腠理不密，分肉失却温煦，风寒湿邪乘虚侵袭，客于肌肤之间，化为寒痰浊血，流注肤腠脉络，致营卫不和，气血凝涩，发为皮痹；久之寒湿合风邪内侵，累及脏腑，发为脏腑之痹。该患者之证候演变基本符合这一病机变化特征。温补脾肾、养营和血、通络散结是行之有效的治疗方法。在本病的治疗过程中，尤其注重因时、因人制宜，顺应季节气候变化对人体阳气强弱的影响，依次予以健脾 —

温肾－补中，且始终注意辅之养营和血，通络散结，以攻补兼施，标本兼治。朴硝又名皮硝，《本草纲目》谓之："能消化诸物……凡牛马诸皮须此治熟，故今俗有……皮硝之称。"人以之浸身，可令硬皮薄软，只是每次浸泡时间务必在半小时以上，否则，药物难以渗入皮肤发挥作用。需提示一点，硬皮病之治疗必须缓图。疗程越长，疗效越佳，且随着治疗的深入，疗效呈累加的趋势。医者、患者均要有耐心，否欲速则难达。

（六）参考文献

1. 童丹丹.艾儒棣教授运用桃红四物汤治疗皮肤病的经验.福建中医药，2005，36（6）：11-12.

2. 隋克毅.康文娣教授治疗局限性硬皮病经验.风湿病与关节炎，2014，3（6）：44-45.

3. 杨克勤.张怀亮教授治疗硬皮病经验.中医研究，2013，6（7）：55-56.

4. 郑洪.邓铁涛教授治疗硬皮病验案2则.新中医，2002，34（5）：10.

5. 叶世龙.从脾肾阳虚辨治弥漫性硬皮病.中华中医药杂志，2006，21（4）：233-234.

白屑风

一 概述

白屑风是一种因皮脂分泌过多引起的慢性或亚急性、炎症性皮肤病，又称为"面游风"，相当于西医的脂溢性皮炎。其特点是皮肤油腻、瘙痒、迭起白屑，脱去又生。患者以青壮年为多，男性多于女性，乳儿期也有发生。

二 病因病机

平素血燥之体，复感风热外袭，郁久转而化燥，肌肤失去濡养；或风邪郁久，耗血伤阴，血虚阴伤，肌肤失于濡养则生风化燥。两者互为因果，以致皮肤粗糙，表现以干燥型者为多。过食肥甘、辛辣、酒类，以致脾胃运化失常，生湿生热，湿热蕴积肌肤而成，表现以湿性皮损为主。

三 诊断要点

临床表现

多发生于皮脂腺丰富的部位。皮损形态多样，分为干性和湿性。

干性型为大小不一的淡红斑片，上有干燥性脱屑，在头皮部可堆叠很厚，头皮瘙痒剧烈，毛发干枯，伴有脱发。

湿性型多皮脂分泌旺盛，皮面异常油腻，为红斑、糜烂、流滋，有油腻性的脱屑和结痂，常有臭气。严重者，泛发全身，病程缓慢，常有急性发作。

（四）治疗原则与调护要点

1.干性者为风热血燥，治宜祛风清热、养血润燥；湿性者为肠胃湿热，治宜健脾除湿、清热止痒。

2.忌食荤腥、油腻，少食甘甜、辛辣食物，以及浓茶、咖啡、酒等，多食水果、蔬菜。保持大便通畅。

3.保持心情舒畅，生活规律。

4.避免搔抓，不用刺激性强的肥皂洗涤。

（五）验案赏析

【验案1】

白某，女，28岁。2014年7月6日初诊。

主诉：头皮皮疹伴瘙痒反复发作1年余。

病史：患者1年前头皮皮疹伴瘙痒反复发作，曾经应用专业去屑止痒洗发水洗头，开始有效，停后反复。伴头皮瘙痒，油脂较多，需每日洗发。月经规律，量少，大便溏，小便正常。

查体：头顶头发略稀，可见较多白色糠秕样干燥性脱屑，部分基底部红斑。舌质淡红，苔白，脉弦。

诊断：白屑风（血燥风热）。

治则：养血润燥，祛风止痒。

处方：玄参、麦冬各20g，生地黄10g，当归、泽兰、丹参、防风、白鲜皮、黄芩、桑白皮、白花蛇舌草、生薏苡仁各15g，山药10g，甘草20g。用法：每剂水煎450mL，分3次服，每日2次。月石30g，皂角30g，防风30g，侧柏叶30g，桑叶30g，金银花30g，甘草30g。用法：日1次，水煎外洗。

二诊：服7剂10天后，头皮瘙痒缓解，脱屑明显减少，大便溏，每日2次。建议中药隔日1次水煎外洗。原口服方加砂仁10g，余治疗同前。

三诊：继续服 7 剂 10 天，头皮无红斑、脱屑，无瘙痒症状，二便基本正常。上方减白花蛇舌草，余治疗同前巩固，外洗中药三日 1 洗。

（李忻红）

【验案 2】

周某，女，30 岁。2010 年 7 月 6 日初诊。

主诉：面部起糠秕样白屑 2 年余。维生素 B_6 内服、外用，效欠佳。

查体：形体偏瘦，月经规则，量中，色暗红，有小血块。以颧、吻部为甚，基底紫黯，边界不清，白屑分布以中间多边缘少，微痒。舌淡红，苔薄白，脉细弦。

诊断：白屑风（风盛血燥）。

治则：养血清热，祛风止痒。

处方：太子参、黄芩、生地黄、当归、丹参各 15g，牡丹皮 12g，赤白芍各 15g，地肤子、白薇各 15g，生薏苡仁 30g，金银花 15g，连翘 10g，夏枯草、桑白皮、车前子各 15g，生甘草 6g。服用 2 周后病情好转，继服 1 个月。并嘱其注重个人调护，如避免面部阳光直射，忌食甜腻之品，少用各类化学类清洁用品，以避免过分清洁皮肤，破坏皮肤自然"屏障"作用。

（张　澂）

【验案 3】

帝某，女，30 岁。1999 年 6 月 1 日初诊。

主诉：面部起红斑伴脱屑 2 周。

病史：患者 2 周前面部起红斑，散见于前额、鼻周，伴脱屑、瘙痒，逐渐加重。伴口干苦，便干溲赤。

查体：面部前额及双侧鼻唇沟见钱币大红斑 5 个，上覆细薄鳞屑，无渗出，皮脂分泌较多。舌红、苔黄，脉细数。

诊断：面游风（心火上炎，热盛伤阴）。

治则：清心养阴。

处方：导赤散加味。药用：生地黄 30g，术通 6g，竹叶 10g，生甘草 10g，浮萍 10g，蒺藜 15g。7 剂，每日 1 剂，水煎服。

二诊（6 月 8 日）：皮损大小未变，皮色变淡，鳞屑细薄，瘙痒减轻，二便调。舌红、苔黄，脉细数。前方加玄参 10g，7 剂。

三诊（6 月 15 日）：皮损仅见黄豆大一块，色浅淡，无脱屑，不痒，二便正常，舌淡、苔白，脉细。继服前方 14 剂后，痊愈。

（胡锋钢）

【验案 4】

患者，男，38 岁。2006 年 8 月 5 日初诊。

主诉：颜面及胸背部皮疹，略觉瘙痒 1 个月。

病史：患者 1 个月前颜面及胸背部皮疹，略觉瘙痒，曾服用阿司咪唑片（息斯敏）及龙胆泻肝丸治疗，未见明显疗效，皮疹逐渐发展融合成大片。患者平时多食肥甘厚味，嗜酒，现伴胸腹胀满，纳差，口中黏腻，小溲短赤，大便溏薄量少灼肛。

查体：颜面、头皮、胸背可见大片湿润性红斑，上覆较多的油腻性鳞屑，有糜烂、流滋。舌红，苔黄腻，脉弦滑。

诊断：面游风（脾胃湿热）。

治则：通畅三焦、运脾除湿、通腑泄热。

处方：升降散加味：蝉蜕 6g，僵蚕 9g，姜黄 9g，大黄 9g，茵陈 30g，苍白术各 12g，茯苓 15g。每日 1 剂，水煎，分 2 次服。

二诊（8 月 12 日）：服药 1 周后患者病情明显好转，患部已无糜烂、流滋，皮损色变黯淡，表面仅有少量糠秕样脱屑，略觉痒；其他各项兼症尽除。舌红，苔薄黄，脉弦。此为三焦气机已畅，脾胃运化之功渐复，湿热之邪大部已除。前方去大黄，加苦参 10g、陈皮 10g、枳壳 10g。连服半个月而愈。

（段行武）

【验案 5】

刘某，男，25 岁。2007 年 10 月 8 日初诊。

主诉：头皮皮疹瘙痒 14 个月。现大便偏溏，手足热。

查体：头皮丘疹，糜烂，油性皮肤，时有脓疱、脱屑半年。舌淡胖，苔薄腻，脉滑数。

诊断：白屑风（湿热证）。

治则：清热解毒，凉血燥湿。

处方：金银花 30g，连翘 15g，紫花地丁 20g，浙贝母 20g，白芷 15g，防风 10g，皂角刺 20g，穿山甲 10g，牡丹皮 15g，赤芍 15g，黄芩 15g，车前草 30g，黄连 10g，甘草 10g，泽泻 15g，茯苓 60g。7 剂，每日 1 剂，水煎 2 次，取汁兑匀，每次口服 150～200mL，每日 2 次。

二诊（10 月 15 日）：症状稍减轻，有新疹，头皮油多，上方去穿山甲，加全蝎 10g，车前子（包）15g，生山楂 30g，白鲜皮 30g。

三诊（10 月 22 日）：诸症大减，头皮油亦减，上方加栀子、通草、泽泻、猪苓、黄柏各 15g。

四诊（10 月 29 日）：诸症消失，以原方 7 剂，巩固疗效。嘱忌食辛辣腥膻之物。

（潘学东）

【验案 6】

刘某，女，37 岁。2008 年 7 月 8 日初诊。

主诉：全身淡红色斑疹，上覆糠秕状鳞屑半年余。

病史：患者全身出现淡红色斑疹，瘙痒，面部尤甚，上覆糠秕状鳞屑半年余，经省某医院诊断为脂溢性皮炎。用地塞米松等药物及中药治疗无效，皮肤近 1 个月来瘙痒不适。患者易外感，动则汗出，纳差，泻泄与便秘交错，小便正常。

查体：面部红色斑疹，有鳞屑。舌淡红，体胖大，边有齿痕，苔白，中后部厚微黄。寸关脉滑,尺脉沉弱。

诊断:面游风(肺脾气虚,兼夹湿热)。

治则:益气健脾,除湿止痒。

处方:黄芪 10g,炒白术 15g,防风 10g,蝉蜕 10g,川芎 12g,建曲 15g,鸡内金 10g,陈皮 10g,葛根 30g,薏苡仁 20g,茯苓 15g。

二诊(7 月 26 日):面部红色斑疹明显减轻,瘙痒缓解,鳞屑减少,汗出减少,食欲好转。舌淡红,体胖大,边有齿痕,苔薄白,脉沉细。方用黄芪 20g,炒白术 15g,防风 10g,山楂 15g,鸡内金 10g,白花蛇舌草 20g,川芎 12g,建曲 15g,桔梗 10g,黄芩 10g,女贞子 15g,旱莲草 15g。

三诊(8 月 11 日):面部红色斑疹已不明显,已无瘙痒,少许白色鳞屑,大便成形,每日 1 次。舌淡红,体胖大,边有齿痕,苔薄白,脉沉细。方用黄芪 30g,白术 12g,防风 10g,黄精 20g,山楂 15g,鸡内金 10g,白花蛇舌草 20g,川芎 12g,建曲 15g,桔梗 10g,桑椹 15g,女贞子 15g,旱莲草 15g,陈皮 10g。

四诊(8 月 28 日):面部红色斑疹及鳞屑消失,皮损消退,无新皮疹出现,瘙痒消失,皮肤光滑如常。予:黄芪 30g,白术 12g,防风 15g,女贞子 15g,旱莲草 15g,黄精 20g,山楂 15g,川芎 12g,建曲 15g,桔梗 10g。7 剂,调养善后。

（张　静）

【按语】

面游风干性型多因素体血燥或湿热耗伤阴血,血虚风燥,肌肤失养而成;湿性型多因内蕴湿热,外感风邪,蕴阻肌肤,湿热上蒸所致。诸案多体现了干性型养血滋阴润燥,湿性型除湿为大法的治疗原则。

案 1 脂溢性皮炎早期与肺胃积热,循经上薰,蕴蒸肌肤有关,但其反复发作,导致耗伤阴血,出现生风化燥,病情缠绵不愈。临床经常应用清热利湿凉血药物亦可导致耗津伤液,且病程日久,反复发作致阴血亏虚。

本病病机为肺经风热，肠胃积热皆为标实之证，而阴虚血燥为本，多为本虚标实。故治疗以滋阴养血为主，祛风清肺热为辅，标本兼治，而重在养阴扶正以达祛邪之目的。但当急性发作肺胃湿热偏盛时，亦当先祛其邪而治其标；邪去大半，热去津伤时或病情反复、阴血亏虚时即以养阴生津以扶正固本。本案即是反复发作而致津伤血虚，临床治疗宜养血润燥，祛风止痒之法。方中生地黄、玄参、麦冬为养阴润燥主药，当归、泽兰、丹参养血活血，酌加防风、白鲜皮祛风清热，黄芩、桑白皮、白花蛇舌草清肺热，山药、生薏苡仁健脾。中药洗方具有疏风清热止痒之功。

案2作者将该病分为风盛血燥型、湿热蕴结型、瘀滞肌肤型。本案女子每多忧思郁结伤及肝脾，加上本身经、产损伤，易致阴血亏虚，风热外侵，故本案以养血为本，佐以清热祛风止痒。本案症见紫黯色斑疹，干燥起屑，瘙痒较剧，舌质淡，苔薄白，脉弦细，属于风盛血燥型，治以养血清热、祛风止痒。该型常用药为生黄芪、太子参、生地黄、当归、丹参、牡丹皮、赤白芍、生薏苡仁。本方太子参益气扶正、补而不热；生地黄、牡丹皮、当归、丹参、赤白芍养阴、凉血、活血。

案3应用的导赤散（《小儿药证直诀》）由生地黄、木通、生甘草梢、竹叶组成，功主清心养阴、利尿通淋。皮肤科常用其治疗脂溢性皮炎、痤疮、激素性皮炎等病，症见：皮肤起红斑或丘疹、脱屑、瘙痒、皮脂分泌较多，伴口苦，舌红、苔黄、脉细数等。该例伴有口苦、便干、溲赤、舌红苔黄、脉细数等症状，属心火上炎无疑，故以导赤散清心养阴。方中加浮萍、蒺藜以祛风止痒，继则加玄参凉血滋阴，以竟其功。

案4湿性脂溢性皮炎由脾胃不运、枢机不利而致湿热邪浊内生，壅滞肌肤。升降散方中以僵蚕祛风化痰，蝉蜕疏风清热，二味皆升浮之品，纯走气分，用此旨在升发三焦清阳之气；姜黄行气活血，生大黄泻火凉血、逐瘀通便，二味相合苦寒降泄，既走气分，又行血分，用此旨在降泄亢盛之阳。主要用于邪热内郁，热迫血分；或湿热壅盛，升降不畅；或胃肠积热，腑气不通，枢机不利；或气机不畅，气滞血瘀，津液输布失常等证。

方中虽无清热除湿之品，但可升清降浊，通利三焦，恢复脾胃运化之功能，脾胃得运，中焦枢机通利，则湿热自除。其治疗的基本机理在于宣泄三焦郁热、调畅气机，使邪热有外透下行之路，湿浊、痰、瘀有外达、内消之机。但在临床应用时应注意辨病与辨证相结合；因人、因时、因地制宜，进行适当加减，才能取得较好疗效。

脂溢性皮炎皮损有干性和湿性两种。由于平素血燥阴伤，复感风热，郁久转而化燥，肌肤失养，甚或风邪郁久，耗血伤阴，肌肤失于濡养则生风化燥，两者互为因果，以致皮肤粗糙，多表现为干性皮损。由于过食肥甘厚味，辛辣之品，致脾胃运化失常，湿热内生，加之外感风湿之邪，风湿热邪蕴结肌肤，以致皮肤糜烂、流滋，多表现为湿性皮损。案5予利湿清热、祛风止痒、养血润燥、凉血解毒治疗，因切中病机，且从整体上改善和调节机体脏腑功能，故疗效稳定且不易复发。脂溢性皮炎的皮损在临床中的表现是多样的，通过辨皮损的干、湿两性，使临床用药更加有的放矢，并结合有"有诸内必形诸外"的理论，内外联合用药，使临床治愈率明显提高。

案6作者将该病分为3个证型：肺胃热盛、脾虚湿困及肺脾气虚型。本案为肺脾气虚型，该型为久治不愈的慢性患者，日久母病及子，土不生金，脾病及肺，肺卫不固，则腠理疏松，营阴不守，津液外泄，表现为皮脂过度外溢，病情迁延不愈。面部小丘疹，瘙痒不甚，有鳞屑，易外感，自汗，纳差，泻泄与便秘交错。舌质多淡白，体胖大或边有齿痕，苔薄白或白厚，脉沉细。此时若养血祛风或健脾渗湿，不能达到很好的治疗效果，更不能单纯清热祛风而徒伤正气。《黄帝内经》云："两虚相得，乃客其形。两实相逢，众人肉坚。其中于虚邪也，因于天时，与其身形，参以虚实，大病乃成。"主方以玉屏风散合二至丸加减。处方：黄芪、白术、防风、女贞子、旱莲草、黄精、山楂、生地黄。方中玉屏风散益气固表而止脂溢。二至丸补肝肾养阴血，而不滋腻。因津血同源，养阴生津而补充过度丢失的津液并濡养肌肤。黄精滋肾润肺，补脾益气。全方共奏益气固表，健脾养阴之效。

（六）参考文献

1. 张溦，李则林，洪琦敏 . 董圣群辨证治疗脂溢性皮炎经验 . 浙江中西医结合杂志，2012，22（1）：5–6.

2. 胡锋钢 . 皮肤病验案 3 则 . 山西中医，2001，17（2）：30.

3. 段行武 . 升降散在皮肤科临床中应用体会 . 中国中医药信息杂志，2007，14（4）：86–87.

4. 潘学东 . 王玉玺教授治疗脂溢性皮炎的经验 . 吉林中医药，2008，28（8）：557–558.

5. 张静，林莹宣，冉宁晶 . 钟以泽教授治疗脂溢性皮炎的经验 . 云南中医中药杂志，2009，30（3）：1–2.

白 疕

一 概述

白疕是一种常见的易于复发的炎症性皮肤病。其特点是在红斑上有松散的银白色鳞屑，抓之有薄膜及露水珠样出血点，病程长，反复发作，不易根治。相当于西医学的银屑病。

二 病因病机

多因素体营血亏损，血热内蕴，化燥生风，肌肤失养而成。初因内有蕴热，外感风寒、风热之邪，阻于肌肤，蕴结不散而发；机体蕴热偏盛，或性情急躁，心火内生，或外邪入里化热，或恣食辛辣肥甘及荤腥发物，伤及脾胃，郁而化热，内外之邪相合，蕴于血分，血热生风而发；素体虚弱，气血不足，或病久耗伤营血，阴血亏虚，生风化燥，肌肤失养而成；病程日久，气血运行不畅，以致经脉阻塞，气血瘀结，肌肤失养而反复不愈；热蕴日久，生风化燥，肌肤失养，或流窜关节，闭阻经络，或热毒炽盛，气血两燔而发。

三 诊断要点

1. 临床表现

好发于青壮年，男性多于女性，有一定遗传倾向；大多冬重夏轻。根据其临床特征，可分为以下四种类型。

（1）寻常型：初起为针头大小丘疹，渐扩大为绿豆、黄豆大小丘疹或斑丘疹，可融合成形态不同的斑片，边界清楚，表面覆盖多层干燥、银白色的鳞屑，刮除鳞屑见发亮的半透明的薄膜，刮除薄膜，出现筛状出血点。

（2）脓疱型：可分为泛发性和掌跖性两种。

泛发性脓疱型：炎性红斑或寻常型银屑病的皮损上出现密集的、针尖到粟粒大、黄白色、浅在的小脓疱，表面有少量鳞屑，2周左右消退，再发新脓疱。

掌跖性脓疱型：皮损仅限于手足部，掌跖对称性红斑，其上密集针尖至粟粒大小的脓疱，不易破溃，2周左右干枯、结痂、脱屑，常反复发生。

（3）关节型：有寻常型银屑病的基本皮肤损害，伴有关节红肿、酸痛、肿胀、活动受限，甚至变形。多侵犯指（趾）末端关节，严重时累及大关节。

（4）红皮病型：全身皮肤弥漫性潮红、肿胀、浸润，大量脱屑，掌跖角化，指（趾）甲增厚甚至脱落。多由寻常型发展而成；或由于治疗不当；或外用刺激性强的药物；或长期大量应用糖皮质激素后，突然停药而引起。

以上四型可合并发生或相互转化。

2. 实验室和其他辅助检查

（1）可见血白细胞增高及血沉加快。

（2）脓疱型细菌培养（－）。

（3）组织病理改变：①寻常型：表皮角化不全，角质层内有 munro 微脓肿（角质层内聚集的中性粒细胞形成的微脓肿），少数有海绵状脓肿。棘层肥厚，颗粒层变薄或缺如，表皮突规则下伸，真皮乳头延长呈棒状，内有弯曲而扩张的毛细血管。真皮轻至中度淋巴细胞浸润。②脓疱型：表皮变化与寻常型相似，但海绵状脓疱较大，角化不全和表皮突延伸较轻，真皮炎症浸润较重。③红皮病型：除寻常型的病理特征外，其变化与湿疹相似。

（四）治疗原则与调护要点

（1）治宜清热凉血解毒，养血活血润燥为主。

（2）急性期或红皮病型不宜用刺激性强的药物，忌热水烫洗。

（3）忌食辛辣刺激之物，戒烟酒，多食新鲜蔬菜和水果。

（4）避免过度紧张劳累，生活规律，情绪稳定。

（5）预防感染和外伤，注意预防感冒、咽炎、扁桃体炎。

五 验案赏析

【验案1】

李某，男，17岁。2013年11月20日初诊。

主诉：周身起红斑鳞屑伴瘙痒1个月。

病史：患者1个月前感冒后，躯干、四肢起红色丘疹，伴脱屑，自觉瘙痒，自行口服氯苯那敏，未见效，皮疹不断增多，瘙痒较明显。伴咽部疼痛，小便赤，大便秘。

查体：躯干、四肢可见针头至黄豆大小的丘疹、斑丘疹，色鲜红，上覆较厚银白色鳞屑，屑、薄膜、点状出血的银屑病三现象阳性。咽部红肿。舌质红，苔薄黄，脉弦滑。

诊断：白疕（血热内蕴证）。

治则：清热凉血，解毒消斑。

处方：犀角地黄汤加减：水牛角30g，玄参15g，山豆根15g，白茅根20g，生地黄15g，赤芍15g，牡丹皮20g，金银花20g，连翘15g，半枝莲15g，生大黄5g，白花蛇舌草20g，槐花20g，蒺藜15g，生甘草10g。用法：每剂水煎300mL，分三次口服。外用黄连膏（黄连、黄柏、生地黄、姜黄、当归、麻油、黄蜡）。

二诊（11月28日）：瘙痒有所减轻，皮疹色较前转淡，鳞屑较前变薄，咽痛明显减轻，小便正常，大便通。舌质红，苔薄白，脉弦滑。上方去生大黄，去山豆根，加鸡血藤20g。继续外用黄连膏。

三诊（12月12日）：无新发皮疹，瘙痒明显减轻，部分皮疹消退，丘疹转平，鳞屑明显变薄，无咽痛，二便正常。舌质淡红，苔薄白，脉弦。上方去金银花、连翘、水牛角、槐花，加当归20g。用药渣煎水，放温，外洗患处，再外涂黄连膏。

四诊（12 月 27 日）：躯干大部分皮疹消退，伴色素减退斑，无瘙痒。自觉口干，舌质淡红，苔薄白，脉弦。上方去蒺藜，加茯苓、麦冬各 20g。外用同上。继服 15 剂后，皮疹全部消退。

（王　敏）

【验案 2】

李某，男，32 岁。2012 年 2 月 7 日初诊。

主诉：周身反复起皮疹伴瘙痒 4 年余。

病史：患者 4 年前无明显诱因耳后出现数个黄豆大小皮损，色鲜红，上覆少量银白鳞屑，局部干燥，自觉瘙痒，后渐蔓延至全身，一直予西药外用治疗（他卡西醇软膏），未口服西药，涂药时缓解，停药后复发，冬重夏轻。现症见精神差，夜寐欠安，纳食可，二便调。

查体：躯干以腹部及腰背部为主、四肢以伸侧为主可见大片状鲜红色斑块，浸润明显，上覆有薄银白色鳞屑，局部干燥，钝刮实验（＋）。舌红，苔薄黄，脉洪大而不胜。

诊断：白疕（热胜阴伤）。

治则：清热滋阴。

处方：生地黄 30g，紫草 10g，牛石膏（包）30g，重楼 10g，黄精 20g，连翘 10g，石榴皮 15g，瓜蒌皮 15g，侧柏叶 10g，甘草 6g，14 剂，日 1 剂，水煎服，分 3～4 次口服。

二诊（2012 年 8 月 7 日）：患者诉皮损较前好转，稍瘙痒，颜色转暗，局部干燥明显缓解，少量皮损消退，精神可，夜寐安，纳食佳，二便调。舌红，苔黄，脉滑数。辨证为热胜阴伤，治以清热滋阴为主，改用生地黄 20g，芦根 15g，生石膏（包）80g，地榆 15g，槐花 15g，人中黄 15g，牡丹皮 15g，土茯苓 15g，栀子 10g，茜草 15g，鸡冠花 10g，甘草 6g，14 剂，日 1 剂，水煎服，分 3～4 次口服。

三诊（2012 年 11 月 28 日）：患者皮损较前好转明显，仍感瘙痒，颜色转淡，局部稍干燥，部分皮损消退。精神可，夜寐可，纳食佳，二便调。舌淡红，苔薄黄，脉滑。改用生地黄 15g，生石膏（包）30g，穿破石 15g，金刚刺 15g，川牛膝 6g，鸡血藤 15g，石菖蒲 15g，桑枝 10g，黄精 20g，牡丹皮 15g，路路通 15g，甘草 6g。14 剂，日 1 剂，水煎服，分 3 ～ 4 次口服。服药后随诊，患者病情明显控制，无再发皮损，原有皮损颜色变淡，瘙痒减轻，部分皮损消退，留有色素减退。

（毛娟娟）

【验案 3】

王某，男，32 岁。2012 年 12 月 7 日初诊。

主诉：全身散在红斑鳞屑反复发作 2 年，加重 1 周。

病史：患者 2 年前因工作应酬饮酒较多，下肢出现散在红斑鳞屑性皮疹，被诊为"银屑病"，经治疗后症状缓解，期间患者每逢饮酒、工作疲劳后，皮疹均有加重倾向，后扩展至全身，时轻时重。1 周前，患者劳累则皮疹复发，要求中药治疗。纳可，睡眠欠佳，大便偏干，小便色黄。

查体：头面、躯干及四肢散在片状鲜红色红斑，红斑基础上有多层干燥银白色鳞屑，刮除鳞屑后见薄膜现象及点状出血，下肢红斑部分融合成片，头发无束状改变，指、趾甲未累及。舌质红苔薄黄，脉弦数。

诊断：白疕（血热证）。

治则：清热凉血解毒。

处方：凉血解毒饮加减：土茯苓 30g，生槐花 15g，忍冬藤 30g，白鲜皮 10g，白花蛇舌草 15g，威灵仙 10g，紫丹参 15g，六月雪 10g，黄芩 10g，赤芍 10g，山豆根 6g，虎杖 15g，生甘草 6g。7 剂，日 1 剂，水煎，分早晚 2 次温服；加味黄芩油膏，外用，日 2 次（黄芩、苦参、青黛、明矾、轻粉、冰片等加凡士林），并嘱患者忌食辛辣等食物。

二诊（2012 年 12 月 14 日）：患者无新发疹，原皮疹颜色变暗，鳞屑减少，四肢仍有散在片状红斑，瘙痒甚。上方去黄芩，加乌梢蛇 10g，14 剂，日 1 剂，水煎，分早晚两次温服，加味黄芩油膏继用，用法同前。

三诊（2012 年 12 月 29 日）：患者躯干皮疹大部分消退，遗留部分色素沉着斑，下肢皮疹红斑面积减少，皮肤干燥，时有口干，心烦，上方去山豆根、赤芍、虎杖，加玄参 10g、麦冬 15g、鸡血藤 15g，14 剂，日 1 剂，水煎，分早晚两次温服，加味黄芩油膏继用，用法同前。

四诊（2013 年 1 月 13 日）：患者上身皮疹基本消退，下肢仅余鸡蛋大小黯红斑，嘱患者停服中药，加味黄芩油膏继续外用，并注意日常防护，少食辛辣，忌酒等。

（史志欢）

【验案 4】

马某，女，23 岁。2012 年 1 月 6 日初诊。

主诉：小腿背侧起红斑鳞屑 1 年余。

病史：患者 1 年前小腿背侧起皮疹，患者曾到当地西医院治疗，被诊断为银屑病，给予激素、维生素等治疗，疗效较好，2 个月后皮损复发并逐渐加重。病发时伴心烦、大便干。

查体：小腿及大腿伸侧红色皮损 10 多处，大小不等，大如钱币状，小若点滴状，边缘清楚，上覆有银白色鳞屑，瘙痒较重，搔后鳞屑脱落可见到发亮的薄膜，基底部有细小的点状出血点，舌质红，苔黄，脉弦滑数。

诊断：白疕（血热型）。

治则：祛风清热，凉血解毒。

处方：生地黄 15g，玄参 15g，防风 15g，地肤子 15g，土茯苓 30g，白花蛇舌草 30g，金银花 30g，蒲公英 15g，野菊花 15g，蒺藜 15g，白鲜皮 20g，栀子 15g，火麻仁 10g，炙甘草 6g。用法：5 碗水煎成 2 碗，分早晚 2 次服，用药渣泡脚，每日 1 剂，共 7 剂。并嘱戒酒，忌食鱼虾等发物，保持心情愉悦。

二诊：服药 7 剂后，原有皮疹颜色转淡，鳞屑微薄，小腿皮损变薄变干，小腿及大腿未见新发皮疹，瘙痒减轻，大便调，舌质淡红，苔薄黄，脉弦数，效不更方，于前方去栀子、火麻仁，金银花改为 15g，继续治疗。

三诊：服药 4 周后，小腿及大腿皮疹基本消退，未见新发皮疹，原皮损处残留淡褐色色素斑，无瘙痒。

（王永誉）

【验案 5】

李某，女，68 岁。1996 年 6 月 6 日初诊。

主诉及病史：全身红斑鳞屑反复发作 30 余年。最初 10 年皮疹不多，夏轻冬重。以后皮疹渐增多，季节性不明显，曾经多家医院以银屑病予多种中西药治疗，效果越来越不明显。

查体：全身泛发性黯红斑，铜板至烧饼大小，背部皮疹融合成片，附银白色鳞屑，鳞屑较难刮除，用力刮除后有点状出血。舌紫黯、苔少，脉涩。

诊断：白疕（血瘀证）。

治则：活血化瘀。

处方：予活血散瘀汤加减。药用：三棱、莪术、桃仁、红花各 10g，丹参、鸡血藤、鬼箭羽、赤芍、牡丹皮各 15g，生薏苡仁、土茯苓、板蓝根各 30g。14 剂，每日 1 剂，水煎服。

二诊（6 月 20 日）：鳞屑略减少。加白花蛇舌草续服 14 剂，躯干部皮疹略变浅，鳞屑减少。加陈皮再服 70 剂，全身皮疹消退，留有色素沉着斑。

（王根林）

【验案 6】

张某，男，45 岁。2014 年 4 月 4 日初诊。

主诉：全身渐进性皮疹瘙痒近 15 年。

病史：因出生时失血而输入父亲（银屑病患者）血液致患有本病，于1997 年始头部发有数个细小丘疹，头皮瘙痒，手抓有出血点，未引起重视，未经治疗。后皮疹逐渐扩散至头面部、小腿、手臂等处，就诊于当地医院，被诊为银屑病，给予抗生素、激素类药物治疗（具体不详），病情好转，皮疹消退，但病情随即反弹。皮疹呈块状，颜色黯红，瘙痒剧烈，皮疹增多，范围扩大，时而消退，时而复发。

查体：全身皮肤潮红，皮疹发于全身，广泛分布（头面，胸腹腰背，手臂，小腿），呈黯红色，点滴到斑块状，瘙痒剧烈，鳞屑较厚，大量脱皮，头皮可见束状发，黄色指甲外翻，小关节疼痛、肿胀，伴有咽喉干燥，心烦易怒，小便黄赤，淋浴或受风后则发热，汗出则热退。舌黯红，苔黄腻，脉弦滑。

诊断：白疕（血热内蕴证）。

治则：清热凉血，祛风透疹。

处方：女贞子 30g，墨旱莲 30g，当归 20g，白芍 20g，熟地黄 30g，牡丹皮 12g，生地黄 30g，白薇 12g，苦参 12g，地肤子 12g，白鲜皮 30g，蒺藜 12g，升麻 12g，重楼 30g，野菊花 30g，黄柏 12g，知母 12g，生黄芪 16g，太子参 30g，麦冬 30g，合欢皮 30g，夜交藤 30g，酸枣仁（打碎）30g，全蝎 6g，郁金 12g，砂仁 12g。14 剂，每天 1 剂，水煎服。

二诊：服药后，皮疹较初诊面积更大，颜色鲜红，鳞屑较厚，脱皮剧烈，瘙痒难忍，小关节疼痛减轻，指甲脱落，咽仍干，心烦消失，小便短赤涩痛，无发热，舌黯红、苔黄，脉弦。治以"火郁发之"，病属银屑病进展期，病程较长，须将内蕴之毒发散开来，同时予养阴之法以扶正。上方减熟地黄、重楼、知母，加茯苓 12g、车前子 15g、黄芩 12g、玄参 12g，加重升麻用量为 15g。服 21 剂。

三诊：皮疹面积明显缩小，渐渐消退，瘙痒减轻，鳞屑变薄，无脱皮，小关节时有微痛，指甲脱落停止，咽干消失，小便微赤，便溏，舌暗红，脉弦涩。上方减车前子、升麻、茯苓，加五味子 10g、泽泻 12g、白术 15g、益母草 12g、丹参 15g。服 14 剂。

四诊：皮疹渐已消退，略有瘙痒，无鳞屑，小关节仍有疼痛，二便恢复正常，舌黯红苔白，脉弦。上方不变又用 21 剂，皮疹全部消退，只剩下色素沉着。随访至今生活正常，未复发。

（王方维）

【按语】

白疕内因与血热、血虚、血瘀密切相关，外因与风、湿、热有关，故临床上治疗以凉血、养血、活血为主要治疗方法，同时兼除风、祛湿、清热，上述诸案多体现了这种治疗思想。

案 1 患者由上呼吸道感染、咽部炎症诱发，临床上多表现为点滴状，发展迅速，色鲜红，层层银屑，瘙痒剧烈，抓之有点状出血。中医治疗以清热凉血解毒为主，予犀角地黄汤加减。方中水牛角、玄参、生地黄、赤芍、牡丹皮、槐花清热凉血；山豆根、金银花、连翘、白花蛇舌草、半枝莲清热解毒利咽消肿；生大黄泻火解毒通便；白茅根凉血利小便；蒺藜除风止痒。因血热内蕴，日久化燥生风，故治疗后期加以养血滋阴、活血润燥之品。

案 2 患者为中年男性，阳性体质，发病 4 年余，病程较长，一直未予系统治疗，单纯运用他卡西醇外擦，皮损逐渐增多，颜色鲜红。初诊时患者精神差，夜寐欠安，舌红，苔薄黄为热盛之象，脉洪大而不胜，为热盛伤阴之象，辨证为热盛阴伤，治疗以滋阴清热为主，方中生地黄、生石膏清热滋阴。因其冬季来就诊，阴伤较重，故先以滋阴扶正为主，生石膏用量为 30g，合黄精、石榴皮养阴生津；连翘清热散结；瓜蒌皮润肺利气化痰；紫草清热凉血活血，以防热结；重楼清热活血定惊，以安神志；侧柏叶清热兼凉血止血，可止皮损被搔抓后的出血；甘草调和诸药。8 月 7 日复诊时，患者皮损较前好转，局部干燥明显缓解，舌红，苔黄，脉滑数，仍辨证为热盛阴伤，治以滋阴清热，方中生地黄、芦根、生石膏滋阴清热。此时因就诊时已到夏季，且经过 6 个月的调理，患者的阴伤症状已缓解，故生石膏可用至 80g；地榆、槐花、茜草、牡丹皮凉血活血，前三种又能凉血止血，槐花、茜草兼能疏肝，疏解患者久病之抑郁情绪；栀子、鸡冠花、土茯苓、人中黄清热解毒；甘草调和诸药。11 月 28 日复诊时，患者皮损较前好转明显，颜色转暗，局部稍干燥，部分皮损消退。舌淡红，苔薄黄，脉滑。经过之前的治疗火热之邪已缓解大半，现颜色转淡，考虑其病久则致瘀阻，故后期以滋阴养血，活血祛风为主；改用生地黄、石膏滋阴生津，因患者一直坚持治疗，火热症状已缓解，就诊时又是秋末，故石膏用至 30g；川牛膝、鸡血藤养血活血，黄精补气养阴，防久病伤阴血正气；穿破石、金刚刺、石菖蒲活血散瘀，牡丹皮凉血活血化瘀；桑枝祛风止痒，路路通祛风活络；甘草调和诸药。服药后随诊，患者病情明显控制，无再发皮损，原有皮损颜色变淡，瘙痒减轻，部分皮损消退，留有色素减退。后继续以滋阴清热活血巩固治疗。

案 3 患者初诊表现为全身散在片状皮损呈鲜红色，结合患者大便偏干，小便色黄，舌质红、苔薄黄，脉弦数，辨证当为血热证，方用凉血解毒饮加减。方中土茯苓清热解毒除湿，能入络搜剔血中之郁毒，生槐花苦、微寒，生用清热解毒之力强，两者合用清热解毒凉血之功强，共为君药；忍冬藤清热解毒，疏风通络止痛，白花蛇舌草清热利湿解毒，活血化瘀，两药合用为臣，加强君药清热解毒利湿之功效；白鲜皮、威灵仙、六月雪、山豆根、紫丹参、黄芩、赤芍、虎杖共为佐药，其中白鲜皮走皮肤，功清热解毒，祛风燥湿，祛除卫表之邪毒且可止痒，六月雪、黄芩、赤芍、虎杖加强清热凉血之功，威灵仙祛风除湿、通络止痛，山豆根清热解毒、消肿利咽，紫丹参入血分、通血脉；生甘草清热解毒，调和诸药为使。上药合用，共奏清热凉血解毒，活血祛风之功。

《外科大成》云："白疕，肤如疹疥，色白而痒，搔起白屑。俗呼蛇风，由风邪客于皮肤，血燥不能荣养所致。"作者认为，此病多为风寒或风热之邪侵袭肌肤，以致营卫失和，气血不畅，阻于肌表而发；或兼湿热蕴积，外不能宣泄，内不能利导，阻于肌表而发。病久则气血耗伤，血虚风燥，肌肤失养，病情更为显露；或因营血不足、气血循行受阻，以致瘀阻肌表而成。《素问·调经论》中云："血气不和，百病乃变化而生。"故临床上常分为血热型、血燥型、血瘀型等来施治。案 6 为血热证。故予清热凉血解毒之法治之。方中生地黄清热凉血，养阴生津；玄参清热凉血，滋阴解毒；防风祛风解表；地肤子清热利湿止痒；土茯苓解毒除湿；白花蛇舌草、金银花、蒲公英、野菊花清热解毒；蒺藜祛风止痒；白鲜皮清热燥湿，祛风解毒；栀子清热利湿，泻火除烦，凉血解毒；麻仁润肠通便；炙甘草调和诸药。此外，现代医学实验表明生地黄有肾上腺皮质激素样作用，白花蛇舌草具有免疫调节作用，金银花有抑制炎性渗出及增生的作用，这都有利于本病的治疗。

血瘀型与血热亦有着密切的关系，血热久留，"血受热则煎熬成块"（王清任《医林改错》），瘀热不化而成瘀血之证，形成热结血瘀。案 5 选择少量既有活血又有凉血作用的中药：牡丹皮、赤芍、茜草、紫草等。方中三棱、莪术活血行气；桃仁、红花、丹参、鸡血藤、鬼箭羽活血化瘀；赤芍、牡丹皮凉血活血；生薏苡仁、土茯苓、板蓝根、白花蛇舌草祛湿解毒；陈皮行气调中。诸药合用，共奏活血化瘀、凉血解毒之效。

案 6 患者病程长，病情顽固难愈，病得之于"先天"。临证发现其脾肾之阴不足，就诊之时为急性发作期，尽管亦有血燥生风的表现，仍认为其主要病机为血分热盛，治法上以滋养阴血和清热凉血祛风为主。由于毒蕴肌肤有外达之势，故辅以败毒透疹之品。银屑病全程皆易伤阴，故用药时时不忘养阴，标本同治，以得其功。

（六）参考文献

1. 毛娟娟，朱明芳. 朱明芳教授重用生石膏治疗血热型银屑病. 湖南中医药大学学报，2014，34（3）：39.

2.史志欢,魏跃钢.魏跃钢教授治疗寻常型银屑病血热证的临床经验.浙江中医药大学学报,2014,38(7):869.

3.王永誉,陈锦伦.银屑病治疗1例.光明中医,2012,27(10):2076.

4.王根林.张志礼辨证治疗寻常型银屑病的经验.山西中医,2007,23(5):11.

5.王方维.张洪义教授治疗银屑病经验.广西中医药,2014,37(6):47-48.

白驳风

一 概述

白驳风是指大小不同、形态各异的皮肤变白为主要临床表现的局限性色素脱失性皮肤病。相当于西医学的白癜风。其特点是：皮肤白斑可发生于任何部位、任何年龄，单侧或对称，大小不等，形态各异，边界清楚；亦可泛发全身；慢性病程，易诊难治，影响美容。

二 病因病机

总由气血失和、脉络瘀阻所致。情志内伤，肝气郁结，气机不畅，复受风邪，搏于肌肤；素体肝肾虚弱，或亡精失血，伤及肝肾，致肝肾不足，外邪侵入，郁于肌肤；跌打损伤，化学灼伤，络脉瘀阻，毛窍闭塞，肌肤腠理失养而致。

三 诊断要点

1. 临床表现

皮损后天发生，可发于任何年龄、任何部位，对称或单侧，亦可沿神经走行呈带状分布。重者可泛发全身，仅存少许正常皮肤。皮损呈白色或乳白色斑点或斑片，逐渐扩大，边界清楚，周边色素增加，患处毛发也可变白。患处皮肤光滑，无脱屑、萎缩等变化，有的皮损中心可出现岛状褐色斑点。

2. 实验室及辅助检查

皮肤病理显示表皮明显缺少黑素细胞及黑素颗粒。

四 治疗原则与调护要点

1. 治宜理气活血祛风，补益肝肾。

2. 避免滥用外用药物，尤其是刺激性过强的外用药物。

3. 忌食辛辣、酒类等刺激食物。

4. 可进行适当的日光浴及理疗，但要注意强度及时间，以免晒伤。

5. 保持心情舒畅。

五 验案赏析

【验案 1】

王某，女，39 岁。2013 年 4 月 1 日初诊。

主诉：右小腿皮肤白斑半个月。

病史：患者于半个多月前右小腿外伤，局部皮肤愈合后，出现皮肤白斑，伴有轻度刺痛。平素月经有血块，乳房胀痛，大便秘，小便可。

查体：右小腿可见一处鸡蛋大小的乳白色斑片，边界清楚，周边色素增加，皮肤光滑，无脱屑、萎缩。舌质暗，瘀点，苔薄白，脉细涩。

诊断：白驳风（气血瘀滞）。

治则：活血化瘀，通经活络。

处方：通窍活血汤加减，方用赤芍 15g，川芎 20g，柴胡 15g，桃仁 10g，益母草 20g，红花 10g，牛膝 15g，当归 20，生姜 5g，大枣 5 枚，甘草 10g。上方每日 1 剂，水煎 300mL，分 3 次口服。外用 30% 补骨脂酊，配合日光照射。

二诊（4 月 15 日）：白斑无变化。自觉局部刺痛消失，大便可。舌质暗，无瘀点，苔薄白，脉细涩。上方加炙何首乌 10g、黑芝麻 20g。用法同上。外用药同上。

三诊（5 月 2 日）：白斑较前略有缩小，其中出现色素斑点，无刺痛，自觉轻度瘙痒，二便可，舌质红，苔薄白，脉细。上方去生姜，加蒺藜

15g、首乌藤 15g。用法同上，外用药物同上。

四诊（5 月 30 日）：白斑大部分消退，无瘙痒、疼痛，二便可，自觉长期服用汤药胃部不适，舌质淡红，苔薄白，脉细。上方加白术 15g、茯苓 15g、枳壳 15g。口服同上。继续外用药物。继服 1 个月后，白斑消退。

（王　敏）

【验案 2】

赵某，男，23 岁。1999 年 6 月 5 日初诊。

主诉：下颌、颈部白斑 2 个月余。

查体：右下颌、颈部皮肤可见散在 9 片大小不等的、形状不规则的色素脱失斑，舌红苔黄，脉弦。

诊断：白驳风（气滞血瘀、气血失和）。

治法：疏肝理气、调和气血。

处方：消白灵汤加减：当归、川芎、香附、红花、白芷、补骨脂、赤芍、白芍各 10g，丹参、菟丝子、白花蛇舌草各 15g，生、熟地各 20g，甘草 6g，14 剂。同时外用消白液（补骨脂、丹参各 15g，当归、红花各 10g，加 75% 的酒精 500mL 浸泡 7 天，取上清液入棕瓶备用）。

二诊（1999 年 6 月 28 日）：原皮疹均转为淡红色，皮损周边皮肤见明显色素沉着，面积较大的皮损内见散在点状正常皮岛。继以消白灵汤加减治疗 63 剂。

三诊（1999 年 9 月 21 日）：9 片皮损均恢复至正常肤色。

（薛文辉）

【验案 3】

王某，女，45 岁。2010 年 11 月 3 日初诊。

主诉：面颈部白斑 2 年。

病史：患者工作繁忙，家务事多压力较大，平素纳食不馨，神疲乏力，易感冒，记忆力减退，腰酸膝软，手足不温，夜寐不佳，大便时溏薄。近1年来，白斑较前明显扩大，至医院体检未见明显异常，曾服用白癜风丸，外涂激素药膏，皮疹无明显改善。

查体：口周、颈部数片瓷白色斑片，大小不一，边界较清晰，白斑边缘见色素沉着。舌质淡红边有齿痕，苔薄，脉细。

诊断：白驳风（肝肾不足，脾胃失和）。

治则：滋补肝肾，健脾止泻和胃。

处方：膏方：生地黄120g，黄精、山茱萸各90g，山药30g，芡实、泽泻各90g，白扁豆120g，生薏苡仁、马齿苋各300g，枸杞子120g，女贞子90g，旱莲草300g，柴胡、延胡索、当归、赤芍、白芍、川芎、蒺藜、白芷、补骨脂各90g，丹参、葛根各120g，桔梗、姜半夏、陈皮90g，太子参150g，苍术120g，茯苓、木香、枳壳各90g，焦山楂120g，焦神曲150g，生甘草60g，另予生晒参、西洋参各50g，阿胶100g，龟甲胶、鳖甲胶各50g，饴糖、冰糖各200g。收膏早晚各1匙，开水冲服，嘱患者减少日光暴晒，饮食忌酸辣刺激之品。

二诊（2011年11月7日）：患者皮疹稳定，无新白斑发生，原白斑局部显著缩小，呈灰白色，边界较前模糊，并在白斑中心出现点状色素斑，大便成形，夜眠转安，腰酸、乏力略减轻，苔薄，舌红，边有齿痕，脉细，湿邪渐去，肝肾不足，气血失调，拟前方疏肝补肾益气血，以前方去太子参、芡实、白扁豆；加党参、白术各150g，香附、牡丹皮、制首乌各90g，仙鹤草、红藤各300g，自然铜150g；生地黄改150g，黄精改120g。另予：生晒参、西洋参、阿胶、龟甲胶、鳖甲胶各100g，饴糖、冰糖各300g。

三诊（2012年12月6日）：白斑基本消退，与周围皮肤色泽无明显差异，终获痊愈。

（顾敏婕）

【验案 4 】

刘某，男，55 岁。2005 年 7 月 7 日，初诊。

主诉及病史：右腹及右背部小片白癜风半年。患者素患失眠多梦，膝酸软，不耐劳累。食欲尚可，二便正常。

查体：右腹及右背部散在数片大小不等的色素脱失斑，最大者约23cm，边缘色素增加，界限分明。舌质淡红，苔薄白，脉细弦。

诊断：白驳风（肝肾不足，肌肤失养）。

治则：滋补肝肾，祛风和络。

处方：羌活 10g，独活 10g，白芷 10g，当归 10g，防风 10g，川芎10g，补骨脂 15g，夏枯草 15g，骨碎补 10g，女贞子 15g，墨旱莲 15g，何首乌 15g，菟丝子 15g，远志 10g，鸡血藤 10g，桃仁 10g，红花 10g，威灵仙 10g，甘草 10g。水煎服。连服 1 个月。外用：白驳酊、肤万醑。嘱咐：擦药后适当日晒。

二诊（8 月 7 日）：眠增梦减，自觉乏力。上方加生黄芪 15g，丹参15g。

三诊（8 月 21 日）：背部躯干部皮损已消退，睡眠增加。前方减鸡血藤15g，威灵仙 15g，加党参 15g，三棱 10g，茜草 10g。

四诊：继服半月后，患者睡眠正常，劳则腰困，余无不适。首用方减远志 15g，威灵仙 15g，加黄芪 15g，党参 15g，白鲜皮 15g，蒺藜 15g，丹参 15g。

五诊：上方服用 30 剂后，右腹部皮损范围缩小，偶有轻微瘙痒。调整处方为：党参 15g，黄芪 15g，鸡内金 10g，羌活 10g，独活 10g，防风10g，当归 10g，川芎 10g，补骨脂 15g，骨碎补 10g，焦山楂 30g，焦神曲30g，炒麦芽 30g，何首乌 15g，菟丝子 15g，鸡血藤 10g，女贞子 15g，墨旱莲 15g，白鲜皮 15g，蒺藜 15g，浮萍 10g，甘草 10g。

六诊：服用上方 1 个月后，皮损基本消退，一般情况均好。上方减焦山楂 10g，焦神曲 10g，炒麦芽 10g，当归 10g，川芎 10g，白鲜皮 10g，加入厚朴 10g，陈皮 10g，白芷 10g，桃仁 10g，红花 10g。继予 14 剂以巩固善后。随访 3 个月无复发。

（刘丽涛）

【验案 5】

雷某，男，40 岁。2008 年 5 月 23 日初诊。

主诉：小腹、左小腿皮肤白斑 3 年，加重 3 个月。

病史：患者 3 年前小腹、左小腿起白斑，曾就诊于某院，被诊断为"白癜风"，曾肌注得宝松、白斑素，外涂盐酸氮芥等药，病情未愈。伴心烦易怒，胸胁胀痛，夜眠不安。

查体：小腹下部、左小腿前部小片状色素脱失斑，边界清楚，周围色深。舌淡红，苔薄黄，脉弦。

诊断：白驳风（肝郁气滞，气血失和，心神失养）。

治则：疏肝理气，活血祛风，养心安神。

处方：炒柴胡 12g，当归 15g，白芍 15g，牡丹皮 15g，郁金 12g，枣仁 15g，川芎 12g，牛膝 12g，桃仁 12g，蒺藜 15g，浮萍 10g。每日 1 剂，水煎服。外用复方补骨脂酊，每天 2 次。配合肌内注射补骨脂注射液。

二诊：半个月后，皮肤白斑静止未见扩散，患者胸胁胀痛、心烦失眠等症状基本消失，舌质暗，苔白，脉弦，为气滞血瘀之见证。在原方基础上加重活血通络之品。处方：柴胡 12g，当归 15g，白芍 15g，川芎 12g，姜黄 12g，蒺藜 15g，沉香 10g，何首乌 15g，桃仁 12g，红花 12g，自然铜 15g，牛膝 12g，甘草 6g。外用复方补骨脂酊。

三诊：1 个月后，白斑内有点状色素岛出现，饮食及二便正常，情绪稳定，精神较振，首方随症加减，配合复方首乌片、六味地黄丸及外治。半年后，左小腿皮肤色素基本恢复，小腹部白斑面积缩小。

（李治牢）

【验案6】

魏某，男，39岁。2010年10月5日初诊。

主诉及病史：双手指端色素脱失4年。先后在北京、邯郸等地治疗，效果不明显，今年有发展。伴体乏无力，腰酸倦怠，手指发凉。

查体：双手指端见色素脱失斑。舌质红，苔薄白，脉细。

诊断：白驳风（肝肾不足，风寒阻滞）。

治则：滋补肝肾，散寒祛风。

处方：当归10g，防风10g，白芷10g，川芎10g，甘草10g，羌、独活各10g，补骨脂15g，黄芪15g，浮萍10g，蒺藜15g，骨碎补15g，荜茇10g，桂枝10g，细辛3g。7剂。白癜酊（补骨脂、菟丝子、当归组成）1瓶外擦白斑处，擦后最好在太阳下晒15分钟。

二诊（2010年11月9日）：白斑未见明显变化，眠差，倦怠，舌红苔少，脉沉。处方：当归10g，防风10g，白芷10g，川芎10g，甘草10g，柴胡10g，羌、独活各10g，红景天10g，补骨脂15g，骨碎补15g，荜茇10g，黄芪15g，党参15g，桂枝10g，茜草10g。14剂。白癜酊外用。

三诊（2010年11月23日）：白癜风面积缩小，好转，舌淡红，苔薄，脉细。处方：当归10g，防风10g，白芷10g，川芎10g，甘草10g，党参15g，黄芪15g，砂仁6g，木香10g，山茱萸10g，浮萍10g，蒺藜15g，马齿苋15g，补骨脂15g，荜茇10g，鸡血藤10g。14剂，白癜酊外用。

四诊（2010年12月7日）：皮损已见好转，眠差倦怠，腿无力，舌红苔白，脉沉细。处方：当归10g，防风10g，白芷10g，川芎10g，甘草10g，枸杞子10g，羌、独活各10g，红景天10g，蒺藜15g，补骨脂15g，浮萍10g，骨碎补15g，荜茇10g，鸡血藤10g，黄芪15g，旱莲草15g，桂枝10g，女贞子10g。7剂。

五诊（2011年1月11日）：白癜风肢端大致改善，倦怠好转，腰不酸，腿有力，眠差，舌暗淡，苔薄白，脉沉细。处方：当归10g，防风10g，白芷10g，川芎10g，甘草10g，黄芪20g，羌、独活各10g，浮萍10g，蒺藜15g，红景天 10g, 补骨脂 15g, 茜草 10g, 败酱草 15g, 骨碎补 10g, 萆薢 10g, 枸杞子 15g, 泽兰叶 10g, 女贞子 15g, 旱莲草 15g, 远志 10g。14 剂。

六诊（2011 年 1 月 25 日）：双手指末端色素脱失基本痊愈，病人精神好，腰不酸，眠好转，舌淡苔薄白，脉稍细。守上方不变，再服 1 个月。

2011 年 3 月 1 日电话随访，病人病情稳定，未见复发，已经治愈。

（李冬梅）

【按语】

白驳风与肝肾关系密切，总的病因病机为气血不和、脉络瘀阻，因此临床治疗以调理肝肾，理气活血为主，上述诸案多体现了这种治疗思想。

案 1 患者为外伤后出现白斑，为局部损伤后，络脉瘀阻，毛窍闭塞，肌肤失养，酿成白斑。患者平素乳房胀痛，月经血块，皮损局部刺痛，均为气滞血瘀之象。故治疗上以行气活血化瘀通络为主。以通窍活血汤加减。方中柴胡行气通络，川芎行气活血，赤芍、桃仁、红花活血化瘀，牛膝活血化瘀引药下行，当归养血活血，生姜、大枣调和营卫，甘草调和诸药。全方共奏行气活血通络之功，气血行，脉络通，病得除。外用补骨脂酊，补骨脂主要药用成分为补骨脂素和异补骨脂素，可以引起皮肤色素反应增强，可促进黑色素的形成。

本病内因与先天禀赋不足有关，外因多为肝郁气滞、瘀血阻滞、气血失和。故治疗以疏肝理气、调和气血为主，案 2 以自拟消白灵汤加减予以治疗。消白灵汤以四物汤为君养血调血，佐以防风、蒺藜、白芷以祛风，菟丝子、补骨脂补肾，全方共奏养血疏风、中和气血之功。其中补骨脂和白芷有光敏作用，赤芍、川芎、菟丝子、补骨脂和蒺藜能使黑素细胞数量、含黑素颗粒细胞数和黑素含量指数增加。

案 3 病机乃烦劳过度，肝阴不足，肝阳上亢，木盛克土，脾虚湿蕴，肾阴不足，气血失和，故治以滋补肝肾，健脾止泻和胃。临床上应用滋补肝肾、调和气血之膏方，以补先天之不足，并且和以健脾和胃之品，时刻谨记"脾胃为后天之本,气血生化之源""补而不腻",脾胃健,则气血化生有源。

西医学认为,白癜风的病因不明确,与多种因素有关。中医学认为,本病由于风邪外袭、跌打损伤或七情内伤、损伤精血、气血不和肌肤失养而致。案6作者认为气血不和、肝肾不足,或瘀血阻络是白癜风发病的根本病机所在,外感六淫、内伤七情,以及跌打损伤是其发病的诱因,终致肌肤失养而发病。临床治法虽多,不外调和气血、滋补肝肾兼祛风通络。故主张治疗从整体辨证入手,内外兼调。案6患者证属肝肾不足,治疗上滋补肝肾为主,佐以祛风和血通络之品,养内调外,临床奏效明显。

案5作者认为白驳风,其病因不同,病机各异,故治疗有别。本病治疗应依据临床表现,色素恢复过程,结合舌苔脉象,紧抓"气滞""血瘀""肾虚"三个环节,病初首选经方逍遥散随证加减,以疏肝解郁、调理气血;后配以桃红四物汤以活血化瘀,疏通脉络;兼用复方首乌片、六味地黄丸等以补益肝肾渐次治之。方中重用当归、制首乌养血补肾,姜黄、红花、自然铜活血通经,蒺藜、沉香平肝解郁。现代研究证明,疏肝活血补肾类中药可扩张局部毛细血管,改善微循环,含有多种氨基酸及微量元素,可补充铜离子,并增加黑素细胞中的酪氨酸酶的活性,促进黑色素的合成。本病病程日久,易反复发作,临床应坚持辨证施治,内外治配合,终可获效。对于个别患者涂药日晒后出现红肿、水疱、灼痒者,应暂停用药,并嘱患者少吃维生素C含量高的蔬菜、水果,多吃豆类食品。

白癜风患者,多因正虚邪侵而致病,郁怒伤肝,惊恐伤肾,日久耗伤阴血,使肝肾精血亏虚,此时若风邪乘虚而入,阻滞经脉;或跌仆损伤,致局部气血瘀滞,均可使腠理气血失和,肌肤失于濡养而发生疾病。故治疗时扶正重视气血,滋补肝肾以治其本;祛邪则疏风祛邪,活血通络以治其标。案6患者证属肝肾不足,风寒阻滞,治以滋补肝肾,散寒祛风。方中补骨脂、枸杞子、山茱萸、骨碎补、女贞子、旱莲草、独活滋补肝肾,当归、川芎、鸡血藤、党参、黄芪益气养血活血,细辛、桂枝、荜茇、防风、白芷、蒺藜温经散寒，祛风通络；外用白癜酊活血通络，促进黑素细胞形成；诸药合用达到扶正祛邪治疗疾病的目的。

(六) 参考文献

1. 薛文辉. 消白灵汤治疗 17 例白癜风的临床分析. 四川中医，2004，22 (9)：70-71.

2. 顾敏婕，马绍尧. 马绍尧教授治疗白癜风经验. 浙江中西医结合杂志，2014，24 (11)：943-944.

3. 刘丽涛. 张作舟治疗白癜风经验介绍. 辽宁中医杂志，2007，34 (2)：142.

4. 李治牢，连莉阳，樵书宏. 中医辨证论治白癜风 50 例. 现代中医药，2010，30 (1)：21.

5. 李冬梅. 张作舟教授运用扶正祛邪法治疗白癜风. 光明中医，2012，27 (4)：814-815.

·····❦ 黧黑斑 ❦·····

 概述

黧黑斑是由于皮肤色素改变而在面部呈现局限性褐色斑的皮肤病。其特点是：对称分布，无自觉症状，日晒后加重。多发生于孕妇或经血不调的妇女，部分患者可伴有其他慢性病，涂擦不适当的化妆品及日光照晒可加重病情。相当于西医学的黄褐斑。

（二）病因病机

情志不畅导致肝郁气滞，气郁化热，熏蒸于面，灼伤阴血而生；或冲任失调，肝肾不足，水火不济，虚火上炎所致；或慢性疾病，营卫失和，气血运行不畅，气滞血瘀，而失所养；或饮食不节，忧思过度，损伤脾胃，脾失健运，湿热内生，熏蒸而致病。总之，气血不能不荣于面为主要病机。

（三）诊断要点

对称发生于颜面，以两颊、额、鼻、颌多见；皮损为淡褐色至深褐色、淡黑色斑片，大小不等，形状各异，孤立散在或融合成片，边缘较明显，可呈蝴蝶状。无自觉症状，慢性经过。

（四）治疗原则与调护要点

1.治宜理气活血、补益肝肾、健脾除湿。

2.忌食辛辣、酒类等刺激食物，多食富含维生素 C 的蔬菜、水果。

3.注意劳逸结合，睡眠充足，避免劳损。

4.避免日光暴晒，慎用含香料和药物性化妆品，忌用刺激性药物及激素类药物。

5.保持心情舒畅，保持乐观情绪，避免忧思恼怒。

五 验案赏析

【验案1】

张某，女，41岁。2013年6月15日初诊。

主诉：颜面部起褐色斑疹2年。

病史：患者2年前两颊出现褐色斑疹，无疼痛、瘙痒，日晒后加重。未经治疗，斑疹渐增多。平素胸胁胀痛，经期乳房胀痛，月经延后，病来食少，伴口苦口干、便秘。

查体：前额、两颊、鼻部见淡褐色至深褐色斑疹，大小不一，鼻部融合成片。舌质红，苔薄黄，脉弦细。

诊断：黧黑斑（肝郁气滞证）。

治则：疏肝理气，活血消斑。

处方：逍遥散加减：柴胡20g，白芍20g，当归20g，白术15g，茯苓20g，生地黄20g，薄荷10g，牡丹皮10g，玄参15g，栀子15g，丹参20g，炙甘草10g，桃仁10g。用法：每剂水煎300mL，分3次服，每日3次。

二诊：服15剂后，斑疹略转淡，无新皮疹，口干、便秘好转。舌质红，苔薄黄，脉弦细。治疗同前。

三诊：继服15剂，斑疹较前转淡，无口干、便秘症状。月经仍延后，经期乳房胀痛较前减轻，舌质红，苔薄白，脉弦。上方加益母草20g，余治疗不变。

四诊：继服15剂，斑疹明显转淡，少许消退，无口、干便秘症状，无胸胁胀痛，上方去栀子，余治疗同前。

五诊：继服15剂，斑疹基本消退。

（王　敏）

【验案 2】

王某，女，36 岁。2007 年 10 月 16 日初诊。

主诉：失眠 3 年，面生鼾黑斑 2 个月。

病史：患者 3 年来，夜卧难眠，烦躁，经治不愈，失眠严重时头痛，饮食正常，二便调。月经延期约 10 天，经量多，色黯红夹瘀，一般持续 10 天，刻下正值经期。近 2 个月颜面出现淡褐色斑片。

查体：前额、两颊、鼻准及唇周出现淡褐色斑片，以两颊、鼻唇周围色稍深，斑形不规则，如地图状，面垢。舌质黯淡，舌苔薄白，寸关脉弦，两尺脉弱。

诊断：①不寐（肝气郁结）；②鼾黑斑（肝郁脾浊上泛）。

治则：疏肝理气，运脾化浊，镇心安神。

处方：珍珠母 40g，酸枣仁 20g，夜交藤 15g，磁石（先煎）30g，麦冬 10g，柴胡 12g，山茱萸 20g，山药 30g，龙骨 20g，牡蛎 20g，柏子仁 20g，合欢皮 10g，远志 12g，白芍 10g，香附 10g。5 剂，每日 1 剂，水煎 3 次，混合煎液，温服。

二诊（2007 年 10 月 22 日）：患者服药后睡眠明显改善，舌脉同上。考虑患者睡眠已改善，治疗应转向鼾黑斑，以健脾化浊，养血活血为主，佐以养心安神。处方：紫背浮萍 30g，马齿苋 30g，黄芪 30g，党参 30g，白芍 10g，川芎 10g，当归 10g，枸杞子 10g，麦冬 10g，龙齿 20g，酸枣仁 20g，泽泻 10g，甘草 10g。5 剂，煎服法同上。

患者按上方持续服用 1 个月，面部斑色基本淡化。

（叶世龙）

【验案 3】

张某，女，28 岁。2012 年 6 月初诊。

主诉：面部黄色斑片半年。

病史：饮食肥甘厚醴，入睡较晚。半年前突然发现两眼下黯乌，继而出现黄色斑片，遂于来诊。月经色紫黯，提前 2～5 天。

查体：两颊上下黄褐斑数片。舌质绛，无苔，脉象细数。

诊断：黧黑斑（心火内炽，灼血致瘀）。

治则：清心化瘀。

处方：清心汤加减：黄连、栀子、黄芩、桔梗各 10g，当归、白芍、生地黄各 15g，荆芥、蝉蜕、丹参各 12g，薄荷叶、浮萍各 6g，共 14 剂。水煎服，每日 1 剂，每日 2 次，同时要求患者静养、禁食辛辣及烟酒 3 个月。

二诊：口服 10 剂后，黄褐色斑片转浅，去黄连，加青皮 10g。

三诊：继服 30 剂，斑块大部分消退。

（冯　沛）

【验案4】

张某，女，39 岁。2002 年 3 月 12 日初诊。

主诉：面颊、前额部起黧黑斑片 5 年余。

病史：患者 5 年前面颊、前额部起黧黑斑片，边界清楚，表面光滑，相互融合成蝴蝶状，不痛不痒，且日渐增多，遂到当地医院就诊，被诊断为黧黑斑，服维生素 E、外涂色斑露无效而前来就诊。伴头晕耳鸣，五心烦热，腰酸腿软。

查体：颜面部黧黑斑明显。舌红，苔净，脉象细数。

诊断：黧黑斑（肝肾阴虚，相火上扰）。

治则：滋补肝肾，清降虚火。

处方：知母 10g，黄柏 10g，生地黄 10g，泽泻 10g，茯苓 10g，黄精 10g，牡丹皮 10g，丹参 30g，当归 10g，川芎 10g，续断 10g，菟丝子 10g。每日 1 剂，水煎，分 2 次服。

二诊：服 14 剂后，头晕、五心烦热减轻，耳鸣时好时坏，腰酸腿软未除，颜面部黄褐斑变化不著。前方加枸杞子，增肝阴之力，加生杜仲、桑寄生阳中求阴，增强滋补肝肾之力，强健腰膝之功。

三诊：再服 14 剂后，斑色开始转淡，余症减轻，效不更法，因久病入络，加生黄芪，补气行血，加强气血推动力，气行则血行。

四诊：继续服药 30 剂，黧黑斑明显消退，为巩固疗效再服 14 剂，改为每日服 1 剂。嘱患者常服杞菊地黄胶囊，每日 3 次，每次 5 粒。

1 年后褐斑基本消退。

（张印生）

【验案 5】

叶某，女，45 岁。2009 年 2 月 17 日初诊。

主诉：面部褐色斑 10 个月。

病史：患者 10 个月前因家事致情绪低落，始出现面部明显褐色斑块，两颧尤著。近 2 个月月经或延后或量多，伴经期腹痛、头痛，经血夹块。睡眠易惊，纳可，二便调。

查体：颜面明显褐色斑片，两颧尤著。舌常，脉略弦。

诊断：黧黑斑（肾水上泛）。

治则：温肾利水，活血化瘀。

处方：先予行气活血调经之方药：香附 15g，枳壳 12g，川牛膝 30g，当归 10g，川芎 10g，桃仁 10g，红花 12g。10 剂，日 1 剂，水煎，分 3 次服。

二诊（2009 年 2 月 27 日）：上诊服药后无特殊不适，易惊醒，面斑仍明显。舌常，脉平。治以温肾利水，佐活血化瘀。处方：桂枝 10g，仙茅 15g，淫羊藿 15g，石韦 30g，白茅根 30g，皂角刺 10g，桃仁 10g。12 剂。

三诊（2009 年 3 月 17 日）：月经如期至，量中，无痛经，血块明显减少。舌常，脉平。二诊原方加枳壳 12g，川牛膝 30g。12 剂。

四诊（2009 年 4 月 7 日）：面斑仍显，证治同前。上诊方去枳壳、川牛膝、石韦、桃仁，加蛇床子 10g，韭菜子 10g，红花 12g，莪术 15g，泽泻 15g。12 剂。

五诊（2009 年 4 月 28 日）：面斑仍明显，精神欠佳，易倦怠，纳可，别无他症，舌常，脉平。上诊方去韭菜子、莪术、皂角刺，加桃仁 10g，枳壳 12g。12 剂。

六诊（2009 年 6 月 1 日）：面斑有所转淡，经血暗红有块，量稍多，无腹痛，经前 4～5 天乳房隐痛，神差倦乏减轻。舌常，脉平。上诊方加党参 30g，莪术 15g。12 剂。

七诊（2009 年 6 月 29 日）：面斑明显消退，仅隐约可见，倦乏明显减轻。舌常，脉平。上诊方去桂枝、白茅根、莪术、党参，加黄芪 30g，当归 6g，石韦 30g。12 剂。

2009 年 8 月 27 日电话追访，面斑已全部消退。

（李 苹）

【验案 6】

康某，女，45 岁。2003 年 7 月 5 日。

主诉：面部黄褐色斑 10 年余。

病史：患者 10 年前，面部出现黄褐斑，曾使用多种护肤品，祛斑霜，服用中西药物，效果均不明显，时有反复。无自觉症状，春夏明显，秋冬减轻。患者平素常有头昏乏力之症状，月经长期不调，经期推后 7～10 天，有乌黑血块。

查体：两颊，颧部对称性蝴蝶状斑块，深浅不一，融合成片。舌质淡，体胖，舌底静脉曲张，苔白润腻，脉弦滑数。

诊断：黧黑斑（气虚湿瘀阻滞型）。

治则：加味桃红四物汤加减：桃仁 10g，红花 10g，生地黄 20g，当归 20g，川芎 15g，赤芍 10g，黄芪 20g，丹参 20g，枳壳 10g，合欢皮 12g，益母草 15g，党参 20g，苡仁 30g，桂枝 10g，法夏 10g，牡丹皮 10g。5 剂，外敷祛斑散（白术、白茯苓、白芷各等份，泡护肤甘油 100mL，7 天后用之，每晚临睡前用药液涂于面部，晨起用清水洗净）。

二诊：服用 5 剂后，面斑部分变淡。舌质转红，体胖减轻，苔薄白润，脉弦数。上方去党参、桂枝、法夏，加香附 12g、山药 20g 健脾行气，以期脾健气行，则水湿运化；加穿山甲 10g（冲服），皂角刺 15g 通经活络,5 剂。服 3 剂后来月经，与上次行经间隔 37 天，血色转红，有少量乌黑血块，量正常，月经完后继服 2 剂。

三诊：再服 5 剂后，面斑大部分颜色减淡，色红苔薄黄，脉弦。上方去香附、山药，穿山甲改为 6g（冲服），皂角刺改为 12g，5 剂。

四诊：面斑基本消散，舌脉如常。以丹栀逍遥散 5 剂调理善后。

随访 3 年无复发。

（王　新）

【按语】

黧黑斑多与肝、脾、肾三脏关系密切，其主要病机为气血不能上荣于面。情志不畅，肝郁气滞；冲任失调，肝肾不足；脾失健运，湿热内生；营卫失和，气滞血瘀均为其病因病机。故临床治疗上主要从疏肝、健脾、补肾、理气、活血等入手。上述诸案多体现了这种治疗思想。

案 1 患者发病的病机主要在于情志不畅，肝郁气滞，气郁化热，熏蒸于面，灼伤阴血而致。平素胸胁胀痛，经期乳房胀痛，月经延后均为肝郁气滞之征象，故治疗上重以理气、疏肝。而气滞日久必致血行不畅，故佐以活血化瘀之法。"见肝之病，当先实脾"，故同时佐以健脾之品。方中柴胡疏肝理气，白芍柔肝缓急，当归养血和血，丹参、桃仁活血化瘀，薄荷疏散郁遏之气、透达肝经郁热，生地黄、牡丹皮、玄参、栀子清热养阴，清肝经郁热而不伤阴。白术、茯苓健脾去湿，使运化有权，气血有源。炙甘草益气补中，缓肝之急。

案 2 患者乃家庭主妇，以其女性特质和所处环境，在当今社会生活中尤易忧思气结，出现上述病变。作者分析到："肝郁日久，致木郁乘土，土自板结，木土失和，脾胃运化失健。脾胃脏腑相关，经脉表里络属。肝气郁结，困乏脾胃，致健运无权，痰浊蕴生，循经上泛颜面，发为黧黑斑。且肝色青，脾色黄，肝郁脾困，本色外现，青黄杂合，上出颜面，即如黧黑。失眠乃肝郁之果，长久失眠又是致黧黑斑之因。故治疗宜先疏肝理气，运脾化浊，镇心安神，使睡眠复常，如此，则既去一病，又除一因，然后专治黧黑斑。二者皆为常见难治病证，能相继速愈者，非详悉病证，细察病变，原通病机者，不能获此效验。所用方药，前方即笔者自制之镇脑养心舒肝汤，后方总属补气健脾，清化痰浊，养血活血之品。"

案3 患者喜食辛辣、肥甘厚味，久嗜烟酒，以致心火炽盛，灼血生瘀，络脉受阻，面部色素沉着，褐斑层出。方中黄连、栀子、黄芩清上焦心火，泻火除烦，解毒祛斑；荆芥、蝉蜕、薄荷叶、桔梗疏风清热解表、宣畅肺气，肺朝百脉，肺气宣畅，百脉通，使血气运行通畅。桔梗还可载药上行至头面；当归、白芍补血养血、柔肝敛阴；生地黄清热凉血养阴；丹参活血祛瘀、凉血安神；浮萍解表透疹。诸药合用，共奏清心解毒、化瘀除斑之功。

案4 患者是由于肝肾亏虚，阴虚火旺，肾水不能上荣，头面肌肤失濡而发为黧黑斑。用知柏地黄丸滋补肝肾，清降虚火。用药特点如下：知母、黄柏清降相火；生地黄、枸杞、黄精滋补肝肾，用黄精易山茱萸，因山茱萸滋肾阴，而黄精补气，肝脾肾阴俱滋，功效全面；川续断、生杜仲、桑寄生、菟丝子补肾助阳，阳中求阴；川芎、当归、丹参活血行血，化瘀消斑，川芎具上升之性，能助诸药上行头面；茯苓健脾和胃、渗湿，脾肾同源，配泽泻淡渗利湿，加强清降虚火之功。诸药合用，以加强滋阴降火之力，再巧配药对，使5年之久难治的黧黑斑获得疗效。

案5 患者年逾"六七"，已属更年期妇女，若按《素问·上古天真论》"六七，三阳脉衰于上，面皆焦，发始白"论，应系荣面三阳经之浮络有所瘀阻，而发始白则为肾气已到其华彩渐褪之不足状态。面部黄褐色斑块则可视为与肾之气化不足有关。褐色为黑之略浅者。黑乃水之色，而肾主水，如其气化失常，水色上泛则见面部色斑。故其本在肾，治当温补肾气。然患者兼见经前乳胀，经期腹痛，经血夹块，皆瘀滞之征，宜佐活血化瘀之品。患者近期月经失调，首诊治宜先行气活血，促阴阳转化，以调其经。予以行气活血之法。之后始以温肾利水，辅以活血化瘀之法治之，经治半年，患者面斑全消。

案6作者认为本病为情志失调，湿热积聚，气虚血弱，导致气血瘀滞不畅，湿瘀积聚，发于面部而成。多见于生产后青中年妇女、肝肾病患者、盆腔炎、大便秘结者。治疗用桃红四物汤加味，其中四物汤补血活血，使一身气血流通，是治疗血证的基础方；黄芪、党参补气而行血，枳壳、合欢皮行气解郁，丹参、桃仁、红花、益母草活血化瘀兼有调经作用；若瘀滞日久，经脉不通者，用穿山甲、皂角刺通经活络。全方共奏调畅气血运行、调和内分泌之作用。外敷药中白术、白茯苓健脾利水；据《神农本草经》云："白芷，长肌肤，润泽，可作面脂。"白芷通过调节内分泌功能，使黑素体生成减少，面斑消失。

（六）参考文献

1. 叶世龙，刘爱芹. 黧黑斑从肝辨治临证验案举隅. 中华中医药杂志，2011，26（3）：505-506.

2. 冯沛，孙亦农. 黄褐斑的五脏论治. 浙江中医药大学学报，2014，38（4）：434.

3. 张印生，韩学杰. 沈绍功治疗黧黑斑经验. 世界中医药，2009，4（1）：21-22.

4. 李苹，王辉蝶，严春玲. 王成荣诊治黄褐斑经验. 辽宁中医药大学学报，2013，15（11）：109.

5. 王新. 加味桃红四物汤治疗女性黄褐斑. 四川中医，2008，26（5）：102.

猫眼疮

（一）概述

猫眼疮是以红斑为主，兼有丘疹、水疱等多形性皮损的急性炎症性皮肤病。相当于西医学的多形性红斑。其特点是：发病急骤，皮损为丘疹、水疱等多形性损害和具有虹膜样特征性红斑。重症可有严重的黏膜、内脏损害。

（二）病因病机

多为先天禀赋不耐，腠理不密，感受不耐之物，搏于肌肤而发；阳气不足，卫外不固，风寒、风热之邪侵袭肌肤而发；过食辛辣肥甘，损伤脾胃，湿浊内生化热，蕴阻肌肤而发；素体湿热内蕴，复感毒邪，燔灼营血，火毒炽盛，蕴结肌肤而发；也可因感染病灶及药物、鱼、虾类食物过敏引起。

（三）诊断要点

1. 临床表现

①前驱症状：可见头痛、低热、四肢倦怠、食欲不振和关节肌肉疼痛。②皮肤损害：多对称发于手足背、前臂、踝、面颈；口腔黏膜也可累及。皮损多形性，有红斑、丘疹、水疱、大疱、紫癜、风团等。典型损害为境界清楚的水肿性圆形红斑，或淡红扁平丘疹，中央略凹陷，色较边缘深，中央为水疱、紫癜或坏死区，称为靶形损害或虹膜状损害。重症者起病急，广泛发于全身。皮损多为水肿性红斑、水疱、大疱、血疱和瘀斑等。黏膜损害广泛而严重，可发生大片糜烂和坏死。伴高热、头痛，甚至伴发支气

管炎、消化道出血、关节炎及内脏损害。③自觉症状：轻度瘙痒，或灼热、疼痛。

2. 实验室检查

红细胞沉降率增快，抗"O"增高，CRP（＋）。白细胞计数及嗜酸性粒细胞增高。肾脏受累可出现蛋白尿、尿素氮增高。

（四）治疗原则与调护要点

1. 首先寻找、祛除病因，及时控制感染，祛除可疑致敏源。

2. 治宜祛风散寒或疏风清热，利湿通络。

3. 寒冷型需注意保暖，避免寒冷刺激。

4. 忌食辛辣腥发物，忌烟酒。

5. 重症者，若皮肤大疱破溃、糜烂，应加强护理，及时换药，注意床上用品的消毒、更换，防治感染。

（五）验案赏析

【验案1】

孙某，女，26岁。2013年6月2初诊。

主诉：四肢起皮疹伴瘙痒1个月，加重1周。

病史：患者1个月前四肢起红斑、丘疹，自觉瘙痒，自行口服氯苯那敏及外用糖皮质激素类药物，病情好转。但1周前外受风热出汗后皮疹复发加重，自觉瘙痒明显，伴四肢关节酸痛，咽痛，大便秘，小便黄。

查体：四肢、双手足泛发大小不一的红斑、丘疹，伴少许水疱，色鲜红，部分红斑中央凹陷，呈虹膜样损害。无口腔黏膜等损害。舌质红，苔黄，脉浮。

诊断：猫眼疮（风热蕴肤证）。

治则：清热凉血，疏风止痒。

处方：凉血消风散加减：生地黄20g，赤芍15g，玄参15g，蝉蜕20g，秦艽 15g，羌活 15g，独活 15g，当归 20g，防风 20g，荆芥 15g，石膏 20g，知母 10g，牛蒡子 15g，生甘草 6g，金银花 20g。上方日 1 剂水煎，取汁 300mL，分 3 次口服。外用三黄洗剂（黄柏、黄芩、苦参、大黄）湿敷、外洗。

二诊（6 月 9 日）：患者仍瘙痒，但较前减轻，咽痛减轻，无关节酸痛，二便正常。部分皮疹消退，色较前转淡，舌质红，苔薄黄，脉浮。上方去羌活、独活，加蒺藜 15g、蝉蜕 20g 以加强除风止痒之功，外洗方中加白鲜皮 30g，续服 10 剂及外洗后，上症基本消退。

（王　敏）

【验案 2】

周某，女，20 岁。2011 年 12 月 1 日初诊。

主诉：手足出现红斑 1 年，复发 1 周。伴有瘙痒、疼痛，畏寒，手足凉，痛经，月经量少，大便 2～3 日一行、不干。

查体：双手背、足背可见类圆形黯红色斑丘疹多片，如钱币大小，中央起水疱如虹膜样。舌质淡红，苔薄白，脉沉细。

诊断：猫眼疮（寒湿阻络证）。

治则：温经散寒，活血通络。

处方：当归 15g，桂枝 15g，白芍 15g，细辛 5g，通草 15g，吴茱萸 10g，鸡血藤 30g，炙甘草 10g，路路通 15g，徐长卿 30g。7 剂，水煎，口 1 剂，早晚饭后温服。

二诊：服药后原疹减退，手指又有新疹，仍畏寒。上方加黄芪 30g，制附子 10g（先煎），陈皮 15g，7 剂，水煎服。

三诊：服药后新疹未发，原疹消退，余正常。再服 7 剂巩固。

（陈丽娜）

【验案 3】

王某，女，16 岁。2011 年 12 月 6 日初诊。

主诉：双下肢疼痛、破溃 6 年余。

病史：患者 6 年前无任何诱因出现双下肢及足踝部皮肤有红斑、丘疹，浅表皮肤有少许渗出，轻痒，伴疼痛。大小便正常，饮食尚可，入睡困难，月经正常。外院查 C 反应蛋白、血沉正常，病理是皮肤血管炎。

查体：双下肢及足踝部皮肤有红斑、渗出、小水疱。舌尖边红、苔根腻，脉沉细。

诊断：猫眼疮（湿热下注，经络阻隔）。

治则：清热利湿通络。

处方：忍冬藤 20g，鸡血藤 20g，赤芍 20g，虎杖 20g，怀牛膝 15g，地龙 15g，鬼箭羽 10g，生黄芪 40g，茯神 10g，苍术 10g，炒白术 10g，茯苓 15g，茯苓皮 30g，车前子 15g，白鲜皮 20g，地肤子 20g，7 剂水煎服，日 2 次；外用芙蓉膏、紫色消肿膏；用法按 1∶1 混匀涂于未破溃处，蛋黄油用于结痂及已破处。因患者是初中学生，嘱其不要剧烈运动，免体育课。

二诊（2011 年 12 月 12 日）：服上药后，双下肢症状减轻，无新发红斑结节，轻痒，无溃烂，月经错后半个月，量多；夜寐可，舌淡红，脉滑。处方：上方减苍术 10g；外用：芙蓉膏、紫色消肿膏，因破溃已好减去蛋黄油。用法同上。

三诊（2012 年 3 月 27 日）：药后双下肢皮肤色素沉着，皮肤溃破已结痂，轻痒，月经错后，量少有块，便干，舌淡苔薄，脉沉细。散结加僵蚕 10g、路路通 10g；月经错后考虑药性寒减虎杖 20g，便干减茯苓 15g。外用及用法同上。

四诊（2012 年 5 月 15 日）：药后双下肢无明显红肿破溃和痒，皮肤色素沉着，故去僵蚕、白鲜皮、地肤子，外用紫色消肿膏薄敷，因红肿已消，减去芙蓉膏。

五诊（2012 年 6 月 26 日）：药后症状稳定无新发红斑结节，无溃破，二便调，舌淡红，苔白边齿痕，脉沉细，上方去路路通。外用及用法同上。

六诊（2013年3月19日）：局部症状稳定，无明显不适，可停止口服汤药及外用药，改服用院内制剂"舒脉胶囊"1个月。

随访患者，每3个月就诊1次，可正常学习生活，参加一般体育活动。

（王弦聪）

【验案4】

林某，女，26岁。2006年12月16日，初诊。

主诉：面、双手、足背反复起皮疹伴瘙痒4年，复发半个月。

病史：患者4年来每到寒冷季节反复出现紫红斑、丘疹、水疱伴瘙痒，至气候变暖后缓解。半月前皮疹再次发作来就诊。

查体：面部、双手背、足背见多数紫红色斑丘疹、丘疱疹，手背少数皮损呈虹膜样改变，手足触之冰凉。舌质淡苔薄白，脉沉细。

诊断：猫眼疮（风寒阻络）。

治则：益气温经散寒，和血祛瘀通络。

处方：麻黄附子细辛汤合补阳还五汤加减：黄芪30g，当归、徐长卿、地肤子各15g，赤芍12g，麻黄、红花、桃仁、川芎、干姜、桂枝各10g，制附子（先煎）、地龙各6g，细辛4g。嘱保暖，避风寒，忌食辛辣厚味。每日1剂，每剂水煎2次，早晚分服。

二诊：用药1周后皮损颜色变淡，瘙痒减轻，无新疹出现，继续原方治疗。

三诊：1周后，皮损全部消退，瘙痒消失，局部遗留淡褐色斑。

随访3个月未见复发。

（施向红）

【验案5】

秦某，男，27岁。2009年11月20日初诊。

主诉：手背足背起红斑 5 天。

病史：5 天前双手背、双足背起红斑及水疱，自觉痒痛，伴乏力。大便秘结，小便黄。

查体：双手背及双足背散在拇指指甲和足趾趾甲大小丘疹，中央颜色变黯，形如靶形，部分已发生糜烂。舌质红，苔黄腻，脉弦滑。

诊断：猫眼疮（湿热蕴结）。

治则：清热利湿，解毒止痒。

方药：龙胆泻肝汤加减。药用：龙胆草 10g，栀子 10g，黄芩 10g，柴胡 10g，泽泻 20g，车前子（包煎）10g，当归 10g，生地黄 10g，白术 10g，蒲公英 10g，马齿苋 20g，生甘草 5g，口服及外洗。

二诊：上方用 14 剂，红斑消失过半，糜烂面收敛，痒痛消失。

上方继续口服 14 剂愈。随访 1 年未见复发。

（周宝宽）

【验案 6】

张某，女，24 岁。2002 年 12 月 18 日初诊。

主诉：颜面、双手足反复起红斑、水疱，伴瘙痒 3 年，复发 10 余天。

病史：3 年来每到寒冷季节，面及手足即出现红斑、水疱，瘙痒剧烈。曾在多家医院就诊，均诊为"寒冷性多形红斑"，先后予以抗组胺制剂、皮质激素、抗生素及扩血管药物等治疗，虽均有一定疗效，但停药后皮损即复发，必至次年春暖时方自愈。此次发病已 10 余天。

查体：面、耳、手足背及掌趾部可见多数浮肿性红斑、丘疹，部分皮损中央出现水疱或血疱，呈典型的虹膜样外观，手足冰凉。舌质淡，苔白，脉细。

诊断：猫眼疮（风寒侵袭，营卫失和）。

治则：温阳补血，疏风散寒，调和营卫。

处方：加味阳和汤加减：熟地黄 30g，桂枝 5g，麻黄 5g，鹿角胶 9g，白芥子 6g，白芍 9g，炮姜炭 3g，甘草 3g，细辛 3g，当归 10g，荆芥 10g，防风 10g，红花 9g。每日 1 剂，水煎分 2 次内服，第 3 煎适当多加水外洗患处。

二诊：用药 3 剂后，皮损颜色转淡，瘙痒减轻。继服上方。

三诊：用药 1 周后，皮损全部消退，瘙痒消失，局部遗留淡褐色色素斑片。为巩固疗效，继用 1 周后停药。

随访 2 个月未见复发。

（徐保来）

【按语】

猫眼疮发病多为先天禀赋不耐，感受不耐之物所致。其他如阳气不足、湿热内生、血热内蕴等均为发病内因，外因感受风寒、风热之邪等均可发病。治疗上要祛除病因，内外兼顾。

案 1 病机为素体血热内蕴，感受风热之邪，内不得疏泄，外不得宣发，阻于肌肤而致。相对于寒冷型，临床上相对少见，多于夏季气温升高发病。治疗上以疏风清热凉血为主，方中生地黄、赤芍、玄参清热凉血；石膏、知母清热泻火；蝉蜕、牛蒡子、金银花疏风清热；防风、荆芥疏风止痒；秦艽、羌活、独活祛风通络止关节痛；当归活血通络，合赤芍凉血散血，体现了"治风先治血，血行风自灭"的理论；生甘草清热解毒、调和诸药。同时局部外用清热止痒之中药外洗。内外合治，故能奏效。

案 2 患者因素体阳虚，卫阳不足，腠理疏松，风寒湿之邪乘虚而入，侵袭肌表，致营卫不和，血行不畅而瘀结，发为此病。用《伤寒论》当归四逆加吴茱萸生姜汤加减治疗，意在温卫阳、祛寒湿、化瘀滞。方中当归苦辛甘温，既可补营血之虚，又可温行血脉之滞。桂枝辛温，温经通脉，以祛经络中客留之寒邪而畅通血行。白芍养血和营，与桂枝相伍调和营卫，与当归相合补益营血。细辛辛温，祛风散寒止痛，外温经脉，内温脏腑，通达表里，以散寒邪，可助桂枝温经散寒。通草通经脉。吴茱萸味辛性热，功在温中散寒，祛风除湿。徐长卿辛温，祛风止痛，活血。鸡血藤、路路通活血通络。甘草调和诸药。二诊加黄芪补气固卫，与桂枝配伍益气温阳、和血通络，黄芪得桂枝固表而不留邪，桂枝得黄芪益气而振奋卫阳。加附子温肾助阳，除湿止痛。陈皮温通行气止痛。诸药合用，共奏温经散寒、活血通络、益气扶正的作用，故有显著疗效。

案3患者为青少年女性，病程6年，是临床难治性疾病；由于本病迁延反复，虚实夹杂，故每个阶段的病情要准确掌握。初期由湿热下注，经络阻隔；中期反复发作，迁延不愈；由于病久体虚，或初期久用清热利湿药导致体质由热转寒，由实转虚过程中出现半阴半阳如舌红、肢凉、乏力、便溏等上热下寒之征，局部皮肤黯红或有瘀斑，病情无发展但又不痊愈，迁延时日等僵持状态中的阴阳不调、气血不和证。故用调和法，调和是调顺气血来解除病邪尤其是缠绵痼疾，一般多用于疾病发展中的一个阶段，调和中也有侧重，然误用调和法轻者贻误病情，迁延难愈，甚则引邪入里，或变生他症。方中用忍冬藤、鸡血藤等，藤类主通，循经络，活血通络。生黄芪补气升阳、益气固表、利水消肿、托毒生肌。鬼箭羽通络止痛，用量不可过大，易伤正气。健脾利湿消肿去茯苓皮。对于寒湿凝滞，经络不通，治疗上从温肾健脾燥湿方法入手。本病病程较长，病机变化较复杂，常常出现寒热交错，虚实夹杂等变化，在临床上注意真寒假热、真热假寒或上热下寒等现象。

案4患者为寒冷性多形红斑，以青年女性多见，每到寒冷季节发病，皮疹呈多形性，其特征性损害是呈靶形或虹膜样红斑。病因复杂，西医学认为是抗原-抗体变态反应，变应原种类甚多，包括各种细菌、病毒、真菌、支原体等，亦与食入变质的鱼、肉类及寒冷气候有关。中医学认为本病属于"猫眼疮""寒疮"范畴，多源于禀赋不耐，素体阳虚，风寒侵袭，郁于肌肤，客于经脉，气滞血凝，经脉闭阻，瘀而为疮。病机主要为"阳虚""风寒""血瘀"三个方面。《素问·调经论》曰："血气者，喜温而恶寒，寒则泣而不能流，温则消而去之。"麻黄附子细辛汤出自张仲景《伤寒论》，是为素体阳虚、复感风寒之证而设，方中麻黄解表疏风散寒；附子大辛大热之品以温经助阳；细辛辛温善走窜，通彻表里，既能祛风散寒助麻黄解表，又可助附子内散阴寒以温阳，使表里之寒速解。补阳还五汤出自王清任《医林改错》，是为气虚血瘀证而设，方中重用黄芪甘温益气升阳，使气旺血行；当归活血通络而不伤血；川芎、红花、桃仁、赤芍助当归活血祛瘀而养血；地龙善走窜通经活络祛瘀。两方合用，标本兼治，直中寒冷性多形红斑之病机，因而获得满意疗效。

案5由湿热所致，内为脾虚生湿生热，外为湿热之邪侵袭或内外邪相合形成湿热蕴结证。治宜清热利湿，解毒止痒。方中龙胆草大苦大寒，上泻肝胆实火，下清下焦湿热，泻火除湿，两擅其功；黄芩、栀子皆苦寒，入肝胆三焦经，泻火解毒，燥湿清热，加强清热除湿之力；车前子清热利湿，导湿热从水道排除；然肝为藏血之脏，肝经有热，本易耗伤阴血，方用苦寒燥湿，恐再耗其阴，故用生地黄、当归滋阴养血以顾肝体，使邪祛而不伤正；肝性喜条达而恶抑郁，火邪或湿热内郁则肝气不舒，且方用苦寒渗利，也能抑其条达，故又用柴胡疏畅肝胆气机以顾肝用，并引诸药归于肝胆；白术补气健脾，燥湿；蒲公英清热解毒；马齿苋清热解毒，收敛；甘草调和诸药，并有防苦寒败胃之用。全方共奏清热利湿，解毒止痒之功。

案6患者由素体营血虚寒，禀赋不足，复受风寒，营卫失和，阻于肌肤所致，故以阳和汤加味治疗。方中熟地黄、当归、鹿角胶养血和营，使肌肤得以濡润；姜炭、细辛破阴和阳，温经通脉，使阳气得以布达四末；桂枝散寒解肌，白芍敛阴和营，二者合用，一散一收，调和营卫，解表散邪；麻黄与白芥子合用，既可通阳散寒、宣通气血，又可制熟地黄、鹿角胶之腻，于补养之中又有温通之义；麻黄与桂枝合用，辛温解表，疏风散寒，以祛外邪；荆芥、防风疏风散邪止痒；甘草调和诸药。全方共奏温阳补血、调和营卫、散寒祛邪、疏风止痒之功，使阳复血充，寒祛风除，荣卫调和，病自告愈。

六 参考文献

1.陈丽娜，王玉玺.王玉玺治疗多形性红斑经验.实用中医药杂志，2013，29（2）：117.

2.王弦聪，吕培文.吕培文辨证论治多形性红斑临床经验.中国中医药现代远程教育，2014，12（15）：23-24.

3.施向红.麻黄附子细辛汤合补阳还五汤治疗寒冷性多形红斑56例.中国医疗前沿，2009，4（22）：18.

4.周宝宽.审证求因治疗多形红斑.辽宁中医药大学学报，2011，13（9）：21.

5.徐保来.加味阳和汤治疗寒冷性多形红斑36例.国医论坛，2005，20（2）：36-37.

❀ 牛皮癣 ❀

概述

　　牛皮癣是一种皮肤状如牛项之皮，厚而且坚的慢性瘙痒性皮肤病。因其好发于颈项部，又称摄领疮。因其缠绵难愈，又称顽癣。其特点是：皮损多是圆形或多角形的扁平丘疹融合成片，剧烈瘙痒，搔抓后皮损肥厚，皮沟加深，皮嵴隆起，易形成苔藓样变。相当于西医学的神经性皮炎，又称慢性单纯性苔藓。西医学认为神经性皮炎是一种常见的慢性皮肤神经功能障碍性皮肤病，病因尚不清楚，可能与神经精神因素、胃肠道功能障碍、内分泌失调、饮食、局部刺激等内外因素有关。

二 病因病机

　　初起，多为风湿热邪阻滞肌肤或硬领等外来不良刺激引起；病久耗伤阴液，营血不足，血虚生风生燥，肌肤失养而发；肝火郁滞，情志不遂，郁闷不畅，或劳累，情绪紧张，心火上炎，致气血失和，凝滞肌肤，易成为重要的诱发因素，致病情反复发作。

三 诊断要点

临床表现

　　好发于颈项、额部，其次为尾骶、肘窝、腘窝，也可见于腰背、两髋、外阴、肛周及四肢等处。多对称分布，亦可沿皮纹或皮神经分布呈线状。皮损初起为有聚集倾向的扁平丘疹，干燥、结实，皮色正常或浅褐色，表面有光泽。久之融合成片，皮肤增厚干燥成席纹状，伴少许脱屑。长期搔抓可致苔藓样变。自觉剧烈瘙痒，夜间尤甚。呈慢性病程，易反复发作。

④ 治疗原则与调护要点

1. 本病治疗以疏风清热、养血润燥为治则。

2. 避免精神刺激，保持稳定的情绪。

3. 避免食用辛辣刺激性食物。

4. 忌搔抓、热水烫洗等不良刺激。

⑤ 验案赏析

【验案 1】

张某，男，42 岁。2010 年 7 月 3 日初诊。

主诉：颈部皮疹伴瘙痒 3 个月。

病史：3 个月前无明显诱因颈后出现一钱币大的红斑，颜色淡红，瘙痒明显，患者反复搔抓，皮疹渐渐扩大遍及颈后，平素急躁易怒，眠欠安，饮食、二便尚可。

查体：颈后见融合成片的扁平丘疹，皮肤肥厚、干燥，呈苔藓样变，可见表皮剥脱。舌红、苔黄、脉弦数。

诊断：牛皮癣（血热生风，气血凝滞）。

治则：重镇息风，清热活血止痒。

处方：灵磁石（先煎）30g，代赭石（先煎）30g，紫贝齿（先煎）30g，生牡蛎（先煎）30g，石决明（先煎）30g，瓦楞子 30g，生地黄 15g，牡丹皮 10g，生槐花 15g，紫草 10g，白茅根 30g，丹参 15g，当归尾 10g，川芎 10g，鸡血藤 15g，白鲜皮 10g，浮小麦 30g。

常法煎服。同时局部涂抹适量湿毒软膏及哈西奈德乳膏，每日 2 次。

二诊：服药 14 剂，无明显效果，原方去川芎，加入蒺藜 10g，白芍 15g，苦参 10g，蛇床子 10g。续服 14 剂。

三诊：患者自觉瘙痒缓解，继续以上方加减治疗 6 个月，缓缓收功。

（周克伟）

【验案 2】

郭某，女，23 岁。2010 年 11 月 12 日初诊。

主诉：头颈、双上肢、腹背部起皮疹伴瘙痒 2 个月。

病史：患者素体喜冷怕热。2 个月前感觉耳后及后颈发际处皮肤瘙痒，未予重视，此后皮肤瘙痒逐渐扩展到头皮、双上臂、腹部及后背，并且瘙痒逐渐加重，入夜尤甚，难以入睡。患者苦于瘙痒，便到某皮肤病医院就诊，诊断为神经性皮炎，给予口服复方青黛散，外用尤卓尔（丁酸氢化可的松）软膏。用药 1 个月余，症状未见减轻。

查体：头皮、耳后及后颈发际处、双上臂、腹部及后背遍布绿豆大小之丘疹，顶部扁平，多呈圆形，红色，大片丘疹密集融合成斑片，斑片边界清楚，大小不等，心烦口渴，舌红苔薄黄，脉弦数。

诊断：牛皮癣（血热生风证）。

治则：清热凉血解毒，祛风止痒。

处方：金银花 15g，生槐花 40g，白茅根 30g，生地黄 25g，防风 12g，牡丹皮 15g，赤芍 12g，蒲公英 15g，黄连 9g，栀子 12g，蒺藜 15g，露蜂房 15g，蝉蜕 12g，乌梢蛇 12g，升麻 15g。4 剂，水煎服，日 1 剂，分 2 次服。服药期间注意调情志，勿食辛辣、海产品，宜穿纯棉衣服等。

二诊（2010 年 11 月 20 日）：经治疗后瘙痒明显减轻，头皮、耳后及颈部、双上臂、腹部及后背丘疹较前变平，颜色变淡，丘疹密集融合成的斑片逐渐减小。效不更方，拟上方加地肤子 15g 祛风止痒，又进 16 剂，瘙痒止，丘疹消，大量鳞屑脱落，先前皮损处皮肤较正常皮肤发白，诸症消失。

（宋晶晶）

【验案 3】

李某，女，49 岁。2012 年 7 月 3 日初诊。

主诉：颈项、腰骶、肘窝、腘窝起皮疹伴瘙痒 1 个月。

病史：1 个月前，患者颈项部起丘疹，瘙痒剧烈，未行诊治，不断搔抓，皮疹逐渐增多，自行外用酒精涂擦，病情不见好转，渐发现骶尾及肘窝、腘窝处出现皮疹，瘙痒难耐，夜间尤甚。病来伴失眠多梦，烦躁易怒，胸胁胀闷。

查体：颈项、骶尾、肘窝、腘窝处见密集成片的针头至米粒大小的多角形扁平丘疹，色较红，坚实，表面有光泽，苔藓样变。舌质红，苔黄，脉滑数。

诊断：牛皮癣（肝郁化火）。

治则：疏肝理气，清肝泻火。

处方：龙胆草20g，栀子15g，黄芩15g，黄连5g，柴胡20g，白芍20g，生地黄15g，牡丹皮15g，陈皮20g，白鲜皮20g，荆芥20g，钩藤15g，蒺藜20g，甘草10g。上方每日1剂，水煎300mL，分3次口服，嘱忌辛辣刺激性食物，调节情志。配合白鲜皮30g、防风30g、马齿苋30g、金银花30g、甘草50g水煎外洗。

二诊（2012年7月10日）：患者瘙痒有所减轻，丘疹较前转平，色较前转淡，表面伴少许脱屑。夜眠仍欠佳。舌质红，苔薄黄，脉弦。四诊合参，患者火热之征减轻，原方基础上去龙胆草、栀子，加赤芍15g、玄参15g、珍珠母30g以凉血活血化瘀消斑，佐以重镇安神。

三诊（2012年7月24日）：患者瘙痒明显减轻，丘疹转平，部分消退，色淡，无脱屑。夜眠改善，心烦易怒等症明显改善。舌质淡红，苔薄白，脉弦。原方去黄连、荆芥、白鲜皮，加当归15g。外洗方中去马齿苋，加桃仁20g、透骨草30g外洗。继续口服、外洗，再行用药半个月后，皮疹基本消退。

（王　敏）

【验案4】

王某，女，42岁。2011年8月2日初诊。

主诉：颈部瘙痒2年。

病史：自述 2 年前颈部皮肤瘙痒，搔抓后皮肤逐渐出现绿豆大小的扁平丘疹，呈椭圆形，经常搔抓，后局部皮肤增厚，伴剧烈瘙痒。曾用外用药物治疗效果欠佳。

查体：颈部可见一块直径约 2cm 的肥厚性皮损，状如牛皮，苔藓样变，淡褐色，边界清楚；偶感心悸，夜寐差，纳可，二便调。舌淡，苔薄白，脉细数。

诊断：摄领疮（心血亏虚证）。

治法：滋阴养血，安神止痒。

处方：天王补心丹加减处方：生地黄 30g，煅龙骨、煅牡蛎各 20g，当归、五味子、酸枣仁、柏子仁、丹参各 15g，牡丹皮、赤芍、天冬、麦冬、玄参、茯苓、远志各 10g，桔梗、炙甘草各 6g。每天 1 剂，水煎，温服。

二诊（一周后）：瘙痒减轻，睡眠好转，原方续服 7 剂，并嘱睡前用少量药汁外洗患处。

三诊（一周后）：瘙痒明显好转，肥厚皮损变薄，原方去煅龙骨、煅牡蛎，加蒺藜 15g，白鲜皮、僵蚕、天花粉各 10g，砂仁 6g。服药后痒减轻，皮损缩小变薄而软。继服 21 剂后，皮损消退，定期门诊复查调养。

（高志莉）

【验案 5】

金某，男，38 岁。2007 年 9 月 12 日初诊。

主诉：全身瘙痒 3 年。

病史：自述 3 年前颈部及肘部瘙痒，不久全身多处均出现瘙痒。晚间痒剧，虽经治疗，未见显效。

查体：腰部、后背、下肢伸侧、肛周均成苔藓样变，粗糙肥厚，淡褐色。舌胖有齿痕，苔薄白，脉濡缓。

诊断：顽癣（风湿蕴肤）。

治法：祛风利湿，清热止痒。

方药：自拟祛风止痒汤。药用：防风 10g，荆芥 10g，蝉蜕 10g，苦参

10g，黄柏 10g，白鲜皮 10g，蒺藜 10g，当归 10g，生地黄 10g，全蝎 5g，炙甘草 10g，上方口服及外洗。

二诊：上方用 7 剂，痒有所减轻，失眠，上方加生龙骨 30g、炒枣仁 10g，继续口服及外洗。

三诊：上方用 14 剂，痒明显减轻，皮肤变薄变软，睡眠尚可，二便通。上方继续口服及外洗。

四诊：上方又用 21 剂，只剩肛周皮损，其他部位皮损基本消失。上方去全蝎，继续口服及外洗巩固疗效。

（周宝宽）

【验案 6】

王某，男，23 岁。2013 年 7 月 3 日初诊。

主诉：左颈部瘙痒伴失眠 1 周。

病史：自诉左颈部觉阵发性瘙痒，左颈部及上嘴唇右侧以手抚摸粗糙、刮手。昨日夜间再次整夜失眠，遂坐起看书，至凌晨 4 时忽觉手足背及手臂如蚊叮般瘙痒难耐，搔之不解。今早发现右唇处皮损范围明显扩大，遂前来诊治。

查体：左颈部一钱币大小苔藓样变皮损，肤色如常。右上唇黏膜处约 2.5cm×3cm 大小的粗糙皮损。舌苔薄白，脉细，右寸部尤弱。

诊断：牛皮癣（营卫不和）。

治法：调营发汗。

方药：桂枝汤加减：桂枝 10g，白芍 15g，生姜 6g，防风 25g，党参 25g，麦冬 10g，法半夏 10g。嘱患者服药后避空调及风扇，以得微汗为佳。

二诊：服药 2 剂后，患者夜寐即改善。

三诊：服药 7 剂，患者颈部皮损基本消退，唯述舌舔右唇时，稍觉粗糙。

（罗岱霖）

【按语】

总的来说，情志内伤、风邪侵扰是牛皮癣的诱发因素，营血失和、气血凝滞为其病机。总的治疗原则以疏风清热除湿、养血活血润燥为主。牛皮癣发病，与心、肝两脏关系最为密切。临床上依据中医辨证，多佐以平肝疏肝，清心安神之法。

案1患者烦躁易怒、失眠、瘙痒，为肝阳上扰、心神不宁，故以灵磁石、代赭石等重镇潜阳、安神、止痒；以蒺藜、白芍、当归养血柔肝、平肝、敛肝，标本兼顾；皮损颜色淡红、舌红、苔黄、脉弦数为体内血分蕴热，以生地黄、生槐花、紫草、白茅根等专事清热凉血；皮肤肥厚为有形之邪，多为血瘀，瘀久肌肤失养则皮肤干燥、粗糙，养血活血以川芎、丹参、当归尾、鸡血藤为主。现代医学认为，神经性皮炎的发生与神经精神因素有关，多数病人有头晕、失眠、烦躁易怒、焦虑不安等神经衰弱症状，可予镇静剂治疗，中药重镇安神药物具有平肝潜阳、镇惊安神的功效，现代药理研究发现，这些药物不仅有镇静作用，还具有抗过敏作用。庄老用重镇安神药旨在重镇安神、止痒，缓解焦虑症状，随着瘙痒的缓解、夜寐的改善，减少患者搔抓的频率和强度，阻断神经性皮炎"愈抓愈痒－愈痒愈抓－愈抓愈厚"的恶性循环。

依据案2患者素体喜冷怕热，心烦口渴，疹出色红，观其舌脉，辨之为瘀热内伏，血分蕴热毒证。患者情志不畅，郁怒伤肝，肝失疏泄，气郁化火，肝火、心火内炽，心火太过即为毒，火毒伏于营血，不得外泄，生风损伤脉络。所以治疗时应以祛风止痒为标，泻火解毒为本，方中清热解毒之药金银花、土茯苓、生槐花、蒲公英、黄连、栀子、升麻用量较大，即是泻火解毒；生地黄、赤芍药、牡丹皮、白茅根凉血，清血中伏热，加强解毒之功，血热生风，风邪善行而数变，以防风、升麻、露蜂房、蝉蜕、乌梢蛇、地肤子、蒺藜等搜风、祛风、散风止痒，共奏泻火解毒，祛风止痒之功。

案3患者正处于更年期，平素心烦胸闷胁痛、失眠多梦，考虑本患者发病由于情志失调，郁闷不舒，郁久化火，肝火炽盛，肝郁火旺，气血运行不畅，阻滞肌肤而发。治疗上以疏肝理气、清肝泻火为主，予龙胆泻肝汤合逍遥散治之。方中龙胆草、栀子、黄芩、黄连苦寒泻火；生地黄、牡丹皮凉血清热；荆芥、白鲜皮清热除风止痒；柴胡、白芍、陈皮疏肝平肝理气；钩藤、蒺藜平肝祛风止痒。外洗方以清热祛风止痒为主。但情志内伤为其发病的诱发因素，营血失和、气血凝滞为其主要病机，故急则治其标，初诊以清热疏肝泻火为主，待瘙痒减轻，病情有所好转后，加赤芍、玄参、当归等清热散瘀之品以治其本。

案4作者认为，心血亏虚、血热阴伤是本病重要的病机之一，本病应在辨证论治的基础上注重从心论治。在临床上采用以天王补心丹为基础方加减。方中重用甘寒之生地黄，入心养血滋阴，壮水以制虚火，为君药。天冬、麦冬、玄参滋阴清热；酸枣仁、柏子仁养心安神；当归补血润燥，共助生地黄滋阴补血，并养心安神，俱为臣药。茯苓、远志养心安神；五味子之酸以敛心气，安心神，止痛痒；丹参清心活血，合补血药使补而不滞，则心血易生，以上共为佐药。桔梗为舟楫，载药上行以使药力缓留于上部心经，为使药。本方配伍标本兼治，诸药共奏滋阴清热、养血安神之功。首先在组方中酌加重镇酸甘之品，如龙骨、牡蛎，以镇心安神、清热止痒。而酸能收缓敛散，甘能缓急调中，对于瘙痒剧烈者可酌加乌梅五味子以止痒。其次，本病耗伤阴液，营血不足，血虚易生风生燥，但应慎用风药，避免发散太过，耗血伤阴；而采和营养血之法，酌加夜交藤、合欢皮等药物，即"治风先治血，血行风自灭"之意。最后，由于本病的发生与心关系密切，故在处方中应酌加入心经的药物（如莲子心）或是依据皮疹部位不同酌加引经药以提高疗效。临床上，皮疹偏于颈项部，加葛根、夏枯草；偏于上肢，加金银花、姜黄；偏于下肢，加牛膝、杜仲；骶尾部加黄柏。

案5作者认为本案属于风湿蕴肤型神经性皮炎，风湿热之邪阻滞肌肤及外来机械性刺激，致气血运行失调，肌肤失于濡养而成。治宜祛风利湿，清热止痒。本方由消风散化裁而成。方中荆芥、防风、蝉蜕开发腠理，透解郁滞肌肤的风热之邪而止痒，乃"痒自风来，止痒必先疏风"之意；苦参、黄柏清热燥湿；当归和营活血，生地清热凉血，二药有"治风先治血"之意；白鲜皮清热燥湿，祛风解毒；蒺藜平肝疏肝，祛风止痒；全蝎搜风通络，攻毒散结；甘草解毒和中，调和诸药。全方共奏祛风利湿，清热止痒之功。

案6作者认为不论风、湿、热邪，或是肝郁化火、血虚生风，导致神经性皮炎瘙痒症状的发生，最终都离不开营阴卫阳失和。以本案为例，失眠导致神经性皮炎症状加重或复发，究其根本原因在于阴阳二气不得顺通，以致营卫失调，卫阳拂郁，气血周行不利，故致身痒。若病程稽延日久，气血壅滞于局部，则导致皮损增厚，渐呈苔藓样变。加之神经性皮炎或可因汗水浸渍而症状加重，或可因皮损处肥厚、角化过度而局部出汗减少或消失，亦恰属于八法中"汗"法之适应范围，可调其营卫，以汗法解之。临证须辨证求因，不可囿于清热凉血祛风之法，亦不可盲目照搬经验。本例患者，病程短暂，病势相对轻浅，因而投以调和营卫发汗法得以速效而愈。至于病程日久，或耗伤阴血者，则应随其病机变化随证治之。神经性皮炎患者多受情志因素影响，每睡眠不佳辄皮肤瘙痒、皮损增厚等症状加重。《灵枢·邪客》载："营卫之行不失其常，故昼精而夜瞑"，倘若不得睡眠，则"卫气者昼日行于阳，夜行于阴……不得入于阴，阴虚，故目不瞑"。该病例中患者接连失眠，阳不入阴，导致营卫之气不调，故卫气逆于皮肤分肉之间，阻滞经络气血不通。至后半夜凌晨4时，乃阴衰而阳受气之时，卫气郁于肌表且愈发隆盛，不得出，不得入。如《伤寒论》第23条"以其不能小汗出，身必痒"，卫气久而壅滞，气血不通，故皮损渐厚。该患者证属营卫失调，卫气壅滞。治当调和营卫，取微汗得宜。方中桂枝汤调和营卫，患者右寸小弱，故加防风、党参益气祛风；又时处盛夏，故加麦冬以清心安神。

(六) 参考文献

1. 周克伟. 庄国康重镇活血法治疗皮肤病验案举隅. 江苏中医药杂志, 2014, 46 (1): 51-52.

2. 宋晶晶, 徐飞. 常风云治疗神经性皮炎医案举隅. 河南中医, 2011, 31 (6): 676.

3. 高志莉. 从心论治神经性皮炎. 新中医, 2012, 44 (6): 188-189.

4. 周宝宽. 辨证论治神经性皮炎经验. 辽宁中医药大学学报, 2011, 13 (5): 21-22.

5. 罗岱霖. 调营发汗法治疗神经性皮炎验案举隅. 湖南中医杂志, 2014, 30 (3): 83-84.

第五章

肛门直肠疾病

⟨⟩ 内 痔 ⟨⟩

(一) 概述

内痔是生于肛门齿线以上，直肠末端黏膜下的静脉丛扩大、曲张所形成的柔软的静脉团。以便血、痔核脱出及肛门不适感为临床表现，是肛门直肠病中常见的疾病。内痔好发于肛门右前、右后及左侧。西医学认为直肠静脉属门脉系统，无静脉瓣，血液受重力作用不易回流，静脉回流易受障碍。直肠血管在不同高度穿过肌层，受粪块压迫及直肠肛门肌肉收缩，影响血流回流。另外，还有"血管增生""肛垫下移"学说。

(二) 病因病机

内痔的病因主要为脏腑虚弱，兼因久坐久立，负重远行，或长期便秘，或泻痢日久，或临厕久蹲，或饮食不节，过食辛辣醇酒厚味，都可导致脏腑功能失调，风湿燥热下迫大肠，瘀阻魄门，瘀血浊气结滞不散，筋脉懈纵而成痔。日久气虚，中气下陷，不能摄纳则痔核脱出。

(三) 诊断要点

1. 临床表现

初期常以无痛性便血为主要症状，血液与大便不相混合，在排便时出现手纸带血、滴血或射血。出血呈间歇性，由于饮酒、过劳、便秘、腹泻等诱因常使症状加重，出血严重者可出现继发性贫血。随着痔核增大，在排便时脱出于肛门外，可自行还纳，随着病情加重，痔核不能回纳，需用手送回。大部分患者常伴有便秘，由于内痔持续脱出时有分泌物溢出，刺激肛门部皮肤，并可有肛门坠胀感及肛门瘙痒，甚至可出现肛门湿疹。

2. 专科检查

指诊可触及柔软、表面光滑、无压痛的黏膜隆起，肛门镜下见齿线上黏膜呈半球状隆起，色黯紫或深红，表面可有糜烂或出血点。

3. 实验室及辅助检查血常规

白细胞总数中性粒细胞比例一般无明显变化。长期便血若不及时治疗，可引起红细胞及血红蛋白下降，导致缺铁性贫血。

（四）治疗原则与调护要点

1. 治疗目的是消除或缓解其症状，不治疗没有症状的痔。中医治疗实证以清热利湿、止血为主，虚证采用补中益气、止血为主。

2. 养成每天定时排便的良好习惯，排便时蹲厕时间不宜过长。

3. 忌食辛辣之品，多食蔬菜水果及粗纤维食物。

4. 避免久坐久立，坚持做提肛运动。

（五）验案赏析

【验案 1】

刘某，男，62 岁。1994 年 11 月 3 日初诊。

主诉：便后出血 3 年，伴大便时肛门坠胀，痔核脱出肛门。

查体：肛门括约肌松弛，截石位齿线以上 3 点、5 点、7 点、9 点、11 点见黏膜隆起，表面粗糙不平，质软，色黯红，触诊易出血。面色萎黄。舌淡有紫气，脉细无力。

诊断：内痔（脾虚气陷）。

治则：益气升提，化瘀止血。

处方：补阳还五汤加味：黄芪 60g，当归尾 12g，赤芍 9g，地龙 9g，川芎 9g，桃仁 9g，红花 6g，升麻 6g，地榆炭 12g，仙鹤草 12g。

上方每 1 剂，水煎服，7 剂。服药后精神佳，便血止，肛门坠胀减轻，痔核未见脱出。上方去地榆炭、仙鹤草，再服 14 剂，直肠镜检查痔核消失，追访 1 年余未见复发。

（汪平洋）

【验案 2】

陈某，男，67 岁。1985 年 4 月 7 日初诊。

主诉：便后肛门出血 30 余年，血淡色清，量时多时少，不感疼痛，肛门坠胀不适，平素大便质干。伴头晕目眩，神疲乏力，面色萎黄，纳谷不馨。

查体：胸膝位齿线上 3 点、7 点 I 期内痔，9 点 I 期内痔，表面糜烂出血。舌淡苔白，脉细无力。

诊断：内痔（脾虚气陷）。

治则：益气健脾摄血。

处方：补中益气汤加减。炙黄芪 15g，升麻、柴胡各 3g，炙甘草、党参、当归、焦白术、陈皮、制首乌、槐花炭、地榆各 10g，上方 10 剂。

服药后大便通畅，便血减轻，饮食尚可，体力渐增。

二诊原方再进 10 剂，三诊便血已止，诸症渐好，原方去槐花炭、地榆，再进 10 剂巩固疗效。一年后随访，其人面色红润，精神饱满，便血未再复发。

（王建民）

【验案 3】

张某，男，48 岁。1989 年 10 月初诊。

主诉：大便间断带血 1 年余。

病史：该患者于发病初曾在某医院进行肛门镜检查，诊断为 I 期内痔，内服地榆槐角丸，稍有好转。以后每因劳累或吃刺激性食物即发生大便带血，近日加重，大便时有 4～5 个鲜红色肿物脱出肛门外，出血量较多，便后可自行回纳，伴有坠胀感、无疼痛。

肛门镜检查：齿线上方3点、7点、9点、11点处各有1个杨梅大的鲜红色肿物，表面黏膜粗糙，触之柔软易出血。

诊断：内痔。

治则：化瘀缩痔、收敛止血。

处方：麝香消痔散（麝香、明矾、山羊血、冰片、血竭、乳香等中药制成）。据痔核大小，选用牙科搅拌刀或敷料镊子柄，取药粉0.2～0.8g（以覆盖整个痔核为宜）直接涂抹按压在痔核表面上，然后每个痔核再用止血钳轻轻钳压1～2分钟，使药粉紧粘在痔核表面，钳压时若痔核出血，再取药粉少许按压在出血处即可止血。每5天上药1次，3次为1个疗程。

按上法上药1次，出血停止，上药3次脱出的内痔还纳。肛门镜检查：痔核基本萎缩。1年后随访，病未复发，肛门镜检查痔核消失。

（高社光）

【验案4】

张某，女，33岁。2008年8月13日初诊。

主诉：间歇性便血5年。

病史：5年来间歇性便血，色鲜红，染便纸，时滴沥而下。曾多次用栓剂塞肛治疗，效果均不明显。每年发病5～6次。现又发便血，色鲜红，滴沥而出就诊。

查体：肛门指诊未及肿块，指套无染血。舌红苔黄腻，脉滑数。

肛门镜检查：截石位，肛缘无赘皮增生，无红肿及外瘘口。肛镜下齿线上3、7、11点黏膜隆起，潮红，少许糜烂。

诊断：内痔（湿热下注）。

治则：疏通经络、调和气血。

处方：挑治法。患者暴露背部，俯卧床上，在第七胸椎以下，骶部以上，两侧腋后线之间的范围内寻找痔点。痔点呈圆形或椭圆形，稍突出于皮肤，针尖大小，略带色素，多呈灰色、黯红色、棕褐色或淡红色，压之不褪色。痔点不明显时可用手掌在背部摩擦，痔点多变红润，如找到数个，以靠近下部为准。如找不到，可取大肠俞穴或周围压痛点，为针挑点。用碘酒或酒精常规消毒，三棱针挑破痔点皮肤，针的方向与脊柱平行，使创口长约 0.5cm，深 0.2～0.5cm，可挑出白色透明纤维样物（状如细麻线）将其挑尽为好。每周 1 次，2 次为一个疗程。经治疗 2 次后便血症状消失，随访 1 年未见复发。

（郭之平）

【验案 5】

武某，男性，56 岁。2001 年 7 月 15 日初诊。

主诉：便后肛内有物脱出 1 年，加重 1 周。

病史：1 年前每因劳累、大便时间稍长即有内痔脱出，可自行还纳，严重时需用手托回。1 周前坐长途车后，痔嵌顿不易托回，肿胀疼痛。神疲乏力、纳少。

查体：痔核嵌于肛门口，色黯红。舌淡苔白、脉弱。

诊断：内痔（气虚血瘀）。

治法：补气行血。

处方：十全育真汤加减：生黄芪 30g，白术 10g，党参 15g，生山药 10g，丹参 20g，三棱 10g，莪术 10g，玄参 10g，生牡蛎 10g。每日 1 剂，早晚分服。

用药 1 周，肛周肿消痛减，痔嵌顿回复。但大便时仍有内痔脱出。继用中药内服，每日 1 剂，早晚分服，共 30 剂。2 个月后内痔已不脱出。2006 年 7 月、2010 年 7 月分别随访 2 次未复发。

（秦永河）

【验案 6】

刘某，男，46 岁。2012 年 7 月 24 日初诊。

主诉：便血 2 年余，加重 2 天。

病史：2 年来病情反复，时好时坏，过食辛辣燥热之品则发病，患者述 4 天前饮酒及食辛辣物，大便秘结，排便困难，便血且血色鲜艳，呈滴出状。排便时痔核脱出，便后可自行复位，伴疼痛，坐卧不安，口干口苦，尿黄赤、短、不畅。

查体：肛检见齿线上方截石位 7、11 点内痔突起，7 点充血明显。舌红苔黄燥，脉洪。

诊断：内痔（血热肠燥型）。

治法：宜凉血止血、润肠通便。

处方：槐花 15g，地榆 15g，黄芩 10g，佩兰 12g，防风 12g，侧柏叶 15g，紫珠 25g，蒲公英 15g，生地黄 15g，当归尾 9g，天花粉 12g，火麻仁 15g，郁李仁 15g，枳壳 12g，甘草 6g，每日 1 剂，共 6 剂。配合熏洗坐浴外治法：明矾 20g，芒硝 35g，五倍子 30g，蒲公英 40g，毛冬青 30g，两面针 30g，薄荷 20g（后下），水煎熏蒸，每日 2 次，每次 20～30 分钟，连用 6 日。

二诊：出血止，大便变软，原方去火麻仁、郁李仁、枳壳，生地黄加至 16g，再加熟地黄 15g，白芍 15g，滋阴养血，防清热太过耗伤阴液，6 剂以善后，巩固疗效，随访服药后无其他症状。

（卢锦东）

【按语】

内痔的发病原因与人体全身脏腑、经络、气血、阴阳的病理变化是密切相关的。脏腑亏虚、气血不足是内痔的发病基础，诚如《丹溪心法》所说："痔者，皆因脏腑本虚，外伤风湿、内蕴热毒、醉饱交接，多欲自戕，以致气血下坠，结聚肛门，宿滞不散而冲突为痔者"。西医学认为，内痔的发生主要是体内调节机能失常，解剖生理上的缺陷，加上各式各样的外在诱因，如年龄、风俗、习惯、气候、怀孕、饮食、先天禀赋、消化系统疾病等情况，产生一系列的病理变化。它的病因病机是多方面的，也可是全身疾病的局部表现。

案1作者认为，老年人患内痔多由于年老体衰，气虚无力推动血行，继而产生血瘀，导致"筋脉横解"而产生内痔，脾气亏虚，中气下陷致内痔脱出。其病因与中医气虚下陷、气血瘀滞、固摄失司的认识相吻合。故其治疗应以益气活血为主，补阳还五汤出自清代名医王清任的《医林改错》，为气虚血瘀证而设，黄芪乃性味甘温之补气要药，故方中重用黄芪以大补患者元气。中医认为气为血帅，气行则血行，气滞则血瘀，所以首先必须行气，气旺则血行，然后才能活血化瘀。当归性味甘辛温，之所以不取整个当归而独取当归尾，是因为当归身以补血为主，而当归尾则以活血化瘀为主。赤芍性味苦凉，能活血祛瘀，清热凉血。川芎性味辛温，能活血行气，祛风止痛。桃仁性味甘平，能破血祛瘀，润燥滑肠。红花性味辛温，能活血通经，祛瘀止痛。地龙即蚯蚓，性味咸寒，能清热止痉，通络除痹。诸药互相配伍，可使气旺血行，瘀去络通，诸症自可渐愈。

案2作者认为内痔便血多属湿热下迫，便血日久，气血俱虚，气虚统摄无权则便血加重，血出气耗更致气虚，如此往复，气血俱亏。补中益气汤是金元名医李东垣在《脾胃论》中甘温除热、升阳益脾学说的代表方剂。本方是为饮食劳倦，损伤脾胃，以致脾胃气虚、清阳不升之证而设。根据《素问·至真要大论》"下者举之"的治疗原则，以益气升阳、调补脾胃而立法。本方补中升阳之品首推黄芪。《本草正义》说："黄芪，补益中土，温养脾胃，凡中气不振，脾土虚弱，清气下陷者最宜。"故本方重用黄芪作为君药，取其既可补中益气，升阳举陷，又能补肺实卫，固表止汗。方中人参"补五脏，安精神"（《神农本草经·卷上》），为补气要药，因较之黄芪更侧重于补益脾胃，故《得配本草》说："肌表之气，补宜黄芪；五内之气，补宜人参。"甘草，"炙用温而补中，主脾虚滑泄，胃虚口渴，寒热咳嗽，气短困倦，劳役虚损，此甘温助脾之功也"。由于中气渐充，清阳得升，则内热可除。上述人参、白术、甘草三味，甘温补中之品，与黄芪相辅相成，则补气健脾之功益著，均为本方臣药。气虚日久，必损及血，故本方又配伍甘辛而温的当归补养阴血。本方用之既有补而不滞之长，又不悖立法甘温之旨，加之得参、芪、术、草益气生血之助，补血之力益彰。清阳当升不升，则浊阴当降不降，升降失常，清浊相干，气机不畅，故配伍陈皮调理气机，以助升降之复，使清浊之气各行其道，并可理气和胃，使诸药补而不滞。上述诸药合用，可使脾胃健运，元气内充，气虚得补，气陷得举，清阳得升，则诸症可除。

案3为作者的科研配方，由麝香、明矾、山羊血、冰片、血竭、乳香等中药加工配制而成。麝香为鹿科动物林麝、马麝、原麝等成熟雄体香囊中的干燥分泌物，具有开窍醒神、活血通经、止痛散瘀、催产、辟秽的功效。明矾又名白矾，是明矾石的提炼品。明矾性寒味酸涩，具有较强的收敛作用。中医学认为明矾具有解毒杀虫，燥湿止痒，止血止泻的功效。山羊血能活血、散瘀、通络、解毒，治吐血，衄血，便血，尿血，痈肿。冰片通诸窍、散郁火、去翳明目、消肿止痛；配没药，其活血破瘀之力增强，用于瘀血肿痛；该药具有收敛止血、消肿定痛、除湿止痒等功效。药物通过痔核表面组织渗透到痔体内部，使内痔静脉丛逐渐收缩闭塞，内痔萎缩消失。

案4作者认为，人体经络既是经气流通的渠道，又是外邪侵入和反映疾病的通路。人体是一个有机整体，经脉相互络属，故人体疾病包括内痔在经络循行体表处会有相应的变化。作者取肾俞与大肠俞之间的"痔点"或皮肤异点行挑治治疗，可起到疏通经络、调和气血的作用。经络通达，瘀滞聚肿消散，气血得以调和，肛肠局部血液循环获得改善，瘀祛新生，内痔可愈。

案5系作者从气血亏虚立论治疗内痔。作者认为脏腑本虚，静脉壁薄弱，导致脏腑功能失调，风燥湿热下迫，气血瘀滞不行，阻于魄门，结而不散，筋脉横解而生痔。基于气虚血瘀的病理特点，采用十全育真汤补气行血的方法治疗痔嵌顿。十全育真汤出自张锡纯的《医学衷中参西录·治阴虚劳热方》，由野台参、生黄芪、生山药、知母、玄参、生龙骨、生牡蛎、丹参、三棱、莪术十味药组成，其主要功用为补气健脾、养阴益肾、活血化瘀。张锡纯释"十全育真汤"组方时云："方中用黄芪以补气，而即用人参以培元气之根本。用知母以滋阴，而即用山药、玄参以壮真阴之渊源。用三棱、莪术以消瘀血，而即用丹参以化瘀血之渣滓。至龙骨、牡蛎，若取其收涩之性，能助黄芪以固元气；若取其凉润之性，能助知母以滋真阴；若取其开通之性，又能助三棱、莪术以消融瘀滞也。"综观此方，融补、破、寒、热、通、涩于一体，补益脾肾、气血、阴阳，消融瘀滞，重在益气化瘀，符合慢性病日久及虚及瘀、虚中夹实、寒热错杂的特点。

案6作者认为内痔的发生为素体阴虚，津液不足，水液调节代谢易受外邪干扰；过食辛燥之食致热邪内蕴，即便量少亦耗伤津液，引发燥证，故体质是引发本病关键因素。大暑发病，湿为夏之主气，尤其在岭南地区，夏季绵长多雨，土卑地湿，湿易侵人体。考虑岭南湿热气候，故用芳香化湿药以祛湿开窍醒脾。采用内外结合，表里同治之法；凉血止血、补阴生津、润肠通便。方中槐花、地榆、黄芩清热凉血止血；蒲公英清热解毒，消肿散结；防风专治肠风便血；紫珠草止血消炎；生地黄、当归尾、天花粉、火麻仁、郁李仁润肠通便；枳壳理气宽肠；加侧柏叶增强凉血止血的功效；黄芩、佩兰化湿醒脾除夏季湿邪；甘草调和诸药。二诊，原方去火麻仁、郁李仁、枳壳避免黏腻通润过度，加生地黄、熟地黄、白芍共奏滋阴养血之功，防止清热太过耗伤阴液。

🦎（六）参考文献

1. 汪平洋. 补阳还五汤加味治疗老年血管肿型内痔 153 例疗效观察. 中医杂志, 1999, 40（3）: 168.

2. 王建民. 补中益气汤治疗肛肠疾病举隅. 安徽中医学院学报, 1989, 8（1）: 38.

3. 高社光. 麝香消痔散治疗内痔 242 例临床观察. 中医杂志, 1992, 33

（11）：44.

4. 熊国华. 痔点挑治法治疗内痔52例. 江苏中医药，2010，42（3）：68.

5. 秦永河，赵富元. 十全育真汤为主在肛肠科的应用经验. 中国中医急症，2012，21（11）：1878.

6. 卢锦东. 中医保守治疗津亏肠燥型痔病验案举隅. 中国民族民间医药，2014，14：140.

肛窦炎

一 概述

　　肛窦炎是肛隐窝、肛门瓣发生的急、慢性炎症性疾病，常并发肛乳头炎、肛乳头肥大。其特点是肛门部不适、疼痛和肛门潮湿等。肛隐窝炎是肛周化脓性疾病的重要诱因，约有85%的肛门直肠病变与肛隐窝有关系，因此对本病的早期诊断、治疗有积极的意义。

二 病因病机

　　多因饮食不节，过食醇酒厚味，辛辣炙煿；或因虫积骚扰；或湿热内生，下注肛门所致；或因肠燥便秘，用力努责，或粪夹异物，破损染毒而成。

三 诊断要点

1. 临床表现

　　自觉肛门部不适，常表现为肛门的坠胀不适感和灼热感。肛门内疼痛，一般不甚剧烈，为间歇性，数分钟内消失。患者时有便意感和排便不尽感。急性期常伴便秘，粪便常带少许黏液，此种黏液常在粪便前流出，有时混有血丝。患者自觉肛门潮湿、瘙痒。若并发肛乳头肥大且较大者，大便时常常从肛门脱出。

2. 专科检查

　　肛门指检：肛门口紧缩感，肛隐窝发生炎症处有明显压痛、硬结或凹陷，或可触及肿大、压痛的肛乳头。肛门镜检查：可见发炎的肛隐窝充血明显，或见肛隐窝凹陷，或见肛隐窝有脓性分泌物，并可见肛乳头红肿或肥大。

3. 实验室及辅助检查

（1）血常规检查：一般无明显异常，形成肛隐窝脓肿时白细胞及中性粒细胞比例可增高。

（2）探针检查：探查肛隐窝时，肛隐窝变深，并能顺利探入，探查时疼痛加剧，并有脓液排出。

（3）直肠腔内超声检查：一般无异常发现，若形成肛隐窝脓肿可见有液性暗区或低密度影。

（四）治疗原则与调护要点

1. 预防肛窦炎的发生，对于预防肛门直肠的感染性疾病和肛门的其他疾病有着极其重要的临床意义。

2. 保持大便通畅及肛门清洁。

3. 少食辛辣刺激性食物。

4. 及时治疗慢性肠道炎症、便秘及腹泻等。

5. 肛门有痔、漏病变时应及时就医。

（五）验案赏析

【验案 1】

蔡某，女，46 岁。2013 年 5 月 12 日就诊。

主诉：肛门坠胀、烧灼感半年。

病史：半年前肛门坠胀、烧灼感，劳累及排便后加重，排便困难，排便次数增多，有排便不尽感，日行 3 ～ 4 次，每次排便量少。舌质淡、苔薄白、舌体胖大，脉沉细数。

诊断：肛窦炎（湿热下注）。

治则：清热利湿，升阳举陷。

治以补中益气汤加减。

处方：黄芪20g，党参20g，当归15g，白术15g，升麻6g，柴胡10g，陈皮10g，苍术12g，泽泻12g，炙甘草6g。5剂，每日1剂，水煎400mL，分2次温服。

5天后复诊，诉下坠感明显减轻，大便较前通畅，守方继服7剂，下坠、排便不尽感等症状消失。

（姚玉乔）

【验案2】

张某，男，19岁。2001年6月20日初诊。

主诉：肛门坠胀疼痛3天。

病史：患者既往无肛门疾患史，近3天来无明显诱因自觉肛门坠胀疼痛，大便干结时尤甚，无便后出血，无肛内物脱出。

查体：肛门外形规整，肛内指诊有肛门紧缩感。肛内后侧正中齿线处可触及一小结节，约0.3cm×0.3cm，压痛明显。舌质红，苔黄腻，脉弦数。

诊断：肛窦炎（湿热下注）。

治则：清热利湿。

处方：黄连解毒汤合五味消毒饮化裁。黄连6g，黄芩、黄柏、大黄、栀子、泽泻、川牛膝各10g，金银花、野菊花、紫花地丁、蒲公英、薏苡仁各15g。

上药煎服1周后复诊，肛门坠胀疼痛明显减轻，大便已调。肛门指诊仍可触及小结节。治同前法，上方续服1周，症状消失，肛门指诊正常。后随访无复发。

（袁　敏）

【验案3】

李某，女，42岁。2000年8月20日就诊。

主诉：肛门内灼痛1年。

病史：1年前出现肛门内灼痛，偶有刺痛向臀部放射，排便时加重，大便不畅，时有肛门下坠感。

专科检查：肛门指诊示 7 点齿线附近有一绿豆大硬结，有压痛。直肠镜检 7 点齿线肛窦红肿。

诊断：肛窦炎。

治疗：针刺取穴：长强、旁腰俞（腰俞穴旁开 1 寸，两侧各 1 穴）、次髎、承山、大肠俞。操作：患者取俯卧位，先针长强穴，针尖与骶尾骨平行刺入 1.5～2 寸，须有麻胀感向直肠部放射，旁腰俞针刺得气后将 2 cm 艾条插于针柄上温灸 1～2 壮，其余腧穴针刺得气后 5 分钟行针 1 次，留针 40 分钟。起针后在次髎、旁腰俞穴上刺络拔罐，留罐 10 分钟。治疗隔日 1 次，10 次为一疗程。用上法治疗 2 次后，肛门灼痛及肛门下坠明显减轻，同法又治疗 10 次，诸症悉除，随访半年未复发。

（宋京英）

【验案 4】

钟某，男，45 岁。1986 年 6 月 18 日初诊。

主诉：肛门内灼热疼痛，有后重异物嵌入肛门内感 1 个月余。大便时少许出血，便后肛门疼痛持续 2 小时左右，由于剧烈疼痛患者不敢大便。

专科检查：直肠指诊因肛门疼痛紧缩不能进行，后经肛周麻醉用直肠镜检查，截石位 6 点处肛裂，肛窦充血、发红、肿硬，肛窦口有少许脓性分泌物，触痛敏感。

诊断：肛窦炎（湿热下注）。

治则：清热利湿。

处方：活血槐榆煎内服外洗：槐花 15g，地榆 15g，炮山甲 10g，刺猬皮 10g，三七 3g（研末冲服），赤芍 10g，桃仁 6g，蒲公英 10g，金银花 12g，黄芪 15g，白芷 6g，败酱草 15g，水煎服，每天 1 剂。并将上方第 2 次再煎液，待排便后乘热坐盆约 15 分钟，坐盆时主动收缩和舒张肛门括约肌，以便药物熏洗，促进局部血液循环和药物吸收。

上方连续服5剂，症状全消。继用拔毒生肌膏外敷；帮助肛裂愈合，以巩固疗效而获愈。随访1年，未见复发。

（罗小建）

【验案5】

孙某，男，40岁。

主诉：肛门灼热感，肛周潮湿，瘙痒2个月余，伴口苦，心烦，便干。舌红，苔黄腻，脉滑数。

肛门检查：肛窦嫩红，肛乳头红肿，分泌物增多。

诊断：肛窦炎（湿热下注）。

治法：清热利湿，凉血解毒。

方药：龙胆泻肝汤加味，黄芩、栀子、郁金各15g，车前子、当归、龙胆草、生地、泽泻、柴胡各10g，甘草6g。水煎服，每日1剂。

服5剂后灼热感减轻，潮湿减轻，仍有瘙痒，口苦，继服5剂，症状消失。

（尹玉锑）

【按语】

肛窦炎是引起肛肠外科疾患的主要感染灶，有肛门疾病的"发源地"之称。据统计约85%的肛门直肠疾病（如肛周脓肿、肛瘘、肛裂、肛乳头瘤等）是由肛窦感染所引起的。若不及时治疗或延治、误治，日久使气血壅滞、络脉瘀阻，内化为热、湿热毒邪壅聚于肛门，则易变生他证。本病总属虚实夹杂，有标实而本未虚，亦有本虚标实，因此辨证当首先明辨虚实标本，方能奏效，上述诸案多体现了标本兼治的治疗思想。

案1作者认为本病皆因饮食不节，过食醇酒厚味，辛辣肥甘，湿热内生，下注肛门。常由慢性腹泻、久泻伤脾，脾气不足，不能升起，毒邪侵入隐窝所引起，治当在清热利湿基础上，升阳举陷。方中投以补中益气汤益气升提，方中黄芪补中益气、升阳固表为君；人参、白术、甘草甘温益气，补益脾胃为臣；陈皮调理气机，当归补血和营为佐；升麻、柴胡协同参、芪升举清阳为使。此方即补气健脾，使后天生化有源，脾胃气虚诸症自可痊愈；又可升提中气，恢复中焦升降之功能，使下脱、下垂之证自复其位。又加煅龙骨、煅牡蛎、五倍子以涩肠固脱，使其后天得养，中气充足，固涩有力，病不复发。

案 2 作者以《素问·至真要大论篇》"诸痛痒疮，皆属于心"为依据，认为本病乃湿热蕴结肛门所致，故以黄连为主药，泻心火兼泻中焦之火；黄芩泻上焦之火兼肠火；栀子通泻三焦之火；黄柏、薏苡仁、川牛膝清热化湿；金银花清热解毒。消散疮肿；野菊花、紫花地丁、蒲公英清热解毒；大黄泻火解毒，活血化瘀；泽泻祛风利湿，降气止痛。诸药合用，共奏清热利湿、解毒消肿之功。

案 3 作者认为，本病多由于过食辛辣厚味之品，脾胃运化失调，酿湿生热而下注魄门，气血壅滞，络脉受阻而致。取局部诸穴，可活血祛瘀，疏经通络；刺承山可调腑气、治肛疾；而温针灸旁腰俞，取《医学入门》"实者灸之，使实邪随火气而发散；热者灸之，引郁热之气外发"之义；针后刺络拔罐，可蠲除湿热之邪。诸法合用，共奏良效。

案 4 作者认为本病的病因病机概括起来不外乎风、湿、燥、热、毒和气滞血瘀，气滞血瘀尤为重要，既是致病因素，又是病理产物，是肛窦炎病理改变的一种主要表现。再者肛门直肠位于人体躯干下部，直肠上静脉无瓣膜，血液不易向上回流，易使血液瘀积，形成瘀血一证。活血化瘀药有通畅血脉，行滞消散、祛瘀生新止疼之功。槐花、地榆清肠凉血、止血，善清下焦血热。穿山甲味咸、性微寒，主要有通经络、活瘀血、消痈肿、排脓血等作用，性善走窜，能直达病所，与刺猬皮合用加强散肿、解毒、活血排脓之功。三七味甘微苦性温，具有止血、祛瘀、消肿、止痛四大作用，且有"止血不留瘀"的特点，为止血化瘀要药。赤芍清热凉血、祛瘀止痛，对缓解肠痉挛有明显作用。桃仁活血祛瘀，润肠通便。败酱草清热解毒、散结排脓、祛瘀止痛，尤善治肠痈。白芷散结消肿排脓、止痛、生肌，能促进肛裂的愈合。金银花、蒲公英清热解毒，两者合用，加强解毒清热利湿之作用。选用黄芪是恐本方活血化瘀药较多力猛，寒凉之品伐伤正气，故用黄芪补气升阳的作用以颐正气，取其托毒生肌、消肿排脓之功以泄毒外出。以上各药共奏清热解毒、疏风利湿、润燥通便、活血消瘀止痛的功效。治疗肛窦炎效果良好。

案 5 作者认为肛窦炎发病由于饮食不节，过食膏粱厚味，肥甘煎炒之品等刺激性食物，致使湿热内生，浊气下注肛肠，湿毒热结，大便干燥，用力努责，肛管损伤染毒，致使气血瘀滞，经络阻塞而成，故应早期诊断和治疗。治以清热利湿、凉血解毒。方以龙胆泻肝汤加减，方中龙胆草大苦大寒，上泻肝胆实火，下清下焦湿热，除湿泻火两擅其长；黄芩、栀子苦寒泻火，助龙胆草泻肝胆经湿热，并用泽泻、木通、车前子、清利湿热，使肝胆湿热从小便出；生地黄、当归滋养肝血、并防苦寒药耗伤阴血；柴胡疏畅肝胆之气，并作为引经药，甘草调和诸药。诸药合用，泻中有补，疏中有养，使邪去而不伤正。

🌀(六) 参考文献

1. 姚玉乔.补中益气汤在肛肠病的应用举隅.江西中医药，2014，6（6）：46.

2. 袁敏.清热利湿法痔科临证举隅.江西中医药，2014，45（6）：46-47.

3. 宋京英.针刺为主治疗肛窦炎38例.中国针灸，2002，22（10）：712.

4. 罗小建.活血槐榆煎治疗肛窦炎20例临床分析.实用医学杂志，1995，11（3）：191-192.

5. 尹玉锦.龙胆泻肝汤痔科运用举隅.陕西中医，2002，23（2）：172.

······ 脱　肛 ······

一 概述

脱肛是直肠黏膜、肛管、直肠全层和部分乙状结肠向下移位而脱出肛门外的一种疾病。相当于西医学的直肠脱垂。其特点是直肠黏膜及直肠全层反复脱出肛门外，伴肛门松弛。仅黏膜下脱是不完全脱垂，直肠全层下脱为完全脱垂，脱垂部分位于直肠内称内脱垂，脱出肛门外则称外脱垂。据我国普查统计，脱肛的发病率占肛门直肠疾病的 0.58%，男性多于女性。

二 病因病机

中医学认为本病的发生与肺、脾、肾功能失调有直接关系。小儿先天不足，气血未旺，或老年气血衰退，或因劳倦，久病体虚，妇女生产用力努责，以致气血不足，中气下陷，不能固摄而成脱肛。

三 诊断要点

1. 临床表现

本病以肛门部肿物脱出为主要临床表现，反复脱出日久可致黏液血便、坠胀不适、肛门潮湿等症状，甚至发生嵌顿坏死。随着嵌顿时间延长，黏膜由红色逐渐变成暗红色，甚至表面黏膜糜烂坏死。病情进一步发展，脱垂段肠管发生绞窄坏死，可由局部反应发展为全身反应，出现发热，小便困难，疼痛坠胀加重，坐卧不安，甚至发生肠梗阻症状。

2. 专科检查

局部视诊可见肛门呈散开状，直肠指检是直肠脱垂定性的重要方法，手指沿脱出物上行在突出的黏膜外侧与肛管之间能触摸到环状沟者是直肠黏膜脱垂。如无环状沟，肛管内层亦随着下脱，可见肛门瓣和肛乳头者为直肠全层脱垂。直肠黏膜内脱垂宜侧卧或蹲位检查，直肠壶腹部可触摸到折叠的黏膜，质地柔软，可上下活动。

3. 辅助检查

排粪造影可了解是否有直肠黏膜内脱垂。肛管直肠测压、肌电图检查可帮助判断患者肛门功能。对伴有阴道脱垂或尿失禁的患者，须做尿动力学和妇科学检查。

四 治疗原则与调护要点

1. 治疗当以补气升提为大法。以虚证为主者，治以补中升陷、益气升提；以实证为主者，治以清化湿热；虚实夹杂者，当虚实兼顾。

2. 患脱肛后，应及时治疗，防止发展到严重程度。

3. 避免负重远行，积极治疗慢性腹泻、便秘、慢性咳嗽等，防止腹压过度增高。

4. 局部可采用丁字形托带垫棉固定，或每天进行提肛运动锻炼。

五 验案赏析

【验案1】

梁某，女，2岁半。2003年3月11日初诊。

主诉：脱肛半年。

病史：患儿半年前因大便秘结难排，用力努责而致脱肛，开始有血，现血量减少，便后可以自行回纳，平素脾气暴躁，夜寐不宁，胃纳欠佳，大便质干硬，每2～3日1次。

查体：形体瘦弱，面色淡白，舌体瘦薄。舌边尖红、苔薄白，指纹淡。

专科检查：便后肛门检查见直肠黏膜脱出2cm，色淡红，质软，无渗血。10分钟后脱出的直肠黏膜可回纳肛内。直肠指诊：直肠无息肉等异常肿物，肛门功能良好，收缩正常，指套无血迹。

诊断：脱肛（脾虚气陷）。

治则：益气养阴、气阴双补。

处方：自拟益气养阴汤：黄芪 15g，白术 10g，柴胡 5g，升麻 5g，陈皮 10g，葛根 15g，生地黄 15g，白芍 12g，玉竹 10g，知母 10g，鸡内金 10g，槐花 10g，甘草 5g。

上药水煎服，每日 1 剂，分 3 次服。10 天后复诊，家长代诉大便变软，便后直肠脱出减少一半，睡眠好转，胃纳渐佳。再进 10 剂后又诊，诉大便正常，便后已无脱肛，睡眠转安，胃纳正常。再服 10 剂以巩固疗效。6 个月后随访无复发。

（赵亚松）

【验案 2】

李某，男，7 岁。2013 年 1 月 9 日初诊。

主诉：便后肛门有异物脱出 1 年。

病史：该患于 1 年前因腹泻半个月后开始出现大便后肛门有异物脱出，能自行回纳，大便 1～2 日 1 次。少气懒言，倦怠乏力，胃纳差。

查体：面色白。舌淡、苔白，脉细弱。

专科检查：嘱患儿下蹲，用力努责，见肛管直肠黏膜脱出 3cm 左右。

诊断：脱肛（脾虚气陷）。

治则：调补脾胃，益气升提。

处方：补中益气汤加减，黄芪 15g，党参 15g，炒白术 9g，当归 9g，柴胡 3g，升麻 6g，煅龙骨 20g，煅牡蛎 20g，五倍子 12g，陈皮 6g，炙甘草 6g。

上方 5 剂，每日 1 剂，水煎 400mL，分 2 次温服。5 天后复诊，诉近 5 天排便 1 次，未出现便后肛门异物脱出。续服上方 15 剂，15 天后复诊，而病告痊愈。嘱其家属注意孩子饮食，保持大便通畅。随访 1 年，未再复发。

（姚玉乔）

【验案 3】

张某，男，30 岁。2001 年 9 月 1 日初诊。

主诉：便后肛内有物脱出 1 年。

病史：患者 1 年前开始腹泻，经中医治疗半个月腹泻好转。但排便后肛内有异物脱出，可以用手送回。曾服补中益气汤、参苓白术散，病情反而加重，每日大便 1～2 次，稀而色黄。肛门热痛，口渴，舌质红，苔黄滑厚，脉滑数。

诊断：脱肛（湿热内蕴）。

治法：清热祛湿。

方药：二妙散加味：黄柏 10g，苍术、佩兰各 6g，金银花、槐花、葛根、枳壳、桔梗各 12g，甘草 5g。

上方水煎，分 2 次口服。服 7 剂，便后肛门异物能缩入，肛痛消失，仍有热感、舌红、苔黄滑，脉滑略数。以原方去槐花加薏苡仁 15g，冬瓜仁 10g。续进 6 剂，大便时已无异物脱出。

（张寿华）

【验案 4】

毕某，女，35 岁。2013 年 10 月 12 日初诊。

主诉：脱肛 2 年余。

病史：2 年前出现脱肛，近半年频发，肛门坠痛如滞，劳累及排便时下坠难忍，平卧时则坠痛减轻，大便先干后软，黏腻难解，解之费力且有解不尽感，时心悸，劳累后甚。

查体：面色萎黄。舌淡、苔薄白，脉细濡缓无力。

诊断：脱肛（中气下陷）。

治法：宜补中益气，升阳举陷。

处方：生黄芪 15g，枳壳 30g，党参、当归、白芍、茯苓、白术、升麻、柴胡、炙甘草、桔梗、砂仁各 10g。

上药 7 剂，每日 1 剂，水煎服。二诊：症状明显缓解，面色红润，继进 15 剂痊愈。嘱常服补中益气丸。

（许云姣）

【验案 5】

王某，女，45 岁。2004 年 10 月初诊。

主诉：肛门坠胀 5 年。

病史：患者肛门坠胀，排便困难不尽感 5 年余，常口服果导片、番泻叶，外用开塞露等通便。现患者每日排便 1～2 次，便质不干，但努挣难下，有排便不尽感，每次临厕在半小时以上，肛门似有物堵塞。下腹坠胀不适，乏力，纳差。舌淡、苔薄边有齿印。

专科检查：肛门外观收缩尚平整。直肠指检：直肠黏膜松弛，绕指感明显。

排粪造影：示直肠黏膜内套叠。

诊断：脱肛（气虚）。

治则：补中益气，升阳举陷。

处方：自拟益气活血汤加减口服。基本方：生黄芪、生白术各 30g，太子参、生山楂、茯苓各 15g，槟榔、大腹皮、升麻、当归、桃仁泥、肉苁蓉各 10g。药物敷脐：以五倍子 50g 研细末，醋调糊状敷脐部，外以纱带固定，每日 1 换。每日早晚：胸膝位提肛、深呼吸各 10～15 分钟；腹部按摩 5 分钟（从右下腹向上向左再向下反复）。口服中药益气活血剂，每日 1 剂，五倍子研末外敷脐部，每天 1 换，并早晚胸膝位提肛、腹部按摩等治疗，1 个月后，症情明显好转，食纳增加，大便日行 1 次，排便较通畅，局部不适感大减。效不更方，继前治疗 1 个月后，诸症若失。嘱提肛、腹部按摩长期进行，并注意多饮水，增加粗纤维食物。2 年多来无明显异常。

（汤亚明）

【验案 6】

邱某，女，43 岁。

主诉：便后肛内有物脱出 3 年。

病史：3 年前即患有便后出现直肠脱出，屡治无效。近日来脱出加重，需用手托扶纳回。消瘦乏力，纳差，便溏。舌淡苔白，脉沉细无力。

诊断：脱肛（脾虚气陷）。

治则：补脾益气，升阳举陷。

处方：予商丘及昆仑穴施艾条温和灸。第 1 次施灸至 40 分钟后，肛门开始有收缩感，并随施灸的持续而逐渐加强，至施灸 60 分钟后，肛门收缩感减弱而停灸。依上法施灸 3 次，症状有所改善，脱出直肠可自动回缩。继续施灸 10 余次，便时脱肛现象消失。3 个月后随访，脱肛未再发生。

（尚秀葵）

【按语】

脱肛发病与肺、脾、肾功能失调有直接关系。内因为脾虚气陷，多因小儿先天不足，气血未旺，或老年气血衰退，或因劳倦，久病体虚，妇女生产用力努责，以致气血不足，中气下陷，不能固摄而成。外因为湿热下注，由于素体虚，摄纳失司，复染湿热，邪气下迫大肠而脱。辨证必须分清虚实，虚实夹杂者，当虚实兼顾，方能奏效，上述诸案多体现了标本兼治的中医辨证治疗思想。

案 1 作者认为因小儿属"稚阴稚阳"之体，"阴常不足""阳常有余"，而越是益气升提，则越易耗气伤阴，致气阴两伤，故单纯补中益气效果欠佳。根据中医学"阴阳互根"的原理，小儿脱肛的原因，除了气虚下陷、升举无力外，阴液不足，阴不助阳，阳无所依，也是重要的原因。所以，治疗应"调整阴阳，以平为期"，采用气阴双补，益阴助阳，以达阴阳平衡，方能收到较好的效果。该方根据"阴阳互根"的原理而组成。方中黄芪、白术、柴胡、升麻、葛根益气升提举陷；生地黄、知母、白芍、玉竹、葛根养阴生津；白术、鸡内金、甘草健脾胃，助消化，促吸收；槐花清肠祛湿热。全方共奏益气养阴、补阴助阳之效，对脱肛的原因针对性强，所以疗效较好。

案 2 作者认为小儿脱肛者体质娇嫩，发育不完全成熟，元气不实，再则后天失养，脾胃虚弱，中气不足，固摄无权，下陷致脱。故治宜"下者举之"。投以补中益气汤益气升提，方中黄芪补中益气、升阳固表为君；人参、白术、甘草甘温益气，补益脾胃为臣；陈皮调理气机，当归补血和营为佐；升麻、柴胡协同参、芪升举清阳为使。此方即补气健脾，使后天生化有源，脾胃气充诸症自可痊愈；又可升提中气，恢复中焦升降之功能，使下脱、下垂自复其位。又加煅龙骨、煅牡蛎、五倍子以涩肠固脱，使其后天得养，中气充足，固涩有力，病不复发。

案 3 作者认为为本病为湿热成毒，蕴积大肠，迫肛脱出于肛门外。作者运用其中二妙散为主方，二妙散为《丹溪心法》常用方，其组成为黄柏、苍术各等份，方中黄柏苦寒清除湿热为君药，因寒能清热，苦以燥湿，且偏走下焦，清大肠湿热，为治下焦湿热要药。苍术苦温，善能燥湿。湿自脾来，故臣以苍术燥湿健脾，使湿邪去而不再生。两药相合，标本兼顾，使湿热得除，诸症自解。另外，本方加槐花清肠热，金银花解毒；佩兰化湿，葛根、桔梗清肠升清，枳壳宽肠理气，可使肛门脱出之物逐渐回纳。当无脱出症状后，则除槐花加薏苡仁、冬瓜仁健脾渗湿化瘀，而不致寒凝伤脾。

案 4 作者认为脱肛发病为脾胃不足、中气下陷所致，故用东垣补中益气汤补中升阳举陷，是为正治，方中芪、术、参、归、草补中益气养血，陈皮醒脾和胃，佐以少量升麻、柴胡升举下陷之清阳，全方以补气升提为主。但作者认为单用补中益气汤易升发太过，故在方中加枳壳则疗效倍增，因脾以升为健，胃以降为顺，枳壳有行气降气之功，可顺应胃气之降，与升麻、柴胡相配，一升一降，相反相成，升降协调，可防中气升发太过之弊。

案 5 作者认为脱肛在中医学理论中属"气虚"范畴，中医学又有"久病必有瘀"之说，故处方中予中药益气活血剂口服，补气活血，可促进肠道运动；方中用生黄芪、生白术各 30g，太子参、生山楂、茯苓各 15g，槟榔、大腹皮、升麻、当归、桃仁泥、肉苁蓉各 10g。便秘者改生黄芪为炙黄芪，并加火麻仁 10g、玄参 15g，生白术可加至 60～80g。便稀软者改生白术为炒白术，去肉苁蓉，加五倍子 6g。加胸膝位提肛、深呼吸可立即使下垂的直肠黏膜复位，再配合以五倍子外敷，可起固涩作用，多方综合治疗，自可收良效。提肛运动是预防和治疗肛门疾病，以及促进肛门手术后患者伤口和肛门功能恢复的一种较好的方法，在做提肛运动过程中，肌肉的间接性收缩起到"泵"的作用，改善盆腔的血液循环，缓解肛门括约肌，增强其收缩能力。患肛裂的病人主要由于肛门括约肌痉挛引起的剧烈疼痛，使裂口难以愈合。相反，如果肛门括约肌过于松弛，对痔核和直肠黏膜的支持力不够，就会导致痔核脱出和脱肛。有效的肛门功能锻炼，可以改善局部的血液循环，减少痔静脉的瘀血扩张，增强肛门直肠局部的抗病力，促进伤口愈合，以避免和减少肛门疾病的复发。另外，治疗上采用肚脐贴敷，考虑肚脐没有皮下脂肪，血管非常丰富，所以药物易于渗透、吸收，加上药物不受胃酶的干扰破坏，因此用药量少、见效快。肚脐作为人体一个独特的给药途径，用药物贴敷或施以热熨等方法，有复元回阳、开窍固气之功能。

案 6 作者认为脱肛系由肺脾气虚，中气下陷，大肠失于收摄，肛门失约而脱出。故选取足太阴脾经商丘，意在补脾益气，升阳举陷，以治其本。足太阳膀胱经经别别入于肛，依经脉所过，主治所及，选取足太阳膀胱经昆仑穴，以利灸循经至肛门部而提高疗效。

（六）参考文献

1. 赵亚松.益气养阴汤治疗小儿脱肛25例临床观察.江苏中医药，2004，25（11）：37.

2. 姚玉乔.补中益气汤在肛肠病的应用举隅.江西中医药，2014，6（6）：46.

3. 张寿华.二妙散临证举隅.怀化医专学报，2003，2（1）：60.

4. 许云姣.黄文政临证验案4则.山西中医，2014，30（6）：8.

5. 汤亚明.中医综合疗法治疗直肠黏膜内脱垂80例.陕西中医，2008，29（1）：44.

6. 尚秀葵.周楣声长时间温和灸临证举隅.天津中医，1998，15（4）：150-151.

第六章

泌尿及男性前阴病

子 痈

（一）概述

子痈是指睾丸及附睾的感染性疾病。中医称睾丸和附睾为肾子，故以名之。相当于西医学的急慢性睾丸炎、附睾炎（包括腮腺炎性睾丸炎）。子痈又分急性子痈与慢性子痈，两者都有睾丸或附睾肿胀、疼痛的特点。急性子痈，急性发病，睾丸或附睾红肿热痛，伴全身热证表现；慢性子痈，睾丸或附睾硬结，微痛微胀，轻度触痛。本病多因患者或饮食不节，或情志失调，或房事不节，以及久病内伤外感邪毒等，引起湿热之邪或内生热邪，下注肝经、下焦，则下焦气血疏泄失常，久之，热邪耗伤气阴而形成虚实夹杂之症。

（二）病因病机

肝脉循会阴，络阴器，肾子属肾。子痈的发病与肝、肾有关。外感六淫或过食辛辣炙煿，湿热内生，下注肝肾之络，结于肾子，郁久则热胜肉腐；或因不洁房事，外染湿热秽毒，郁滞化火成脓，脓腐肉溃，经精道逆传肾子，浊毒壅结而成。亦有跌仆挫打，肾子受损，络伤血瘀，瘀久化热，腐化血肉，终致酿脓，发为本病。情志不畅，肝郁气结，血瘀痰凝，发于肾子，延成硬块，则为慢性子痈。

（三）诊断要点

1. 临床表现

急性子痈多附睾或睾丸肿大疼痛，疼痛程度不一，行动或站立时加重。伴有恶寒发热，或寒热往来，食欲不振，口苦，口渴欲饮，尿黄，便秘等全身症状。附睾或睾丸拒按，触摸时痛觉敏锐，触痛常传导至患侧精索附近的下腹部。痄腮并发的子痈（腮腺炎性睾丸炎），多在痄腮消退后又突然发热，同时睾丸肿痛，一般不会化脓。慢性子痈患者常有阴囊疼痛、发胀、下坠感，疼痛较急性子痈明显轻微。检查时可触及附睾增大，变硬，有结节，伴轻度压痛、同侧输精管增粗。

2.实验室及辅助检查

可行血、尿常规及阴囊彩超，有助于明确诊断。

（四）治疗原则和调护要点

1.急性子痈在辨证论治的同时，可配合使用抗生素，但抗生素对痄腮后并发的子痈无效；慢性子痈多应用中医药治疗。

2.急性子痈患者，应卧床休息，抬高阴囊。对已切开排脓者，要注意引流通畅。

3.外用药物坐浴时，药液温度不宜过高。

4.饮食清淡，忌烟禁酒。

5.急性子痈的治疗西医一般主张早期用足量抗生素控制感染，如青霉素、氨苄西林、庆大霉素、头孢类等；对痄腮后并发的子痈可配合应用抗病毒药物。慢性子痈，肿块日久，治疗无效，尤其是诊断不明者，应考虑手术治疗。

（五）验案赏析

【验案 1】

王某，男，30 岁。2011 年 11 月 4 日初诊。

主诉：阴囊红肿不适，牵扯左腰腹部疼痛 1 周。

病史：左侧阴囊疼痛难忍，伴左腰腹部牵扯痛，自觉发热，精神稍倦怠，小便黄赤，大便干结。

查体：体温 38.9℃，阴囊红肿触痛，明显下坠，左侧附睾肿大，界限不清。舌黯红，苔黄腻，脉弦数。

阴囊彩超：提示急性附睾炎影像（左侧）。

血常规：白细胞计数 $12.43 \times 10^9/L$，中性粒细胞比例 72.7%。

尿常规：隐血（++），白细胞 235/μL，蛋白（++）。

诊断：子痈（湿热下注证）。

治则：清热利湿。

处方：龙胆草 5g，黄芩 10g，栀子 10g，泽泻 15g，木通 5g，车前子 20g，当归 5g，生地黄 20g，柴胡 10g，蒲公英 20g，川楝子 15g，橘核 20g，全蝎 10g，白芍 15g，甘草 5g。每日 1 剂，水煎，早晚服，并合用喹诺酮类抗生素静滴。嘱患者多卧床休息，清淡饮食，调畅情志。

二诊（11 月 7 日）：3 剂后复诊，症状减轻，守方继服 4 剂。

三诊（11 月 11 日）：阴囊红肿疼痛诸症减轻，下坠感消失。触诊示：附睾结节较前变硬，压痛（+）。伴食欲不振，心烦口苦，口渴欲饮，舌黯红，苔薄黄，脉弦。查血、尿常规未见异常。

治则：清热利湿，疏肝理气。

处方：柴胡 10g，白芍 15g，枳实 10g，川楝子 15g，延胡索 15g，乌药 15g，橘核 20g，全蝎 5g，炮穿山甲 5g，莪术 5g，蒲公英 20g，车前子 15g，黄芩 5g，栀子 10g，炙甘草 5g。继服 10 剂。

四诊（11 月 21 日）：阴囊红肿消失，触压痛（±），硬结仍在，舌黯红，苔少，脉弦细。改方：柴胡 10g，枳实 10g，川楝子 10g，延胡索 10g，橘核 15g，乌药 15g，全蝎 5g，炮穿山甲 5g，三棱 5g，莪术 10g，海藻 10g，昆布 10g，浙贝母 15g，法半夏 15g，牡蛎（先煎）20g，菟丝子 20g，枸杞子 20g。继服 10 剂后，以该方随症加减，服用月余，硬结全消。

（王　全）

【验案 2】

王某，男，37 岁。2005 年 10 月 28 日初诊。

主诉：少腹部坠胀，双侧睾丸疼痛 15 天。

病史：15 天前患者无明显诱因出现小腹及耻骨区坠胀，双侧睾丸胀痛，性生活后稍有缓解，伴有性功能减退。

查体：双侧睾丸稍微肿大，附睾体部压痛明显，呈条索状，阴囊无明显红肿。舌淡红、苔黄腻、脉弦滑。

诊断：子痈（气滞湿蕴证）。

治则：行气止痛，清热利湿，软坚消肿。

处方：柴胡 10g，川楝子 12g，荔枝核 30g，女贞子 20g，墨旱莲 30g，杜仲 20g，鱼腥草 20g，乌药 10g，红藤 20g，败酱草 20g，薏苡仁 20g，冬瓜仁 20g，甘草 5g。水煎服，每日 1 剂，7 剂。

辅助疗法：泼尼松片，1 片，每日 2 次；乌体林斯针（草分枝杆菌 F.U.36 注射液）：每日 1 针，连用 30 天。

二诊（11 月 6 日）：服药 1 周后，患者诉症状明显减轻，仍有少腹及双侧睾丸胀痛，余无特殊。察其舌淡红、苔稍黄、脉弦，湿热之邪逐消，清热之品减用，加以软坚散结之物。

治则：行气止痛、软坚散结，佐以补益精血。

处方：柴胡 10g，川楝子 10g，夏枯草 20g，浙贝母 10g，全蝎 10g，白芍 20g，女贞子 20g，荔枝核 30g，橘核 20g，蒲公英 20g，虎杖 10g，延胡索 10g，甘草 5g。水煎服，每日 1 剂，7 剂。嘱节制房事，保持舒畅心情，饮食宜清淡。服药 1 周后症状消失，痊愈。

（林奕涛）

【验案 3】

李某，男，56 岁。1994 年 4 月 13 日初诊。

主诉：两侧睾丸肿胀 20 余天。

病史：两侧睾丸疼痛，小腹拘急有下坠感，胯部寒凉习习，行动时两侧睾丸胀痛加剧，伴腰酸，县医院外科诊断为急性睾丸炎，经抗生素治疗，肿胀无明显消退。

查体：两侧睾丸大如鸡黄，质地稍硬而无结节，阴囊外观无红肿，皮肤凉而潮湿。舌质润夹瘀点，舌苔白腻根部较厚，脉沉弦。

诊断：子痈（寒湿凝结、气血闭滞）。

治则：温经散瘀，行气消肿。

处方：肉桂5g，小茴香5g，炮吴茱萸4g，川橘核12g，川楝子10g，延胡索10g，小青皮6g，当归10g，桃仁12g，广木香6g，海藻12g，昆布12g，5剂。

二诊（4月19日）：双侧睾丸胀痛明显好转，胯部寒凉感消失，苔根转薄，脉沉弦，原法再进。前方去小青皮加红花6g，5剂。

三诊（4月24日）：二侧睾丸大小基本正常，胀痛随之消失，行动自如，近来腰酸加重，两腿无力，舌苔薄白，寒湿渐退，肾阳之虚初露端倪。

治则：温肾阳通脉络。

处方：巴戟天12g，仙灵脾12g，当归10g，炮吴茱萸3g，肉桂4g，桃仁10g，桑寄生12g，川楝子10g，延胡索10g，广木香6g，7剂。7剂服尽，诸症消退，随访半年未复发。

（刘逴懋）

【验案4】

罗某，男，48岁。1998年8月15日初诊。

主诉：右侧睾丸肿大10天。

病史：睾丸肿大、疼痛剧甚，不能骑车下蹲，步履艰难，苦不堪言。因不愿输液，故前来就诊，症见发热4天，体温在38.5℃左右，右侧睾丸大于左侧过半。

查体：触痛明显，质地不硬，阴囊外观皮色较红。舌苔黄腻，脉濡数。

血常规：白细胞计数10.5×10^9/L，中性粒细胞比例85%。

诊断：子痈（热毒内结，湿火下注，气血瘀阻）。

治则：泻火解毒利湿，行气化瘀。

处方：苍术 6g，黄柏 10g，碧玉散 18g（包煎），橘核 12g，川楝子 20g，延胡索 10g，蒲公英 15g，紫花地丁 15g，柴胡 5g，赤芍 20g，木通 5g，4 剂。

二诊（8 月 18 日）：服药 4 剂，效如桴鼓，右睾丸肿痛势减过半，身热尽退，能以车代步，苔脉同前，仍予原方增减。黄柏 10g，生薏苡仁 15g，碧玉散 18g（包煎），浙贝母 12g，赤芍 10g，紫花地丁 15g，蒲公英 15g，木通 5g，橘核 12g，川楝子 10g，延胡索 10g，5 剂。4 天后，家属相告已愈。

（刘逴慜）

【按语】

西医学治疗附睾炎主要以抗菌、消炎、止痛为主，后期附睾结节多难以消除，甚者导致输精管阻塞，须手术切除。然中医学则依据病程的长短，兼证的不一，通过舌象脉象的鉴别，区分寒热虚实的性质，辨证论治同样能收到异曲同工、同病异治之效。中医药治疗在缩短治疗期、消除硬结、防止复发、提高生活质量等方面有一定优势。中医对本病的认识，多为肝胆湿热下注，湿毒之邪凝聚阴囊，热盛肉腐而成脓，气滞痰凝，发于肾子，延成硬块，治疗上多用清热利湿、疏肝解郁、活血行气之品，而在临证使用中各有不同，都可以获得理想的疗效。

中医学一般将本病分为初期、酿脓期、溃脓期、慢性期进行治疗，但随着抗生素的大量使用，此分期已与临床不尽相符。案 1 作者从临床实际出发，提出附睾炎"三期论治，不离乎肝"的观点，始终强调临证应抓住每一期的主要矛盾，兼顾次要矛盾，审证求因，辨证施治，才能收到满意疗效。从作者对患者的辨证论治来看，先是急性期应用大量清热利湿药物，清肝胆湿热。三诊及四诊时，患者症状好转，肿块局限变硬，方药在原方的基础上，加大疏肝理气的力度，意在清除余湿，理气散结。使得患者在病情稳定后，阴囊内的硬结逐渐消退，进一步强化并巩固疗效。

案 2 中病例为谭新华教授治疗子痈自创的经验方剂，对附睾炎的治疗确有良效。该方行气止痛、清热利湿，兼有软坚散结之功效。谭教授针对本病的病因病机，用药有独到之处，其特点以辨证为主，加用柴胡、川楝子，疏肝理气和引肝经之药同用，以疏肝解郁；待患者肿痛症状缓解，酌加补益精血之品，填补肾虚，使精血化生源源不绝，针对病人性功能减弱，足以体现其用药之妙。

案 3 病案中的患者病程较长，少腹拘急，阴囊皮肤凉而潮湿，舌苔白腻，脉沉弦，皆属寒象，由寒湿内结，足厥阴肝经气血瘀结所致。但深究其因，终是肾阳虚弱温煦失司，寒从内生不化，证属本虚标实。治疗时前二诊温化寒湿，通利气血，三诊时肾阳虚则初露端倪，最后增入温补肾阳之品治其根本。治疗中还根据睾丸质地偏硬的特点，适当选用软坚散结药物，强化了散结消肿的效果，使症状能得以较快的痊愈。

案 4 病因为热毒内结，湿火下注，症状表现为发病时间较短，睾丸胀痛甚，手不能触，阴囊外皮色红，伴发热，小便深黄，舌苔黄腻，脉濡数，一派热毒湿火的实热之象，治疗时以泻火利湿解毒为法则，稍佐凉血消瘀行气之品，收到桴鼓之应。

（六）参考文献

1. 王全，张喜玲，尹霖，等 . 陈德宁辨治附睾炎经验 . 中国中医药信息杂志，2013，20（5）：82-83.

2. 林奕涛，何清湖 . 谭新华教授治疗附睾炎的临证经验初探 . 中医药导报，2007，13（4）：20.

3. 刘遄慜 . 同病异治子痈二则 . 黑龙江中医药，2000，3：46-47.

石　淋

（一）概述

石淋以小便排出砂石为主症，或排尿时突然中断，尿道窘迫疼痛，腰腹绞痛难忍为主要表现的淋证，可分为上尿路结石及下尿路结石。上尿路结石（肾、输尿管结石）多发于青壮年，临床表现以腰痛、腹痛和血尿为主要特点。下尿路结石（膀胱、尿道结石）多数由上尿路而来，少数原发于膀胱及尿道内，临床以排尿困难和尿流中断为主要特点。

（二）病因病机

本病多由肾虚和下焦湿热引起，肾虚则膀胱气化不利，尿液生成与排泄失常，加之摄生不慎，感受湿热之邪，或饮食不节，嗜食辛辣肥甘醇酒之品，致湿热内生，蕴结膀胱，煎熬尿液，结为砂石；湿热蕴结，气机不利，结石梗阻，不通则痛；热伤血络，可引起血尿。

（三）诊断要点

按照结石形成或所处位置分为上尿路结石、膀胱结石、尿道结石三种情况。

1. 临床表现

上尿路结石包括肾和输尿管结石，典型的临床症状是突然发作的肾或输尿管绞痛和血尿。检查时肾区有叩击痛。

膀胱结石：膀胱结石的典型症状为排尿中断，并引起疼痛。

尿道结石：主要表现为排尿困难、排尿费力，呈点滴状，或出现尿流中断，以及急性尿潴留。

2. 辅助检查

腹部 X 线平片多能发现结石的大小、形态和位置。排泄性尿路造影、B型超声、膀胱镜、CT 等检查有助于临床诊断。

（四）治疗原则与调护要点

1. 治疗上要因人而异，解痉止痛，控制感染，尽快解除梗阻，，对于较大结石（横径大于 1cm）可先行体外震波碎石，再配合中药治疗。初起宜宣通清利，日久则配合补肾活血、行气导滞之剂。

2. 每天饮水量宜 2000 ～ 3000mL。若能饮用磁化水，则更为理想，饮水宜分多次进行。

3. 合理进蛋白质饮食，有助于上尿路结石的预防。痛风患者应少食动物内脏、肥甘之品。

4. 及时治疗尿路感染，解除尿路梗阻。

（五）验案赏析

【验案 1】

翟某，女，57 岁。2011 年 4 月 24 日初诊。

主诉：发现左肾结石 5 年，腰痛 1 天。

病史：左肾结石病史 5 年。就诊 1 天前突发左侧腰痛，呈绞痛，阵发性加重，疼痛逐渐牵涉至左少腹，伴小便不畅，尿色淡红，食欲不振，饮入即吐，大便正常，眠差。

查体：可见表情痛苦，左侧肾区叩击痛（＋）。舌淡红，苔黄，脉细弦。

尿检：红细胞满视野。

诊断：石淋（湿热内蕴，气机阻滞）。

治则：清热利湿，通淋排石。

处方：白芍 30g，生甘草 10g，柴胡 10g，枳实 10g，滑石（包煎）10g，郁金 10g，金钱草 30g，海金沙 10g，鸡内金 10g，芒硝（冲服）3g，川牛膝 15g，车前子（包煎）30g，7 剂。水煎服，日 1 剂。嘱多饮水，适度叩击肾区。服用 1 剂后腰痛即缓解，2 天后有结石碎块排出，大者直径约 2mm，服药时多尿，大便次数多。

二诊（5 月 22 日）：复诊时腰酸，食欲好转，偶有心悸，舌淡红，苔白，脉弦细。

（唐今扬）

【验案 2】

王某，男，22 岁。2011 年 9 月 29 日初诊。

主诉：右侧腰痛 10 余小时。

病史：患者 2011 年 9 月 28 日晚突发右侧腰痛，并向阴茎放射。

急诊查 B 超示：右侧输尿管上段结石伴中度积水，双肾多发结石（最大直径为 6 ～ 7 mm）。

尿常规：上皮细胞（＋），红细胞（＋＋），白细胞（＋），草酸钙（＋）。

血常规：白细胞计数 10.8×10^9/L，中性粒细胞比例 80%。

诊断：石淋（气滞血瘀、脾肾气虚）。

给予 654-2 肌内注射解痉止痛，以及消炎止血补液治疗，好转不明显，予哌替啶针 80mg 肌注后，稍好转入睡。

9 月 30 日腰痛明显，复查 B 超结果与前相仿。患者腰部刺痛，神疲乏力，怕冷，胃纳差，夜寐尚安，小便偏黄，大便通畅，舌质暗红、苔薄黄，脉弦。

诊断：石淋（气滞血瘀、脾肾气虚）。

治则：活血化瘀、理气止痛，佐以健脾温肾。

处方：乌药、白茅根 30g，金钱草 40g，淡附片（先煎）9g，党参、茯苓各 15g，甘草 5g，制乳香、制没药、槟榔各 10g，川断 12g。3 剂，每日 1 剂，水煎取汁 400mL，早晚分次温服。

二诊（10 月 3 日）：3 剂后痛止，时有腰酸，胃纳好转，续以乌药、白茅根、金钱草、石韦、滑石各 30g，冬葵子、川断各 12g，淡附片（先煎）

9g，茯苓、党参、炒白术各15g，槟榔、鸡内金各10g，甘草5g，泽泻20g。再服7剂。

三诊（10月10日）：腰酸减轻，胃纳尚可，复查B超示：右肾结石（右肾盂、肾盏分别可见0.3cm和0.4cm强回声）。前方改乌药为10g，去白茅根及泽泻，续服近1个月，随访复查B超，未见结石。

（陈晓勤）

【验案3】

刘某，男，20岁。2013年10月2日初诊。

主诉：左侧腰腹部绞痛10天，加重1天。

病史：患者于2013年9月22日无明显诱因出现左侧腰部绞痛，伴肉眼血尿，经休息一夜后好转，10月1日腰痛再发，伴肉眼血尿，至下午好转。就诊时左侧腰部疼痛，尿色不深，纳眠欠佳。舌质红，苔薄黄，脉沉。既往体健。

B超：左肾积水伴左侧输尿管上段扩张，双肾结石（左0.3cm，右0.3cm）；

尿常规：尿潜血（++）、尿蛋白（±）。

诊断：石淋（湿热蕴结证）。

治则：止血通淋，行气止痛，补益肝肾。

处方：金钱草15g，海金沙15g，鸡内金10g，冬葵子15g，怀牛膝15g，车前子10g，白芍15g，甘草5g，延胡索10g，白茅根30g，茜草15g，川断15g，牡蛎15g。水煎服，每日1剂，分2次服，连服3天。

二诊（2013年10月7日）：诉服中药后尿量增多，腰痛减轻。舌质红，苔薄黄，脉沉。尿常规示尿潜血（+++）。泌尿系轴位CT平扫：考虑左侧输尿管下端膀胱入口处结石。中药守上方去川断，加瞿麦15g，萹蓄15g，蒲公英15g，地榆炭15g，加强利水通淋、止血之效。水煎服，每日1剂，分2次服，连服7天。

三诊（2013年10月14日）：诉夜间时有尿频，眠欠佳。舌质红，苔薄黄，脉沉。尿检转阴。复查 B 超示左肾小结石（0.2cm）。中药守上方 7 剂，续服。

（巴元明）

【验案 4】

陈某，女，24 岁。2002 年 11 月 19 日初诊。

主诉：右腰部间断绞痛 2 周。本月曾发作 2 次右腰部绞痛，并小便涩痛。

查体：右肾区叩击痛（＋）。舌质黯红，舌苔黄厚，脉弦滑。

腹部 X 线平片示：右侧输尿管上段结石。

B 超：右侧输尿管上段结石并右肾少量积水（右肾形态大小未见异常。集合系统分离 12mm。右侧输尿管上段扩张，内径 8mm，其内可见一个强回声光点，大小约 8mm×7mm，伴声影）。

诊断：石淋（湿热蕴蒸，瘀热交结）。

治则：清热利湿，排石通淋。

处方：投八正散加金钱草、鸡内金、白芍各 30g，王不留行 15g，琥珀末（冲服）7g。3 剂，每天 1 剂，水煎 500mL，分两次服。并嘱患者尽量多喝开水，多做跳跃运动。

二诊（11 月 22 日）：下午 2 时许起床时突觉小腹剧痛，痛引阴户，排出血尿 1 次，并随之排出黑褐色结石 1 枚，大小为 8mm×7mm。即复查 B 超显示：双肾、输尿管、膀胱、尿道未见异常。遂以知柏地黄汤合二至汤，3 剂，水煎服，调理善后。

（杨小清）

【验案 5】

李某，男，33 岁。2013 年 2 月初诊。

主诉：反复腰腹疼痛 1 个月。

病史：患者 1 个月前开始出现腰腹疼痛，反复出现，小便黄，排尿时疼痛。

查体：腹软，无明显压痛，右肾区叩击痛不显。舌红，苔黄腻，脉弦滑。

B 超：右肾盂处见 0.2cm×0.5cm 结石两枚。

尿常规：红细胞（++），白细胞（+），蛋白（−）。

诊断：石淋（膀胱湿热）。

治则：清热利湿，通淋排石。

处方：金海排石汤合八正散加减。金钱草 30g，海金沙（包）30g，石韦 30g，生鸡内金（研末冲）15g，延胡索（醋制）10g，茯苓 30g，冬泽泻 15g，车前子（包）30g，滑石 15g，大黄（后下）6g，连服 5 剂。

二诊（初诊 5 日后）：尿中排出结石一枚。患者自诉腰痛较前加重，尿中带血。复查尿常规：红细胞满视野。原方延胡索改为 30g，加白茅根 30g，侧柏叶 15g，三七粉 3g（冲服），连服 7 剂。

三诊（初诊 12 日后）：腰痛及小便带血较前好转，但未见结石排出。守上方去三七粉，延胡索改为 15g，金钱草加至 60g，连用五剂。

四诊（初诊 17 日后）：复查肾 B 超仍见右肾盂处 0.2cm×0.5cm 结石一枚。守上方将金钱草增至 120g，怀牛膝 15g，连服 2 剂，尿中见结石排出。复查双肾 B 超：未见结石影。因前述治疗攻伐太过，嘱服香砂养胃丸以善其后，并嘱多饮水，勤运动以防结石复发。

（孙　义）

【按语】

石淋属于泌尿系结石，它是泌尿系结石在临床表现中极为常见的症候群，但并非所有泌尿系结石都有石淋表现。石淋是临床常见病、多发病，其成因与体质、生活环境、饮食习惯、代谢紊乱等因素有关，临证时可结合西医学检查手段如 X 线、B 超或肾盂造影等帮助确诊。目前治疗手段较多，尽管可以进行体外振波碎石或手术治疗，但其患病率和治疗后的复发率都很高。中医药治疗泌尿系结石具有独特的优势，尤其是对于一些单发或小颗粒结石，尿路梗阻不严重者，中药治疗不仅可以避免手术对身体尤其是对肾实质的损伤，而且可以更有效地促进感染灶的消除、肾积水的排出，以及保护肾脏的功能。

中医学认为，石淋多由肾虚和下焦湿热引起，病位在肾、膀胱和溺窍，肾虚为本，湿热为标。石淋患者多饮食不洁，饮水量少，久坐嗜卧。石淋在辨证上可分为湿热、气滞、肾阴虚、肾阳虚四种类型，而以湿热型最为多见。病变之初大多属实证，湿、热、瘀、石是其主要特征，结石日久伤及肾阴或肾阳，会导致实中有虚，虚中夹实之象。治疗在审因论治的基础上，多以清热利湿，补益肝肾为主要治疗原则，疼痛剧烈者配以行气止痛之品，尿血较多则应配合止血药物。金钱草、鸡内金、王不留行、琥珀等推石下移、排石通淋，常可用于各种类型之石淋，疗效颇佳。

案 1 患者为老年女性，素体湿热内蕴，炼液成石，复因邪气引动，结石阻塞尿道，挛急疼痛，故腰部绞痛，牵涉少腹；气机阻滞，故饮入即吐；热伤血络，故尿中带血。结合舌脉，证属湿热内蕴、气机阻滞。治以四逆散加郁金调和气机，行气解郁，缓急止痛，金钱草、海金沙、车前子清热除湿、利尿排石，滑石利窍通关，鸡内金、芒硝化石软坚，川牛膝引邪下行，共奏清热除湿、行气止痛、利尿排石之功，故药后即愈。病后中气不足，心悸乏力，宜补中益气，瘥后调护。随访 1 年，病情未复发。

案 2 病机为脾肾之气不足，湿热蕴结于下焦，煎熬津液，浊质凝结为石，阻塞尿道，瘀滞不得下泄，气血运行不畅导致血瘀。正如《中藏经·论诸淋及小便不利》中有云："砂淋者，腹脐中隐痛，小便难，其痛不可忍，须臾，从小便中下如砂石之类。虚伤真气，邪热渐增，结聚而成砂。又如似水煮盐，火大水少，盐渐成石之类。"《诸病源候论》亦有云："诸淋者，由肾虚而膀胱热故也。"因此，在治疗石淋时，强调化石排石并重，并重视顾护脾肾之气。予金钱草、鸡内金化石、排石，石韦、滑石、冬葵子、泽泻清热利湿通淋，六药合用，既可祛除形成结石的根本原因，又能化石排石，复加行气活血化瘀之白茅根、制乳香、制没药，既能行气活血，促进输尿管平滑肌蠕动有利于排石，又能改善微循环，降低毛细血管通透性，促进炎性吸收，减少炎性组织粘连，利于结石排出。方中加入附片温阳为本方精粹之处，附子主入心、脾、肾经，能通行十二经。附子能行补药之滞，有间接补益之功。可谓一药多功，一举多得，能温肾阳、补肾气，从而促进肾之气化，以促进沙石排出。诸药合用，共奏行气、活血、温化之功以化石排石。

案3作者对石淋的治疗，特别注重保护肾气，攻补兼施。只有正气充足，肾主气化有力，肾之开阖蒸化有序，才可使气行血畅，结石无法形成。在治疗的同时，也要重视对本病的预防，注意日常防护，良好的生活饮食习惯对预防结石复发有着重要作用，充分体现了中医学对石淋治疗的优势所在。

案4为年轻患者，疼痛剧烈，治疗上运用清热利湿，通淋排石之品，同时配以行气止痛药物，醋制则更加强止痛功效。嘱咐患者多运动，多饮水，这是在石淋治疗过程中不可或缺的一项治疗方法。

案5中金钱草、海金沙、鸡内金及石韦均可通淋排石，配合应用排石效力更强。结石阻滞气机，不通则痛，延胡索善于活血行气，醋制加强止痛功效。然而该患者的治疗疗程较长，恐攻伐太过，结石排出后予以香砂养胃丸以善其后，顾护脾胃，体现中医中病即止，未病先防的治疗理念，同时嘱咐患者日后养成多饮水、多运动的生活习惯，减少再次发病的可能性。

（六）参考文献

1.唐今扬，李斌，周彩云，等.房定亚治疗泌尿系结石经验.辽宁中医杂志，2013，40（11）：2206.

2.陈晓勤，葛友庆.葛友庆治疗尿路结石验案.山东中医杂志，2014，33（4）：320.

3.巴元明，林晓媛.邵朝弟治疗泌尿系结石的经验.辽宁中医杂志，2014，41（12）：2542.

4.杨小清.石淋的辨证施治.内蒙古中医药，2010，5（19）：38.

5.孙义.泌尿系结石中医辨证治疗体会.光明中医，2014，29（4）：802.

精 浊

一 概述

精浊是中青年男性常见的一种生殖系炎症性疾病，常见症状是尿频、尿急、尿痛，偶见尿道溢出少量乳白色液体，并伴有会阴、腰骶、小腹、腹股沟等部隐痛不适等。精浊相当于西医学的前列腺炎，临床上有急性和慢性、有菌性和无菌性、特异性和非特异性的区别，其中以慢性无菌性非特异性前列腺炎最为多见，其特点是发病缓慢、病情顽固、缠绵难愈、反复发作。

二 病因病机

多由相火妄动，所愿不遂，或忍精不泄，肾火郁而不散，离位之精，化成白浊；或房事不洁，精室空虚，湿热从精道内侵，湿热壅滞，气血瘀阻而成；病久伤阴，肾阴暗耗，可出现阴虚火旺证候；亦有体质偏阳虚者，久则火势衰微，易见肾阳不足之象。

三 诊断要点

1. 临床表现

可出现不同程度的尿频、尿急、尿痛、尿不尽、尿道灼热。腰骶、小腹、会阴及睾丸等处坠胀隐痛。晨起、尿末或大便时尿道偶见有少量白色分泌物。部分患者因病程较长可出现阳痿、早泄、遗精或射精痛等。伴头晕耳鸣、失眠多梦、腰酸乏力等症状。直肠指诊前列腺多为正常大小，或稍大或稍小，质软或软硬不均，轻度压痛。

2. 实验室及辅助检查

可行前列腺液常规检查，前列腺液取出困难时可取精液常规检查，泌尿系彩超检查。

（四）治疗原则与调护要点

1.主张综合治疗，注意调护。抓住肾虚（本）、湿热（标）、瘀滞（变）三个基本病理环节，瘀滞的病机贯穿慢性前列腺炎的始终，故临床无论哪一证型，均应给予活血化瘀之品。久病后大部分病人具有情志抑郁、烦躁易怒的表现，可酌情给予疏肝、理气、解郁之药。

2.避免频繁的性冲动、戒除手淫。

3.禁酒，忌过食肥甘及辛辣炙煿食物。

4.生活规律，劳逸结合，不要久坐或骑车时间过长。

5.调节情志，保持乐观情绪，树立战胜疾病的信心。

（五）验案赏析

【验案1】

盛某，男，36岁。1995年12月9日初诊。

主诉：尿道及会阴部疼痛不适1年，加重1周。

病史：1年前开始出现会阴部疼痛不适，曾在外院查前列腺液镜检白细胞为30个/HP，卵磷脂小体（＋），诊断为慢性前列腺炎。平素经常自主到药店购药，间断口服环丙沙星片，用药时尿道及会阴部疼痛均可有所好转。1周前，因单位连续加班后，出现尿道及会阴部疼痛加重，且伴有早泄、阳痿及性欲低下。来诊时患者情志抑郁，纳食欠佳，舌淡黯，苔薄黄腻，脉弦。

诊断：精浊（肝气郁滞，肾阳亏虚）。

治则：疏肝补肾。

处方：逍遥散加菟丝子、沙苑子、王不留行子、神曲各15g，薏苡仁

30g，车前子、焦栀子各 12g。每日 1 剂，水煎温服，分早晚 2 次，饭后服，4 周为 1 个疗程。

二诊：（1996 年 1 月 6 日）：尿道及会阴部疼痛、纳食及性功能均明显改善，复查前列腺液镜检白细胞为 8 个 /HP，卵磷脂小体（++）。再以前方去沙苑子、王不留行子、神曲、焦栀子，用法同上，巩固治疗 2 个疗程后，复查前列腺液镜检白细胞为 5 个 /HP，卵磷脂小体（+++），半年后随访未见该病复发。

（何永生）

【验案 2】

廖某，男，30 岁。2006 年 6 月 2 日初诊。

主诉：尿不尽、排尿不畅伴有尿后滴白 1 年。

病史：近 1 年多出现尿不尽、排尿不畅、尿后滴白，有时小腹隐痛，曾在外院被诊断为慢性前列腺炎，口服克拉霉素及高频热疗，症状改善不明显，患者并有心烦易怒，眠差，舌偏红、苔薄、白腻，脉弦。

肛诊：前列腺无增大，质地稍硬。

前列腺液常规：卵磷脂小体（++），白细胞（++），pH 值 6.8，前列腺液细菌培养及衣原体与支原体检测（－）。

诊断：精浊（肝郁湿热）。

治则：疏肝解郁、利湿化浊。

处方：逍遥散加减。当归、茯苓、泽兰各 15g，白芍、白果、虎杖、柴胡、白术各 10g，炮附片 3g，败酱草、生薏苡仁、川牛膝、合欢皮各 30g，浙贝母、甘草各 6g。每日 1 剂，水煎服。

二诊（6 月 12 日）：尿浊消失，尿不尽感减轻。又服 10 剂后，诸症消失。查前列腺液常规，卵磷脂小体（+++），白细胞（3 个 /HP），pH 值 7.2，临床治愈。

（吴成山）

【验案 3】

张某，男，62 岁。2012 年 5 月 13 日初诊。

主诉：尿频、尿急、会阴部坠胀不适 6 个月余，加重 1 周。

病史：患者 6 个月前无明显诱因出现尿频，尿急，会阴部坠胀不适，伴尿分叉，小便黄，阴囊潮湿，偶有尿滴白，1 周前因饮酒症状加重。现症见：神志清，精神一般，夜晚多梦。舌质黯红，苔黄腻，脉弦数。

前列腺液常规检查：WBC+++/HP，卵磷脂小体少许，pH 值 6.5。

尿常规检查未见明显异常。

诊断：精浊（湿热瘀阻）。

治则：清利湿热，活血祛瘀。

处方：金银花 15g，蒲公英 15g，败酱草 15g，赤芍 15g，丹参 30g，车前子（包煎）15g，生薏苡仁 30g，怀牛膝 15g，穿山甲（冲服）3g，白芷 10g，延胡索 30g，酸枣仁 30g，日 1 剂，水煎服。同时给予前列栓直肠给药，一次 1 粒，一天 1 次，并嘱患者禁烟酒，忌食辛辣刺激性食物，多饮水，保持大便通畅，放松心情，避免久坐。

二诊（5 月 20 日）：患者尿频、尿急、尿滴白及阴囊潮湿症状减轻，偶有会阴及睾丸坠胀不适，上方去败酱草，加荔枝核 12g，橘核 12g，继服 10 剂，诸症基本消失，偶有纳差腹胀。在初诊方的基础上，加炒白术 15g，砂仁 10g，继服 10 剂，余症消失，前列腺液常规检查示：WBC3 ～ 5/HP，卵磷脂小体 ++/HP，pH 值 6.5。

（郝高利）

【验案 4】

陈某，男，31 岁。2005 年 12 月 6 日初诊。

主诉：睾丸稍有坠胀，会阴部酸胀 3 天。

病史：患者睾丸稍有坠胀，会阴部酸胀 3 天。诉有 3 年余慢性前列腺炎病史，经治好转无明显症状，因近日劳累后，症状出现，大便稍结，食纳夜寐可，双侧腹股沟隐隐作痛。舌质红，苔少，脉弦。

前列腺指检：前列腺表面光滑质软，未及结节，边界清，中央沟存在。

卵磷脂小体 +/HP，白细胞 0 ～ 3/HP。

诊断：精浊（阴虚火热）。

治则：滋阴清热，理气通淋。

处方：方用知柏地黄汤加减。熟地黄 18g，山茱萸 12g，淮山药 12g，茯苓 10g，黄柏 10g，丹参 10g，菟丝子 10g，川楝子 10g，荔枝核 10g，蒲公英 10g，败酱草 12g，红藤 10g，冬瓜仁 10g，甘草 6g，水煎服，每日 1 剂。

二诊（12 月 13 日）：睾丸坠胀、会阴部酸痛减轻。效不更方，服 14 剂后，坠胀、酸痛症状消失。随访 3 个月，病未复发。

（黄绍国）

【验案 5】

黄某，男，42 岁。2006 年 6 月 15 日初诊。

主诉：尿频、尿急 2 年，头痛、失眠 3 个月。

病史：患者尿频、尿急 2 年，日 9 ～ 10 行，头痛、失眠 3 个月，常因劳累而发病，夜甚，精神疲乏，伴多梦、厌食、性功能下降、性欲减退、勃起功能差，经前列腺指诊、B 超检查、前列腺液检查，确诊为前列腺炎，先后用中西药物治疗效果均不显。舌淡红，苔薄白，脉细。

前列腺指检：前列腺表面光滑质软，未及结节，边清，中央沟存在。

卵磷脂小体 +/HP，白细胞 0 ～ 3/HP。

诊断：精浊（心脾两虚）。

治则：补益心脾、养心安神。

处方：酸枣仁汤合甘麦大枣汤加减。酸枣仁 30g，茯苓 6g，知母 10g，川芎 6g，小麦 30g，大枣 10（枚），甘草 15g，水煎服，日 1 剂。

二诊：（6 月 29 日）：患者头痛、失眠、多梦症状略减，效不更方，遣方 2 个月余，精神症状好转，巩固疗效，随访半年，患者无不适感。

（黄绍国）

【按语】

前列腺炎的发病多因房劳内伤，或素食肥甘厚味，或外感六淫湿热之毒，或情志不遂，肝气郁结，最终而致肾虚、湿热、瘀滞三方面的病理变化，以肾虚精关不固为本，而湿热蕴结、气血凝滞为标，在临床中应强调识证求精，用药唯谨，从整体出发，调整机体功能。强调肾为先天之本，五脏之阴气非此不能滋，五脏之阳气非此不能发。注重调理脾肾，固护根本，而后利湿泄浊，活血化瘀，软坚散结，配合西医西药，双管齐下，方能取得满意的疗效。另外，社会上传说慢性前列腺炎不能彻底治愈等一些错误宣传，使患者背上巨大的思想负担，产生焦虑、紧张、抑郁等心理障碍，反过来又加重病情，因气滞而痰阻、血瘀，使疾病顽固难愈，故注重心理疏导对该病的治疗有积极的意义。

案 1 患者病因为肝郁，影响肾与脾胃。患者情志抑郁、气机不畅，故用柴胡疏肝解郁，当归、白芍养血柔肝，其中当归因芳香可以行气、味甘可以缓急，实为治肝郁之要药；患者纳食欠佳，故用白术、茯苓、神曲健脾祛湿消食；患者有苔薄黄腻等一定程度的湿热留滞之表现，故用焦栀子、薏苡仁、车前子清热利湿；患者有早泄、阳痿及性欲低下等肾虚表现，故用菟丝子、沙苑子补肾益阳；由于慢性前列腺炎久病必瘀，故用王不留行子活血化瘀；炙甘草益气补中缓肝之急，虽为佐使之品，却有襄赞之功。全方配伍精妙，使肝郁得疏、脾胃得健、湿热得除、肾虚得补，故临床获得良效。

案 2 对湿热下注和肝郁湿热证型的治疗方药中，在辨证的基础上，加当归贝母苦参丸和薏苡附子败酱散，以清热解毒，祛瘀排浊，因苦参味极苦，很多患者不能耐受，改为能解毒活血通淋的虎杖，对于附子的运用，有寒热夹杂者用 6～10g，若无明显寒象用 3g，附子在大队苦寒解毒之剂中，有温通气血，防止寒凉冰凝的作用。在脾虚夹湿型中，用党参、黄芪补中益气，茯苓、泽泻利湿化湿，用羌活、防风等风药，亦因该病多湿，用风药流动之性来升阳除湿。对于有明显尿后滴白、尿浊的患者，不论虚实，均选用白果配于方药中，疗效较佳，清代医家张璐曾言："曾见白浊人，服凉药不效者，一味生白果即愈，以其专祛湿浊污垢故也"。《本草逢原》言白果："生嚼止白浊，降痰，消毒杀虫。"现代有人用加味易黄汤治疗该病，亦有此意。由于慢性前列腺炎因湿阻气滞等最终导致瘀阻经脉，瘀血内结，故在辨证用药的基础上，活血祛瘀被广泛应用，在众多的活血药中，笔者常选用泽兰取其活血利水之功，红藤取其活血止痛、清热解毒之功。皂刺辛散温通，其性锐利，能直达病所，与穿山甲类似，但价格低廉，可消肿托毒排脓。临床配用，疗效满意。由于该病虚实互见，寒热夹杂，痰湿瘀阻，情绪干扰，使疾病缠绵难愈，临床诊治需综合判断，耐心守方，疏导情绪，清除顾虑，则病情易愈。

案 3 仍以中医辨证论治为主，灵活用药，整个过程强调瘀的病机，用药时配伍活血化瘀之品。初期肝经湿热瘀阻明显，大量应用清热利湿之品；二诊时病人湿热之邪渐轻，仍气机不畅，故表现为小腹坠胀不适，用药去败酱草，加荔枝核及橘核以行肝经之气，气行则局部胀痛渐轻；予炒白术及砂仁以助运化水湿，避免湿热内生，以防湿热留恋体内。整个治疗过程根据需要配以前列栓；由于慢性前列腺炎患者心理压力较大，故在治疗的同时给予心理疏导和生活指导，可获良效。

案 4 为患者"热淋"迁延未愈，湿热余毒，蕴于精室，日久热灼阴津，导致阴虚内热，并致局部气血滞涩，经络不通，故患者睾丸坠胀，会阴部酸胀；舌红，苔少，脉弦，一派阴虚火热之象。知柏地黄汤具有滋阴清热、理气通淋的功效。方中重用熟地黄滋阴补肾，填精益髓为君药；山茱萸补养肝肾，并能涩精；山药健脾和胃，肝脾肾共补而相辅相成。伍以茯苓、冬瓜仁健脾渗湿；黄柏既可滋阴清热，又可清热燥湿；适当加蒲公英、败酱草、红藤清热解毒；患者主症为阴部、会阴部酸胀疼痛，责之于气血瘀滞，宗筋不舒，故加川楝子、荔枝核、丹参等疏肝理气、活血止痛，菟丝子强壮补肾，甘草调和诸药。全方攻补兼施，标本兼顾。

案5患者性格内向，患病日久，神经衰弱，或劳心伏案，而致心脾两虚出现诸多精神症状。治疗应以酸收为主，辛散为辅，兼以甘缓。体现《素问·脏器法时论》："肝欲散，急食辛以散之，用辛补之，酸泻之"和"肝苦急，急食甘以缓之"等的配伍理论和治疗原则。方中酸枣仁入心、肝经，养血补肝，宁心安神；小麦养肝补心，除烦安神；茯苓宁心安神；知母滋阴清热；甘草养心气，和中缓急，与枣仁、小麦配伍，以助安神除烦之效；佐以川芎调畅气机、疏达肝气；大枣益气和中，润燥缓急，诸药配伍，共奏养血安神、和中缓急、清热除烦之功。

（六）参考文献

1. 何永生．鲁贤昌治疗慢性前列腺炎的经验．四川中医，2003，21（5）：5-6．

2. 吴成山．慢性前列腺炎的中医辨证分型及疗效观察．四川中医，2008，26（2）：62-63．

3. 郝高利．孙自学教授从瘀论治慢性前列腺炎经验．中医研究，2014，27（12）：39-40．

4. 黄绍国．谭新华教授诊治慢性前列腺炎辨证思维及临证经验．湖南中医药大学学报，2007：11-15．

第七章

周围血管及淋巴管疾病

股　肿

概述

股肿是指血液在深静脉血管内发生异常凝固而引起静脉阻塞、血液回流障碍的疾病。其主要表现为肢体肿胀、疼痛、局部皮温升高和浅静脉怒张四大症状，好发于下肢髂股静脉和股静脉，可并发肺栓塞而危及生命，相当于西医学的下肢深静脉血栓形成，以往称血栓性深静脉炎。

病因病机

本病的病因主要是创伤或产后长期卧床，以致肢体气血运行不畅，气滞血瘀，瘀血阻于脉络，脉络滞塞不通，营血回流受阻，水津外溢，聚而为湿，而发本病。

西医学认为血流滞缓、静脉管壁结构改变和血液成分变化是静脉血栓形成的三大因素。而外伤、手术、分娩、肿瘤等可直接诱发本病。

诊断要点

1. 临床表现

单侧下肢突发性、广泛性粗肿、胀痛，行走不利，可伴低热。后期可出现浅静脉扩张、曲张，肢体轻度浮肿，小腿色素沉着，以及皮炎、臁疮等。

2. 实验室及辅助检查

多普勒超声、血管造影：可判断有无血栓及其范围、形态和侧支循环状况。实验室检查：血常规及凝血功能的测定能明确血液成分的异常改变。

（四）治疗原则与调护要点

1. 本病一般采用中西医结合方法进行治疗。中医治疗早期多采用清热利湿、活血化瘀法，后期则重视健脾利湿、活血化瘀。

2. 高血脂患者饮食宜清淡。

3. 对高危病人（血液呈高凝状态）应适当预防性应用活血化瘀中药或抗凝药物。

4. 术后病人应慎用止血药物，尽量早期下床活动，以利静脉血回流。

5. 患血栓性深静脉炎后，应卧床休息，抬高患肢，1 个月内不宜进行剧烈活动。

6. 发病后期可使用弹力绷带，以压迫浅静脉，促进静脉血回流。必要时下腔静脉滤器置入，防止致死性肺栓塞的发生。

（五）验案赏析

【验案 1】

刘某，男性，67 岁。2014 年 8 月 8 日初诊。

主诉：左小腿突发肿胀疼痛 10 天。

既往史：脑梗死病史 2 年遗留左侧肢体活动不利，卧床 2 个月。

现症见：左小腿粗肿，左侧肢体活动不利，无胸闷、胸痛、咯血，无发热、头晕，纳食少，夜寐安。

查体：左小腿肿胀，皮色暗，皮温略高，皮肤张力略高，腓肠肌握痛（+），股三角压痛（−），双下肢腿围测定：髌骨上缘上 15cm 处右 50.0cm、左 51.0cm，髌骨下缘下 15cm 处右 35.0cm、左 39.0cm。双足背及胫后动脉搏动良好。舌质暗红，苔黄腻，脉弦滑。

辅助检查：左下肢静脉彩超提示：左下肢腘静脉血栓形成。

诊断：

中医：股肿（湿热下注证）。

西医：左下肢深静脉血栓形成。

治则：清热利湿，活血通脉。

处方：金银花30g，当归30g，赤芍20g，牡丹皮10g，白术30g，泽泻15g，陈皮10g，牛膝20g，生甘草10g，黄柏12g，水蛭5g，地龙15g。水煎服，日1剂。外用冰硝散（冰片40g、芒硝1000g）。同时静脉滴注疏血通注射液。

二诊（2015年8月23日）：患者左小腿疼痛消失，肿势明显好转，皮色暗，皮温略高。上方去陈皮，加桃仁15g、红花10g。停用冰硝散。予清热利湿、活血通脉之股肿外洗方，每日熏洗1次。

处方：川椒15g，乳香20g，没药20g，透骨草30g，红花20g，延胡索30g，金银花50g，黄柏30g，苍术20g，丹参20g，水蛭8g，地龙20g。

三诊（2015年9月6日）：患者感觉左小腿夜间发胀，无其他不适。患肢不肿，皮色、皮温正常。复查下肢静脉彩超示：左下肢腘静脉血栓形成部分再通。嘱患者保护患肢，定时活动肢体，定期门诊复查。随访半年，病情稳定，未复发。

（侯俊杰）

【验案2】

某患，男，40岁。2008年5月22日初诊

主诉：左上肢突发肿胀25天。

现症见：左上肢肿胀，抬举肢体肿胀减轻，下垂则加重，无胸闷、胸痛、咯血，无发热、头晕，纳食可，夜寐安，二便调。

查体：左上肢广泛性粗肿，浅静脉扩张，皮色黯红，皮温高，沿锁骨下静脉行径无压痛。舌黯苔薄黄，脉弦。

辅助检查：静脉彩超：左锁骨下静脉血栓形成，近端未通，远端再通25%。

诊断：

中医：肿胀（湿热壅盛证）。

西医：左锁骨下静脉血栓形成。

治则：清热利湿，活血通络。

方药：消栓通脉汤（茵陈30g，赤小豆30g，赤芍20g，水蛭10g，黄柏12g，金银花30g，栀子10g，苍术15g，桃仁10g，红花10g）加减。去栀子、黄柏，加桑枝30g，黄芩12g，炒地龙12g，水煎服，日1剂。

复方消肿散（芒硝、冰片、红花等）外敷患肢。

二诊（6月2日）：服药10剂，患者左上肢轻度粗肿，下垂后感坠胀。舌质黯，苔薄白，脉弦。彩超示：左锁骨下静脉血栓形成，近端微通，远端再通50%。热邪渐退，前方去黄芩，加当归12g，茯苓20g以助活血化瘀，健脾利湿。并用活血消肿洗药熏洗患肢。

三诊（6月16日）：服药14剂，患肢症状有明显改善，效不更方，继服上药。

四诊（7月2日）：服药14剂，患肢下垂后略肿，舌黯苔白，脉弦。彩超示：左锁骨下静脉血栓形成，近端再通12%，远端再通85%。治以活血化瘀通络，方选血府逐瘀汤加减。

处方：当归12g，生地黄12g，桃仁12g，红花9g，枳壳9g，赤芍12g，柴胡10g，川芎10g，鸡血藤20，水蛭10g，桑枝30g，浙贝母10g，甘草6g，水煎服，日1剂。

五诊（7月17日）：服药14剂，左上肢诸症状消失。

2009年3月16日随访，彩超示：左锁骨下静脉再通40%，远端基本再通。

（刘 政）

【验案3】

常某，女，67岁。2004年2月2日初诊。

主诉：左下肢肿胀1年3个月。

病史：患者2002年10月突然出现左下肢肿胀、疼痛，下肢静脉彩超检查提示：左髂外静脉，股总、股浅、静脉及大隐静脉起始部血栓形成。住院予以抗凝溶栓等治疗，左下肢肿胀、疼痛逐渐缓解，出院后近1年来患者每于站立或下垂患肢后出现左下肢肿胀，晨起后可以减轻，时轻时重。

查体：左下肢呈凹陷性水肿，皮肤张力稍高，皮肤温度略高，颜色偏暗，浅静脉曲张，无色素沉着，股三角区压痛（－），肢体周径测量，距髌骨上缘15cm处大腿周径左侧54.5cm、右侧49cm，髌骨下缘15cm处小腿周径左侧36.3cm、右侧32cm。舌质黯红、苔黄腻，脉沉细。

辅助检查：下肢静脉彩超，左侧股总静脉、股浅静脉陈旧性血栓。

诊断：

中医：水肿（脉络湿瘀，兼有瘀热）。

西医：左下肢深静脉血栓形成。

治则：益气活血，祛湿清热。

处方：生黄芪60g，丹参30g，茯苓30g，白术15g，赤芍15g，泽泻40g，当归20g，赤小豆30g，车前子（包煎）30g，冬瓜皮30g，地龙15g，牛膝15g，萆薢15g，苍术10g，黄柏10g，生甘草10g，水煎服，每日1剂。同时嘱患者卧床，抬高患肢30°。

二诊，两周后诉左下肢肿胀感明显减轻，查左下肢肿减轻，皮肤紧张度降低，皮肤温度基本正常，颜色偏暗，从患肢局部症状体征看，湿热征象已减，上方去苍术、黄柏，加用党参、陈皮加强益气活血，又服14剂，左下肢肿胀基本缓解，肤温、肤色恢复正常，肢体周径测量左右相差小于2cm。较初诊时有明显改善。下肢静脉彩超提示：左股浅静脉、静脉陈旧性血栓，部分再通。遂改服中成药巩固疗效。随访1年，病情稳定。

（陈朝晖）

【验案4】

李某，男，56岁。1998年6月29日初诊。

主诉：左下肢疼痛、肿胀、行走不利半年。

病史：半年前，出现左下肢疼痛、肿胀、行走不利，就诊于某大医院，被诊断为左下肢髂股静脉血栓形成，经溶栓治疗20余天，左髋关节至膝以上肿胀消退，而膝以下至足肿胀难消，迁延半年之久。

查体：左下肢膝以下至足背处肿胀，踝关节处尤甚，皮肤紫黯，触之灼手。舌质红、苔薄黄，脉弦细。

诊断：

中医：股肿（湿热下注证）。

西医：左下肢深静脉血栓形成。

治则：益气通络，清热利湿。

处方：生黄芪30g，金银花30g，当归15g，甘草15g，鸡血藤30g，丹参15g，牛膝10g，赤小豆30g，连翘10g，瞿麦15g，萆薢15g，木瓜15g。5剂。药后下肢肿胀范围逐渐向下缩小，痛亦减轻。药已奏效，治宗上法不变，加红花10g以加强活血通络之效。

二诊（7月6日）：肿去其半，仅限于踝关节处，皮色渐淡，热痛亦轻，上方出入30余剂，诸症悉除告愈。

（张莉莉）

【验案5】

宋某，女，65岁。2009年3月1日初诊。

主诉：右小腿突发肿胀疼痛半个月。

病史：2009年2月18日无明显诱因出现右小腿肿胀疼痛，至外院就诊，双下肢静脉B超检查示右侧腘静脉以下血栓形成，予内服华法林、消脱止-M（草木犀流浸液片）及活血通络中成药，并皮下注射速碧林（低分子肝素钙注射液）。经治后右小腿疼痛减轻，但肿胀未有明显消退。症见：右小腿暗红肿胀，疼痛明显；自觉口干口苦，胃纳馨，夜寐尚可，小便黄，大便干结。

查体：右小腿较对侧明显肿胀，肤色略红，肤温略高，见青筋显露；右踝上 10cm 处周径为 28cm，左踝上 10cm 处周径为 23cm，右膝下 10cm 处周径为 40cm，左膝下 10cm 处周径为 36cm，右膝下 15cm 处周径为 38cm，左膝下 15cm 处周径为 34cm；右侧腓肠肌挤压痛不明显。舌黯红，边有瘀斑，苔薄腻，脉弦。

诊断：

中医：股肿（湿热瘀阻证）。

西医：右下肢深静脉血栓形成。

治法：清热利湿，理气活血。

方药：予四妙丸合通络活血方加减。

内服药处方：苍术、白术各 9g，黄柏 15g，薏苡仁 15g，川牛膝 15g，地龙 9g，赤芍 15g，生蒲黄 18g，虎杖 15g，桃仁 12g，泽兰 12g，泽泻 15g，车前子（包）30g，路路通 30g，忍冬藤 30g，香附 12g，延胡索 9g，玉米须 15g，茯苓 30g，生甘草 9g。每日 1 剂，水煎，早晚分服。

外用药处方：玄明粉 60g，土茯苓 30g，透骨草 30g，伸筋草 30g，海桐皮 30g，当归 15g，桂枝 15g；每日 1 剂，与内服药物煎煮方法相同，再将中药煎液加水至 1000～1100mL 加热，待温（水温 40℃左右）后将药液蒸汽熏蒸患部，患处与药液保持 25～30cm 距离，以能耐受为度。待中药熏蒸结束后，再将金黄膏加玄明粉、三七粉局部贴敷 24 小时，每日 1 次。

二诊（3 月 15 日）：右小腿黯红肿胀减轻，疼痛不明显，自觉稍有乏力；口干喜热饮，胃纳馨，夜寐尚可，二便调；舌黯红、苔薄，脉弦。专科检查：右小腿较对侧肿胀减轻，肤色稍黯，肤温无异常；右踝上 10cm 处周径为 25.5cm，左踝上 10cm 处周径为 23cm，右膝下 10cm 处周径为 37cm，左膝下 10cm 处周径为 36cm，右膝下 15cm 处周径为 36cm，左膝下 15cm 处周径为 34cm；右小腿青筋显露，右侧腓肠肌挤压痛不明显。证属气虚血瘀，治以益气活血、和营通络，方予补阳还五汤、五苓散合真武汤加减。

内服药处方：生黄芪 30g，苍术、白术各 9g，茯苓 30g，薏苡仁 15g，当归 12g，赤芍 15g，丹参 15g，益母草 15g，地龙 9g，泽兰 12g，泽泻 15g，玉米须 15g，猪茯苓 15g，仙灵脾 15g，熟附子 9g，桂枝 9g，牛膝 15g，生甘草 9g。

外用药处方：玄明粉 60g，赤小豆 30g，土茯苓 30g，透骨草 30g，伸筋草 30g，苏木 30g，红花 15g，桂枝 15g。用法同初诊外用药处方。同时予冲和膏加玄明粉、三七粉外用贴敷，以活血消肿。

三诊（4月15日）：右小腿肿胀缓解，疼痛不明显；纳寐可，二便调，无明显口干。专科检查：右小腿较对侧肿胀不明显，肤色肤温无明显异常；右踝上 10cm 处周径为 24cm，左踝上 10cm 处周径为 23cm，右膝下 10cm 处周径为 37cm，左膝下 10cm 处周径为 36cm，右膝下 15cm 处周径为 35cm，左膝下 15cm 处周径为 34cm；右小腿右侧腓肠肌挤压痛不明显。内服药前方加党参 15g、姜半夏 9g、白芥子 12g，外治法同前。治疗4周后，患者右小腿肿胀、疼痛完全消退，随访 12 个月无复发。

（王云飞）

【按语】

股肿是由于各种诱发因素导致水湿内停，营血回流受阻，水津外溢，阻遏气机，下注下肢，久而化热，致气血运行不畅，阻于脉络，发为本病。湿热血瘀，脉络不通是本病病机的关键。清热利湿，活血化瘀，是其基本治疗法则。

案1为久卧伤气，致瘀血阻于脉络，痹着不通，营血逆行，回流受阻，水津外溢而导致。瘀阻是本病变化的根本，所以治疗以化瘀、利湿为其基本法则。冰硝散中冰片气味芳香，穿透性强，具有通诸窍、散郁火、消肿止痛的作用；芒硝泄热止痛、软坚散结消肿，二者合用，外敷于患肢，渗透到皮下组织，共奏消肿止痛之功。后期用"清热利湿，活血通脉"洗药熏洗患肢，其具有扩张血管、促进侧支循环形成的作用。

案2作者认为，患者病程较长，且有湿邪为患，缠绵难愈，在临床施治时，选方遣药要精当，注意以下方面：①顾护脾胃。因为"脾胃为后天之本，气血生化之源"，"脾主运化，主四肢"，本病以肢体肿胀，疼痛为主，病位在经脉，病体在四肢，"诸湿肿满，皆属于脾"，故尤其重视脾胃功能，常用"苍术、党参、白术、黄芪"等，尤为喜用"苍术"，认为其辛苦性温，芳香燥烈，入脾胃经，辛苦则开散，芳燥能化湿，外可解风湿之邪，内能化湿浊之郁，有祛风胜湿，燥湿健脾之功，凡湿邪为患，不论表里上下，皆可随症配伍。正如《珍珠囊》载："能健胃安脾，诸湿肿非此不能除。"②应用虫类药：如水蛭、地龙、土鳖虫等，其有破瘀逐瘀，通络止痛之功，对血瘀重证，非其不能化。③引经药的应用：病位在下肢者，药用川牛膝，伴有肾虚者，改为怀牛膝；上肢者药用桑枝、姜黄等。

案 3 作者认为本病应以局部辨证为主，将本病分为 2 个证型：其一为脉络湿瘀证，表现为患肢肿，晨轻暮重，沉胀或轻微胀痛，皮肤颜色偏黯，皮温微热或正常，舌质黯、苔白腻，脉沉或濡。治疗以益气活血、祛湿通脉为法。药用生黄芪 60g，丹参 30g，赤芍 15g，地龙 15g，牛膝 15g，薏苡仁 30g，泽泻 40g，赤小豆 30g，当归 20g，茯苓 30g，白术 15g，伴有湿热者，加黄柏、砂仁、陈皮；气虚明显者，加党参。其二为脾虚湿瘀证，表现以患肢肿、酸沉为主，晨轻暮重，皮温正常，皮肤颜色偏黯，或伴有小腿色素沉着、皮肤瘙痒，或起湿疹，或成溃疡，舌质淡黯或紫、苔白腻，舌体胖边有齿痕，脉沉或濡。治以健脾益气、活血祛湿为法，药用：生黄芪 60g，党参 20g，丹参 30g，当归 20g，地龙 15g，牛膝 15g，薏苡仁 30g，泽泻 40g，茯苓 30g，白术 15g，陈皮 10g，白扁豆 10g。伴形寒肢冷、食欲不振者，加砂仁、焦三仙、桂枝、山药、山茱萸等；伴色素沉着、皮肤瘙痒者加蝉蜕、白鲜皮、桃仁等；伴溃疡者加用金银花、连翘。

案 4 作者治疗本病，善用黄芪，然常据发病之久暂，气虚之轻重，而择量施用。如病初发，风热甚，气虚证轻者，取本品 10～12g，以宣通脉气，载血运行；若病程长，久不愈，气虚甚者，重用本品 30～60g，取其既鼓舞正气以托毒外出，又能温运阳气以利水消肿。黄芪补气力强，气足则血运通畅，津不外溢则水行脉中而为血，故肿可消。正如《本草汇言》所云："贼风之疴，偏中血脉，而手足不随者，黄芪可以荣筋骨。"杜师用本品，因其病症适宜，用量得当，配伍合理，则多获疗效。此用气药治血病，是谓善治血者，先治其气，如《寿世保元》言："病出于血，调其气犹可导达"。本病虽为湿热下注，瘀血阻络，然发病急骤，亦属风象。盖风为六淫之首，寒、湿、热、毒侵袭人体，无不假风以为帅，故杜师对本病初发者，多伍以祛风通络之品，如威灵仙、寻骨风、海风藤等，以疏散外邪与通利血脉并施。取本类药物，既能疏通经络以治标，又可将补气血之药带入五脏六腑、四肢百骸，使其充分发挥疗效。

案 5 患者初期局部肿胀、疼痛，肤色红，肤温高，四诊合参，证属湿热瘀阻证。"急则治其标""祛邪为先以制病"，故治拟清热利湿、理气活血，予四妙丸合通络活血方加减。方中重用苍术、黄柏、薏苡仁、牛膝、忍冬藤、赤芍、虎杖、泽泻、车前子等清热利湿、凉血通络之品。治疗后局部肿胀、疼痛减轻，肤色、肤温无明显异常，方中清热利湿祛邪之品递减，扶正活血消肿之品酌加，治拟益气活血、和营通络，方予补阳还五汤、五苓散合真武汤加减，方中重用黄芪、白术、茯苓、丹参、益母草、泽兰、泽泻、熟附子、桂枝等益气养血、利水消肿之品。

🌀（六）参考文献

1. 刘政 . 侯玉芬教授治疗深静脉血栓形成的临床经验，中华中医药学会周围血管分会第三次学术大会论文集：26-29.

2. 陈朝晖 . 陈淑长治疗下肢深静脉血栓形成后综合征经验 . 中医杂志，2008，12（49）：1070-1071.

3. 张莉莉 . 杜家经治疗下肢深部静脉血栓形成经验 . 湖南中医杂志，1999，15（4）：20.

4. 王云飞 . 阙华发治疗下肢深静脉血栓形成经验 . 上海中医药杂志，2010，12（44）：7-8.

·····❧ 青蛇毒 ❧·····

一 概述

青蛇毒是发生于肢体浅静脉的血栓性、炎性病变，相当于西医学的血栓性浅静脉炎，临床表现以肢体浅静脉呈条索状突起、色赤、形如蚯蚓、硬而疼痛为特征，以四肢为多见。

二 病因病机

湿热蕴结：饮食不节，恣食膏粱厚味、辛辣刺激之品，脾胃功能受损，水湿失运，火毒内生，湿热积毒下注脉中；或由寒湿凝于脉络，蕴久生热而成。

肝气郁滞：情志抑郁，恚怒伤肝，肝失条达，疏泄不利，气郁日久，由气及血，脉络不畅，瘀血停积。

外伤筋脉：长期站立、跌仆损伤、刀割针刺、外科手术等均可致血脉受损，恶血留内，积滞不散，致生本病。

三 诊断要点

临床表现

初期（急性期）：在浅层脉络（静脉）径路上出现条索状物，患处疼痛，皮肤发红，触之较硬，扪之发热，按压疼痛明显，肢体沉重。一般无全身症状。

后期（慢性期）：患处遗有一条索状物，其色黄褐，按之如弓弦，可有按压疼痛，或结节破溃形成臁疮。

（四）治疗原则与调护要点

1.急性期病人应卧床休息，以减轻疼痛，促使消退。适当抬高患肢，如下床则可穿弹力袜，以减轻下肢水肿。

2.病变早期不宜久站、久坐。

3.忌食辛辣鱼腥之品，戒烟。

（五）验案赏析

【验案1】

王某，女性，65岁。2012年3月15日初诊。

主诉：左下肢静脉曲张20余年，小腿红肿疼痛7天。

症见：左下肢浅表脉络迂曲扩张，左小腿条索样硬结红肿疼痛，行走后症状加重，纳食可，二便调，夜寐差。

查体：左小腿曲张静脉处可见红肿，可触及索条状结节，压痛（+），局部皮温高。舌质黯红，苔薄白，脉弦涩。

辅助检查：

左下肢静脉彩超：左大隐静脉曲张，小腿内侧浅静脉血栓形成。

诊断：

中医：青蛇毒（血瘀脉络证）。

西医：血栓性浅静脉炎（急性期）。

治则：活血化瘀，行气散结。

处方：黄芪、鸡血藤各25g，蒲公英20g，紫花地丁15g，丹参15g，桃仁15g，乳香、没药各10g，牛膝15g，每日1剂，水煎，分3次口服。外敷水调散（煅石膏，黄柏）。

二诊（2012年3月25日）：左小腿红肿疼痛减轻，查：左小腿条索结节区皮色黯红，触之硬韧，局部皮温不高，压痛轻微，舌质黯红，苔薄白，脉涩。中药汤剂原方不变，调外用药为冰消散（冰片30g，芒硝1000g，混合后入布袋）以软坚散结。

三诊（2012 年 4 月 5 日）：左小腿条索硬结无疼痛，查：左小腿条索结节区皮色略黯，条索范围减小，压痛（－），舌质黯红，苔薄白，脉沉。随访 1 年，未再复发。

（侯俊杰）

【验案 2】

张某，女，57 岁。2008 年 12 月 3 日初诊。

主诉：左小腿内侧皮肤红肿疼痛 7 天。

病史：7 天前患者无明显诱因出现左小腿内侧处皮肤发红、疼痛、肿胀。

查体：体温 38℃，左侧胫骨中下段内侧皮肤有 5cm×5cm 的发红、灼热区，左侧膝关节以下小腿肿胀，可触到硬性索状物，伴压痛，并见左下肢浅表静脉迂曲扩张。舌质红，苔黄腻，脉滑数。

辅助检查：血常规：白细胞计数 $11×10^9$/L，中性粒细胞比例 78%。

诊断：

中医：青蛇毒（湿热下注证）。

西医：血栓性浅静脉炎（急性期）。

治则：清热解毒、健脾利湿。

处方：赤芍 60g，生甘草 30g，当归 20g，陈皮 30g，金银花 30g，玄参 30g，两头尖 12g。7 剂，水煎服，每日 1 剂，分 2 次温服。

7 天后复查，患者左小腿内侧原发红区皮肤变黯，左膝关节以下小腿肿胀明显减轻，体温已降至正常，每日大便 3 次，质稍稀，舌质黯，苔白稍腻，脉沉细。遂以活血化瘀、健脾利湿为主治疗。处方：当归 20g，赤芍 30g，陈皮 20g，茯苓 20g，两头尖 12g，甘草 10g。7 剂，水煎服，每日 1 剂，分 2 次温服。

7 天后再次复诊，见左下肢肿胀消失，原发红区皮肤颜色稍黯，触之皮温正常。

（吴建萍）

【验案3】

董某，女，28岁。2000年3月5日初诊。

主诉：左小腿红肿热痛7天。症见：左小腿红肿热痛步履艰难，伴口干、小便黄。

查体：左小腿可触及条索状物，患处疼痛，皮肤发红，扪之发热，按压疼痛明显。舌红，苔黄腻，脉弦数。

诊断：

　　中医：青蛇毒（湿热蕴结、脉络瘀滞）。

　　西医：血栓性浅静脉炎（急性期）。

治则：清热利湿、活血通络、利水消肿。

处方：溶栓汤：川牛膝、防己各30g，赤芍25g，泽兰、金银花、连翘、黄柏、薏苡仁、猪苓各20g，生甘草15g。水煎服，日1剂，5剂后左小腿红肿热痛大减。效不更方，再进9剂后红肿热痛全消，痊愈出院，随访1年，未再复发。

（王孝飞）

【验案4】

陈某，男，39岁。2010年3月10日初诊。

主诉：腹部皮下发现硬条状物3个月。症见：腹部皮下发现硬条状物，时感胀痛，触压时尤著。

查体：左腹壁有一约18cm长的条状物，质硬，压痛明显，皮下有明显浅沟，局部稍红肿。舌质淡，苔薄白，脉缓。

诊断：

　　中医：青蛇毒（气滞血瘀证）。

　　西医：血栓性浅静脉炎（慢性期）。

治则：活血祛瘀、清热散结。

处方：桃核承气汤加木香10g，延胡索10g，鸡血藤30g，每日1剂，水煎服。外敷复中软膏，每日换药 1 次。

二诊（2010 年 3 月 20 日）：胀痛消失，条状静脉变软且缩短，长约 7cm，触痛不明显，牵拉其两端，浅沟不明显。

三诊（2010 年 3 月 25 日）：条状物及疼痛均消失。随访 1 年，未再复发。

（沈国伟）

【验案 5】

赵某，男，32 岁。1994 年 6 月 7 日初诊。

主诉：左小腿内侧有条肿硬、疼半月。

病史：半月前碰伤小腿之后，局部逐渐肿硬疼痛，吃消炎药未愈。

查体：左小腿内侧摸到红肿条索压痛，长 15cm。舌黯淡，苔白薄，脉沉涩。

诊断：

中医：青蛇毒（血脉瘀滞证）。

西医：血栓性浅静脉炎。

治则：活血化瘀通络。

处方：活血汤，药用：当归、红花、赤芍、丹参、牛膝、地龙、玄参各 30g，金银花、王不留行各 40g，甘草 5g。水煎服。外用硝黄合剂热敷，日 2 次，经 40 天治疗条索肿硬已全消。

（王景春）

【验案 6】

张某，男，62 岁。2010 年 10 月初诊。

主诉：左下肢肿胀、疼痛 5 天。

既往：左大隐静脉曲张病史 15 年。

病史：1 周前无明显诱因出现左小腿内侧红肿、疼痛，自觉皮肤灼热，行走站立后胀痛加剧，平卧休息后可稍缓解。

查体：左下肢浅静脉迂曲扩张，小腿内侧皮色红，皮温高，皮肤色素沉着，沿静脉走行可触及条索状结节，肿胀范围约 15cm×8cm 大小，触痛明显。舌质红，苔黄腻，脉弦滑数。

诊断：

中医：青蛇毒（湿热证）。

西医：血栓性浅静脉炎。

治则：清热解毒，活血化瘀。

处方：自制洪宝膏患处外敷，每日更换 1 次。口服解毒活血汤，方用：当归 30g，丹参 30g，蒲公英 20g，紫花地丁 20g，桃仁 10g，红花 10g，地龙 10g，金银花 20g，连翘 15g。

二诊：治疗 3 日后，患者自觉患处疼痛缓解，查体：患处皮温下降，遂沿用前方续治疗。

三诊：治疗 10 日后，患者诉患处疼痛基本消失，查体：患处皮色、皮温正常，肿胀消退，筋脉结节软化缩小。

（信铁锋）

【验案 7】

李某，男，49 岁。

主诉：左小腿红肿疼痛 1 周。

病史：1 周前劳累后出现左小腿红肿疼痛，未重视，2 天前出现体温升高，最高体温 38.5℃，口渴喜冷饮，小便黄，大便不畅，两日 1 次，便干。患者有左下肢静脉曲张病史 15 年。

查体：左小腿伸侧浅硬条索疼痛，触痛明显，皮肤焮红灼热，下肢肿胀，趾间湿糜明显。舌质红，苔黄腻，脉滑数。

诊断：

中医：青蛇毒（湿热证）。

西医：血栓性浅静脉炎。

治则：清热利湿凉血。

方药：茵陈蒿汤合白虎汤加减：处方：生地黄30g，赤芍15g，苦参15g，茵陈30g，牡丹皮15g，栀子15g，生石膏30g，垂盆草30g，水牛角片30g，连翘30g，生大黄12g，甘草9g。外用将军散：大黄粉100g，甘草粉100g，玄明粉100g，以上药物各等量粉末，加面粉水调外敷患处。

2周后复诊：患者诉红肿疼痛明显减轻，局部仍有浅硬条索，稍有触痛，趾间稍有湿糜，瘙痒好转。口淡，小便黄，大便每日3次，便稀不成形，舌红稍有齿痕、苔薄黄，脉滑稍数。辨证为湿热未尽，余毒伤阴兼有气虚，上方去石膏、连翘、生大黄，加生黄芪30g、生白术15g、益母草30g、石斛15g、玄参15g，水煎服，连服14天。外用海桐皮15g，苦参15g，皂荚15g，明矾15g，地骨皮15g，水煎外洗，祛湿止痒，防止脚癣复发。

4周后复诊：患者小腿静脉条索无红肿热痛，静脉条索变软，范围较前缩小，皮肤色素沉着减轻，足癣（－），无瘙痒。大小便正常，舌淡红、苔薄，脉滑。皮肤营养状况明显改善。给予清络通脉片（益母草、紫草、赤芍、牡丹皮、水牛角片、地黄、土鳖虫、甘草、大黄等），长期服用，以善其后。同时，以医用弹力袜保护下肢静脉，并告知相关注意事项，门诊随访。

（杜伟鹏）

【按语】

青蛇毒的病因病机多为湿热之邪外侵，致气血瘀滞，脉络滞塞不通所发，治疗以清热解毒、活血化瘀、利湿通脉为治则。在内服中药的基础上配合外用中药，局部用药，直达病所，临床疗效显著。

案1患者为筋瘤后期并发青蛇毒。筋瘤之病，筋脉纵横，气滞血瘀，血壅于下，积滞不散，瘀阻脉络，蕴久化热而发诸症。治疗方药中以活血通脉汤为主方加减，黄芪、鸡血藤为君药以益气活血，蒲公英、紫花地丁以清热解毒，丹参、桃仁、乳香、没药加强活血化瘀之力，牛膝引药下行；疾病初起辅以水调散外用清热化湿、消肿止痛；后期辅以冰硝散外用以化瘀散结。本案为中医辨证论治在内外治法的体现。

　　案 2 立方为芍药甘草汤（又名甲己化土汤），以甘酸为主，其立法依据源于《黄帝内经》中"肝苦急，即食甘以缓之，以酸泻之"的理论。原方并未指出所用之芍药是白芍还是赤芍，所用甘草也未言明是生甘草还是炙甘草。后世医家多认为，阴虚阳亢者多用白芍，而瘀热所致者则用赤芍；气虚体弱者用蜜炙甘草，而偏火热者则用生甘草。《伤寒论方解》中论述此方时，认为腹痛及腿脚疼痛都可选用，但腹挛痛不拒按者及腿脚挛痛不红肿者，用白芍、炙甘草；腹满时痛拒按者及腿脚胀痛而红肿者，用赤芍药、生甘草。《本草求真》言："赤芍与白芍主治略同，但白则有敛阴益营之力，赤则有散邪行血之意；白则能于土中泻木，赤则能于血中活滞。"结合急性期血栓性浅静脉炎常见的临床表现，病因病机主要为湿热外侵、气血瘀滞、脉络滞塞不通，故在临床中常采用芍药甘草汤加味治疗该病。此方重用赤芍、生甘草。赤芍味酸苦、性凉，入肝、脾二经，清热凉血、行瘀、消肿止痛，兼有镇静、镇痛的作用。生甘草性寒，清热解毒之力较大，且有流通之力。另《神农本草经》认为芍药能"除血痹，破坚积"，《名医别录》云芍药"主通顺血脉，缓中，散恶血，逐贼血""通经脉，利血气"。二者配伍玄参、金银花可加大清热解毒之功，当归活血通络以助血行，两头尖祛湿消肿止痛，陈皮燥湿理气。全方共奏清热解毒、健脾利湿之效。临床中注重用量的随症变化，如组织出现肿胀、炎变者，主张增大各药物的用量（每味药常用量为 30 ～ 60g），但同时应注意甘草大剂量使用时间不能过长，最好控制在 1 周之内，以免引起水肿、血压升高、低血钾等不良反应。本病急性期乃湿热之邪侵入经脉而发病，通过清热解毒、健脾利湿之法，使气血得行，经脉得通，血脉流畅，则炎变得以消除，病患处皮肤仅留少许色素沉着，取得了很好的临床疗效。

案 3 认为血栓性浅静脉炎属中医 "脉痹" "青蛇毒" "恶脉" 范畴，发病多因热瘀互结、脉络滞塞不通。现西医学认为，本病多见于血液高凝状态者或血流滞缓者或血管壁损伤者。在治疗上应以清热祛瘀、活血通络为主，并根据热瘀的轻重，决定清热解毒药及活血通络药之用量。溶栓汤以活血化瘀药为主，辅以金黄散、双柏散，内外合治，疗效满意。

案 4 应用的桃核承气汤为《伤寒论》中著名的活血化瘀方剂，具有活血化瘀、通下泄热之功效。作者以此为基本方治疗本病，方中桃仁活血化瘀；桂枝通经活血；加入黄芪益气，促进血行；大黄破血逐瘀；芒硝软坚散结；炙甘草调和诸药。诸药合用，共奏活血祛瘀、清热散结、通络止痛之功。再随证化裁，更能切合病机，故能取得满意疗效。复中软膏中大黄活血散瘀，蒲公英清热解毒，佐以薄荷脑消肿散结，局部用药，直达病所，更能发挥中医外科外治疗法的特色。

案 5 采用内、外兼施方法，内服多用活血化瘀，消肿散瘀通络，使经络通畅，瘀血散而达肿消痛除，再配合丸药，以巩固疗效，防止复发。外用是重要一环，因局部肿条红肿热痛后变硬而难消，用硝黄合剂，方中芒硝软坚散结，佐以黄柏、蒲公英、独活，促使炎症消散，而肿消痛除。

案 6 患者湿热证型发病时间通常较短，治疗以清热解毒、活血化瘀为主。洪宝膏方中大黄性苦寒，外敷有泻火解毒、消肿止痛的作用。此外，大黄还具较好的活血祛瘀作用，正如《药性论》云 "破留血"，《别录》云治 "诸老血留结"。现代药理研究发现，大黄能促进血管内皮修复再生，能够降低毛细血管通透性，改善血管脆性，减少渗出，减轻局部肿胀疼痛。大黄配合应用天花粉、姜黄等外用有利于清除热邪，破除瘀血。赤芍活血化瘀，清热凉血，合用乳香、没药等，使气血疏通，具有消肿生肌止痛的功效。甘草调和诸药，增强清热解毒作用。解毒活血汤中当归活血化瘀，扶正祛邪；丹参活血清热，蒲公英、紫花地丁清热解毒，桃仁、红花、地龙为活血通络之要药，诸药合用，共奏清热解毒，活血散结之功效。

案 7 提示此病的发病规律为邪气（湿热）→致瘀（血栓）→损伤（红

肿热痛），急性期多因湿热之邪外侵，合以脾胃功能受损，水湿失运，湿久内蕴，热毒内生入络，湿性下趋，载血热毒盛下注脉中而急发，故急性期以湿热为主，治以祛湿除热，湿热既除新瘀不生，则病情可得到有效缓解和控制。慢性期多因正邪相争，湿热之邪不盛，正气亦亏损，病机以正虚邪未去为主，脾胃受损，为肝木相乘，气郁不畅，血运困阻，瘀血停积，此时邪消正虚，余毒未尽，正气已伤，用药当补益祛邪并重，清补并用。稳定期患者以正气不足，肝肾亏虚，气血损伤为主，选方多为补益之品。

（六）参考文献

1. 吴建萍，崔炎，刘辉. 崔公让教授芍药甘草汤加味治疗急性期血栓性浅静脉炎. 中医研究，2009，22（6）：57-58.

2. 王孝飞. 溶栓汤治疗血栓性浅静脉炎 50 例. 湖北中医杂志，2001，23（10）：42.

3. 沈国伟，许丽羚. 中药内外合治血栓性浅静脉炎 42 例. 光明中医，2011，26（11）：2232.

4. 王景春，王志平. 中药内外合治血栓性浅静脉炎 300 例. 辽宁中医杂志，1996，23（10）：454.

5. 信铁锋，张超，张茜. 中医药治疗血栓性浅静脉炎 56 例临床观察. 中国现代药物应用，2014，8（10）：209-210.

6. 杜伟鹏，曹烨民. 曹烨民教授治疗下肢血栓性浅静脉炎经验. 西部中医药，2012，25（5）：36-37.

····❀ 臁 疮 ❀····

（一）概述

臁疮是指发生在小腿臁骨部位的慢性皮肤溃疡。在古代文献里还有裤口疮、裙风（《证治准绳》）、烂腿（《外科证治全书》）等名，俗称"老烂脚"。本病多见于久立、久行者，常为筋瘤、股肿的后期并发症。主要发于双小腿内、外侧的下 1/3 处，其特点是经久难以收口，或虽经收口，每易因损伤而复发，与季节无关。相当于西医学的慢性下肢溃疡，多由下肢静脉系统高压引起，瘀血难以回流，局部毛细血管数目、形态和通透性改变，组织间纤维蛋白沉积和淋巴回流异常，皮肤逐渐出现营养障碍，最终导致组织坏死而形成经久不愈的溃疡。

（二）病因病机

本病多由久站或过度负重，而致小腿筋脉横解，青筋显露，瘀停脉络，久而化热，或小腿皮肤破损染毒，湿热下注而成，疮口经久不愈；或有素体中气不足，溃破反复，气血运行乏力，瘀血稽留脉络，肌肤失养所致。

（三）诊断要点

1. 临床表现

好发于小腿中下 1/3 内外侧的溃疡，经久不愈或愈后反复发作，多有痛痒，伴见下肢青筋暴露，周边皮肤变黑。

2. 实验室及辅助检查

血常规、血糖、分泌物细菌培养加药敏、下肢静脉彩超及造影、局部 X 线摄片和病理活检。

四 治疗原则与调护要点

1.本病内治以健脾利湿，益气活血为治法，急性期治标重在清热利湿解毒，缓解期治本重在益气通络活血。外治初期渗出多用利湿解毒洗剂，渗出少则用解毒消肿油膏，后期根据疮面腐肉多少，应用生肌长肉油膏掺提脓祛腐药。

2.患足宜抬高，不宜久立久行。

3.疮口愈合后，宜经常用弹性护套保护之，避免损伤，预防复发。

五 验案赏析

【验案 1】

严某，男，64 岁。2010 年 8 月 9 日初诊。

主诉：左下肢静脉曲张 20 年，左足内踝区皮肤反复溃破 3 年。

症状：左下肢浅表静脉迂曲扭张成团，行走后患肢易出现困沉乏力酸胀不适感，患肢有轻度的指陷性肿胀，活动后症状加重。

查体：左足靴区皮肤粗糙、增厚，瘙痒，肤色较黯，呈褐色改变等营养障碍性改变。左足内踝上方有 2cm×3cm 大小的溃疡面，有黄白色液体渗出，周边发红、肿胀，压痛明显。舌质红，苔黄腻，脉滑数。

理化检查：

左下肢静脉造影提示：左下肢深静脉瓣膜功能不全。

诊断：

中医：臁疮（湿热型，热重于湿）。

西医：左下肢静脉性溃疡。

治则：清热祛湿，和营解毒。

处方：（1）外洗处方：石榴皮 60g，白矾 60g，黄柏 30g，苦参 30g，地骨皮 30g，地肤子 30g。取 10 剂，水煎外洗，日 1 次。

（2）内服处方：赤芍 30g，茜草 20g，泽兰 20g，金银花 30g，玄参

20g，陈皮 20g，薏苡仁 30g，两头尖 12g，大黄 3g，甘草 10g。取 10 剂，水煎服，日 1 剂。

二诊：用药后，病人下肢肿胀明显减轻，溃疡面渗出减少，周边有新鲜肉芽组织生长。但是患肢皮色仍较暗，有困沉不适，舌质淡，苔白腻，脉濡缓。外洗方中去黄柏、苦参，加用苏木 30g，红花 30g 以增强活血化瘀之功。内服中药中去茜草、泽兰、金银花、玄参，加用党参 20g，茯苓 20g，白术 15g，以益气健脾通络。两方均取 20 剂。

三诊：原溃疡创面已经愈合，无须服用药物，为巩固治疗效果，治疗原发疾病，建议病人日常生活中可以穿医用弹力袜保护。

（周　涛）

【验案 2 】

患者，男，52 岁。2013 年 3 月 29 日初诊。

主诉：左小腿皮肤溃破疼痛 6 年余。

病史：6 年前，左小腿内侧皮肤破溃、疼痛，伴大量出血，经当地医院行曲张静脉结扎术，术后创面迁延不愈，于当地医院换药治疗。6 年间左小腿内侧皮肤溃烂渐进性加重，伴剧烈疼痛，朝轻暮重。近 1 周来，溃烂再次加重伴发热，体温最高 39℃。

查体：左下肢足靴区色素沉着，皮肤变薄，汗毛脱落，皮温高于对侧，皮肤弹性差呈皮革样改变。内踝上方 10cm 处皮肤溃烂，创面形状不规则，测量面积约 84cm^2，创面周围皮肤黯红，创面边缘上皮内卷呈缸沿状，创面基底颜色紫黯，无明显肉芽组织，创面基底瘢痕老化呈镜面状，分泌物多且稀薄浑浊、臭秽。舌淡红，少苔，脉细涩无力。

辅助检查：双下肢踝肱比值：左 ABI 0.9，右 ABI 0.8。

诊断：臁疮（气虚血瘀，瘀湿互结）。

治则：益气养血、化瘀利湿。

处方：黄芪 30g，党参 20g，熟地黄 15g，生白术 15g，茯苓 15g，当归 20g，川牛膝 15g，川芎 10g，赤芍 15g，白芍 15g，地龙 10g，丹参 20g，

桃仁 6g，红花 10g，甘草 6g，金银花 20g，黄柏 10g，苍术 15g，苦参 15g。7 剂，每天 1 剂，水煎 300mL，分 2 次温服。

创面处理：①缠缚疗法；②当归 20g，黄连 20g，血竭 20g，黄柏 10g，桃仁 10g，丹参 10g。煎煮取液，采取热渍法，每天 1 次，每次 30 分钟；③糜蛋白酶、珠母粉、生肌象皮膏外敷，每天换药 1 次。

二诊（2013 年 4 月 5 日）：查体：体温 37.7℃。疼痛明显减轻，以刺痛为主，左下肢肿胀朝轻暮重。创面同前，分泌物稀薄，臭秽减轻。舌黯红有瘀斑，少苔，脉细涩无力。辨证：气虚血瘀，瘀重于湿。治法：益气养血、化瘀利湿。处方：首诊方去当归、川牛膝，加山甲 10g，三棱 10g，莪术 10g，金银花 20g，黄芪、党参各增加 10g。7 剂。创面处理：外洗首诊方加红花 20g，余治如前。

三诊（2013 年 4 月 12 日）：查体：体温 37℃。左下肢胀痛明显减轻，创面略痒，创面分泌物较前明显减少，皮温略高，创面测量面积约 74cm^2，创面周围皮肤黯红，创面边缘上皮呈斜坡状，创面基底颜色粉红，可见明显肉芽组织，颗粒略肿大。舌红，少苔，脉细涩。辨证：气虚血瘀，本虚为重。治法：益气养血，活血解毒。处方：二诊方基础上黄芪减半，去地龙、桃仁、红花、三棱、莪术，加白鲜皮 15g，7 剂。创面处理：外洗方在二诊方基础上去丹参、桃仁、红花，加白芷 20g、乳香 10g、没药 10g 煎煮取液热渍；外敷药去糜蛋白酶。

四诊（2013 年 4 月 22 日）：查体：体温 36.5℃。左下肢胀痛明显减轻，创面面积约 42cm^2，创面周围皮肤黯，创面边缘上皮呈斜坡状，创面基底颜色粉红，可见新生肉芽组织，颗粒粗大、均匀。舌红，少苔，脉细。辨证：气血两虚。治法：益气养血。处方：在三诊方的基础上加鸡血藤 20g、皂刺 10g。14 剂。创面处理：当归 20g，白芷 20g，血竭 20g，煎煮取液热渍；余如三诊。

2013 年 5 月 10 日电话随访，创面已经完全愈合。继续予缠缚疗法。

（矫浩然）

【验案 3】

钱某，男，78 岁。2010 年 12 月 9 日初诊。

主诉：左下肢浮肿疼痛伴溃疡 2 天。

病史：患者双下肢淤积性皮炎病史 20 余年，皮肤瘙痒难忍，经多方治疗效果不明显，反复发作。今年 5 月在我院行左髋关节置换术，术后遗留左髋关节屈曲不能，行走困难。诉两天前左下肢不慎跌倒擦伤及搔抓后出现多处皮损，伴小腿浮肿，疼痛，跛行。无恶寒发热，纳眠一般，烦热口干，尿黄，大便不畅。

查体：左下肢明显浮肿，胫前、腘窝处及悬钟处溃疡，面积约 2cm×3cm，尚浅，周围红肿，痒痛相兼，时伴烧灼感，小腿外侧及后侧多处黯紫色浅静脉迂曲，怒张，肌肤甲错，足靴区、踝关节及足背粗肿而硬。舌黯红苔黄微腻。

诊断：臁疮（湿热瘀阻）。

治则：左下肢刺络放血，三天 1 次，并嘱患者睡时抬起患肢。

治疗过程：第一次治疗，有两处针孔喷射出黑色瘀血约 90 秒，量约 30mL，其余亦流出大量黑色黏稠瘀血，共计 50mL，刺后患者顿觉轻松。

12 月 12 日复诊，见浮肿明显减轻，溃疡周围红肿消失，有愈合倾向，患者诉胀痛及瘙痒明显减少。继续选取左下肢 10 处瘀络点刺放血，出血约 45mL，颜色仍为暗黑色，但质地较前稀薄，次日浮肿基本消失。

12 月 15 日和 18 日又分别刺络放出 40mL、30mL 瘀血，颜色变为黯红。患者诉疼痛及瘙痒消失，溃疡面已愈合结痂，下肢肤色变得较前明显白净。

预后及随访：1 月后患者复诊，溃疡痊愈，左下肢肤色变白，瘀络变细，足靴区、足踝部肿硬也完全消失。皮肤湿疹和瘙痒也未复发。作为预防性治疗，分别在 1 月 5 日及 2 月 23 日分别再次行刺络放血治疗，放出黯红色瘀血 40mL、45mL。双足外观无差别，未发溃疡、红肿及瘙痒。

（王　聪）

【验案 4】

刘某，女，47 岁。1993 年 9 月 24 日就诊。

主诉：左小腿溃破疼痛反复发作 4 年。

病史：4 年前在山上不慎被荆棘刺破左小腿下端内侧皮肤，伤口小，流血不多，外敷民间药物血止，而后未引起重视，伤口始终不愈。4 年来，曾间断内服消炎药和外敷黄纱条治疗，伤口逐渐扩大，周围皮肤变成黑褐色，疼痛渐增。

查体：左小腿内侧皮肤溃烂，流淡血水，溃烂面约 3cm×4cm，色淡白，周围皮肤呈黑褐色，左下腿肿胀，呈针刺样疼痛，夜间加剧，行走痛甚，纳可，无午后潮热。舌质淡红，苔薄白，脉弦细。

诊断：臁疮（阳虚阴寒证）。

治则：温阳补血，散寒止痛。

处方：阳和汤加减：熟地黄 30g，鹿角霜 10g，肉桂 3g，炮姜 3g，白芥子 10g，黄芪 30g 川牛膝 10g，生甘草 5g。水煎服，日 1 剂。

服 6 剂后，针刺样疼痛减轻，服至 20 余剂，针刺样疼痛消失，疡面转淡红，无渗液，服 40 余剂，伤口结痂，随后脱落。

随访至今未复发。

（尹志江）

【验案 5】

吕某，男，44 岁。2010 年 1 月 21 日初诊。

主诉：双下肢溃破久治不愈 30 余年，近日加重。

病史：30 余年前发病，初期双下肢胫臁部皮肤红肿，肿势不高，间有小水疱，奇痒难忍，搔抓破溃后有淡黄色透明液体渗出，质薄量多，淋漓不尽，疡面色红，伴有点状出血，迁延不愈。期间曾赴南京、上海、北京及天津等地多所中西医院就诊，迭经内服外用中西药物（所用中药多为清热燥湿或滋阴清热之类）治疗，皆无显效。现症见双下肢小腿局限性黯红，并有弥漫丘疱疹、糜烂、流滋，为便于行动双小腿裹缚多层绵纸，有恶臭味，自诉奇痒钻心、影响睡眠；伴有咽干、口渴，饮水不解，口气臭秽，疲倦乏力；双上肢亦有少量皮疹；大便干，3～4日一行，小便色深味重。舌黯、苔白腻，根厚微黄，脉左沉滑，右弦滑略细。现服湿毒清胶囊。

诊断：臁疮（脾胃不和，湿热下注）。

治则：健脾和胃，清热利湿，杀虫止痒。

处方：陈皮 10g，清半夏 10g，茯苓 10g，枳壳 10g，竹茹 20g，莱菔子 10g，石菖蒲 10g，远志 10g，郁金 30g，丹参 30g，三七块 10g，连翘 30g，茵陈 20g，砂仁（后下）10g，干姜 10g，芦根 10g，白茅根 10g，苍术 20g，佩兰 20g，玄参 30g，白鲜皮 10g，苦参 10g，海浮石 10g，鱼腥草 20g，生甘草 10g。每日 1 剂，水煎取药液 1000mL，分 3 次温服。另用白鲜皮 50g、蛇床子 10g，水煎外洗患处，每日 1 次。嘱停服湿毒清胶囊。

二诊（2 月 4 日）：无新发皮疹，渗出液明显减少，患处仅夜间瘙痒，口干减轻，大便略稀，舌黯、苔根白厚，脉滑。原方加生薏苡仁、怀牛膝各 20g，黄柏 10g，苍术增至 30g。外洗药继用。

三诊（2 月 11 日）：右腿溃疡面渐渐收口，左腿仍有少量液体渗出，瘙痒明显减轻，舌黯、苔腻微黄，脉滑。上方去黄柏，鱼腥草增至 30g，加肉桂 10g。外洗药继用。

此后患者每隔 10 天左右复诊，均以上方为基础加减治疗。5 月 6 日复诊时，患处腐肉已脱，疡面全部收口，无液体渗出，亦无瘙痒，皮肤色黑，有新肌显露其中，全身无其他不适症状。疾病基本痊愈，为巩固疗效，将上方改配水丸，每服 9g，每日 3 次。外洗药每三日 1 剂。

复诊（10 月 14 日）：患者自述坚持服用水丸，8 月份溽暑季节复发 1 次，按前法洗之，溃后用云南白药涂疡面，7 天后渐愈。目前仍有多处皮肤色黑，但无其他不适，舌黯、苔薄白脉滑。仍按前方配水丸内服，外洗药继用。

（付婷婷）

【按语】

案 1 患者为中老年男性，又有静脉曲张病史，且长期从事体力劳动，致使脏腑功能减退，血流缓慢，瘀血留滞，营血回流受阻，水液外溢，聚而为湿，湿瘀交结，久而化热，湿热下注，热盛肉腐，而成臁疮。初次来诊表现为湿热型，热重于湿，给予赤芍甘草汤加减。茜草、泽兰、赤芍凉血化瘀；金银花、玄参清热解毒，陈皮、薏苡仁健脾燥湿，两头尖消肿祛湿、舒筋活络，甘草调和诸药。同时给予黄柏、苦参、石榴皮、白矾、地骨皮、地肤子等药物淘米水煎后外洗清热燥湿止痒、活血化瘀通络。二诊时，患肢皮色较黯，仍有困重不适，水湿停滞，脉络瘀阻，病情演化，证属脾虚血瘀型。药用四君子汤合赤芍甘草汤加减治疗。外洗药物中去黄柏、苦参、石榴皮、地骨皮，加用苏木、红花、透骨草、艾叶等活血化瘀类药物。三诊时患者病情稳定，建议穿医用弹力袜进一步保护。经三诊系统治疗后，溃疡愈合，下肢酸困不适等症状得以明显好转。

案 2 首诊时，其病程已经迁延 6 年有余，病久耗伤气血，患者气血不足，不足以驱邪外出，故益气养血为根本。同时患者伴有瘀湿互结，依据瘀、湿的不同程度，给予活血化瘀或利湿解毒。故患者二诊及以后，依据辨证的不同，抓住病机的重点，给予恰当的因证施治。首诊时，患者气血不足、瘀湿互结，故在遣方用药时以黄芪、党参为君药，以扶正益气，臣以熟地黄、白术、当归、茯苓、川芎、白芍养血活血，君臣共用，以共奏益气养血、扶正祛邪、托毒外出之功效；佐以川芎、赤芍、丹参、桃仁、红花、地龙、金银花、黄柏等清热利湿解毒活血化瘀通络之品，以奏化瘀利湿之效，牛膝为使引药下行，诸药共用益气养血、化瘀利湿之效。至患者二诊时，疼痛加重，以刺痛为主，患者瘀湿互结、瘀重于湿，故原方基础上加强益气、化瘀之品，其中黄芪加倍，"气为血之帅"，气虚则血行无力，故以大剂益气之品以益气活血；同时，加用破血逐瘀之品，以疏通脉络。至患者三诊及四诊时，患者瘀湿之象已解，以气血不足为主，抓住此阶段的主要矛盾——虚，在遣方用药时，以益气养血为主，同时需要佐以清热解毒之品，以免出现补益生火之象。故在本病例的诊疗过程当中，充分体现了虚、瘀、湿的不同辨证阶段，体现出作者抓主要矛盾进行辨证施治的治疗理念。

《理瀹骈文》云："外治之理，即内治之理；外治之药，即内治之药"。张庚扬教授强调外治法是臁疮治疗的重要手段。其外治方法的选择既要针对其主要的病理机制，更要结合患者疾病的不同阶段而遣方用药。在本病例的治疗过程当中作者分别采取了缠缚疗法、热渍疗法、生肌疗法。尤其针对患者所处的不同阶段进行辨证外治。该例患者，自首诊至末诊，均存在气血不足之证，故张庚扬教授在外治之初，即应用珠母粉及生肌象皮膏等补益之品，其中珠母粉中包含珍珠母、牡蛎、血竭等品，具有生肌敛口之效。生肌象皮膏法自张山雷《疡科纲要》，方中包含生血余、象皮、当归、生地、龟板等滋养之品，对于日久失养、经久不愈的虚证创面具有生肌长肉之功效。通过外用补气养血之品，与内服之益气养血之品内外呼应，充分体现了外治之法即内治之法，更体现了张庚扬教授之辨证外治的外治思想。

热渍疗法，即古法之渍渍疗法——是通过湿敷、淋洗、浸泡对患处的物理作用，以及不同药物对患部的药效作用而达到治疗目的的一种方法。依据张庚扬教授臁疮病机三部曲，依据疾病辨证的不同阶段选择相应的外用药物，在首诊时，患者为瘀湿互结之证，故选用当归、黄连、血竭、黄柏、桃仁、丹参以共奏利湿化瘀之效；在二诊时，病机发生变化，血瘀重于湿热，故在外治渍渍选方用药时增加活血化瘀之品如丹参、桃仁、红花，而减少利湿之品；在三诊时，患者仍以本虚为重，但仍有毒邪留恋之象，故在养血之际，仍佐以利湿、活血之品；至四诊之际，患者毒邪已解、气血仍虚，故在遣方用药时，以一派补益之品。此治疗过程充分展现了张庚扬教授辨证外治之法及臁疮外治三部曲疗法的精髓。

案3认为臁疮是长期静脉瘀血，郁久蕴热，热灼络脉，夹以湿邪入侵或湿邪下注，血瘀与湿毒互结浸润为患致皮损筋腐肉烂，形成溃疡。总而言之，血瘀为本，湿毒内蕴为标。因此，活血化瘀，祛瘀清热是基本的治疗原则。此时，选取刺络放血疗法来治疗是有根据的：首先，《素问·血气形志》中提出："凡治病必先去其血"，另又有"苑陈则除之""祛瘀生新"之说。因此，就有"病在脉，调之血；病在血，调之络"的治则。臁疮因瘀血而病在血络，刺络放血当然可起到快而有效的作用。第二，在预防疾病发生方面，《素问·调经论》中说："视其络，刺出其血，无令恶血得入于经，以成其疾"，提示刺络放血可避免血瘀成疾。各种血瘀导致的肌肤甲错以及疼痛不适，都可经过刺络放血来预防因血瘀脉内、肌肤失养导致的难治性溃疡。第三，关于刺络选穴方面《针灸甲乙经》中亦提到："刺络脉瘀血各随病所而出现，故上下无常处，且大小不等，临证需仔细诊察。"所以，我们选取瘀络不一定就在穴位上，表现在皮部的瘀络形态、位置、大小不一，只要是不正常的瘀络，均可轻刺之。从西医学角度分析，认为本病最常见的直接病因是下肢静脉系统高压、足靴区血流迟缓后组织营养障碍所致。西医学认为淤积性皮炎是因静脉瘀血和血液回流障碍，血液内氧含量和营养成分减少，血管壁受损，毛细血管压力上升，其通透性增加，形成组织水肿和红细胞外渗，局部组织氧和营养供应不足，组织发生代谢障碍。因此，减少主干静脉和皮肤毛细血管压力降低则是治疗本病的原则。瘀络刺络放血，可明显、快速降低血管压力，达到改善循环，增加营养供应的功能。

案 4 左小腿内侧下端皮肤溃烂，日久不愈，流淡血水，周围皮肤呈黑褐色，属于中医臁疮。该病临床上治愈较困难或治愈后易复发。作者认为不论内科，还是外科，都宜辨其寒、热、虚、实。根据该疡面的阴阳辨证，临床应该辨证为阳虚阴寒证。用阳和汤去麻黄，加用黄芪 30g、川牛膝 10g 以温补气血，散寒通络止痛。体现了"异病同治"的治疗方法。诸药合用，共奏温补气血、托毒外出、敛疮生肌、祛痰化瘀之功而获愈。

案 5 临床主要表现为双下肢小腿皮肤红肿溃烂、疡面黯红、滋水频流、奇痒难耐。脾为胃行其津液，湿邪困脾，脾失健运，津液不能上承于口，故见咽干口渴，饮水不解；湿热蕴积于胃，腐秽之气上溢，则口气臭秽；脾主肌肉、主四肢，脾为湿困，可见疲倦乏力；湿热下注膀胱，则小便色深味重；蕴积肠腑，大肠传导失司，故大便干；舌质黯，则湿热夹瘀可知，苔白腻根厚微黄，是湿浊蕴热之征；脉左沉滑，右弦滑略细，亦是湿热内壅之象。

根据临床表现诊断为湿热证尚属不难，观其既往所服之药亦皆清热利湿类，似对证，但收效甚微，久治不愈，究其原因，乃未能把握病机的关键。湿热为患，或由外感，或因内生，本例病程日久，缠绵不已，可知此湿热之邪系由内生，而非外感。秦玉龙教授认为内生湿热证发生的关键在于脾胃不和。脾胃为后天之本，气血生化之源。脾之与胃同居中焦，是人体气机升降的枢纽，对全身气机的调节起着至关重要的作用。其中脾为太阴湿土，喜燥恶湿，其气主升；胃为阳明燥土，喜润恶燥，其气主降。脾胃相和，则一升一降，相反相成，气血津液的运行敷布正常。若饮食不节、情志不遂、劳逸失宜等因素影响到脾胃的生理功能，导致脾胃不和，气机升降失调，则可引起津液敷布失常，产生湿邪。而湿邪又最易困脾，脾失健运，湿无所化，阻滞经脉，使阳气郁，蕴生内热；湿热互结，如油入面，缠绵难去。脾胃不和，湿热内壅，亦可影响气血运行，湿热夹瘀，病邪更为胶固，症情颇匪轻渺。

秦玉龙教授在治疗脾胃不和所致的湿热证时，注重健脾和胃，复其升降之常，使气血津液的运行恢复正常，则邪无所生，疾病自愈。本案以温胆汤为基础方进行加减。温胆汤由二陈汤加枳实、竹茹组成，燥湿化痰、清胆和胃，用以治疗胆胃不和、痰热内扰之虚烦不眠等症。孙一奎认为二陈汤中"半夏燥脾湿，陈皮利肺气，茯苓入手太阴，利水下行，甘草调和诸性，入脾为使。三味皆燥湿刚悍之剂，使水行、气下、湿去、土燥，痰斯殄矣，脾斯健矣"（《医旨绪余·卷上·论痰为津液脾湿所生》）。此处用之理气燥湿化痰以健脾，复以"竹茹清上焦之热，枳实泄下焦之热"（《绛雪园古方选注·内科》）。湿为阴邪，得阳乃化，故治湿当以温药，如《金匮要略·痰饮咳嗽病脉证并治第十二》云："病痰饮者，当以温药和之。"又加干姜、甘草辛甘化阳以温脾升阳化湿；石菖蒲、远志、佩兰、砂仁芳香醒脾化湿；苍术燥湿健脾。以上皆辛温香燥之药，用以振动脾阳，升举脾气，开泄湿浊，治湿之本。热蕴中焦，耗伤胃阴，致胃失和降，故降胃气必兼清胃热、养胃阴。"所谓胃宜降则和者，非用辛开苦降，亦非苦寒下夺，以损胃气，不过甘平，或甘凉濡润，以养胃阴，则津液来复，使之通降而已矣"（《临证指南验案·卷三·脾胃》）。清湿中郁热，秦师重用连翘、茵陈、鱼腥草质轻气淡味薄之品，导湿热之邪从小水而去，且清热而不伤脾阳，利湿而不伐胃阴；濡养胃阴用玄参、芦根清热生津，既可防燥药伤阴，又不致太过滋腻。复加莱菔子、郁金、丹参、三七斡旋气血，治湿中之瘀，亦是治疗此证不可或缺之品。

本例用药从健脾和胃、清热化湿着眼，治病之本；同时针对臁疮配伍白鲜皮、苦参、蛇床子、海浮石清热燥湿、杀虫止痒，治病之标。特别选用白鲜皮、蛇床子两味药，水煎外洗，以"补内治之不及"（《理瀹骈文·略言》），治此臁疮久者，最是捷验。吴师机谓"良工亦不废外治"（《理瀹骈文·略言》），即此之意也。待腐肉已脱，新肌显露，"乃除旧布新，气血贯注之故""是为佳象""但必以轻微淡远，隐隐流布，方是渐入佳境"（《疡科纲要·论痒》），故改汤剂为丸剂，以缓图之。秦师认为治此顽疾，不可但求速效，必以治本为第一要义。"无急效，无近期，纡徐从容，不劳而病自愈"（《病疡机要·沈启原序》），方是治疗的最高境界。

秦师辨治本例臁疮，从脾胃不和、湿热下注着眼，治以健脾和胃、清热化湿，方用温胆汤加减，并结合外治法，效果显著。此案虽为外证，秦玉龙教授辨治却从整体出发，注重从内论治，一洗外科通用套方之陋。理法精密，契合病机，处方熨帖，用药精妙，颇得治病正轨，所以效如桴鼓，遂使顽疾迎刃而解。本案之辨治思路对于其他外证的诊治，亦可资借鉴。

(六) 参考文献

1. 周涛. 全国名老中医崔公让治疗臁疮经验. 中医学报, 2012, 27 (1): 38-39.

2. 矫浩然, 李云平, 张光磊. 张庚扬教授治疗臁疮经验. 环球中医药, 2013, 6 (9): 677-679.

3. 王聪, 任盈. 刺络放血为主治疗臁疮 6 例临床分析, 广东省针灸学会第十二次学术研讨会论文汇编: 253-255.

4. 尹志江. 阳和汤治愈臁疮 1 例. 江西中医药, 1995, 6 (增刊): 22.

5. 付婷婷, 秦玉龙. 秦玉龙辨治久治不愈臁疮验案 1 则. 上海中医药杂志, 2011, 45 (12): 29-30.

脱疽（动脉硬化性闭塞症）

 一 概述

　　动脉硬化性闭塞症是一种全身性动脉粥样硬化在肢体局部的表现，其病变为大、中动脉管壁粥样斑块形成并扩展，以及继发血栓导致动脉狭窄、闭塞，使肢体出现急性或慢性缺血表现：如肢体发凉、麻木、间歇性跛行、疼痛、动脉搏动减弱或消失、肢体营养障碍，甚至末端发生溃疡及坏疽，属于中医学的"脱疽""脱骨疽"范畴。本病多见于45岁以上的中老年人，年龄越大，发病率越高，男性多于女性，西医学认为动脉硬化闭塞的发病原因十分复杂，一般认为年龄、性别、情绪、吸烟、脂代谢紊乱等多种因素导致血管紧张收缩，内膜损伤，平滑肌细胞增殖，随之出现脂质沉积与斑块形成。随着人们生活水平的提高，饮食习惯和结构的变化，老龄社会的到来，以及无创血管检查技术的普遍应用，该病的发病率不断提高，发病年龄也有所提前，常并发冠心病、高血压、脑血管病、糖尿病等多种内科疾病，此病早期症状不显，容易忽视，待到晚期，不易治愈，致残、致死率较高，严重影响患者的生存与生活质量。

二 病因病机

　　脏腑功能失调，正气不足，脾肾之气渐衰，加之思虑过度，更伤心脾，运化失司，又膏粱厚味太过，痰浊内生，或脾肾不足，气血亏虚，使寒湿之邪乘虚侵入机体，凝滞脉络，导致气滞血瘀，脉络闭阻，痰瘀互结而成。日久邪气郁久化热，热盛肉腐，热毒灼烁脉肉、筋骨而发为坏疽；或因热毒炽盛，以致阴液耗伤，出现伤阴之证。

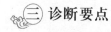

（三）诊断要点

1. 临床表现

发病年龄多为 45 岁以上，多有高血压、高血脂、心脑血管硬化病史，早期下肢发凉麻木、间歇性跛行，后期出现静息痛，肢体远端出现溃破坏疽。

2. 实验室及辅助检查

下肢动脉多普勒超声、CTA、MRA、动脉造影，血脂、凝血指标检测。

（四）治疗原则与调护要点

1. 本病总归气血凝滞，脉络瘀阻所致，血瘀贯穿疾病的全过程，治疗时宜审因辨证，区分新邪与旧瘀，急性期以祛邪为先，缓解期、稳定期以扶正化瘀通络为主。

2. 平素饮食清淡，营养均衡，出现坏疽、红肿时不宜食用鱼腥发物，以免痰湿之邪难去，热邪更盛，溃疡日久，新肉不生，宜加强营养，适当滋补。

3. 鞋袜宽松，足部保持干洁，防冻防烫，适当行走锻炼。

4. 戒烟，心情舒畅，不恐惧，树立战胜疾病的信心。

（五）验案赏析

【验案 1】

陈某，男，72 岁。1997 年 2 月 26 日初诊。

主诉：左下肢麻木、跛行 2 个月。

病史：2 月前左下肢出现麻木，伴有间歇性跛行（跛距 20 ～ 50m）。近 1 个月来左足冷痛，夜间尤甚，常需弯膝抱足按摩而坐，左足趾端发黑。

既往：高血压、冠心病史 20 余年。

查体：双足皮肤变薄，汗毛脱落，左足背皮肤青紫瘀斑散在分布且皮温偏凉，左足趾前半部发绀，趾端发黑湿糜，趾间浸渍，足底脱皮。双足背动脉、胫后动脉搏动消失，双腘动脉搏动减弱，肢体位置试验左（＋）、右（±）。舌淡苔薄，脉弦滑。

辅助检查：多功能周围血管检查仪（PVL）示：左股动脉、两腘动脉血流明显减慢，两胫后动脉、足背动脉血流均消失。

诊断：

中医：脱疽（痰凝瘀滞兼湿热）。

西医：下肢动脉硬化性闭塞症。

治则：清热除湿，软坚化痰。

治疗：内服：重楼 15g，黄连 10g，大黄 10g，黄柏 10g，虎杖 15g，海藻 30g，豨莶草 30g，牡蛎 30g。外用：一枝黄花 15g，半边莲 15g，黄精 15g，紫草 15g，煎汤冷置后浸洗，每日 1 次，洗后用片剂甲硝唑、吲哚美辛、654-2、泼尼松及云南白药等分研细末白酒调敷。

2 周后静息痛减轻，室内可步行，五趾端干黑坏死，足趾干燥。治以益气活血、软坚通脉。内服：生黄芪 30g，制首乌 30g，黄精 30g，海藻 30g，豨莶草 30g，泽兰 12g，失笑散（包煎）15g，另每日白参 5g 煎水（代茶）；外治同前。

3 周后左足前跖趾干黑分界清楚，静息痛缓解。症已稳定，长期服用阳和通脉片（由熟地黄、淫羊霍、怀牛膝等组成）和软坚清脉饮（由海藻、豨莶草、牡蛎等组成）以巩固治疗，同时行左足前跖位截除术，术后切口 1 级愈合，令其坚持长期锻炼以养正气，利于固本康复。

（李　萍）

【验案 2】

李某，女，71 岁。2009 年 7 月 27 日初诊。

主诉：双下肢麻凉、久行小腿酸痛 2 年，加重 1 个月。

症状：下肢凉、怕冷，腓肠肌酸痛、麻木，双下肢微肿，小腹坠胀，小便不利。舌淡、苔白，脉沉细。

既往：糖尿病史 10 年。

诊断：

中医：脱疽（脾肾阳虚）。

西医：下肢动脉硬化闭塞症。

治则：健脾补肾，温阳利水。

处方：附子（先煎）5g，茯苓 20g，白术 20g，生姜 3 片，白芍 15g，猪苓 15g，泽泻 10g，桂枝 10g，生黄芪 20g，当归 15g，党参 15g，升麻 10g，柴胡 10g，陈皮 15g，厚朴 10g，乌药 15g，前胡 10g。7 剂，每日 1 剂，水煎服。

二诊（8 月 3 日）：下肢怕冷明显减轻，小腹坠胀、小便不利亦有好转，上肢及肩背疼痛麻木。守上方，改附子（先煎）7g，再加青风藤 20g，片姜黄 20g。继服 14 剂后，下肢怕冷、小便不利消失，其他症状均见好转。

（刘　倩）

【验案 3】

患者，男，80 岁。2012 年 3 月 2 日初诊。

主诉：左足发麻、疼痛 1 个月余。

既往：高血压病史 40 年。

症见：左足间歇性跛行，跛距 200m 左右。

查体：左足肿胀，轻度发绀，3、4 趾湿糜，触痛（＋）。左足背动脉（±），胫后动脉（±），腘动脉（＋），皮温低，抬高苍白试验（＋）。右足背动脉（＋），胫后动脉（＋），腘动脉（＋＋），皮温可，抬高苍白试验（－），双颈、双股、腹主动脉听诊区未闻及血管杂音。舌淡嫩胖，苔薄，脉细。

诊断：

中医：脱疽（阳虚寒湿证）。

西医：肢体动脉硬化闭塞症。

治则：扶阳散寒、温清并用。

处方：熟附片 20g，炙麻黄 6g，细辛 5g，白芍 15g，炙甘草 10g，茯苓 15g，白术 15g，茵陈 30g，垂盆草 30g，豨莶草 30g。水煎服，每日 1 剂。外洗方：制川乌 10g，麻黄 10g，细辛 10g，干姜 10g。

1 个月后，左足肿胀、发绀减轻，足趾湿糜好转，舌嫩、苔薄、脉细。治则：扶阳软坚。处方：熟附片 10g，炙麻黄 5g，细辛 3g，干姜 6g，炙甘草 10g，茵陈 30g，垂盆草 30g，豨莶草 30g，熟地黄 20g，昆布 30g，牡蛎 30g。每日煎服，经治后左足肿胀、发绀缓和，无足趾湿糜。跛距增加至 500m，静息痛缓解。继予扶阳软坚法巩固治疗，并给予制川草乌等温燥剂煎汤外洗，防治足癣感染。临床治疗 3 个月取得佳效。

（李　骥）

【验案 4】

徐某，男，55 岁。1980 年 11 月 15 日初诊。

症状：右足五趾微痛、麻木、怕冷，遇寒凉则痛增，入夜痛甚，不能入眠，平素觉心悸、胸闷、气短，劳则加重，溲清、便溏。

查体：右足背肤色苍白，足背动脉搏动减弱，触之冰凉，大足趾皮色紫黯，面色㿠白，精神萎靡，跛行。舌质淡，苔薄白边紫，脉沉细而弱。

诊断：

中医：脱疽（阳虚寒凝）。

西医：下肢动脉硬化闭塞症。

治则：益气扶阳，活血祛痰。

处方：当归、桂枝、附片各 12g，细辛、木通各 6g，赤芍、白芍、丹参、党参、炙甘草各 15g，桃仁、红花、牛膝各 10g，生黄芪 50g，大枣 6 枚。服 5 剂后，足趾痛、麻、凉感均明显缓解，足趾颜色亦改善，唯心悸、便溏如前。宗原方加远志、炒白术各 12g，续进 10 剂后，心悸、便溏均除。守原方随证加减，继服 2 个月告愈。

（李古松）

【验案 5】

尤某，男，66 岁。1990 年 6 月 27 日初诊。

主诉：双下肢紫黯，针刺样疼痛进行性加剧 4 年，踝关节及足背皮肤多处溃疡 2 年。

症状：双下肢紫黯，胀痛，呈离心性加重，头晕，口苦口臭，溲短赤，大便秘结。苔黄浊厚腻，质紫黯，有瘀斑，脉弦涩。

诊断：

　　中医：脱疽（血瘀热结）。

　　西医：下肢动脉硬化闭塞症。

治则：清化解毒，活血化瘀。

处方：金银花 30g，连翘、丹参、地龙各 15g，浙贝母、天花粉、赤芍、玄参各 10g，红花、当归各 6g，水蛭 6～8g。每日 1 剂。

药后 10 剂，下肢症状有所好转。以后守法守方，随证稍有加减，前后共服百余剂，双下肢颜色转红，溃疡痊愈，疼痛明显缓解，能扶拐行走。

（裴春生）

【验案 6】

患者，男，74 岁。

主诉：双下肢疼痛麻木 1 个月余。

查体：心肺正常，双下肢膝以下皮肤的颜色正常与紫黯相间，皮肤发凉，足背动脉搏动减弱。舌淡紫，苔薄，脉涩。

辅助检查：甘油三酯为 2.6 mmol/L，胆固醇为 7.8 mmol/L；下肢彩超示双下肢动脉硬化闭塞症。

诊断：

　　中医：脱疽。

　　西医：双下肢动脉硬化闭塞症。

处方：予粗针命门穴平刺埋针，留针 2 小时。毫针取足三里（双侧）、三阴交（双侧）、解溪（双侧）、太冲（双侧）、太溪（双侧）。足三里穴用温针灸。每周4次，连续治疗2周后，麻木、疼痛明显好转，皮肤温度两侧相等。持续治疗1个月后，肤色恢复正常，其他症状消失。半年后随访未发。

（周金凤）

【按语】

案1病机属心脾肾虚、痰凝瘀滞。急性坏疽期则痰湿化热，闭塞络脉，治宜清热通络、软坚消痰，选重楼、黄连、豨莶草、海藻、虎杖、大黄等。一旦病情进入好转期，邪祛瘀留，则选黄芪、豨莶草、海藻、失笑散等以益气活血、软坚通脉，促进肢体侧支循环建立，改善血氧供应。待到稳定期采用补肾或补心脾等治本之法，以防复发。

案2中医辨证为脾肾阳虚，水湿内停，膀胱气化不利，方用《伤寒论》真武汤、五苓散合东垣补中益气汤加减。真武汤温阳利水，方中附子辛热温肾壮阳，茯苓健脾渗湿，白术健脾燥湿；生姜助附子温阳散寒，佐茯苓宣散水气；白芍养血和营，缓急止痛，又可制约附子辛燥之性。全方脾肾同治，着重温肾。小便不利为水蓄下焦所致，故用五苓散化气行水。小腹坠胀因于中气下陷，故用补中益气汤升举阳气。再加厚朴理气燥湿，乌药温暖下元；肺主制节，故加前胡宣肺，合茯苓渗下水湿，寓启上闸、开支河之意，又可疗下肢水肿。再诊时患者症状明显减轻，故稍加附子用量以巩固疗效，上肢及肩背麻木疼痛为络脉不通，故加青风藤、片姜黄宣痹通络止痛。

案3属中医学"脱疽"范畴，由于情志内伤，肾阳不足，寒邪入侵，痹阻脉络而致。寒湿客于脉络，阳气不能通达于四肢，致血液流通不畅，不能濡养四末，故肢冷、色苍白、肢端拘痛，久则末端失去气血供养而坏死。麻黄附子细辛汤出自于《伤寒论·少阴病脉证并治》，由麻黄二两、附子一枚、细辛二两组成。基本方中麻黄发散风寒，解表止痛；附子振奋阳气，驱寒邪外出；细辛鼓动肾中之阳气，辛温香散，发散在表之风寒而止痛。方中白术燥脾祛湿，茯苓甘淡渗湿，导水湿之气，从膀胱而出。佐以茵陈、垂盆草、豨莶草，加强祛湿之力。药证相符，故效如桴鼓。现代研究麻黄附子细辛汤等温阳汤剂具有以下作用：①调整人体免疫系统、垂体－肾上腺皮质系统、核酸和酶活性系统；②抗炎、抗感染；③增加股动脉血流量及改善微循环；④保护内皮细胞。以中医"扶阳散寒湿"为主的治疗方法对肢体动脉硬化闭塞症具有良好的临床疗效，可以明显改善患者静息痛、间歇性跛行等症状，提高患者的生活质量。

案 4 证属心脾两虚而血瘀，故用当归四逆汤加大剂量参、芪以扶正气，桂、附、辛温阳通脉；桃红、丹参活血祛瘀，木通能通关节；远志宁心，白术健脾，归、芍、草、枣四味协同和肝脾而止痛。全方有益气助阳、宁心健脾，祛瘀通脉之功。

案 5 主要病理改变是血液处于高凝状态，局部微循环障碍。通脉饮中的水蛭是活血祛瘀要药，前后共用 1kg 左右，效果满意，未见不良反应。

案 6 督脉统督背部之阳及诸阳经，为阳脉及全身经脉之海，调整全身阳气。命门穴乃督脉之穴，大量研究表明，命门穴能使代谢旺盛，聚集了人体一身阳气，为人体真阳所存之处。用特制粗针沿督脉平刺命门穴并长留针，能充分发挥督脉经穴的作用，温肾壮阳补虚。胃之下合穴足三里有明确的强壮作用，为保健要穴。三阴交为足太阴、少阴、厥阴经交会穴，具有健脾胃，补肝肾的功效。太溪为肾经之腧穴、原穴，补肾气，滋肾阴，通络止痛。配合肝之原穴太冲、胃之经穴解溪，诸穴合用共奏补益肝脾肾，温经通络，活血止痛之功。同时，双侧足三里加温针灸，加强温经通络的作用。温阳通络针刺法侧重于通调阳气，温通血脉，补益肝肾。尤其适用于下肢缺血性疾病的一期（局部缺血期）和二期（营养障碍期）的治疗。

六 参考文献

1. 李萍 . 奚九一辨病分期论治脱疽经验举隅 . 河南中医，2000，20（2）：

52-53.

2.刘倩，梁苹茂.梁苹茂治疗糖尿病并发症及合并病验案4则.上海中医药杂志，2010，44（6）：21-22.

3.李骥，曹烨民.奚九一运用"扶阳法"治疗脉管病经验举隅.中医临床研究，2014，6（7）：106-107.

4.李古松.脱疽治验.四川中医，1988，07：42-43.

5.裴春生.脱疽治验.福建中医药，1992，23（2）：60.

6.周金凤，宣丽华.温阳通络针刺法治疗下肢动脉硬化闭塞症初探.上海针灸杂志，2009，28（3）：160-161.

脱疽（血栓闭塞性脉管炎）

一 概述

血栓闭塞性脉管炎是一种以中小血管周期性、节段性、非特异性炎症和血管腔内血栓形成为特征的闭塞性疾病，主要累及四肢远端中、小动脉和周围静脉，尤以下肢为甚，其原因不明，病程长，缠绵反复，早期引起局部组织缺血，后期肢端溃疡、坏疽、导致截肢，严重影响患者的生活质量。属于中医学"脱疽""脱骨疽"范畴。本病多发于20～40岁的男性，近年的研究表明，高龄、女性患者有一定比例增加，并随着人们生活水平的提高，饮食结构的变化，本病的发病率呈逐渐降低趋势。西医学认为本病的病因目前尚未完全清楚，但吸烟、寒湿、感染、营养不良、性激素、遗传免疫等多因素密切相关。

二 病因病机

情志太过和先天不足、房事损伤，引起脾气不健，肝肾不足，内不能生气血荣养脏腑，外不能充养四肢；附加外感寒湿之邪及特殊之烟毒、外伤等外因，导致脏腑功能失调，气血凝滞，经络闭塞，四肢失养而成。寒湿郁久化热，或瘀久化火成毒，热盛肉腐而成坏疽、溃疡；更因热盛伤阴，或脓水淋漓，耗伤气血，出现气血两虚或阴伤证候。

三 诊断要点

1.临床表现

初发时多为单侧下肢，以后常累及对侧下肢，严重时上肢也可受累，患肢出现麻木、发凉、间歇性跛行，常伴游走性浅静脉炎，后期出现静息痛，足趾皮色黯红，犹如熟枣，皮肤出现黄疱渐变黑色，呈浸润性蔓延，甚至五趾相传，波及足背，肉枯筋萎，呈干性坏死；若溃破腐烂，创口只流紫黑血水，或伴有稀薄脓液，创面肉色不鲜，疼痛剧烈如汤泼火烧，彻夜不眠，抚足而坐，跌阳脉消失。

2. 实验室及辅助检查

可进行肢体动脉彩超、血流图、甲皱微循环、动脉造影等检查。

（四）治疗原则与调护要点

1. 治疗总以活血化瘀贯穿始终，但当辨瘀之轻重和致瘀之寒热虚实。初期，宜温通活血为主，或温经散寒，或温经通阳，或温补脾肾；中期宜凉血清热活血为主，或养阴清热；或清热利湿解毒；后期以扶正固本，活血通脉为主，或益气养血，或益气养阴。

2. 戒烟，注意患肢保暖，非溃疡期应行肢体功能锻炼。

3. 保持足部干洁，防外伤，积极治疗足部感染性疾病。

4. 饮食忌辛辣、生冷，保持心情舒畅，增强抗病信心。

（五）验案赏析

【验案 1】

符某，女，35 岁。1977 年 8 月初诊。

主诉：左下肢发凉 1 年，加重伴疼痛 2 周。

症见：左侧下肢肿胀，疼痛剧烈，每夜哭泣，夜不成眠。

查体：腓肠肌发硬，小腿下部及足背按之深陷，局部皮肤光亮而色紫黯，足背动脉不能触及，趾冷掣痛、以踇趾为尤甚，且色紫黯，面色㿠白。舌质胖嫩、色黯，苔薄白，脉细弱。

诊断：

中医：脱疽（寒伤脉络，血气塞滞）。

西医：血栓闭塞性脉管炎。

治则：益血祛瘀，通络定痛。

处方：内服方：丹参30g，当归15g，乳香（后下）6g，没药（后下）6g，桑寄生30g，生地黄25g，桃仁9g，白芍25g，川芎9g，牛膝12g，鸡血藤30g，茜草9g，炙甘草9g。外洗方：豨莶草60g，忍冬藤30g，川芎6g，艾叶15g，羌活、独活、水蛭、虻虫各9g，另加生葱、酒、醋各30g，共煎熏洗。

治疗月余，腿肿渐消，痛渐止，能安睡，能扶杖行走，遇冷下肢胀痛时有小发作，舌质微黯，脉如前，足背动脉仍未能触及，治以活血定痛解毒为主。内服：丹参18g，归尾9g，赤芍、白芍各9g，金银花18g，川芎9g，牛膝12g，红花6g，茜草9g，肉桂5g，没药9g，玄参30g，生、炙甘草各6g。外洗方：玄参15g，忍冬藤30g，肉桂9g，川芎18g，羌活、独活各9g，泽兰12g。

治疗3个多月，诸症继续好转，足肿全消，肤色紫黯已褪，左足背动脉已可触及，患者开始户外活动，舌质正常，脉仍较沉细。治以温经养血、活血通络为主，方用阳和汤加减。丹参15g，当归9g，桂枝9g，熟地黄9g，麻黄3g，白芥子3g，鹿角胶（烊化）9g，炮姜炭3g，牛膝15g，玄参15g，川白芍12g，鸡血藤9g。外治方大致同前，隔日1洗。于1978年9月恢复上班，后停用外治方，以下方收功。生黄芪24g，当归、丹参、赤芍、白芍、桂枝、川芎、生甘草各9g，桃仁6g，玄参18g，鸡血藤12g。后经追访，患者已获痊愈。随访至今未见复发，行动完全正常。

（邓铁涛）

【验案2】

丛某，男，43岁。1990年3月10入院。

主诉：右侧足趾疼痛难忍1周。

症见：右侧足趾疼痛难忍，不敢着地，抱膝而坐，彻夜不眠，口渴多饮，尿黄便结，气粗烦躁。

查体：右足趾及足背前 2/3 呈黯红色，肿胀未溃，触之凉，趺阳脉未触及。舌红绛，苔黄腻，脉洪数。

诊断：

中医：脱疽（瘀热互结证）。

西医：血栓闭塞性脉管炎。

治则：清热解毒凉血。

处方：丹参 20g，玄参 15g，桃仁 20g，乳香、没药各 10g，地龙 20g，牛膝 15g，延胡索 15g，赤芍 15g，金银花 50g，连翘 25g，大黄 15g，生地黄 25g，水煎，日服 2 次，7 剂后疼痛缓解，口不渴，大便已行，苔转白腻，瘀热渐退，原方去大黄加天花粉 15g，又进 10 剂，右足肿胀明显消退。方中金银花、连翘减为 15g，继续治疗 20 天痊愈出院。随访半年，未再复发。

（李为中）

【验案 3】

胡某，男，52 岁。1990 年 5 月 5 日初诊。

主诉：左足第二趾疼痛 1 年。

症见：左足第二趾疼痛，间歇性跛行，遇冷疼痛加重，伴胸痛心悸，气短乏力，面色黧黑。舌有瘀斑，舌苔白，脉缓时结。

诊断：

中医：脱疽（气虚血瘀证）。

西医：血栓闭塞性脉管炎。

治则：温阳益气，活血化瘀。

处方：丹参 20g，玄参 15g，桃仁 20g，乳香、没药各 10g，地龙 20g，牛膝 15g，延胡索 15g，赤芍 15g，桂枝 15g，淫羊藿 15g，党参 25g，黄芪 25g，同时配服冠心苏合丸，1 周后胸痛气短好转，足趾痛稍轻，守方又进 7 剂，足趾痛大减，舌上瘀斑亦轻，脉缓，继续用半个月，诸症消失。

（李为中）

【验案4】

林某，男，18岁。1987年4月12日初诊。

主诉：双足趾、掌剧痛5个月。烦躁易怒，饮食少进。

症见：双足趾、掌坏死如炭，疼痛日轻夜重。

查体：左足大趾、中趾和次趾皮肤腐落现出死骨，足掌溃疡约13cm×8cm，溃疡延至足背外侧约6cm×5cm，足掌背的其他皮肤坏死；右足掌溃疡6cm×5cm，中趾脱落，前端现有死骨、足背溃疡10cm×5cm。双足溃破处污水臭秽，面色㿠白浮肿，形瘦神疲。舌黯苔薄，脉细数。

诊断：

　　中医：脱疽（寒凝血瘀证）。

　　西医：血栓闭塞性脉管炎。

治则：健脾益气，养血活血。

处方：条参15g，白术15g，黄芪20g，甘草10g，熟地黄15g，当归10g，白芍10g，玄参15g，丹参15g，牡丹皮10g，忍冬藤15g。外用金蟾散浸泡消毒纱条敷于患处，每日换药前将脱离组织的皮肤剪掉。

治疗半个月后溃疡处脓液增多，创口颜色转红，疼痛明显减轻，坏死组织开始脱落，饮食增加，精神好转。一个月后溃疡处有新鲜肉芽开始生长，食欲正常，坏死组织大部分脱落，改用丹参、忍冬藤泡茶饮，以金蟾散外治为主。四个月后，除已坏死的足趾（左足大趾、中趾、次趾，右足二趾、中趾）脱落外，其他创面均已愈合，疼痛消失，尚能行走，至今随访一切均好。

（林志谋）

【验案5】

患者，男，31岁。1987年8月11日入院。

主诉：左足大趾溃破疼痛1年。

症见：下肢发凉，疼痛轻微。

查体：左足大趾骨露出疮面，肉芽不鲜，周围皮色红紫，脓液不多，精神、饮食好。脉沉细，舌苔薄白。

诊断：

中医：脱疽（阳虚血瘀证）。

西医：血栓闭塞性脉管炎。

治则：温经通络，益气活血。

处方：当归12g，桂枝10g，木通6g，细辛3g，鸡血藤30g，丹参15g，威灵仙10g，白芍10g，炙黄芪30g，水蛭3g，红枣5枚。每日1剂。药渣煎洗下肢，每日1次；外敷藤黄膏（藤黄粉30g，白蜡20g，香油或猪油90g，先将油煎沸，入白蜡溶化，再兑入藤黄调匀），每日1次。

8月17日疮口已不疼痛，下肢转温，显露之趾骨变黑松动，在常规操作下清除死骨。11月6日疮面愈合，行走如常。共住院88天，临床治愈出院。随访至1997年5月未见复发。

（刘凤桐）

【验案6】

吴某，男，21岁。1989年9月12日初诊。

主诉：左下肢发凉疼痛6年，内踝上溃破不愈1年。

病史：左下肢沉重冷痛6年。经外院诊为脉管炎，多处求治效果不佳。

查体：皮肤颜色从臀横纹到腘横纹之间呈青紫色，从腘横纹到内踝尖呈斑点状黑死色，三阴交周围呈现不同程度的破溃；破溃直径1.1～1.2cm，深达筋膜，并伴有大量分泌物，浸润面积13cm×18cm；从臀沟处量腿围，患肢比健侧超出2.5cm，下肢表浅小静脉曲张，内外踝尖以下皮肤颜色呈青黑色，肢体位置试验（＋）。舌质青紫，苔白润，脉象沉迟。

诊断：

中医：脱疽（寒湿证）。

西医：血栓闭塞性脉管炎。

治疗主穴：血海。配穴：三阴交、足三里、下巨虚、太渊等，均选用患侧穴位针刺，治疗 1 周后，效果不佳。改用上述方法治疗。治疗 2 周后，患者自觉尿量增加，患侧腿围缩小 0.5cm；6 周后，分泌物开始减少，患侧肢体有轻度的温觉感，腿围缩小 1.1cm；7～8 周后，破溃直径缩小 0.4～0.5cm，皮肤颜色由黑死色转变浅。停针 1 周，又继续治疗 4 周，创面缩小 0.2～0.3cm，跛行症状减轻，能从事轻体力劳动。于 1993 年 3 月随访，患者已能从事重体力劳动，血液循环障碍消失。已恢复至治愈标准。

（袁　萍）

【按语】

案 1 有足膝受寒史，初诊时左侧下肢肿胀，皮肤光亮而色紫黯，足背以下疼痛，趾痛尤剧，跗阳脉（足背动脉）完全不能触及。病理上以瘀阻脉络为突出矛盾。故用丹参、桃仁、川芎、鸡血藤、茜草等祛瘀通络为主，当归、生地黄、白芍、牛膝、甘草以养血、止痛、扶正为辅，因患者小腿发硬，故重用桑寄生和血脉、舒筋络，兼以益血。外治方用虫类药合川芎以通血气之闭，荆芥、羌活、独活、豨莶草、艾叶等以祛除风湿，兼以温通血脉，由于足肿、血气闭阻，防其酿毒溃腐，故加忍冬藤以解毒消肿。经治月余，足肿渐消，然下肢痛胀时有发作，跗阳脉仍不能触及，说明脉道仍有瘀滞，治宗前法，以活血定痛为大法，兼用玄参、金银花、肉桂等以解毒温经，外洗方方义与内服方大致相同，加入玄参、金银花、肉桂解毒温经之品，冀其消瘀定痛。外洗能直接作用于局部，不可轻视。以上方加减又 3 个月余，诸症悉缓，足肿全消，跗阳脉已可触及，考虑到患者起病于受寒，且居处潮湿，证见下肢怕冷，脉较沉细，故以温经养血、活血通络为法，方用阳和汤加减。阳和汤（《外科全生集》）主治一切阴疽、流注，或有用以治疗贴骨疽（骨结核）、鹤膝风和脱疽者，功能温阳补血，散寒通滞。故以阳和汤原方去甘草加丹参、当归、川芎、鸡血藤以加强逐瘀、益血作用，牛膝、玄参为佐。最后以养营益气活血收功。本例患者整天坐着工作，又不喜活动，体质本虚，因寒邪凝滞血脉而发病，治疗以温通活血为主，兼顾其本虚，攻补兼施。

案2及案3均有血瘀，故以活血化瘀为法而立基本方。其案2素体阳盛，心火过极，耗伤肾水，瘀与热结，壅塞脉道，呈现热盛阴伤之证，加用清热泻火养阴凉血之品，使瘀祛血行、热退津复，顽疾得愈。案3患者年过半百，肾气已虚，脾阳失煦，不能达于四末，寒邪客于络脉，阳气受遏，气虚血瘀，拟于活血化瘀方中加温阳益气健脾补肾之品切中病机，使脱疽、心悸之疾痊愈。

案4主要为阴寒凝结，血凝不散，瘀阻肢端所致，经脉阻塞则剧痛；寒凝日久，化热蕴毒，腐败肌肉筋骨，致肌肉坏死，筋骨脱落。《灵枢·痈疽》记载："发于足趾，名曰脱痈，其状赤黑，死不治。"《外科正宗》亦有："已溃肉枯筋腐，血水臭汗，疼苦应心，零仃彻骨者逆。"笔者采用内外合治之法，以条参、白术、黄芪、甘草健脾益气，脾主四肢肌肉，脾健则四肢充；熟地黄、白芍、当归、玄参、牡丹皮等养血活血；外用金蟾散去腐拔毒，收敛生肌。金蟾散主要由蟾皮、红升丹、轻粉、黄连、炉甘石等药组成，蟾皮具有去腐拔毒、收敛生肌之功，李时珍称本品"能治附骨坏疮气，红升、轻粉去腐拔毒，炉甘石收敛，黄连清热解毒。内而使脾气康复，血流充盈，外而使腐去新生，坏骨脱落。内外合治，故收佳效"。

案5证属虚寒型，以当归四逆汤加减。药以桂枝、细辛祛寒，温经通络；当归、白芍、丹参、鸡血藤活血化瘀。复以威灵仙之辛温走窜，木通之通阳利血脉，炙黄芪补气，水蛭破血逐瘀，红枣补脾养血，对虚寒型患者用之，随证加减，多能获效。对虚寒型重者，则予阳和汤加减，取其"日照当空，阴霾自散"之意。

案6多因肾阴亏虚，情志抑郁，饮食不节，寒冷潮湿等因素致气血凝滞、阻塞脉络，血行不畅、经髓不通使肢体失之温养。临床亦可以阳陵泉为主穴，配委阳、委中、太溪。阳陵泉穴是八会穴之筋会，足少阳胆经的合穴，又为胆腑的下合穴。"合治内腑"，故能调节肝胆的功能，使肝血气盈，驱除体内的寒冷潮湿淫气，使筋得到充分滋养，局部组织才能得到充分的修复，创面愈合。太溪穴是肾经原穴，肾主水，与膀胱相表里，而膀胱主藏津液，水液潴留，故下肢肌肤肿胀。又因委阳穴是少阳三焦下合于足太阳膀胱经，而委中穴也下合于足太阳膀胱经，三穴合用，且行针手法为先泻后补，重泻轻补之法，目的是补泻兼顾，扶正去邪，从而增强机体的免疫力。现代研究证实，通过巨刺阳陵泉达到兴奋交感神经的作用，扩张血管，增强侧支循环，加强吞噬细胞的作用，改变局部的坏死状态，使患肢温度逐渐升高，从而达到治愈之目的。

🌀（六）参考文献

1. 邓铁涛，余瀛鳌 . 脱疽治验 . 新中医，1981，3：24+40.

2. 李为中 . 脱疽治验二则 . 吉林中医药，1991，2：26.

3. 林志谋 . 脱疽治验 . 北京中医杂志，1990，1：56.

4. 刘凤桐，林冬阳，杨博华，等 . 施汉章教授治疗周围血管常见病的临床经验 . 世界中医药，2014，9（11）：1503-1505.

5. 袁萍 . 针刺治疗血栓闭塞性脉管炎 18 例 . 中国针灸，1998，4：219-220.

·····◈ 脱疽（糖尿病足）◈·····

概述

糖尿病足是与下肢远端神经异常和不同程度的周围血管病变相关的足部感染溃疡和（或）深层组织破坏，是糖尿病后期的严重并发症之一，具有很强的致残性，最终结局是溃疡、截肢和死亡。属于中医学的"脱疽""筋疽"范畴。西医学认为继发于糖尿病的微血管与周围神经病变的感染是其主要原因，其特点是早期易被忽视，进展迅速，病程长、难治愈、高心理及高经济负担、高致残率、高致死率。

病因病机

素体消渴，阴虚之体，水亏火炽，热灼营血，瘀血阻滞；又消渴之人，多喜膏粱厚味，损伤脾胃，运化失司，而致湿浊内生，湿性滞下，湿热互结，复因感受外邪及外伤等诱因，以致气血运行失常，络脉瘀阻，肢末失养，瘀久化火蕴毒，热毒灼烁脉肉、筋骨而发为坏疽、溃疡。

诊断要点

1. 临床表现

发病多在 50 岁以上，有明确糖尿病病史，有下肢感觉异常，包括麻木、疼痛、感觉迟钝或丧失，或有慢性肢体动脉缺血的表现，皮肤粗糙脱屑，汗毛少，趾甲增厚，肌肉萎缩，足部发凉，不能久行，溃破多由水疱或干裂等小溃破引起，继之红肿扩延迅速，很快形成脓肿、溃疡及坏疽，坏疽多为湿性和混合性坏疽，脓液大量稀薄、棕褐色，气味腥秽恶臭，或混有气泡，常沿肌腱蔓延至骨关节或小腿，或见多个穿通性窦道，伴有恶寒高热，口干苦，小便短赤，大便秘结等全身症状。

2. 实验室及辅助检查

血糖、血尿常规，肝肾功能，下肢动脉彩超及肌电图检查。

四 治疗原则与调护要点

1. 本病宜分期辨证，内外结合，中西并举，尤重外治。急性期宜清热利湿解毒，尽早彻底切开清创引流，慢性期宜健脾养阴活血，外用药促进疮面愈合。

2. 饮食规范，急性期清淡为主，不宜食用鱼腥发物、辛辣刺激之品，慢性期酌情增加营养，适当滋补。

3. 鞋袜宽松舒适，避免磨压烫伤，修剪趾甲不宜过短，注意足部糜烂、皲裂、胼胝、鸡眼的处理。

4. 慢性溃疡时减少或避免负重，限制日常活动。

五 验案赏析

【验案 1】

乔某，男，77 岁。1981 年 5 月 16 日初诊。

主诉：双下肢发凉麻木 5 年，右足第四趾溃破疼痛 1 周。

症见：双下肢发凉麻木，剧烈疼痛，夜难入眠，形体消瘦、面色青黄，表情痛苦，口渴善饥，小便数，大便干燥，口苦。

既往：糖尿病 20 余年。

查体：双下肢肤色苍白，右足四趾溃破坏死，伤口白腐（2cm×1cm），双足前半部紫黯，汗毛脱落，趾甲增厚不长，双下肢足背，胫后动脉均搏动消失。舌红无苔，脉沉细迟。

诊断：

中医：脱疽（阴阳两虚）。

西医：糖尿病足。

治则：滋阴补阳，益气活瘀。

处方：茯苓、泽泻、牡丹皮各 10g，桂枝、当归、麦冬、山茱萸、山药各 16g，炮附片、红参各 10g，黄芪 60g，生首乌 30g，熟地黄 24g。

服 25 剂后疼痛减轻，皮肤色泽有所改变，仍小便量多，大便干燥，伤口白腐，流黄水，舌红苔黄，治宜养阴清热，益气祛湿。改服：苍术、黄柏各 15g，薏苡仁、当归、白及、草石斛各 30g，丹参 45g，黄芪 60g，红参 10g，生地黄 24g。

服 40 剂后伤口黄水止，色由白腐变为红润，静止痛减轻，仍小便量多频数，善饥口渴，上方加首乌、黄精各 30 克，又服 60 剂后静止疼痛基本消失，伤口愈合，色转红润，大小便转为正常，可连续行走 2km，趾甲及汗毛开始生长，尿糖（＋），临床治愈。伤口处理：黄连油纱布、雷夫奴尔纱布交替外敷，每日换药 1 次。

（唐祖宣）

【验案 2】

王某，男，72 岁。1998 年 1 月 15 日初诊。

主诉：右足大趾红肿半年，加重伴发热 1 周。

症见：右大趾红肿溃烂，伴肢麻、行走困难。

既往：糖尿病史 20 余年，高血压 10 余年。

查体：体温 38℃，血压 22/14kPa。右足前半跖肿胀，足大趾呈"巨趾"状，趾端干黑，内侧创面至根部外侧有 3 个小溃疡，各创面相互贯通，可见腐烂变性之肌腱，分泌物臭秽，右足背动脉（＋），胫后动脉（＋），抬高苍白实验（－）。舌嫩红、苔黄腻，脉弦滑。

化验：血糖 11.8mmol/L。

诊断：

中医：筋疽（热胜肉腐证）。

西医：糖尿病性坏疽。

治则：清热解毒，化湿消肿。

治疗：局麻下行右大趾截除术，切除已坏死的右大趾，修剪除腐变之肌腱，使创口引流畅通，外敷捞底膏，每天换药 1 次以拔毒祛腐，在用降压（卡托普利）和降糖药（胰岛素）的同时，内服：茵陈 15g，胡黄连 6g，苦参 5g，菝葜 15g，生栀子 10g，地骨皮 30g，制大黄 10g。

治疗 1 个月后足大趾残端肉芽鲜红伴腐腱，分泌物多，复以此方增减，同时用 0.5% 的甲硝唑液冲洗后湿敷加压包扎，每日换药再进行蚕食清创。

1 个月后创面脓腐清、分泌物少、边缘上皮生长、能自立行走，自觉足趾麻木、小腿冷酸，血压和血糖皆稳定。治拟益气除消，搜风通络。药用：黄芪 30g，白术 30g，黄精 30g，玉米须 15g，菝葜 30g，杜仲 15g，全蝎 5g，炙蜈蚣 2 条。外治及西药同前，1 个半月后创面愈合。

（李　萍）

【验案 3】

患者，男性，56 岁。2011 年 10 月 21 日初诊。

主诉：左足第 1 趾红肿疼痛溃破 2 周。

既往：糖尿病史 5 年，平时血糖控制不佳。

症见：左足第 1 趾红肿溃破，秽臭。

查体：左足第 1 趾体高度肿大，趾端溃破，创面腐败组织不清，分泌物多，秽臭，足背肿胀，皮温升高，足背动脉搏动良好。舌胖齿印，苔腻，脉细数。

诊断：

中医：筋疽（阳虚湿郁证）。

西医：糖尿病足。

治则：扶阳化湿解毒，温清并用。

处方：熟附片 10g，炙麻黄 10g，细辛 5g，干姜 10g，炙甘草 10g，茵陈 30g，泽兰 20g，苦参 30g，黄柏 15g，栀子 20g。水煎服，每日 1 剂，同时用胰岛素控制血糖。外治：祛腐清筋术，切除坏死的第 1 趾，探查发现沿肌腱向足底有脓腔形成，即于足底内侧趾跖部沿趾屈肌腱纵行切开，剪除坏死肌腱等组织。每日换药 1 次，保持引流通畅，外用捞底膏祛腐生肌。

1 周后创面肉芽开始生长，少量腐坏组织，分泌物无秽臭，足微肿，皮温正常。舌胖，苔薄腻，脉细。治以扶阳益气化湿。处方：熟附片 10g，炙麻黄 10g，细辛 5g，干姜 10g，炙甘草 10g，生黄芪 15g，茵陈 15g，泽兰 15g，苦参 15g。外治：每日换药 1 次，保持引流通畅，外用捞底膏祛腐生肌，结合蚕食清创。

2 周后创面肉芽生长，足无红肿。予扶阳养阴和血法以扶正善后。住院 52 天，创面愈合，步行如常，血糖控制良好。

（李　骥）

【验案 4】

张某，女，65 岁。1985 年 5 月 30 日初诊。

主诉：左足 1、2 趾变黑疼痛 1 个月。

症见：体温 37.2℃。左足大趾、次趾色黑腐溃，有脓性分泌物，味恶臭难闻，疼痛较甚，行走不便，足背皮肤微红微肿，不发热，眠食尚可，大便干燥，3～4 日 1 次，小便色微黄。脉数，舌质淡红、苔薄白。

既往：糖尿病病史 2 年。

辅助检查：尿糖（++++）。

诊断：

　　中医：脱疽（阴虚热郁，络脉瘀阻）。

　　西医：糖尿病足。

治则：滋阴解毒，活血通络。

处方：当归 15g，生黄芪 30g，玄参 20g，金银花 15g，蒲公英 15g，丹参 15g，毛冬青 20g，黄精 15g，花粉 10g，桃仁 10g，红花 6g。同时配合抗生素、降糖药物。

治疗月余，病情未见好转而逐渐加重，皮肉溃烂发黑扩展至足掌，脓液较多，时发热。辨证为兼夹湿热，原方中加土茯苓15g，苍术15g，防己10g以健脾、清热利湿。又治月余，病情仍未控制，溃烂延至足背外侧及足跟，体温正常，精神萎靡，饮食不佳，于8月26日进行左下肢踝上截肢术，术后患者精神疲乏，胃纳不佳，身不发热，创口微痛，脉细数无力，舌质淡红少苔，尿糖、血糖与前相似，治以调补气血，养阴开胃。药用：炙黄芪30g，当归10g，太子参15g，橘叶10g，砂仁（后下）6g，玄参15g，沙参10g，玉竹15g，黄精15g，柴胡6g，白芍10g，日服1剂。

术后第2周创口周围部分皮肉又开始发黑坏死，及时拆线换药，但发现坏死继续向四周蔓延，脓液很少，中间肉芽不新鲜，纳食好转，脉舌同前，治以原方中加附子10g，肉桂10g，温补肾阳，以资阳生阴长。并停用西药，服药9剂，发黑之皮肉脱落，肉芽新鲜，创口缩小，精神饮食好转，尿糖、血糖已正常，守方继服，2周后创口愈合。

（施汉章）

【验案5】

彭某，男，65岁。2003年5月6日初诊。

主诉：双足红肿溃烂1周余。

既往：糖尿病病史10余年。

症见：神疲乏力，面色㿠白，消瘦，视朦，口干，纳差，四肢麻木，双足皮肤红肿溃烂，夜寐差，二便尚调。

查体：双足背、足趾间及双足外侧可见多处红肿溃疡、脓液渗出，足趾尤甚，足底部2/3皮肤呈焦黑色，足背动脉尚可触及搏动，双下肢皮肤见散在多处色素沉着。舌淡黯嫩红、苔白，脉沉细。

辅助检查：血糖22.25mmol/L，血酮体4.8mmol/L，总二氧化碳2.3mmol/L，白蛋白28.5g/L。

诊断：

中医：消渴（气阴两虚，湿浊内停）。

西医：2型糖尿病合并肢端溃疡。

治疗：降血糖、降酮体、抗感染及营养支持等综合方法；中药以生脉散合四妙散加减；足部护理以呋喃西林外洗，并予川芎嗪、山莨菪碱、庆大霉素及胰岛素混合湿敷。外科会诊建议转科治疗，必要时截肢。患者不愿转科，故请邓教授会诊。

2003年5月9日邓铁涛教授会诊：患者神疲乏力，面色㿠白，消瘦，视蒙，四肢麻木，稍口干，胃纳尚可，双足皮肤红肿、溃烂，足趾间脓液积聚，双足外侧溃烂，少许脓血渗出，足底部焦黑，舌淡黯、苔少，脉沉细、尺脉弱。证属肝肾阴虚兼脾虚，方以六味地黄汤加味，重用山药。处方：黄芪、仙鹤草各30g，山药90g，生地黄、熟地黄、山茱萸各12g，茯苓、牡丹皮、泽泻、苍术各10g，桃仁5g。因双足溃烂乃正气不足，不能托毒外出所致，故停用局部抗生素，加强营养治疗，每天予冷开水（或呋喃西林、生理盐水）清洗双足后，用炒黑木耳粉和葡萄糖粉混合后，外撒创面上，绷带稍包扎。治疗20天，患者精神日渐好转，口不干，四肢麻木减轻，血糖控制稳定，双足部潮红消退，足趾间已无脓液及渗液，趾间隙显露，创面愈合良好，双足外侧赤白肉际处余有少许渗液，见部分新生嫩红组织生长，足底部焦黑死皮逐渐脱落。

5月30日邓教授二诊：足部伤口日渐好转，舌淡嫩红，脉细、左脉重按无力，近日出现腹泻，每天2～3次，质烂，无臭味，双下肢轻度浮肿。治以健脾祛湿。处方：黄芪、玉米须、仙鹤草各30g，山药60g，山茱萸、白术、白扁豆衣各12g，茯苓10g，太子参24g，甘草3g。足部护理仍按原法。药后患者腹泻止，双下肢浮肿逐渐消退，纳眠皆佳，二便调。双足底部焦黑死皮脱落，露出新鲜红活之皮肤，每天予以修剪死皮。3天后死皮全部脱落，伤口愈合良好，无渗血、渗液。患者于2003年6月4日康复。

（何婉婉）

【验案 6】

患者，女，52 岁。

主诉：双足麻木 10 年，左足底溃破不愈 1 年。

症见：患肢麻木，偶有刺痛，夜间较重，四肢发凉，足部皮肤黯红，肉芽生长缓慢，疲乏无力，夜间盗汗，大小便正常。

既往：1 型糖尿病病史 32 年。

查体：双足皮温低，足背动脉减弱，左足心可见 3.5cm×2cm 创面，内可见少量坏死筋膜，伴少量黄色渗出，无臭味，肉芽组织颜色灰白，伤口周围皮肤黯红，可见色素沉着。舌黯红苔白，脉细涩，趺阳脉弱。

辅助检查：血常规正常，分泌物培养未见细菌生长。双下肢动脉超声：双下肢多发斑块，血流量未见异常。

诊断：

中医：筋疽（气阴两虚夹瘀）。

西医：糖尿病左足湿性坏疽（Wagner2 级）

治则：益气养阴，活血通络。

处方：生黄芪 20g，熟地黄 15g，当归 10g，赤芍 15g，白芍 15g，丹参 15g，川芎 10g，鸡血藤 15g，木瓜 10g，鹿角胶 15g，肉桂 3g，金银花 15g，野菊花 15g，生甘草 5g。7 剂，水煎服，每天 2 次。住院期间严格控制血糖，同时给予营养神经、抑制脱髓鞘、改善微循环等治疗，并继续足部换药。

3 月 4 日，患者体力逐渐恢复，麻木、刺痛症状减轻，换药可见左足心 3cm×2cm 创面，坏死筋膜清除，分泌物减少，食欲欠佳，原方去金银花、野菊花，加炒谷芽 15g，炒麦芽 15g，炒薏苡仁 30g，守方治疗。

3 月 28 日，换药见左足心 3cm×1.5cm 创面，创面生长，肉芽新鲜，附着良好，食欲增加，精神良好。后守方治疗，临证加减，住院治疗 70 天，血糖控制良好，创面完全愈合，双足麻木、刺痛好转。

（巩 璇）

【按语】

案 1 患者素虚弱，患病日久，阴阳俱伤，治宜阴阳双补，方用肾气汤滋阴补阳，使症状改善。由于此病阴虚为本，但亦可以转化为阴损及阳，形成阴阳俱虚，也可以阴虚热郁，形成热毒之症，必须兼顾。

案 2 奚师根据糖尿病性坏疽好发于足趾、跖伸屈肌腱，出现筋膜变性，局部皮肤水疱干黑、肌腱坏死穿孔成疮、筋腐如絮但缺血苍紫较轻的特点，提出本病因为胰岛细胞功能及糖代谢紊乱，致末梢肌腱神经变性，属消渴之"筋疽"，其病因为筋枯失养。急性期多湿痹筋腐，治宜清热化湿、除消通脉，选用茵陈、胡黄连、苦参、菝葜、地骨皮等；缓解期宜益气除消、搜风通络，选黄芪、白术、玉米须、菝葜、全蝎、蜈蚣以活血生新，扶正康复。

案 3 认为"高血糖导致足部肌腱变性坏死"是糖尿病足的主要致病因素之一。急性期"扶阳化湿解毒法"是有效治疗糖尿病足筋疽的关键。糖尿病足筋疽属本虚标实之证，既有阳虚之本，又有患足红肿溃破的湿郁筋损的实证之标。因此，"扶阳祛邪""温清并用"。《医学源流》曰："外科之法，最重外治。"及时施行祛腐清筋术是保肢的关键。奚九一主张：糖尿病足筋疽应尽早清创，一般沿肌腱走向取纵向切口，清除变性坏死的肌腱筋膜组织，切开潜行的空腔或窦道保持引流通畅为要。清创不仅能起到祛腐生新的作用，同时有利于血糖和感染的有效控制。其次，糖尿病足筋疽的治疗不单纯是一个足部溃疡的处理方法，而是局部和全身综合治疗的方案，对于重度糖尿病足筋疽的治疗，更应重视对全身状况进行合理有效的综合治疗，总以扶阳为要。

案 4 认为消渴脱疽病情严重复杂，从诊治开始至术后，数次更方，未中病机，所以疗效不佳。开始玄参、生地黄、金银花等虽有滋阴解毒之功，然这些寒凉药物能使阳气受损而导致病变加重。二次更方，断为兼夹湿热，以土茯苓、防己甘寒清热利湿，但利湿能伤阴，清热能损阳，均非所宜，故仍未见效，不得已行截肢手术。术后仍以补益气血，滋阴开胃之品，未中病机，故创口又开始发黑坏死，最后细审其因，详细分析辨证，考虑患者年迈体弱，元气亏虚，皮肉发黑，舌质淡红，脉细数无力等阳虚之象，确定为阴损及阳之阴阳两虚证，原方中加附子、肉桂以温阳，使阳生阴长，更以柴胡升阳解郁，使阳气敷布，药证相符，不但创口迅速愈合，而且尿糖、血糖也至正常范围。可见"治病求本"辨证论治的重要性。

案 5 邓老认为，糖尿病足属中医学消渴、脱疽范畴。宋代《卫生家宝》中记载消渴病人"足膝发恶疮，至死不救"。《丹溪心法》中也记载消渴脱疽症状："脱疽生于足趾之间，手指生者间或有之，盖手足十指乃脏腑枝干，未发疽之先烦躁发热，颇类消渴，日久始发此患，初生如栗黄泡一点，皮色紫黯，犹如煮熟红枣，黑气蔓延，腐烂延开，五指相传，甚则攻足面，痛如汤泼火燃"。其主要病机为气阴两虚、瘀毒阻塞、肢端失养所致。气阴两虚是本，瘀血、热毒、湿浊是标，治疗时要标本兼治，内治和外治相结合。外治方面，王清任《医林改错》里就有用砂糖作药的方剂，方名木耳散。王清任认为本方"治溃烂诸疮，效不可言，不可轻视此方。木耳一两（焙干研末），白砂糖一两（和匀），以温水浸如糊，敷之缚之。"本例效法木耳散治疗，临床上邓教授亦喜用白砂糖外敷治疗各种慢性溃疡，他认为慢性溃疡，局部辨证应为虚损之证，主要矛盾在于正气衰败，气血亏虚，复生不能。抗生素治疗，毕竟是攻伐之法，正气受伐，生机不旺，肌肤怎能复生？砂糖之作用，不仅可高渗杀菌，更重要在于给溃疡面提供一个营养环境，这符合中医学扶正祛邪的法则，故能生效。

案 6 的病机为消渴日久耗伤气阴，五脏气血阴阳俱虚，肌肤失养，或经筋失养，血脉瘀滞，日久化热，热灼肌肤和经筋，加之外邪伤害（外伤、毒邪、自损），致经筋、经脉、肌肉毁损。本病虽局部为病，治疗时仍要注重全身调理，本例患者消渴日久，气阴两虚，则见疲乏无力，夜间盗汗；气虚不能助血运行，血行不畅，瘀滞络脉，则见麻木刺痛，夜间较重，足部皮肤黯红；阴虚日久耗伤阳气，不能下达四肢，四肢失于温煦，则见四肢发凉，肉芽生长缓慢。方中生黄芪大补脾肺之气，以资气血生化之源，当归甘辛温，养血合营，二药同用，阳生阴长，气旺血生，所谓"有形之血不能自生，生于无形之气"；熟地黄滋阴补肾、填精益髓；赤芍清热凉血，祛瘀止痛；丹参凉血消痈，兼有活血之效；川芎活血化瘀，行血通络；白芍尚可养肝阴，缓急止痛；鸡血藤、木瓜养血润筋，舒经活络；鹿角胶、肉桂温阳补肾，益精血，强筋骨，温筋脉，托疮毒，合滋阴之药，有阳中求阴之效；金银花、野菊花、生甘草清热解毒，消痈散结，对创面渗出较多者效果明显。治疗该病应全身辨证与局部辨证相结合，若感染较重，毒邪偏盛时，需急则治标，重用清热解毒之品；若病势较缓时，需缓则治其本，重用补虚之品，但还需辨别阴虚、气虚、阳虚，灵活用药。治疗期间，应及时复查血常规及创面分泌物，结合检查结果，及时给予抗感染治疗；注重内外相合，全身调理的同时，应及时清创换药，内服外敷，利于肉芽生长，创面愈合，可使事半功倍。

（六）参考文献

1. 唐祖宣. 脱疽验案二则. 中医药研究杂志, 1985（2）: 26-27.

2. 李萍. 奚九一辨病分期论治脱疽经验举隅. 河南中医, 2000, 20（2）: 52-53.

3. 李骥, 曹烨民. 奚九一运用"扶阳法"治疗脉管病经验举隅. 中医临床研究, 2014, 6（7）: 106-107.

4. 施汉章. 消渴脱疽治验. 中医杂志, 1987（3）: 27.

5. 何婉婉, 刘友章. 邓铁涛教授治疗糖尿病足验案1则. 新中医, 2013, 35（10）: 16.

6. 巩璇. 治疗糖尿病并发症验案举隅. 环球中医药, 2014, 7（6）: 481-484.

⚜ 淋巴水肿 ⚜

一 概述

淋巴水肿是指由于肢体淋巴液回流障碍，使淋巴液在皮下组织积聚而引起纤维增生、脂肪硬化，后期肢体肿胀，且皮肤增厚、粗糙、坚如象皮，故又称"象皮肿"。该病多有丝虫感染或丹毒反复发作史，或有腋窝、腹股沟部接受淋巴结清扫术和放射治疗史。属于中医学"大脚风""尰病""脚气""水肿"等范畴。

二 病因病机

《诸病源候论》云："尰病者，自膝以下至踝及趾俱肿是也，皆由气血虚弱，风邪伤之，经络否涩而成也。"故淋巴水肿的形成有内外两方面的原因。

外因包括感受风毒、寒湿、暑湿之气等。《诸病源候论》云："凡脚气病，皆由感风毒所致。"《医心方·脚气所由》言："此病多中闲乐人，亦因久立冷湿地，此病多或踏热来即冷水浸脚。""凡脚气病者，盖由暑湿之气郁积于内，毒厉之风吹薄其外之所致也。"以上分别记载了风毒、寒湿、暑湿之气所致的淋巴水肿。盖因于外邪中于肢体，经络不畅，而致肿胀。《备急千金方·风毒脚气》论述为何常得之于脚，乃由于"地之寒暑风湿皆作蒸气，足常履之，所以风毒之中人也必先中脚"。

内因包括虚和实两方面：虚者，多由脾肾亏虚。《内经》云："诸湿肿满，皆属于脾。"脾气亏虚，则土不制水，水气泛溢肌肤而成水肿。《医心方·脚气所由》云："夫脚气为病，本因肾虚，多中肥溢、肌肤虚者。"肾乃水脏，肾气虚弱，不能宣通水液，水液内壅腑脏，外泛肌肤。《诸病源候论·虚劳四肢逆冷候》记载:"四肢为诸阳之末,得阳气而温,而脾肾阳虚则水湿不得运化,积蓄成毒而为上肢肿胀。实者,多为血瘀痰凝。"血瘀痰凝,则气血痹阻,水气运行不畅,故为痰为饮,泛溢于外则肢体肿胀,水饮不化同时又加重了血瘀痰凝的状态,形成恶性循环。

(三) 诊断要点

临床表现

急性期因原发疾病的不同而表现各异,若为丹毒反复发作所致,可有下肢或足背红肿热痛,伴有局部皮肤粗糙、增厚、疼痛,不能触摸,肿胀呈非指陷性,伴有高热、大便秘结等全身症状。若为脚癣感染所致,则除有上述症状外,还可见趾间有渗出、脱屑,有臭味。舌红、苔黄腻,脉滑数。

慢性期临床可见下肢皮肤粗糙、增厚,肿胀呈非指陷性,或发生慢性溃疡久不愈合,舌体胖大,苔厚腻,脉沉。

(四) 治疗原则与调护要点

1.本病应遵循分期论治的原则,初期急性期多为湿热下注之实证,以清热利湿为主;慢性期多为痰瘀阻络之虚实夹杂证,以益气健脾、利湿通脉为主。

2.抬高患肢、穿弹力袜、限制水盐摄入、预防感染。

(五) 验案赏析

【验案1】

王某,女,55岁。2012年6月15日初诊。

主诉:左下肢红肿疼痛反复发作8年,肿胀3年。

病史:患者8年前因足癣未治疗,左小腿出现红肿疼痛,于当地医院诊断为"丹毒",行抗生素治疗,病情好转。此后,左小腿红肿疼痛每年发作1～2次，应用抗生素治疗后，症状多能缓解。近3年来左小腿逐渐增粗，皮肤粗糙，今来诊。症见：左小腿肿胀，皮肤粗糙，纳食少，小便调，大便稀，夜寐可。

查体：左下肢小腿及足部粗肿，趾缝间湿糜，皮肤粗糙硬韧，皮色黯褐，皮温略高，胫前为非凹陷性水肿，腓肠肌握痛（－）。舌体胖大、边有齿痕，苔白腻，脉滑。

辅助检查：左下肢静脉彩超：左下肢静脉未见异常。

诊断：

中医：大脚风（脾虚湿阻证）。

西医：左下肢淋巴水肿。

治法：益气健脾，利湿通络。

处方：厚朴15g，白术20g，木瓜15g，木香10g，茯苓15g，泽泻15g，干姜10g，甘草10g，草果15g，丝瓜络20g，牛膝15g，地龙10g，川芎15g，当归10g。水煎服，日3次。达克宁每日外用控制足癣。

二诊（2012年6月22日）：患者诉行走时左小腿感轻松，舌体淡，苔白腻，脉滑。效不更方，续于7剂口服。

三诊（2012年6月30日）：患者诉左小腿肿胀减轻，纳食增多，二便调，查：左下肢小腿及足部略肿，趾缝间无湿糜，皮肤粗糙硬韧，皮色黯褐，皮温不高，原方减泽泻，加生黄芪30g，陈皮15g，再服7日。并嘱患者行走时穿医用弹力袜以促进淋巴回流。

随访3个月，病情控制稳定，患者生活质量改善。

（侯俊杰）

【验案2】

王某，女，35岁。2008年11月初诊。

主诉：为左下肢肿胀半年。

病史：患者半年前因左小腿丹毒在当地医院行抗生素治疗好转，后出现足背肿胀，渐延及小腿，走路时略感肢体沉胀，逐渐加重，影响肢体活动，为求系统治疗来诊。症见：患者走路时感下肢沉胀，患肢肿胀，皮肤变粗糙，休息和抬高患肢都不能使肿胀消退，无肢体疼痛，无发热、恶寒。纳眠可，二便调。

查体：左下肢皮肤粗糙硬韧，皮色略暗，皮温可，胫前凹陷性水肿不明显，肢体比右侧明显增粗，无明显压痛，Homans 征（－）。舌质黯，苔白腻而厚，脉弦滑。

诊断：

中医：大脚风（水湿内阻证）。

西医：下肢淋巴水肿（急性期）。

治法：利湿消肿，活血化瘀。

方药：薏苡仁 30g，车前子 30g，威灵仙 15g，山茱萸 15g，当归 12g，川芎 12g，泽兰 15g，苍术 15g，牛膝 15g，桑枝 30g，独活 12g，牡丹皮 12g，生地黄 30g，茯苓 18g，泽泻 12g，桂枝 9g。7 剂，水煎服日 1 剂。同时服用中成药脉血康胶囊，每次 3 粒，日 3 次；消脱止（草木犀流浸液片）每次 2 片，日 3 次。

二诊：服上药后，患者沉胀感明显减轻，肢体粗肿略有减轻，皮色较前变淡，胃部略有不适，眠可，二便调。舌质暗，苔薄白，脉弦。治法：利湿消肿，健脾益气。方药：一诊方去苍术、泽泻、桂枝，加白术 15g、黄芪 30g、陈皮 9g，改生地黄 30g 为熟地黄 18g，12 剂，水煎服日 1 剂，药渣外洗患肢，其余治疗不变。

三诊：经上述治疗后，患者病情稳定，无肢体沉胀感，肢体增粗明显减轻，皮色略淡，患肢皮肤变软。应用解毒洗药煎汤熏洗患肢，每日 2 次，并外用弹力绷带缠缚患肢。

（宋奎全）

【验案 3】

游某，女，40 岁。2008 年 11 月 1 日初诊。

主诉：左下肢及足背肿胀 5 年。

查体：左下肢及足背肿胀呈非指陷性，肿胀皮肤表面粗糙，增厚。舌红，苔黄腻，脉滑数。

诊断：

　　中医：象皮肿合并臭田螺（湿热下注证）。

　　西医：①脚癣；②慢性淋巴水肿。

治则：清热利湿，健脾消肿。

内服萆薢渗湿汤加减及外用药物泡洗。

内服处方：萆薢、薏苡仁、赤芍各 30g，土茯苓、陈皮、泽泻、滑石、牡丹皮各 20g，大黄 6g。每天 1 剂，水煎服。

外用泡洗处方：蛇床子、白鲜皮、地肤子、百部、明矾各 60g。诸药煎汤外洗，每天 1 次。

二诊时，足癣已经得到很好的控制。应用烘烤绑扎疗法治疗象皮肿，连续治疗 3 个疗程。

3 个月后电话回访，肿胀消退，疾病得到有效的控制和缓解，患者的生活质量已有明显提高。

（崔　炎）

【验案 4】

叶某，女，52 岁。2008 年 9 月 8 日初诊。

主诉：左乳癌改良根治术后左上肢肿胀 14 年伴红肿热痛 3 天。

病史：患者于 1985 年 8 月因左乳腺癌行改良根治术（病理不详）。自述术后完善放化疗。服用他莫昔芬 5 年后停药至今。定期全身复查未见异常。1994 年出现左上肢肿胀后常于劳累后反复发热伴左上肢红肿热痛，经静滴抗生素及对症治疗热退，但左上肢肿胀逐渐加重。患者 3 天前劳累，左上肢负重后又出现高热，体温最高达 39.2℃。左上肢红肿热痛，伴全身关节酸痛，无咽干、咽痛、鼻塞流涕、咳嗽、咯痰。纳差，大便秘结。曾于外院诊治，给予抗生素治疗效果不佳。

查体：体温 38.5℃。患者左乳腺缺如，左胸壁可见约 20cm 纵向陈旧性手术瘢痕，左胸壁及右乳腺未触及肿物。左上肢肿胀至左指端活动障碍。局部皮温升高，皮肤潮红，可见大片红斑轻微压痛。舌质红，舌苔黄。患侧脉难取，健侧脉数。

血常规：白细胞计数 $11×10^9$/L，NE $9.8×10^9$/L。

诊断：

中医：象皮肿（湿热壅盛证）。

西医：①左乳癌术后左上肢淋巴水肿；②急性淋巴管炎。

治法：清热解毒，通络祛湿。

方药：忍冬藤 30g，败酱草 15g，桑枝 15g，木瓜 15g，威灵仙 15g，伸筋草 15g，黄柏 10g，海桐皮 15g，川朴 15g，枳实 15g，莱菔子 15g，薏苡仁 30g，白花蛇舌草 30g，每日 1 剂，水煎服。外治予金黄散、水及蜂蜜混合温水调成膏状，待温度冷却到 40℃～42℃时外敷右上肢，用绷带将患肢抬高。

二诊（2008 年 9 月 13 日）：患者左上肢红肿明显好转，肿胀消退至左前臂，压痛减轻，纳眠可，二便调。舌淡红，苔微黄脉弦。复查血常规：白细胞计数 $10.9×10^9$/L，中性粒细胞计数 $7.9×10^9$/L。效不更方，继予上方服用 2 周。外治：金黄散水蜜膏继敷右上肢，并抬高患肢。

三诊（2008 年 9 月 25 日）：患者左上肢皮肤潮红消失，皮温正常，压痛缓解左前臂及上臂水肿较前好转，按之柔软。自觉疲倦乏力，纳差，大便溏。舌淡，苔白，脉弦细。血常规：白细胞计数 $5.9×10^9$/L，中性粒细胞计数 $6.5×10^9$/L。

病机：脾虚蕴湿。

治法：健脾利水，通络消肿。

方药：北芪 30g，党参 30g，怀山药 15g，茯苓 15g，白术 15g，薏苡仁 30g，泽泻 10g，桑枝 15g，扁豆 20g，姜黄 15g，白花蛇舌草 30g，陈皮 15g。外治：白芥子 120g，苏子 120g，莱菔子 120g，吴茱萸 120g，炒热 40℃～50℃，布包后热敷患肢坚持每天 1～2 次，每次 30 分钟。

四诊（2008 年 10 月 15 日）：患者全身状况良好，左上肢水肿基本消退至上臂，屈伸自如，皮色皮温正常。纳眠可，二便调。舌淡红，苔薄白，脉弦细。予中药上方继服以巩固。其后每诊又稍加减。四子散隔日热敷上臂，每次 30 分钟。

于 2008 年 11 月停药嘱注意休息，避免过劳、左上肢避免负重，经常做举臂运动。后随访 3 月，未见复发淋巴管炎，病情控制稳定。

（李　良）

【验案 5】

李某，男，65 岁。2000 年 9 月 14 日初诊。

主诉：双下肢红肿疼痛反复发作 6 年。

病史：双下肢丹毒反复发作，一年要发三四次，已有五六年过程，每发一次腿肿增粗 1 次。从去年起，右侧小腿比左侧加重。且皮肤发黯，皮肤粗糙。在某医院诊断为象皮肿，经治疗未果，特来我院求治。

查体：右侧小腿肿胀，皮肤粗糙，色紫黯。左小腿虽肿胀，但皮肤未发生变化。脉濡细，舌质淡红，薄白苔。

诊断：

中医：象皮肿（湿热壅盛证）。

西医：双下肢淋巴水肿。

治则：健脾燥湿。

方药：党参 20g，茯苓 20g，苍术、白术各 10g，山药 10g，黄柏 10g，川草薢 10g，丹参 15g，当归 10g，泽泻 10g，泽兰 10g，炒薏苡仁 20g，车前草 10g，先服 5 剂，1 日 1 剂。

一周后复诊，服药后小溲增多，左小腿有松软感，右小腿无任何反应。原方加三棱 10g，莪术 10g，水蛭 5g，用上方治疗三个月后，左小腿恢复如常，右小腿亦觉松软，皮肤稍觉细腻，腿粗原来 42cm，缩小至 39cm，走起路来也觉轻松了。

（王　斌）

【验案 6】

庞某，女，74 岁。2010 年 11 月 28 日初诊。

主诉：左侧乳腺癌根治术后 11 年，左上肢肿胀、疼痛、皮肤增厚伴功能障碍 11 年。

病史：患者 11 年前因左侧乳腺癌伴腋窝淋巴结转移，行左侧乳腺癌根治术和腋窝淋巴清扫术，术后出现左上肢肿胀，伴有疼痛，曾多次就诊于外院，诊断为淋巴水肿，予局部按摩、功能锻炼、弹力绷带压迫及药物等治疗（具体不详），症状呈进行性加重，抬高肢体后水肿无改善，逐渐出现左上肢皮肤增厚及功能障碍，为求进一步诊治就诊于我科。

查体：体温 36.5℃、脉搏 76 次 / 分、呼吸 18 次 / 分、血压 140/85mmHg（右侧），心、肺、腹（－）。肘关节伸直时，左上肢肘横纹处、腕横纹处、腕上 10cm 处、肘部及肘上 10cm 处周径分别为 46cm、20cm、26cm、38cm 和 41cm。上述 5 处周径总和为 171cm；右侧上述 5 处的周径分别为 38cm、16cm、22cm、30cm 和 32cm，该 5 处周径总和为 148cm。左上肢淋巴水肿评为 II 级。舌质淡黯，苔薄白，脉沉细。

实验室检查：血、尿、便常规正常；肝肾功在正常范围；肿瘤标志物正常。

诊断：

中医：水肿（阳虚湿聚证）。

西医：左上肢淋巴水肿。

治则：温阳健脾，化痰祛湿，活血通络。

内服方：醋柴胡 12g，半夏 10g，厚朴 10g，当归 15g，白术 15g，茯苓 15g，山慈菇 12g，菟丝子 12g，川芎 10g，炒薏苡仁 20g，鸡内金 15g，黄精 12g，14 剂，水煎服，每日 1 剂，早晚各 1 次。

外用方：川芎 30g，老鹳草 30g，伸筋草 30g，红花 15g，桂枝 15g，豨莶草 30g，川乌 10g，7 剂。水煎至 1000mL，药液温度调至 30℃～35℃，外敷或浸泡左上肢，每次 20 分钟，每日 1 剂，早晚各 1 次。

二诊（2010 年 12 月 13 日）：患者左上肢肿胀较前明显减轻，手指已能轻微活动，诉疼痛好转，左手指总主动活动度为中。舌质淡略黯，苔薄白，脉沉细。内服方加丝瓜络 6g，姜黄 12g，以加强温经通络之功，继用外用方外敷或浸泡左上肢，方法同前，可 1 剂中药用 2 天。

三诊（2011 年 1 月 24 日）：患者诉疼痛消失，肿胀改善，但皮肤仍厚，左上肢远横纹处、腕横纹处、腕上 10cm 处、肘部及肘上 10cm 处周径分别为 42cm、18cm、24cm、34cm 和 38cm，上述 5 处周径总和为 156cm，左上肢淋巴水肿为Ⅱ级，左手已经能做系扣、梳头、穿衣等动作，左手指总主动活动度为良，余未述其他不适，舌质淡，苔薄白，脉沉细。

（崔芳囡）

【按语】

淋巴水肿的病因病机多因湿热之邪浸渍肌肤，流注下肢，或脾虚水停，湿遏气机，致使气血阻塞不通，水津外溢发为肿胀。病程久远、正气虚衰、气虚血瘀，瘀血阻络则发肌肤粗糙、坚硬等症。淋巴水肿证属本虚标实，初期多为湿热阻滞脉络之实证，后期则为气滞血瘀之虚实夹杂证。治疗上多从湿、瘀、痰方面进行论治，常用健脾、利湿、活血之中药组方。

案 1 患者病至后期，属脾气虚弱、气虚血瘀之虚实夹杂。气虚则水不能敷布而停滞，溢于肌肤而生水肿；又气为血之帅，气行则血行，气虚则失其帅血之能，血行迟涩，而为瘀血，瘀血日久，影响津液的运行，使津液滞留而生水肿。故在治疗上要重视健脾益气，活血化瘀。干姜温脾阳，助气化；茯苓、白术健脾燥湿，淡渗利水；木瓜芳香醒脾，化湿利水；辅以厚朴、木香、草果使气行湿邪得化；牛膝引药下行；丝瓜络、地龙、川芎、当归活血通络；后加生黄芪、陈皮以益气补脾。

案 2 患者水湿内停为主要病机，早期湿遏气阻，气不畅无力推动血液，导致瘀血内生，体现了中医学痰浊瘀血既是病理产物，又是致病因素之一的理论。后期水湿内停致脾调节水液代谢的功能紊乱，脾主运化水液，功能失调又反过来产生水湿，故治疗以利湿消肿、健脾益气为主。治疗上主张病证结合，期型合参。急性期治以利湿消肿、活血化瘀为主，使其水湿迅速从下焦排泄，恢复期则以健脾益气、活血化瘀为主，使其正气盛，则驱邪有力。治疗上适当加少量温阳药物，是该案治疗肢体淋巴水肿的另一用药特点。湿为阴邪，易损伤阳气，阻遏气机，且中医阴阳理论讲，上为阳，下为阴，故加温阳药以化湿驱邪，往往能收到很好的效果。因此，在临床治疗中兼顾阳气也很重要。

案 3 患者为中年女性，思虑劳倦内伤脾胃，水湿不得运化，积湿生热，下注于足，郁结肌肤，阻塞脉络，气血运行不畅，肌肤不得濡养。证属湿热下注。方以萆薢、土茯苓解毒清热，分利下焦湿浊；薏苡仁、陈皮燥湿健脾。因脾虚乃湿致，湿困则脾失健运，二者合则使脾健湿去，治其本而清化源；泽泻、滑石加强利水渗湿之功；大黄使壅结停聚之湿从下而泄；赤芍、牡丹皮凉血化瘀，使湿去而热亦清。综观全方以淡渗利湿，苦寒清热互用，使相互搏结之湿热得以分解，壅滞之邪得以通利。配合外用泡洗以达杀虫止痒，收敛燥湿之用。内外兼施，整体与局部并重，是本案的一个特点，它可以有效地缩短病程，减轻病人痛苦。

案 4 患者病程迁延日久，久病虚损水湿停聚，瘀阻脉络而成肿胀又因复感外邪，就诊时表现为湿热壅盛之证，治宜清热解毒，通络祛湿止痛祛邪为先。方中忍冬藤、败酱草清泄经络之风湿热邪；白花蛇舌草、黄柏解毒祛湿，薏苡仁利水消肿；海桐皮、伸筋草、木瓜、威灵仙祛风除湿、通络止痛；桑枝为引经药；川朴、枳实、莱菔子行气通便、泄热下行。外治以金黄散水蜜膏热敷患肢。内外治结合共奏清热解毒、消肿定痛之功。缓解期热邪消退，邪势已消而久病正气虚弱，水湿留滞为脾虚蕴湿之证。拟扶正健脾利水通络消肿。予北芪、党参、淮山、白术健脾益气；辅以苡仁、扁豆、陈皮、茯苓、泽泻利水渗湿；白花蛇舌草清热解毒抗肿瘤为乳腺癌辨病用药；姜黄活血通络，更以桑枝活络利水并引诸药直达病所。外治以四子散取其性温芳香化浊以除皮里膜外之湿痰温通以助消肿。综上所述，乳腺癌术后上肢淋巴水肿临床表现复杂，疾病的发展阶段不同，则证候表现各异，应审证论治方能屡获良效。

案5患者的发病时间较长，且双小腿亦肿胀，右小腿发生象皮肿样改变，所以在健脾燥湿剂中加入逐瘀药后，才能使肿胀发黯的肌肤转变过来。病因病机多为湿热之邪浸渍肌肤，流注下肢；或脾虚水停，湿遏气机，致使气血阻塞不通。水津外溢发为肿胀病程久远、正气损伤、气虚血瘀。瘀血阻络则发肌肤粗糙、坚硬等症。通过辨证分析，淋巴水肿的病理性质属本虚标实。初期多为湿热阻滞之实证；后期则为气滞血瘀之虚实夹杂证。病例用此法而获效。药物方面有健脾的如茯苓、党参、白术、山药；有活血化瘀的如三棱、莪术、丹参等，特别是用水蛭、泽兰，它们促进水液吸收，加速组织间隙的蛋白水解。同时还有活化网状内皮系统作用，所以用中药治疗淋巴水肿有显著效果。

乳腺癌术后淋巴水肿，主因久病耗伤，阳气亏虚，阳虚湿阻，外加手术耗伤气血，损伤经络，气血运行不畅，致瘀血内结，津血同源，瘀血与水肿互为因果，造成恶性循环，血瘀、湿聚相互交结，久而成积。《灵枢·五变》曰："寒湿不次，邪气稍至，蓄积留止，大聚乃起"。其病缘于阳气不足，致血水同病，基于上述病机的认识，案6确定治血与治水并重的方法，以温阳健脾、化痰祛湿、活血通络为治疗原则。采用内服加外治法治疗乳腺癌术后淋巴水肿，内服方用醋柴胡、厚朴理气宽中，白术、茯苓、鸡内金、炒薏苡仁健脾除湿化痰，菟丝子、黄精温阳益肾，当归、川芎活血通络；外用方中川乌取其除湿温阳之用，川芎活血祛瘀、行气止痛，老鹳草通经络，伸筋草除湿消肿、舒筋活络，红花活血祛瘀，佐以温经通脉、助阳化气的桂枝和清热解毒的豨莶草，内外合用，共奏温阳健脾、化痰祛湿、活血通络之功。

（六）参考文献

1. 宋奎全．陈柏楠治疗下肢淋巴水肿经验．中华中医药学会周围血管病分会第二届学术大会论文集．

2. 崔炎，李玉凤，韩丽丽．崔公让教授创新烘烤绑扎疗法治疗肢体淋巴水肿经验介绍．新中医，2011，42（3）：111-112.

3. 李良．林毅教授治疗乳腺癌术后上肢淋巴水肿经验．四川中医，2009，27（11）：11-12.

4. 王斌，王隆川．中医治疗淋巴水肿36例临床疗效观察．黑龙江中医药，2001，6：11-12.

5. 崔芳囡，贾立群．中医治疗乳腺癌术后上肢淋巴水肿1例．吉林中医药，2011，31（8）：790-791.

| 后 记 |

　　本书构思之日约在两年前，酝酿了近半年的时间，终付诸实践。先于学校的网上图书馆查阅数日，查看同类著作的编写思路，并确定本书的编写内容，力争与现有著作在侧重点上有所不同，避免重复。按照自己的想法撰写样稿后，请中医外科名家吕延伟教授、朱晓男教授审阅多次，几易其稿，确定了最终的样稿。开始着手组织编写人员，均为长期从事中医外科一线教学、临床工作的专家，大家在工作之余完成编写任务，在完成 1/3 的编写工作时，再次组织编者进行编写内容的梳理，发现问题并提出解决方案。编写工作前后持续近 1 年，编者交稿后我再进行逐字、逐句地校对，然后返回编者修改，再校对，形成了目前的终稿。

　　综观全稿，虽有很多不完善之处，如引用内容较多、部分文献时间稍显久远、文献内容不甚全面、对理法方药分析的不够透彻、不同医生写作方法的差异较大等，但毕竟是编写组 20 余人近 1 年辛苦的结晶，奉献于读者，希望能给予中医外科工作者一些参考，也算是我们对于中医外科事业的一点微薄贡献！

　　再次向所选文献的原作者和给予本书出版提供帮助的各位人士致以深深的感谢！

　　诚然，本书的编选还存在这样或那样的纰漏，恳请读者宽宥。

　　祝愿中医外科事业繁荣昌盛！我将在这条路上一直走下去……

李大勇

2016 年 6 月 10 日